旷惠桃

主编 旷惠桃

临床经验集

第一篇 论述篇 第二篇 经验篇
第三篇 探典篇 第四篇 效方篇
第五篇 传承篇 第六篇 养生篇
第七篇 验案篇

精勤不倦铸良医 钻攻顽痹称高手

CNS
PUBLISHING & MEDIA
中南出版传媒

CIS
K
湖南科学技术出版社

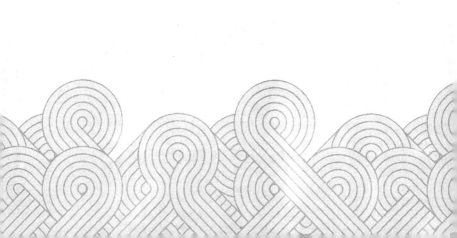

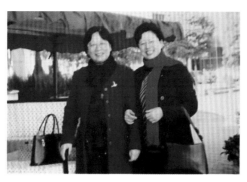

旷惠桃与尤昭玲校长合影

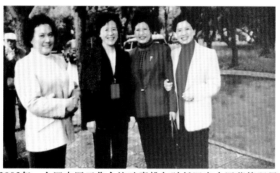

2003年，全国中医工作会议旷惠桃与时任国家中医药管理局局长佘靖，湖南省卫生厅厅长刘爱华、副厅长周绍明合影

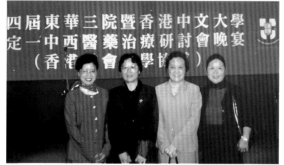

2005年，旷惠桃与尤昭玲、周绍明、黎月恒教授一起参加香港中西医药研讨会合影

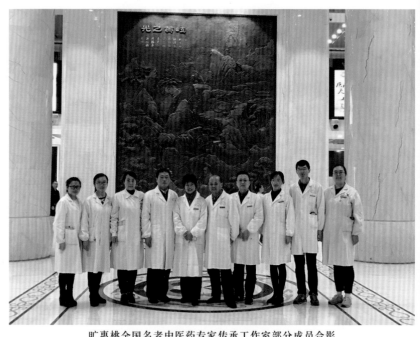

旷惠桃全国名老中医药专家传承工作室部分成员合影

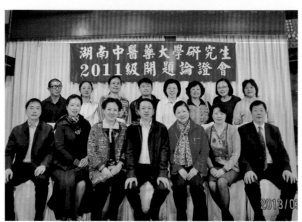

旷惠桃与大学知名教授一起参加研究生开题论证会

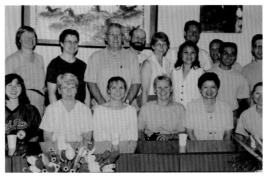

旷惠桃给来院参观学习的外国朋友授课后合影

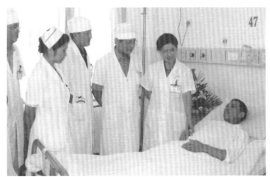

旷惠桃在查房

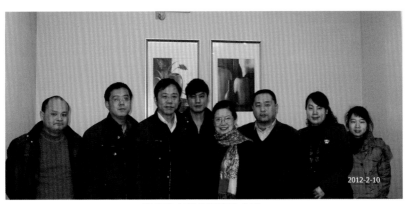

旷惠桃与部分研究生合影

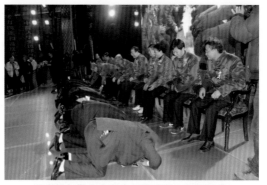

旷惠桃与湖南省名中医接受学生拜师仪式

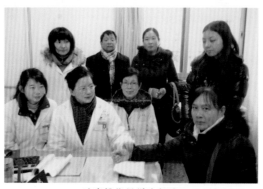

旷惠桃指导学生门诊

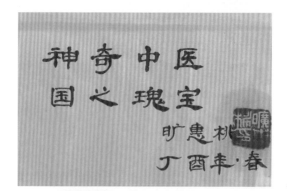

旷惠桃墨宝：神奇中医 国之瑰宝

《旷惠桃临床经验集》编委会名单

主　编　旷惠桃

副主编　王莘智　周　珂　廖亮英

编　委（以姓氏笔画为序）

王莘智　毛以林　兰红勤　江　雅　刘小春

农康康　许　亮　旷惠桃　吴伊莹　吴彬才

吴树基　闵　锐　周　珂　易钊旭　杨　柳

柳玉佳　姚露莎　徐豫湘　高晓峰　郭子靖

廖亮英　颜学桔　潘远根

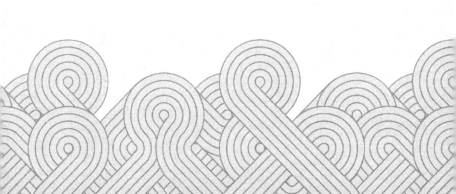

序言

　　湖湘自古多才子，而现代才女之出亦不遑多让，湖湘中医学界一代名医旷惠桃教授即其中之佼佼者。其在中医学界的学术成就和地位，为国内中医学界所公认，并得到国家资助，建立"旷惠桃全国名老中医药专家传承工作室"以总结学术经验，《旷惠桃临床经验集》书成之日，既是旷教授学术经验的展示，也是对一代女名中医的充分肯定。书稿初成即传至予之案牍，求为之序。予既能先睹全书，了然旷教授毕生心血，且于其学术上的孜孜不倦，理论上的穷极探索，临床治疗的经验老到，倍加赞赏，遂欣然允之。

　　旷教授从医虽非三世之家，但却出自中医学科班，为已故湖湘著名伤寒金匮学家张海清教授首席女弟子，获名师指点，再经自己刻苦钻研，发奋图强，精勤积累，终于自成一家，卓然屹立于杏林。书中小传概括了旷教授医路花雨。

古人说"术业有专攻"，在中医学这门博大精深的医海中，旷教授对于风湿（痹证）类疾病尤长精研，就这类疾病探讨极其深刻，对其成因机制、治法方药都独有心得，全书对该类疾病治疗经验进行了深层次总结。在学术上既能善用古方，取前人之精华，又能广搜博采，集他人用药之精粹，并结合自己临证心得与经验形成自己临床论治风湿痹病的特色。"论述篇""经验篇"与"效方篇"反映了旷教授在术业专攻方面的卓然成就。作为一代名医，必须要有扎实的中医学理论功底，其源泉即是传承几千年的中医学经典，再加上作为张仲景学说的研究生，对中医学经典进行了深入研究与发掘，成为旷教授之所以在学术思想和临床经验上获益丰厚的源头，"探典篇"即是她孜孜以求，感悟众多的明证。但中医学有其自身的独特体系，一旦融于其中，往往能触类而旁通，一举而三反。既精熟于痹证的辨证论治，对其他各种病证的辨证与论治，也同样可获良效。"专攻"往往成为"术业"的坚实基础，这在"验案篇"可见一斑。旷教授年已68岁，但仍身体健康，精力充沛，充满活力，这与她平时注重养生密切相关，她认为，作为医者，应作养生榜样，她在"养生篇"中总结的中医学养生之道及她个人经验，亦给人颇多启发与教益。

综观全书，由一篇篇学术论文串联而成。旷教授撰写的每一篇文章均主题明确，立意新颖，文字精练，文思流畅，笔下生花，颇具文采。

为医难，要成为人皆点赞的良医更难，既要超强的悟性，还需百折不回的毅力，更要有精勤不倦的精神，而旷惠桃教授则可谓兼有诸长。读《旷惠桃临床经验集》之余，心甚感佩，故乐为之序。

世界中医药学会妇科分会会长
湖南中医药大学原校长、教授、博士生导师
尤昭玲

前言

　　《旷惠桃临床经验集》分论述篇、经验篇、探典篇、效方篇、传承篇、养生篇、验案篇等篇章。其中"论述篇"是旷惠桃从医几十年来发表于各大中医学杂志上的部分学术论文，是她各个时期学术研究的心得与成果，尤其是对风湿类疾病的研究具有独到见解；"经验篇"大多是"旷惠桃全国名老中医药专家传承工作室"的成员在跟诊过程中总结的临床经验，主要是风湿类疾病的临床经验和体会；"探典篇"是她在多年研习中医学经典名著后发表的学术论文，其中对《金匮要略》的研究尤为深入，还有她对《内经》《伤寒论》以及长沙马王堆出土帛书《五十二病方》的一些研究成果；"验方篇"是总结她在临床中常用有效的经验方；"传承篇"是工作室成员以及学生总结旷惠桃经验且已经发表的学术论文；"养生篇"是旷惠桃在各大杂志发表的有关中医学养生文章，如四季养生、精神、饮食、运动养生以及首次奉献的旷惠桃本人的养生心得和方法；"验案篇"是本书重点，是旷惠桃本人及学生跟诊总结整理的临床验案，主要包括风湿类病、肾病、呼吸、神经、消化系、心脑血管及妇科病等常见多发及疑难病验案。旷惠桃临床辨证用药颇有法度，原则性与灵活性巧妙结合，加减运用，机圆活变，可谓出神入化。

在本书编撰过程中，由于多种原因，有的文章个别地方作了适当修改，有的文章出处未能找到故未标出。在文章撰写过程中，师生间相互引用，有的文字可能有重复之处。由于编撰者水平所限，错误之处在所难免，敬请各位专家、同仁、读者、病友多多批评指正，不胜感谢之至！

《旷惠桃临床经验集》编委会
于湖南中医药大学第一附属医院

目录

精勤不倦铸良医　钻攻"顽痹"称高手——旷惠桃教授小传
···（ 1 ）

第一篇　论述篇

1　中医治痹重温养 ·································（ 3 ）

2　论中医药治疗风湿病的优势 ·····················（ 10 ）

3　风湿病的分类及病因病机研究 ···················（ 18 ）

4　风湿类疾病的中西结合用药思路 ·················（ 24 ）

5　"顽痹"之中医治则掇要 ·······················（ 30 ）

6　中医药治疗风湿病（痹证）之机制探究 ···········（ 37 ）

7　中医药治疗痛风研究评述 ·······················（ 46 ）

8　论痛风的防治原则 ·····························（ 53 ）

9　中医药治疗类风湿关节炎研究进展 ···············（ 58 ）

10　略论心理因素致病的特性·······················（ 64 ）

11　中医急诊学之形成与发展·······················（ 68 ）

12　虫类药治疗类风湿关节炎的探讨·················（ 73 ）

第二篇　经验篇

1　治疗类风湿关节炎经验 ……………………………（79）

2　治疗强直性脊柱炎经验 ……………………………（85）

3　治疗干燥综合征经验 ………………………………（89）

4　治疗痛风经验 ………………………………………（93）

5　治疗风湿寒性关节痛经验 …………………………（97）

6　治疗系统性硬化病经验 ……………………………（101）

7　治疗慢性肾病经验 …………………………………（106）

8　治疗系统性红斑狼疮经验 …………………………（111）

9　治疗产后风湿病经验 ………………………………（115）

第三篇　探典篇

1　试析《内经》论治原则 ……………………………（121）

2　《伤寒论》太阳病病机分析 ………………………（129）

3　运用《金匮要略》理论指导风湿类疾病临证心得 ……（132）

4　《金匮要略》调理脾胃法之研讨 …………………（140）

5　张仲景通窍祛邪法之探讨 …………………………（147）

6　论《金匮要略》消法之运用 ………………………（152）

7　《金匮要略》治肺胀四法 …………………………（156）

8　略论《金匮要略》虚劳病治疗特色 ………………（159）

9　《金匮要略》用桂枝汤类方治虚劳之机制探讨 ……（165）

10　《金匮要略》出血急症辨治特色…………………（179）

11　退黄，不唯利其小便 ……………………………（181）

12　《金匮要略》一则失误病例讨论的启示…………（183）

13　《金匮要略》呕吐正治变治法浅谈………………（188）

14　试论张仲景在优生学方面的成就…………………（191）

15　《金匮要略》祛病安胎九法………………………（196）

16　略谈《金匮要略》产后病治法特点 ················ （199）

17　产后郁冒病机初析 ································· （205）

18　张仲景药物炮制中火制法考疑 ·················· （210）

19　张仲景方剂药物用量的探索与思考 ·············· （213）

20　略谈张仲景观察服药反应的意义 ················ （219）

21　当归芍药散在临床各科应用概况 ················ （224）

22　《五十二病方》"瘿病"探讨 ····················· （230）

23　马王堆帛书《胎产书》对优生学的贡献 ·········· （235）

24　从《五十二病方》看先秦时期痔瘘科成就 ········ （240）

第四篇　效方篇

1　独步汤 ··· （247）

2　养血通痹汤 ··· （249）

3　温阳通痹汤 ··· （252）

4　强脊汤 ··· （254）

5　燥痹汤 ··· （255）

6　四妙痛风汤 ··· （256）

7　散寒通痹汤 ··· （259）

8　皮痹汤 ··· （261）

9　滋肾清热汤 ··· （263）

10　济肾利水汤 ··· （264）

11　产后痹方 ··· （265）

12　滋阴清热解毒汤 ····································· （268）

13　三虎丸 ··· （270）

14　痛风克颗粒剂 ······································· （271）

第五篇　传承篇

1　对顽痹的施治策略 ································· （277）

2 应用养血通痹汤治疗痹证经验 ……………………… （283）

3 分型论治难治性类风湿关节炎经验 ……………… （288）

4 论治风湿病整体观赏析 …………………………… （295）

5 三虎丸治疗类风湿关节炎的临床研究 …………… （303）

6 养血通痹汤加蜂针治疗类风湿关节炎（顽痹）32 例

　临床观察 ……………………………………………… （307）

7 论治痛风病经验掇要 ………………………………… （313）

8 论治糖尿病肾病经验 ………………………………… （319）

9 治疗过敏性紫癜肾炎经验总结 …………………… （324）

10 益肾颗粒剂治疗狼疮肾炎 20 例 ………………… （329）

11 中西医结合治疗肾病综合征 45 例临床观察 …… （331）

12 治疗疑难杂症验案举隅 …………………………… （335）

第六篇　养生篇

1 中医保健法　世界将风行 ………………………… （343）

2 春暖花开话养生 ……………………………………… （344）

3 "倒春寒"来袭重点防"三病" …………………… （349）

4 心静自然凉　酷暑贵静养 ………………………… （352）

5 盛夏谨防"人造贼风" ……………………………… （355）

6 炎炎夏日首当预防"热伤风" …………………… （359）

7 多事之秋须防"多类"疾病 ……………………… （362）

8 秋燥时节防"燥病" ………………………………… （366）

9 "贴秋膘""冬进补"当心诱发痛风 ……………（370）

10 寒冬多风湿　预防重细节 ………………………… （375）

11 体虚感冒简便防治法 ……………………………… （378）

12 中医养生长寿之道系列 …………………………… （381）

13 我的简易摩圈健身法 ……………………………… （393）

第七篇　验案篇

1　类风湿关节炎 ······················· （401）

2　强直性脊柱炎 ······················· （409）

3　干燥综合征 ························· （413）

4　风湿寒性关节痛 ····················· （417）

5　系统性红斑狼疮 ····················· （422）

6　产后风湿病 ························· （427）

7　颈椎病 ··························· （431）

8　腰椎间盘突出症 ····················· （437）

9　膝骨关节炎 ························· （444）

10　慢性肾病 ·························· （449）

11　呼吸系统疾病 ······················ （456）

12　神经系统疾病 ······················ （476）

13　消化系统疾病 ······················ （488）

14　心血管系统疾病 ····················· （498）

结语　人到六十又一春 ··················· （514）

谢辞　一路有你　感恩前行 ················ （518）

参考文献 ··························· （520）

精勤不倦铸良医　钻攻"顽痹"称高手

——旷惠桃教授小传

旷惠桃，女，1949年出生，中共党员，湖南中医药大学第一附属医院主任医师，教授，博士研究生导师。湖南中医药大学第一附属医院省级重点学科内科学术带头人。湖南中医药大学第一附属医院首届名医，湖南省名中医。全国及湖南省名老中医药专家学术继承工作导师，"旷惠桃全国名老中医药专家传承工作室"导师。

她先后任中华人民共和国人事部特聘专家，全国中西医结合学会理事，全国中西医结合风湿病专业委员会常务理事，湖南省中西医结合学会常务理事，湖南省中医内科学会副主任委员，湖南省中西医结合学会风湿免疫病专业委员会主任委员等职。曾先后担任湖南中医药大学第二、第一附属医院院长。

旷教授主要从事中医药治疗内科疑难杂病，尤其是风湿类疾病、痛风、肾病等研究。牵头研制的"三虎丸"治疗类风湿关节炎；"痛风克颗粒剂"治疗痛风；"痹痛散"外治各种痛证；"益肾颗粒剂"治疗各种慢性肾病等取得满意疗效。

精勤做学问　深研岐黄术

旷惠桃攻读研究生受业于湖湘著名伤寒金匮学家张海清教授门下，以医圣张仲景《金匮要略》为研究方向攻读硕士学位。三年学习期间，不仅刻苦钻研了中医学经典《金匮要略》，也尽获张海清教授临证经验和学术薪传，积聚了坚实的中医学理论。毕业后在12年的《金匮要略》教学中，又对全书进行了详尽的研究与考证，并深入浅出、紧密联系临床，为学生讲授了医圣的著作，在学生心目中建立了良好的教师形象，曾获得大学中青年教师教学比赛第三名的荣誉。

旷教授自入中医学之门后，一直以刻苦钻研，不断探索，勤于积累，不懈追求，成绩优异而享誉于同辈。特别是步入中医学研究生的行列后，在导师张海清教授及研究生班诸多授课老师，如郭振球、胡天雄、李培荫、高德、陈大舜、朱文锋、周衡、熊继柏等享誉三湘乃至国内外教授们的精心指导下，深入研习了医圣张仲景的《金匮要略》《伤寒论》，系统学习了《内经》《温病条辨》《温热经纬》等中医学经典名著。又在教学生涯中，广泛涉猎了历代医家研究张仲景学说的专著，如明·赵以德《金匮衍义》，清·徐彬《金匮论注》，程林《金匮直解》，魏荔彤《金匮本义》，尤在泾《金匮心典》以及本院谭日强教授《金匮浅述》等著名专著数十部，极大地充实了自己的岐黄学术宝库，在"传道、授业、解惑"中，也极大地丰富了学生的思维和视野，并为临证打下了坚实的基础。

旷教授出生在山清水秀的南岳衡山，少年时经常徒步攀登南岳祝融峰，半山亭那副对联一直铭刻在她心中："遵道而行，但到半途需努力；会心不远，欲登绝顶不辞劳"，每当遇到挫折时，她就会以这种锲而不舍，勇于攀登的精神激励自己，并不断克服困难，不断挑战自我，不断完善自我；她以"向书本学习，向前辈学习，向同仁学习，向民间学习，向病人学习"作为行医准则，在自己几十年的从医生涯中精诚不倦，辛勤耕耘，默默奉献，终于日渐成熟，学有所成。

学术勤钻研　著述重实用

旷教授在接诊大量的患者中发现，许多医学问题不仅是医务人员所要研究的，也是广大患者所关心的。患者看病时总是要问与治疗疾病有关的饮食起居及其注意事项等问题，工作繁忙，难以详尽回答，于是她就用写书的方法告诉大家。在诸多同仁和研究生的大力协助下，她几十年如一日，笔耕不倦，勤奋写作，出版著作主要涉及以下方面。①中医饮食疗法类：《中国民间饮食疗法》《实用药疗食疗丛书》（包括内科、外科、妇科、儿科、耳鼻咽喉口腔科、肿瘤科疾病系列6本）《名医推荐家庭必备药膳》。②单方秘方类：集名方、秘方、单方之大全的《中医本草疗法》以及《名医推荐家庭必备偏方》《中医传统医疗绝技大全》。③中西医临床类：《中西医临床用药手册·内科分册》《中医查房系列丛书》（包括内科、外科、妇科、儿科、骨伤科5本）《中医临床实习手册》《临床痛证诊疗学》《中西医结合内科学》。④金匮等经典著作类：《金匮心典·点校》《金匮选读》《中华医书集成·金匮类》《湖湘名医典籍精华·诊法卷》《名医阶梯·中医名著导读》。⑤中医养生保健类：《职场女性魅力宝典》。⑥风湿病类：《中西医结合风湿病手册》《风湿病良方》《风湿病·名家医案妙方解析》《风湿免疫科——中西医诊疗套餐》等。上述达1000余万字著作的出版，倾注了她大量的心血和汗水。看到这些通俗易懂，临床非常实用，患者非常喜爱的一部部精美的著作，她感觉为患者、为中医事业做出了自己的一份贡献，觉得几十年的辛苦没有白费，内心常常充满欣慰和快乐。

围绕自己的主要研究方向，还撰写了大量学术论文。如《中医治痹重温养》《中医药治疗风湿病优势》《中西医结合治疗风湿病思路》《论痛风防治原则》《顽痹之中医治则掇要》等有代表性专业学术论文在《中国中医药报》《湖南中医药大学学报》等多家中医权威报刊发表。应多家报刊之约，撰写中医养生等方面的科普论文，如中医学的精神养生、饮食养生、运动养生、四时养生等数十篇。由于她笔耕不倦，不断著书立说，学术水平不断提高。她曾数十次在全省乃至全国和国际中医的学术会议上作学术讲座，由于她的演讲理论联系实际，深入浅出，条理清楚，富含吸引力，总是受到与会者的欢迎。

旷教授一直认为"人将为灰土，书将以传世"。几十年来在临床应诊、指导研究生及学术继承指导等历程中，认真进行学术研究和临证总结，并不断撰著学术论文及专著。认为写作是很好的再学习、再提高的过程，从查资料、编写到修改的整个过程，既要"勤求古训"，又要"博采众方"，知识不断积累，经验日益丰富，医术不断提高，疗效不断提高，应诊患者也与日俱增。

几十年来，发表专业学术论文 80 余篇，出版学术著作 30 余部，其中任主编 26 部，先后主持国家中医药管理局、湖南省科委、湖南省卫生厅等级别课题 6 项，先后获省、厅级中医药科技进步奖 4 项。作为一名中医学者，旷教授无愧于人们的期望。

临证攻疑难，重点攻"顽痹"

旷教授认为：数千年的学术传承，不仅仅是理论体系的不断发展与完善，同时还是不同学派学术思想和临床经验的不断累积、长期积淀，这才形成了中医学独特的内涵。对于这些独特内涵的领悟，显然不是一朝一夕的功夫，也需要医家们勤奋的累积和辛勤的磨练。他必须在浩瀚的医籍海洋中攫取适我文献，刻苦攻读，获取营养，充实自我。这往往需要几十年的功夫，所以，中医"老来香"就是大量临床经验的积累。旷教授在长期的临床实践中，通过不断积累，不断总结，深刻体会到中医中药在防治临床各科疾病方面都有独到疗效，特别在治疗各种疑难杂症方面有令人意想不到的神奇效果。如她在治疗慢性咳喘、胃病、肾病等疑难疾病时都有自己独到的经验。

但是旷教授在长期的临床实践中发现，湖湘地区气候潮湿，水域辽阔，梅雨季节时间长，因此湖南省风湿病发病率非常高。而风湿病学在我国还是一门年轻、新兴而又非常有发展前途的学科。30多年前出版的《风湿病概要》序言中说："每名医学生或年轻临床医生，一旦与风湿病接触，他的目光自然地扩大起来，这是必然的结果。"因为风湿病的范围相当广泛，并不仅仅局限于人们习惯上认为的风湿病及关节炎、风湿热，它包括所有侵犯肌肉骨骼系统，如关节、肌肉、韧带、肌腱、滑囊等组织在内的以疼痛为主要表现的疾病，共达100多种。风湿病在我国发病率很高，据调查，中国有超过1/6的人患有风湿病，仅类风湿关节炎、强直性脊柱炎、骨关节炎3种慢性关节炎患者在我国已超过1亿人。

旷教授认为如此庞大的患病群体，无论是社会、家庭和医务人员都面临严重的挑战。通过多年研究发现，风湿科疾病较之其他学科疾病有着明显不同的特点，那就是内科的其他各亚学科，主要是按照解剖系统划分，唯独风湿免疫科是一个贯穿各个专科的学科。这个学科的特点，要求风湿免疫科的医师既要熟悉本专科的诊疗知识，又要钻研各个专科的知识；既要掌握本学科的诊疗思维，又要具有面对临床表现复杂，累及多系统、多脏器的疑难风湿免疫病的得心应手的诊治能力。因此，旷教授认为风湿科医师比其他学科医师，更要不断学习，不断进取，努力提高自己的学术水平。

旷教授经过长期的积累和研究，在运用中药内治、外治、药膳等方法调治各种风湿病已经积累了大量的临床经验。她擅长运用经方和虫类药治疗风湿类疾病等，如类风湿关节炎、狼疮、皮肌炎、系统性硬化病、强直性脊柱炎、干燥综合征、雷诺症、骨关节炎以及痛风等，主张温养治痹；对慢性肾病、咳喘等疑难杂症也颇有研究，临床收效良佳。她所主编的著作和所写的论文，大多是研究风湿类疾病的。她担任湖南省中西医结合学会风湿病专业委员会主任委员时任两届，历10余年，是湖南省中西医结合学会风湿病专业委员会主要创始人和风湿病学术界学术带头人。她牵头研制的"三虎丸"治疗类风湿关节炎，"痛风克颗粒剂"治疗痛风，"痹痛散"外治各种痛证，"益肾颗粒剂"治疗多种慢性肾病等取得满意疗效。她临床处方用药经验老到，药不多而力宏，价不高而效佳，无愧于一代名医。

第一篇　论述篇

1 中医治痹重温养

痹者，"风寒湿三气杂至，合而为痹""所谓痹者，各以其时，重感于风寒湿之气也"（《素问·痹论》），强调外邪在发病中的重要性。风为百病之长，痹病属寒湿者居多。当今时代由于气候变化极端，不良生活习惯导致感受风寒湿机会增多：如春日湿冷、冬季阴冷时节爱美女士仍着薄衣短裙；炎炎夏季，人们或贪凉露宿，或空调低开，或风扇劲吹，或汗出当风、汗出入水中（冲凉、游泳等），或酒后当风、酒后入水中，或产后贪凉受冷等导致风寒湿乘虚而入。故各类人群中风湿类疾病发病率日益增高，据统计：我国类风湿关节炎、强直性脊柱炎、骨性关节炎三病的患病人数已超过1亿人。《素问·至真要大论》明确指出："寒者温之。"临床实践证明：中医治疗痹病注重温养之法。

一、温通宣散——适用于表有寒湿者

代表方：麻黄加术汤、桂枝芍药知母汤、三附子汤、乌头汤、麻黄附子细辛汤、麻黄杏仁薏苡甘草汤、桂枝白虎汤等。

风湿病初期或急性发作期，常因感受风寒湿邪，困郁肌表，阳气被郁，痹而不通，出现关节疼痛，伴有恶寒发热、无汗或汗出不畅。此时只有通过开腠发汗，宣散肌表之风寒湿邪，使阳郁得通，气血畅行，痹痛方止。开腠发汗，首推麻黄。如"湿家身烦疼，可与麻黄加术汤为宜，慎不可以火攻之""病者一身尽疼，发热，日晡所剧者，名风湿。此病伤于汗出当风，或久伤取冷所致也，可与麻黄杏仁薏苡甘草汤"（《金匮要略·湿病篇》），均以麻黄为主。麻黄配白术、薏苡仁发汗而不致过汗，可并行表里之湿。

"寒胜则痛"，若患者表现出关节剧痛，畏寒喜温等寒凝之象，又当温经散寒，外除寒湿，内振阳气，方能使气血周流，疼痛乃止。温经散寒，首推乌头、附子，二味大辛大热，气性雄烈，逐寒止痛之力最强。乌头汤、桂枝芍药知母汤、三附子（桂枝、白术、甘草附子）汤均取乌头或用附子等温散寒湿之功而止痛。现代药理证明：附子、乌头所含乌头碱具有很强的抗炎镇痛作用。

二、温运气血——适用于血虚寒凝者

代表方：当归四逆汤、黄芪桂枝五物汤、桃红四物汤、补阳还五加桂枝汤等。

李士材《医宗必读》认为"治风先治血，血行风自灭"，指出一般治风湿药宜与行血药同用。笔者几十年临床体会：温补气血，养血活血是治痹的基本原则。如养血通痹汤乃本人多年临床经验方，临床用于治疗类风湿关节炎、肩颈综合征、雷诺综合征、阳虚身痛证、骨性关节炎等取得较好疗效。该方由《伤寒论》当归四逆汤加黄芪、威灵仙、川芎、熟地黄、天仙藤等而成。《伤寒论》第351条："手足厥寒，脉细欲绝者，当归四逆汤主之。"方由当归、白芍、通草、桂枝、细辛、大枣、甘草七味药组成。当归四逆汤之功效，周扬俊曰："全以养血通脉起见。"成无己曰："此汤复阳生阴。"《医宗金鉴》曰："此方取桂枝汤君以当归者，厥阴主肝为血室也；佐细辛味极辛能达三阴，外温经而内温脏；通草其性极通，善开关节，内通窍外通营；倍加大枣，即建中加饴用甘之法。"本方养血通脉，温阳（经）散寒之力著，更加川芎、熟地黄，有四物补血之意，体现了中医"治风先治血"之旨；加黄芪，有黄芪桂枝五物汤益气温阳，通脉行痹之力；加威灵仙、天仙藤善通周身之关节经络。一方寓三方之效用，集益气养血、温阳散寒、疏风通络于一炉，攻补兼施，邪正兼顾，再根据不同疼痛部位而加入不同引经药，使药力直达病所，以取捷效。如上肢疼痛加姜黄、桑枝；下肢疼痛加牛膝、杜仲、木瓜；痛处固定，女性月经量少则加桃仁、红花、三七花等；如便秘则加虎杖等。临床适用各种寒痹证，症见关节、肌肉冷痛，四肢不温，头痛，舌淡苔白，脉缓或细者。临证常以此方灵活加减，治疗多种风湿类疾病及产后风湿病等取得良好临床疗效。

《诸病源候论》曰："由血气虚，则受风湿，而成此病。"验之临床，发现痹证属血虚寒凝者多见。曾读刘炳凡主编《奇效验案》载湖湘名医刘克醇、王定寰等常以当归四逆汤、黄芪桂枝五物汤"治风湿日久，身体虚弱而不任攻伐者，常收获意外之效"，"几十年来，屡试屡验"，并常做"垫底之方"。可见经方之妙用，每每如是。

三、温补阳气——适用于阳虚寒盛者

代表方：附子汤、金匮肾气丸、右归丸、温阳通痹汤等。

《素问·痹论》认为人之患痹病多因"阳气少，阴气多"，故温补阳气，机体之阳气得复，寒湿等阴邪自去。人体正气亏虚方面，肾阳不足、元阳虚惫是主导。《素问·生气通天论》曰："阳气者，若天与日，失其所，则折寿而不彰。""阳气者，精则养神，柔则养筋。开阖不得，寒气从之，乃生大偻。"这里所强调的是阳气在人体的主导作用。从寒热的基本特性上说，热性趋于行，而寒性趋于凝，这一特性对痹证的形成、发展与转归具有极大影响。

《素问·举痛论》曰："因重中于寒，则痛久矣。"《素问·逆调论篇》曰："是人多痹气也，阳气少，阴气多，故身寒如从水中出。"这也说明：痹病见疼痛持久不愈，显然与凝寒客居于经络脉道之中，气血不得流通有关。当人体阳气旺盛时，机体内的

环境处于温暖状态，阳气所具有的推动作用能使气血运行流利，经脉络道通畅，即便有寒湿、痰饮、瘀血之类的物质阻滞，也容易被推动或化除，恢复经脉气血的通畅。痹病日久，无论是痰浊瘀血，还是毒邪凝寒，大都属于阴邪范畴。阴邪在阴盛的环境中，其阻滞淤塞的特性容易形成胶固黏腻之势，既不容易推动，更不容易化除。此期主要治疗方法，当是首先改变人体阳虚寒凝的状态，温养人体阳气，使人体内的环境恢复温暖温热的状态，阳气具有足够的能量去温通经脉，恢复气血运行的流利通畅，为化除寒凝打下基础。

本人多年临床治疗用药心得，运用温阳通痹法治疗类风湿关节炎取效良佳，该方由黄芪、附片、干姜、桂枝、细辛、当归、白芍、川芎、通草、甘草、全蝎、蜈蚣、土鳖虫组成。基础方为《伤寒论》之四逆汤、当归四逆汤，及《内外伤辨惑论》之当归补血汤。

本方经组合后，黄芪、当归、川芎、白芍补血活血为主药，以附片、干姜、桂枝、细辛温阳驱寒为辅药，全蝎、蜈蚣、土鳖虫、通草搜剔通经为佐，甘草调和诸药为使。诸药合用，补气血、温阳气、化寒凝、逐瘀阻、通经络，达到补血温阳、通经活血、化瘀止痛的目的。本方配伍较严密，在温阳化气补血的基础上逐瘀血、散凝寒，故能取得临床治疗顽痹的良好效果。临床研究结论表明：温阳通痹汤治疗类风湿关节炎（阳虚寒盛证）具有良好改善关节功能的作用，并能明显改善 ESR，CRP，RF，IgA，IgG，IgM，无不良反应，是一安全有效的治疗方案。

四、清利湿热不忘通阳——适用于湿热痹阻者

如治疗湿热痹阻证代表方上中下通用痛风方，是朱丹溪根据"六郁"理论创制，全方兼顾风、寒、湿、热、痰、瘀、食各方面，重点不在止痛而在治本，乃辨因论治的代表方。《医方集解》

对本方评价很高："此治痛风之通剂也。"其中黄柏清热，苍术燥湿，龙胆泻火，防己行水，四者所以治湿与热也；制南星燥痰散风，桃仁、红花活血去瘀，川芎为血中气药，四者所以治痰与血也；羌活祛百节之风，白芷祛头面之风，桂枝、威灵仙祛臂胫之风，四者所以治风也；加神曲者，所以消中州陈积之气也。本方在大队寒凉药物中加用温通之桂枝，既可温经散寒，又有温阳行痹，贯通上下，发挥引经药之效。全方既能散风邪于上，又能泻热渗湿于下，还可以活血燥痰、消滞和中，所以它对上中下痹痛均可使用。

又如《金匮要略》白虎加桂枝汤原本用于治疗温疟，现今多用于治疗风湿热痹症见关节红肿热痛且兼有发热、心烦、口渴、喜冷恶热等阳明大热证，在用清热除烦的白虎汤的同时，加温热的桂枝意义非凡。《金匮要略易解》曰："借用桂枝，一面调节白虎凝寒，一面宣阳通络，直达骨节，以解邪气痹结，一举而两善备。"可见治风湿热痹证，在使用寒凉药物的同时，亦不忘用桂枝类温经散寒，通阳行痹之品。

五、温脾建中——适用于脾阳亏虚者

代表方：小建中汤、黄芪建中汤、附子理中汤、温阳养胃汤。

痹病以湿邪为主者，因湿有内湿和外湿之别，外湿多为雾露之气，寒湿之邪；内湿多因脾胃虚损，脾虚则不运不升，胃损则不化不降，因而中州痞塞，水湿内停。内湿招引外湿，两湿相合，愈伤人之阳气。脾主四肢肌肉，脾恶湿，脾虚水湿不运，气血化源不足，肢体肌肉失养，则"四肢酸痛"为痹，温补脾胃，温建中阳，乃张仲景所创治痹之重要方法；《金匮要略·虚劳病篇》中小建中汤、黄芪建中汤等均以温脾建中补虚以止痛。"虚劳里急，悸，衄，腹中痛，梦失精，四肢酸疼，手足烦热，咽干

口燥，小建中汤主之。"小建中汤乃建中气之方，由桂枝汤倍芍药加饴糖所成。方中重用饴糖为君，以建中气，温中补虚；芍药酸甘，滋阴敛营，补阴之虚又可助饴糖缓急止痛；桂枝温阳通阳，得饴糖辛甘养阳，与芍药同用可和营卫，调理阴阳；生姜、大枣调营卫；甘草补中调脾胃，与芍药同用甘酸化阴。综观全方有温中补虚，和阴阳，调营卫之功。其目的在于调补脾胃，建立中气，化生气血，并能得以四运而四肢酸疼，手足烦热等证得治。"虚劳里急，诸不足，黄芪建中汤主之。"黄芪建中汤，黄芪甘温补中益气，固表健脾，作用优于小建中汤。由此可见补益中气也是治疗痹证的重要方法。本方为后世医家制定甘温除大热之代表方"补中益气汤"奠定了理论基础。

六、温养肝肾——适用于肝肾不足者

痹病俗称"筋骨病"，肝主筋，肾主骨，肝肾不足，筋骨失养，则筋骨关节疼痛，温养肝肾乃痹病治本之大法。《金匮要略·虚劳病篇》曰："虚劳腰痛，少腹拘急，小便不利者，八味肾气丸主之。"八味肾气丸以干地黄为主药，滋阴补肾，益髓填精，干地黄乃补肾之要药，益阴血之上品；山茱萸补肝血，敛精气；山药健脾益肾精；附子、桂枝补肾助阳，鼓舞肾气，与干地黄相伍则阴得阳生，阳得阴化，阴阳相济，生化无穷；茯苓健脾益肾；泽泻、牡丹皮降相火；茯苓与泽泻亦可渗湿利尿。诸药相伍，有补有泄，有开有合。补阴之虚，可以生气，助阳之弱，可以化水。肾脏阴阳俱虚，腰失所养之腰痛得治。

张仲景在《金匮要略·虚劳病篇》立虚劳腰痛，用肾气丸治之，开后世治痹用补肾法之先河。符合"少阴脉浮而弱，弱则血不足，浮则为风，风血相搏，即疼痛如掣"肝肾不足之证。笔者常用肾气丸、右归丸、金刚八斤汤合青娥丸（杜仲、补骨脂、核桃仁）等治疗该类痹病。

朱良春老先生强调"培养肾阳"在痹病等慢性久病治疗上的作用，认为肾为先天之本，受五脏六腑之精而藏之，所以它是调节各个脏器功能的中心，平衡维系机体矛盾统一的主宰；而肾中真阳，更是生命活动的生化之源，它能温养脏腑，煦濡百骸，肾阳振，肾气足，则精神充沛，百病不生；倘肾阳衰，肾气虚，那就必然神气衰惫，倦怠无力，百病丛生。同时慢性久病，体气亏虚，传变及肾，也必然耗损肾之阴阳，所谓"穷必及肾""久必及肾"。因此，痹病及许多慢性久病在治疗上，都与肾阴阳的亏损有关；而培补肾之阴阳，往往起到比较显著的作用。

临床实践证明温补肝肾法治疗骨性关节炎、强直性脊柱炎等退行性疾病主要是通过对机体多部位的影响，对骨代谢多层次的调节而实现的，具有促进骨形成、增加骨密度、改善骨质量和骨微结构等作用。温肾法具有明显的抗骨质疏松的作用。

七、温暖调养——适用于间歇期以及治疗期

痹病之体，多不耐寒冷，不宜贪凉饮冷，故需御寒保暖，外用熏蒸热泡，温灸膏摩，热身运动，内食温补药膳食疗等法以调养其体。药膳食疗：遵循"春夏养阳""冬令温补"原则。如冬食当归生姜羊肉汤、鹿茸狗肉汤等温补气血，温助阳气以祛寒湿；足浴：足浴能温阳祛湿，温经通络，已被大众广为接受，"春天洗脚，升阳固脱；夏天洗脚，暑湿可祛；秋天洗脚，肺润肠濡；冬天洗脚，丹田温灼。"按摩：人工按摩或按摩床、椅、器按摩，既舒适又能温通经络，温行气血。针灸：经常针灸大椎、肾俞、中脘、关元、足三里等穴，有良好的温阳驱寒，温通经络的作用。气功：如大温养功，练功日久，功力越深，丹田温热。其他如火罐、理疗、热疗、中药渗透、熏蒸等疗法，均是调治痹病类疾病的良好方法。

总之，温养之法可散寒驱湿达邪于外以治其标；寒湿为阴邪易伤人阳气，温养又可振奋机体阳气于内以培其本；故所谓"温养"者，乃温通宣散、温运气血、温补阳气、温脾建中、温养肝肾以及温暖调养等法是也。

2　论中医药治疗风湿病的优势

风湿病是以累及骨、关节及其周围组织，如肌肉、肌腱、滑囊、筋膜、韧带、神经等部位，以疼痛为主要临床表现的一大类疾病的总称。是危害人类健康的常见病、多发病，并已成为世界"头号"致残疾病。因其与自身免疫有关，多数疾病缠绵难愈，有的患者需终身服药治疗。而目前尚无根治此类疾病的药物，西医治疗本病药物主要为非甾体消炎药、免疫抑制药及激素，其长期用药的副作用与其治疗作用一样不应被忽视。中医中药在风湿病的治疗上日益显示出其独特的优势，蕴藏着极大的潜力。

一、辨证论治，整体调节

中医治疗疾病的最大特点是辨证论治，整体调节。对于风湿病患者来说，根据患者当前的主要临床表现，首先辨别其病性，是实？是虚？是寒？是热？如属实证，当辨明是风痹？寒痹？热痹？抑或湿痹？如体质偏虚，当判断是气虚？血虚？阴虚？阳虚？肝肾亏虚？抑或脾肾亏虚？继而综合辨证，整体调节。如外有风寒湿邪气阻滞经络关节，内有气血亏虚，肝肾不足见腰膝冷痛，关节肌肉重着麻木，腿足屈伸不利等症，用独活寄生汤加减治疗；气血亏虚，寒滞经脉见四肢关节冷痛，面色少华者用当归四逆汤加减治疗；阴虚夹湿热者，用左归饮合四妙散；阳虚夹寒湿者，用金匮肾气丸加味等。辨证论治，整体调节的治疗方法，需要医师全面系统地权衡患者邪正盛衰等方面情况，强调辨证求因，治病求本，既抓住疾病的本质，又重视疾病的表象，注重标本同治，邪正兼顾，而不是头痛医头，脚痛医脚。

二、能迅速减轻患者症状，有效减缓疾病进程

许多患者早期阶段可能局限于关节疼痛、腰痛、身痛等几个症状，化验指标正常或轻度异常，不够某些风湿病的诊断标准，西药选择治疗有困难时，可选择中药治疗，能有效改善患者临床症状，减轻患者痛苦。已确诊的慢性风湿病，如类风湿关节炎、强直性脊柱炎等，可根据病情采取以中医药辨证论治为主的治疗原则，分别采用疏风祛湿、温经散寒、温寒祛湿、清热凉血、活血通络、补肾壮骨等不同治疗方法。或散风寒于外，或清热除湿于内，或活血以祛瘀，或温经以通络，邪去络通，"通则不痛"，故能迅速减轻患者痛苦。研究表明，临床常用祛风除湿类中药，大多具有与西药非甾体消炎镇痛药同样的消炎镇痛作用，其减轻患者临床症状之力虽稍逊于西药，但副作用很少，患者易于接受，临床可结合辨证酌情选用。若属寒者，可选用桂枝、麻黄、乌头、附子、羌活、独活、细辛等；属热者，可选用忍冬藤、青风藤、海桐皮、秦艽、牛膝、黄柏、牡丹皮等；属瘀者，可选用桃仁、红花、乳香、三七、丹参、蒲黄、血竭等；属虚者，可选用人参、黄芪、当归、熟地黄、鸡血藤、淫羊藿、巴戟天、杜仲、骨碎补、肉苁蓉等。

中药还能通过调节人体的免疫功能，能有效地缓解病情，改善体质，减少激素撤减过程中复发的危险性，减少发作次数和发作严重程度，从而能有效地减缓甚至阻止疾病的进程。

三、能弥补西药不足，并减轻其毒副作用

中西医结合治疗风湿类疾病目前已成为临床主要治疗方案，主要是在中医辨证论治基础上，一是合并使用非甾体消炎药，既

可加强其解热镇痛之疗效，又可弥补非甾体消炎药疗效不持久，不能控制病情进展的不足；二是合并使用改善病情药，通过调整全身气血阴阳的盛衰，既能改善临床症状，使联合用药能充分发挥药效作用，又能根据已发生或可能发生的副作用进行辨证治疗；三是合并糖皮质激素类药物，在激素减量过程中，往往容易导致疾病的反跳，配合中药治疗能有效减少患者对激素的依赖。目前已发现中药中有许多促进肾上腺皮质激素分泌及类似糖皮质激素作用的药物，常用的方法主要是滋补肾阴和温补肾阳。其中滋阴药有熟地黄、生地黄、龟甲、枸杞子、山茱萸、知母等，温阳药有淫羊藿、巴戟天、补骨脂、附子、鹿衔草、桂枝等，类似糖皮质激素的药物有甘草、秦艽、穿山龙、淫羊藿等。运用中药治疗还可以减轻激素的副作用，如预防感染和骨质疏松的发生等。如清热解毒药对应用激素后感染的诱发和加重，具有良好的抗感染作用，而无引起二重感染之弊；健脾补肾药可提高机体抗感染能力；滋阴清热或温补肾阳中药与激素联合应用，可以消除其食欲亢进、情绪激动、心烦失眠等副作用并提高疗效；补肾活血可以防治激素导致的股骨头坏死；健脾和胃药可减轻免疫抑制药或非甾体消炎药对胃肠道的刺激；益肾填精药可防止免疫抑制药对骨髓及机体正常免疫力的过度抑制等。

四、能调节患者免疫功能

现代药理研究已经证明，中医药治疗风湿免疫病如类风湿关节炎、强直性脊柱炎、系统性硬化病、骨性关节炎时，通过调节细胞免疫和体液免疫，从而有效地控制疾病的进展和进程。

能提高免疫功能的品种：如补气药中人参、黄芪、灵芝，滋肾药中熟地黄、黄精、枸杞子，养阴药中石斛、天花粉、麦冬，活血药中参三七、红花，清热药中柴胡、鳖甲等，上药大多具有提高细胞免疫和体液免疫的功能。当患者免疫功能低下或因使用西药免疫抑制药冲击疗法导致细胞免疫和体液免疫都受到了明显的抑制而处于低下状态时，使用一些能提高免疫功能的中药，不仅能提高免疫抑制药的疗效，还能改善体质，增进健康，有助于祛邪外出或抵御外邪的再度侵袭。

有免疫抑制作用的中药：如生地黄、熟地黄、沙参、玄参、麦冬、黄芩、黄连、苦参、忍冬藤、土茯苓、山豆根、金雀根、羊蹄根、虎杖、郁金、牡丹皮、赤芍、川芎、徐长卿、蒲黄、莪术、生大黄、制何首乌、决明子、山慈菇、天南星、半夏等。这些中药有的具有免疫抑制作用，有的具有细胞毒性作用。有专家预测，找到一种中医学的"免疫抑制药"的期望指日可待。

五、具有双向调节免疫功能作用

中医学的优势是平衡理论，认为人体一旦失去平衡就会生病，出现各种各样的疾病状态。治疗上要进行调节，《素问·生气通天论》曰："阴平阳秘，精神乃治。"《素问·至真要大论》曰："谨察阴阳所在而调之，以平为期。"很多中药和方剂具有双向调节作用，能尽快使体内失衡状态得到纠正。

在风湿免疫方面，中医学的双向调节表现为以下几个方面：双向调节免疫功能，使亢进的体液免疫下降，使低下的细胞免疫上升；调节肾上腺皮质功能，皮质功能失调，有属阴虚者，有属阳虚者，补阴助阳，平调阴阳都能提高皮质激素水平；双向调节血管通透性，既能消除血管壁炎症，降低通透性以使消炎、消肿，也能增加血管通透性以促进瘀血吸收；双向调节血液黏度，既能抗凝、抗栓塞，又能促进循环，加速血流等。采用恰当的双向调节方法和方药，就能把人体调节到症状消除，病情缓解，并能重新建立正常的免疫功能、正常的内分泌功能、正常的内脏功能、正常的血管和循环功能等，达到消除病症、增强体质的目的。双向调节是中医中药治疗免疫病的基础。

众所周知，免疫功能紊乱与大多数风湿病的发病密切相关，应用皮质激素或免疫抑制药治疗后，虽能抑制异常的免疫反应，但同时也可导致正常免疫功能的低下，容易诱发感染等并发症。而中医则重视人体的正气即本身的抗病防病能力，中药本身不是激素或免疫抑制药，但大量临床报道和实验证实，通过补肾（如金匮肾气丸）或健脾（补中益气汤）等扶正疗法，可以调动机体促进自身增加激素、细胞因子的分泌，发挥其治疗效应。尤其是组成中药复方后可针对不同证候类型，发挥相应调节作用，使偏亢的免疫反应得以平息，使不足的免疫功能得到恢复，这种通过多层次、多途径消炎止痛的所谓"双向调节"治疗机制，值得深入探讨。

六、中成药制剂的研究取得很大进展，疗效肯定

近 20 年来，在大量的临床研究基础上，一些专家与药厂联合将许多有效验方或单味中药制成中成药，方便患者携带服用，便于临床推广应用。应该说中成药在治疗风湿免疫病方面取得了很大的进展，有些药甚至取得了突破性的进展。如尪痹康复冲剂、尪痹清灵冲剂、益肾蠲痹丸、痹苦乃停、痹隆清安等中成药治疗类风湿关节炎；狼疮冲剂治疗脾肾两虚型红斑狼疮；益肾通督片治疗强直性脊柱炎；通脉灵治疗系统性硬化病等均取得了很好的疗效（见《中国中医药报》2006 - 12 - 6）。近年来从传统抗风湿中药里提取有效成分治疗风湿病，如从中药雷公藤根中提取雷公藤多苷、从青风藤中提取青藤碱（正清风痛宁）、从白芍中提取白芍总苷（帕夫林），药理研究证明均有良好的抗炎镇痛和免疫抑制作用，临床观察取得较好疗效，已广泛应用于类风湿关节炎、系统性红斑狼疮、强直性脊柱炎等病的治疗，显示出较为广阔的应用前景。最近还有专家临床证实，中成药清开灵针剂能有效地改善系统性硬化病（MS）患者的神经症状，而且在动物

实验中得到了验证。

七、结合实验研究成果灵活用药，使治疗更具有针对性

近二三十年来，中药的有效成分和药理研究进展很快，在调节免疫功能，抑制免疫、提高免疫方面；在提高肾上腺皮质功能方面；在抗过敏、抗变态反应方面；在抗关节炎、消炎止痛方面；升高血液细胞方面都取得了很大的进展。对中医临床应用和研究帮助很大，可使中医的临床经验提高到理论上来认识。如龟甲补肾，因为其有提高肾上腺皮质激素水平的作用；土茯苓治疗口腔溃疡，因为其有免疫抑制的作用；牡丹皮治疗皮下瘀点，因为其有抗血管炎、抗栓塞的作用；白鲜皮、黄芩治疗皮疹、皮炎，因为其有抗过敏的作用；女贞子治疗血虚头晕，因为其有提高白细胞的作用等。临床上即可依据辨证用药、辨病用药、对症用药，还可依据药理用药，如能将这些结合起来，将能使辨证治疗更有针对性，从而使中医的治疗水平达到一个新的水平、新的境界。

八、中药远期疗效好，生活质量高

许多风湿免疫病都是慢性病，有些是终身性疾病。大多需要长期治疗，有的需要终身治疗，这只有中医中药才能做到。中医中药所使用的因人而异，个体化的治疗方案，既能使这些慢性病逐渐控制，好转、缓解，也保证了长期服用中药安全有效。虽然中药一般起效较慢，即刻疗效或短期疗效不如西药，但服用中药一段时间后，疗效就渐渐产生，而且会越来越好。如红斑狼疮患者，经半年至两三年的治疗后，不但能将泼尼松（强的松）减量、停用，而且效果会渐渐积累，使病情好转而缓解，直至完全缓解。其他如类风湿关节炎、系统性硬化病、强直性脊柱炎、过敏性紫癜、结节性红斑、干燥综合征、白塞病、骨关节炎、痛风

等有些可单用中药治疗，有些可中西医结合治疗，但最终需将西药停用，坚持用中药治疗。中医治疗风湿病一般注重扶正祛邪结合使用，尤其注重在祛风除湿，驱除外邪同时补益气血，滋补肝肾。所谓"治风先治血，血行风自灭""肝主筋""肾主骨"，气血亏虚、肝肾不足则风、寒、湿等外邪易乘虚而入，而补益气血，滋补肝肾，正气充足，筋骨得养，未病者可防，已病者可尽快恢复。故许多医家非常重视补益气血、滋养肝肾法在风湿病治疗中的运用，如常用补肾之品金狗脊、续断、桑寄生、杜仲等，阴血虚者加当归、白芍、熟地黄，阳气虚者加黄芪、肉苁蓉、附子等，肝肾气血充足，筋骨得养，正气存内，即可防御各种外邪的入侵，又可大大提高患者体质，提高其生活质量。

九、中药毒副作用少，可以长期乃至终身服用

中药绝大多数是很安全的，没有明显的不良毒副作用，可以长期服用，甚至终身服用，这已为两千年的临床实践所证实。我院临床有慢性风湿免疫病患者服用中药长达5～10年之久，他们病情稳定，日趋好转，体质尚佳，而且从没有因服中药引起过不良反应。检查心肺肝肾功能、血液细胞、补体、免疫球蛋白等均在正常范围内。平时很少感冒，说明已经重建了正常的免疫功能。这说明长期服用中药，只要药证相符，对人体是有益无害的。但要注意的是，风湿病患者服用中药，一定要注意保护脾胃，"脾胃为兵家之饷道"，脾胃健运，气血化源充足，正甚则能抗邪，同时有利于祛风湿类药的吸收利用。可以说，长期的、慢性的、一辈子的风湿免疫性疾病，在大多数情况下，不可能一辈子服西药，但可以一辈子服中药。当然，也有少数中药有明显的副作用，有即刻的，也有远期的，要注意尽量不用或少用这类药，如有不良反应，要尽快进行调整。

十、中医康复手段多样，注重养治结合

中医学非常重视患者的调养，强调在积极进行中医药治疗的同时，注重病中及病后的调养，以促进疾病的早日康复并预防风湿病的复发，同时许多康复手段对缓解症状，改善功能，预防疾病加重或复发均有积极作用。

1. 运动调理　"流水不腐，户枢不蠹。"适度运动对疾病恢复至关重要。可选用关节活动操、太极拳、意念气功、散步与慢跑、健身操等项目。多进行手、足部运动，适度的握拳—分开手指，多屈伸关节，会有益处。在病情许可的情况下，进行适度的运动，既可以改善血液循环，又有利于恢复关节的运动功能，预防强直畸形及肌肉萎缩。但是，盲目地加大运动量，忍痛进行关节活动是不可取的。

2. 饮食调理　中药食疗对康复大有裨益。注意既要增进营养，提高体质，又不可过食肥甘厚味，营养过剩过多或不足均不利病情的康复。同时要注意不同的疾病选用不同的食谱。如类风湿关节炎久治不愈者，可据证选用补益肝肾食物制成药膳，如羊肉煨骨碎补、猪腰炖杜仲、枸杞羊肾粥等；痛风患者，应当尽可能避免进食高嘌呤类食物，如动物内脏、沙丁鱼、豆制品及发酵食物，严格禁酒，尤其是啤酒。可多食富含维生素与纤维素的蔬菜水果，适量食用富含蛋白类的食品如鱼、鸡蛋、牛奶等。还可用薏苡仁、山药、白扁豆、百合、枸杞子等调配成药膳，有利于患者康复。

3. 起居调理　居住、工作环境宜干燥、朝阳、保温，阴冷潮湿对恢复不利。避免剧烈活动及过度的体力消耗，避免长时间保持单一动作，睡眠时床垫过软或过硬均不适宜。

4. 心理调理　患者由于长期罹病和不间断的诊治，承受很大的经济负担和肉体痛苦。症状严重者虽生命尚存，但日常生活

难以自理，情绪及社会生活大打折扣。也有的患者畏惧皮质激素及免疫抑制药带来的副作用，心理压力大，经常自行停减，病情多次反复，致使生活质量下降。对这部分患者需加强心理疏导，耐心安慰，帮助其正确对待疾病，保持心态平和，情绪乐观，积极配合医生治疗，树立战胜疾病的信心。

总之，在漫长的医疗实践中，历代中医积累了丰富的理论和临床经验，并以其简、便、廉、验的特点赢得广大患者的喜爱，充分体现了中医中药在治疗风湿性疾病中的独特优势。如果中医能多学习一些西医知识，临床上尽量掌握两门医学知识，既进行西医学的诊断，又进行中医学的辨证论治，选择中医学和西医学的最佳治疗方案，这将会使中医风湿科医师的整体队伍提高到一个新水平，理论和临床出现一个质的飞跃。

3 风湿病的分类及病因病机研究

风湿病又称"痹""痹证""痹病"，是因人体正气不足，风寒湿热燥等外邪侵袭引起的肢体关节肌肉疼痛、重着、麻木、肿胀、屈伸不利，甚则关节变形，或累及脏腑为特征的一类病证的总称(《中国风湿病学》)。为临床常见病、多发病，且多缠绵难愈，危害极大。

一、风湿病沿革

"风湿病"之名，自古有之。长沙出土的《五十二病方》中就有"风湿"记载，《神农本草经》中记载"风湿"有26处之多，《黄帝内经》除痹论篇外，以"风湿"单独出现者有17处，汉·张仲景《金匮要略》首次以"风湿"作为病名，曰："病人一身尽痛，发热日晡所剧者，名风湿。"隋·巢元方《诸病源候论》将"痹"隶属于"风候"项下,如在"风候"项下列有"风痹候""历节风候""风湿痹候"等。及至清·喻嘉言《医门法律》则更以"风湿"作为专论,详尽论述风湿为患引起肌肉、关节病证的机制及处方。

二、风湿病分类

1. 按病因分类 《素问·痹论》曰:"风寒湿三气杂至合而为痹也。"并根据三气之偏盛而又分为三痹。曰:"风气胜者为行痹,寒气胜者为痛痹,湿气胜者为着痹。"《金匮要略》曰:"风湿,此病伤于汗出当风,或久伤取冷所致也。""太阳病,关节疼痛而烦,脉沉而细,此名湿痹。"《中藏经·论痹》曰:"痹者……有风痹,有寒痹,有湿痹,有热痹,有气痹。"《症因脉治》中进行了全面的归纳,将痹病分为外感痹、内伤痹。《温病条辨》将痹病分为寒热两类,谓痹病"大抵不越寒热两条",并提出"暑湿痹"之名。《临证集要·痹证》曰:"一为风湿夹寒邪为痹者,为风寒湿痹;二以内湿夹热邪病痹者,为风湿热痹。"此种分类比较简明。

2. 按部位分类

(1) 按组织分为五体痹。《素问·痹论》曰:"以冬遇此者为骨痹,以春遇此者为筋痹,以夏遇此者为脉痹,以至阴遇此者为肌痹,以秋遇此者为皮痹。"五体痹在临床上有重要的意义。中华中医药学会风湿病分会专门多次对其进行研讨,统一了五体痹的概念、诊疗标准、证候分类、疗效评定标准,为痹病的深入研究打下了良好的基础。

(2) 按脏腑分为五脏痹(《素问·痹论》有详细记载)。

(3) 按体表部位分类。《医林改错》曰:"凡肩痛、臂痛、腰痛、腿痛或周身痛,总名曰痹证。"所以,此类痹病一般称为某部位疼痛,如身痛、臂痛、颈痛、背痛、腰痛、骶痛、膝痛、足痛、腿痛等。此类痹病中，以颈、肩、腰、腿痛为重点，因为按体表部位分类的痹病，与现代医学解剖学关系密切，故近年来按此分类的痹病在病因学、病理学、治疗学、康复学等方面发展较快。

3. **按症状特征分类** 行痹：疼痛呈游走不定；痛痹：疼痛较剧烈；着痹：肢体重着为主者；周痹：风寒湿侵入血脉，上下移走随脉，其上下左右相应，间不容空；众痹：疼痛各在其处，更发更止，更居更起，以左应右，以右应左（《内经》）；历节病：疼痛遍历关节者（《金匮要略》）；白虎历节风：遍历关节疼痛，昼轻夜重，如虎咬之状；痛风：以四肢或身上一处肿痛，或移动他处，色红，参差肿起，按之滚热（《丹溪心法》）；鹤膝风：膝关节肿痛，股胫细小，如鹤膝之形；鼓槌风：两膝肿大，皮肤拘挛，不能屈伸，腿骨枯细；鸡爪风：产后血脉空虚，气血不足，复感风寒之邪，致筋脉疼痛，手足指拘挛不能屈伸，手状如鸡爪（《解围元薮》）；尪痹：痹病日久，症见身体消瘦，骨节变形肿大、僵硬，不能屈伸，骨质受损。

4. **按病程分类** 暴痹：突然发作的痹病（《灵枢·九针论》）。久痹：邪气久留，病程长久，且反复发作，经久不愈的痹病（《灵枢·寿夭刚柔》）。《灵枢·官针》又称留痹。顽痹：久病难愈的痹病（《诸病源候论》）。

5. **按证候分类** 根据痹病正邪盛衰之不同，分虚痹、实痹两大类。如《医宗金鉴·杂病心法要诀·痹病总括》曰："痹虚，谓气虚之人病诸痹者……痹实，谓气血实之人病诸痹也。"《温病条辨·中焦篇》也指出对痹病要虚实异治。现代黄文东主审的《实用中医内科学》也以虚实为纲，将行、痛、着、热痹列为实痹；将气血虚、阳虚、阴虚列为虚痹。

6. **按国家标准分类** 1995年1月1日起实施的中华人民共和国中医药行业标准《中国病证诊断疗效标准》将痹证分为风湿

痹（分行、痛、热、虚痹）、尪痹、骨痹、肌痹、痛风五大类，1997年10月1日起实施的国家标准《中国病证治法术语》则分为行痹、痛痹、着痹、尪痹、热痹、肌（肉）痹、筋痹、皮痹、血痹、脉痹、骨痹、偏痹、脊痹、顽痹、颈痹、肩痹、腰痹、膝痹、足跟痹、肢痹、痛风等类。此两标准综合上述病因、部位、症状、病程及证候等方面进行分类，更加符合临床实际。

三、发病原因

对痹病发病原因的研究，自《内经》以来，诸家探讨颇为深刻，涉及范围甚广。从发病学角度看，可将其概括为"正虚""邪侵""痰浊瘀阻"3个方面。正虚，即正气不足，实际上是指人体精、气、血、津液等物质不足及脏腑组织等功能低下和失调。多因禀赋不足、劳累过度以及病后、产后致虚等。而"正虚"在痹病的发病机制中主要体现为营卫不和、气血亏虚、腑腑衰弱、阴阳失调。"邪侵"是痹证发生的重要外因。《素问·痹论》曰："风寒湿三气杂至，合而为痹也。"又曰："所谓痹者，各以其时重感于风寒湿之气也。""不与风寒湿气合，故不为痹。"而导致外邪入侵的因素主要为季节气候异常，居住潮湿，起居调摄不慎。痰浊瘀血是人体受某种致病因素作用后，在疾病过程中所形成的病理产物，这些病理产物能直接或间接作用于人体，引起新的病证，其在痹病的发病中起着不可忽视的作用。《医门法律》曰："风寒湿三痹之邪，每借入胸中痰为相援。"《类证治裁·痹论》曰："必有湿痰败血瘀滞经路。"《医林改错》有"瘀血致痹"说。而导致痰浊瘀血的直接原因多为饮食所伤，湿聚化痰；情志郁结、气滞血瘀或跌仆伤致瘀血阻滞等。

四、发病机制

1. 邪随虚转，证分寒热 风寒湿热之邪侵袭人体后，其寒热的转化，一般与人的禀赋素质有关。由于人体禀赋素质之不同，阴阳始有偏盛偏衰的差异，风寒湿热之邪则随其转化，而见不同的痹病证候。《素问·痹论》曰："痹……或寒，或热，或燥，或湿，其故何也？其寒者，阳气少，阴气多，与病相益故寒；其热者，阳气多，阴气少，病气胜，阴精不足，内有郁热者，感受风寒湿邪，易从阳化热，而成湿热痹。"根据文献和临床所见，素体阳气偏胜，阴精不足，内有郁热者，感受风寒湿邪，易从阳化热，而成湿热痹；阳气虚衰，阴气偏盛，寒自内生，感受风寒湿邪，多以阴化寒而为寒湿痹。可见邪在痹病发展中的转化，与人体的禀赋不足、体质差异有密切的关系。

2. 邪致痰瘀，痹阻不通　痹病既得，风寒湿热之邪充斥经络，气血运行不畅。邪留日久，寒凝津为痰，湿得聚为痰，热炼津为痰。同时，邪留日久，气血运行不畅则瘀血内生。痰瘀形成，又阻滞经络，壅遏邪气，痰瘀邪气相搏，经络气血闭阻，故痹病渐趋加重，疼痛、肿胀、重着等症状突出。

3. 邪气交争，正虚邪实　痹病多因"正虚"感邪所致，此"正虚"只是相对致病邪气而言，指人体的防御功能相对低下。既病之后，一般说正气尚能与邪气抗争，风寒湿热外邪侵袭人体，正气奋起抗邪，正邪相争则表现为发热等实证、热证，正如《素问·举痛论》曰："寒气客于经脉之中，与灵气相搏则脉满。"这里的"脉满"即指此病理而言，以"不通"为主要病理表现，由于邪正斗争可加重正气损伤。如风为阳邪，其性开泄，易汗出而耗气伤津；寒为阴邪，易伤阳气；湿胜易伤脾，遏阳，致气血乏源，阳气难展；热胜更易耗气，伤津，动血，痰瘀内阻，气血失运也致局部失养；另则病后失治、误治也致气虚。临床上常见一些久病不愈的患者，肢体酸软无力、面色萎黄、肌肤干燥、身体消瘦、局部欠温等多为"不荣"所致。故临床上"不通""不荣"多两者并见。

4. 虚瘀相搏，胶结难解　痹病或因虚所致，或因痹久正虚，而气虚则无力鼓动，邪不得散，血不得行，津不得布，津血停留，为痰为瘀。《医林改错》曰："元气既虚，必不能达血管，血管无力，必停留而瘀。"《中医病理》曰："阳气一虚，无以温化水湿，阳光不照，阴霾内生。"另外，阴虚则内热津缩，血虚则血黏不流，均可因虚致痰瘀。《临证指南医案·诸痛》曰："久痛必入络，气血不行。"《类证治裁·痹论》称痹久"必有湿痰败血瘀滞经络"。痰瘀又可致虚，前人有"瘀血不去新血不生"之说，张机创大黄䗪虫丸治久病瘀血，肌肤甲错之虚劳，都说明痰瘀可致虚。

5. 转化机制　痹病的转化机制，指其传变、演变的机制。由于痹病的发生、发展机制复杂，其传变、演化情况与治疗是否及时、正确关系密切，一般其传变途径主要有3条。一为五体间传变，如痹病日久，正气虚弱，可由皮肤影响肌肉血脉筋骨等。《儒门事亲》曰："皮痹不已而成肉痹，肉痹不已而成脉痹，脉痹不而已成筋痹，筋痹不已而成骨痹。"二为表里相传，《素问·痹论》曰："骨痹不已，复感于邪，内舍于心，肌痹不已，复感于邪，内舍于肝；脉痹不已，复感于邪，内舍于心，肌痹不已，复感于邪，内舍于脾；皮痹不已，复感于邪，内舍于肺。"三为脏腑间传变，《素问·玉机真脏论》曰："肺痹，发咳上气，弗治，肺即传而行之肝，病名曰肝痹。"以上传变，多为痹病向纵深发展，病多沉重，治疗也难。其中，五体痹传变及脏者，形成五脏痹，其由五体痹不已，而五脏腑精气逆乱，复"各以其时重感于风寒湿气"而成。《素问·痹论》曰："阴气者，静则神藏，燥则消亡……淫气喘息，痹聚在肺……"有关六腑痹病的病理，《素问·痹论》曰："其客于六腑者，何也？岐伯曰：此亦饮食不节，起居失宜，胃肠被伤的基础上，风寒湿邪乘虚，从各腑的俞穴侵入体内而形成的，显然不同于五脏痹的形成。"

风湿类疾病发病极广泛，据统计，类风湿关节炎、强直性脊柱炎和骨性关节炎 3 种慢性关节炎的患病人数在我国达 1 亿人。如此庞大的患病群体，无论是社会、家庭或医护人员都面临着严重挑战。因此，风湿病将有着广泛的研究前景。

4 风湿类疾病的中西结合用药思路

西医所指的风湿病，全称应是"风湿类疾病（rheumatic diseases）"。凡侵犯人体关节、肌肉、韧带、肌腱、滑囊等，以疼痛为主要表现的疾病，无论其发病原因如何，均属风湿病范畴。风湿病学是一门研究风湿性疾病为对象的新兴科学。由于人们对这类疾病的认识受时代背景所局限，而出现多种疾病名称与分类上的交叉与重叠，如胶原病、结缔组织病、自身免疫病等。风湿病所涉及的范围甚为广泛，包括骨骼、关节、肌肉及其他有关软组织或结缔组织的疾病，其病种有八类近一百多种。临床最常见的风湿类疾病约 15 种，包括类风湿关节炎、系统性红斑狼疮、风湿热、系统性硬化病、皮肌炎与多肌炎、混合性结缔组织病、干燥综合征、强直性脊柱炎、雷诺现象或雷诺病、白塞病、成人斯蒂尔病、骨关节炎、骨质疏松症、颈椎病、腰椎间盘突出症等。

风湿病中医学称为"痹证"或"痹病"，是指人体营卫失调，感受风寒湿热之邪，合而为病；或日久正虚，内生痰浊、瘀血、毒热，正邪相搏，使经络、肌肤、血脉、筋骨，甚至脏腑的气血痹阻，失于濡养，而出现的以肢体关节、肌肉疼痛、肿胀、酸楚、麻木、重着、变形、僵直及活动受限等症状为特征，甚至累及脏腑的一类疾病的总称。

目前国内风湿病的治疗现状，或以西医治疗为主，或以中医治疗为主。但无论是现代医学还是传统中医，各自既有优势，也有缺陷，其临床疗效难以尽如人意。而越来越多的风湿病专家临床经验证明，采取中西医结合的方法治疗风湿病，有取长补短、优势互补、相辅相成、相得益彰之效。

一、中西医结合治疗风湿病的主要用药思路

1. 辨病与辨证结合用药　在中西医学双重理论的指导下辨病与辨证相结合。运用病与证合参来选用中西药物，一般用中医辨证分型治疗再加西药。注重宏观的整体情况与微观的实验室指标，注重标本同治，邪正兼顾。一般用中药调节全身情况，用西药控制微观指标；或者用中药治其本，西药治其标。如类风湿关节炎中、晚期，西医多用改善病情的抗风湿药（DMARDs）和免疫抑制药以缓解或控制症状以治标，中医则多用独活寄生汤、肾气丸等补益肝肾，调和阴阳，调补气血以治本。而中药复方又多同时具有扶正祛邪，标本同治之效。

2. 辨病中西结合用药　无论是中医还是西医都采用辨病用药的方法，多用中成药或单验方，再加上西药。中成药已经被大量的实验研究及大样本、多中心的临床试验应用，单验方则是医师经过多年临床经验总结出的治疗某一疾病的有效方，有的也已经制成中成药。如治疗类风湿关节炎用雷公藤片（多苷片）或正清风痛宁缓释片＋甲氨蝶呤（MTX）＋来氟米特，或尪痹汤（尪痹冲剂）＋MTX＋来氟米特；治疗红斑狼疮用雷公藤多苷片＋泼尼松＋盐酸氯喹，或狼疮汤（狼疮丸或狼疮冲剂）＋泼尼松＋盐酸氯喹；治疗强直性脊柱炎用益肾强督汤（或益肾强督片）＋吲哚美辛＋环磷酰胺等。

3. 辨证中西结合用药　中医学常按病因将痹证分为风痹、寒痹、湿痹、热痹、燥痹、湿热痹、虚痹证等；按部位分为五体痹（皮、肌、脉、筋、骨痹）和五脏痹（心、肝、脾、肺、肾痹）等。临床常在按中医辨证同时加用西药治疗。如治疗寒痹用乌头汤＋非甾体消炎药；热痹用白虎加桂枝汤＋非甾体消炎药；湿痹用薏苡仁汤＋非甾体消炎药；寒热错杂证用桂枝芍药知母汤＋泼尼松；虚痹用三痹汤＋免疫抑制药等。

二、中西医结合用药模式

1. 中医辨证论治合用非甾体消炎药（NSARDs） 风湿类疾病是一类慢性疾病，无论是西药治疗，还是中药治疗均需要一定的时间才能起效。对于疼痛较重的患者，为了减轻患者的痛苦，使用缓解疼痛起效较快的非甾体消炎药是必要的，也是伦理学的要求。在中医辨证治疗基础上合并使用非甾体消炎药疗效较肯定。因为非甾体消炎药治疗风湿类疾病主要是改善症状，但疗效不能持久，不能控制病情的进展，而且不能改善体质。对风湿类疾病引起的免疫反应不发生根本影响。而中医辨证治疗既能控制症状，又能根据体质用药，许多中药能增强体质，提高机体免疫力，而且药效持久。两者合用能收到疗效互补，甚至疗效叠加的效果。

2. 中医辨证论治合用改善病情抗风湿药 所谓改善病情药是指能缓解症状与延缓病情发展的抗风湿性药物。这类药主要有硫酸羟氯喹、金制剂、青霉胺、柳氮磺吡啶（SSZ）、雷公藤多苷、甲氨蝶呤、来氟米特、环磷酰胺。其中使用最多的是甲氨蝶呤、柳氮磺吡啶、硫酸羟氯喹、来氟米特和雷公藤多苷。西医使用这些药物多数是联合使用，即其中的两种或两种以上的药物联合使用。在使用西药的同时，使用中药治疗主要着重点是调整患者的全身情况，即针对患者的气血阴阳的失调进行治疗。如气血虚者补益气血，阴虚者补阴，阴虚火旺者滋阴降火，阳虚者温阳，湿胜者祛湿，血瘀者活血等。通过调整全身气血阴阳的胜衰，一方面能改善症状，改善体质，也可使联合用药充分发挥药效作用，从而达到西药祛邪，中药扶正，西药治标，中药治本的优势互补目的。同时，还可以用中药来减轻或消除西药的副作用或降低其毒性。如出现消化道不良反应可以用橘皮竹茹汤、香砂六君子汤、平胃散等治疗；肝功能有轻度异常或既往有肝病的患者则需要配合健脾、滋补肝肾的方药，如四君子汤、一贯煎、二至丸、知柏地黄丸等治疗。

3. 中医辨证论治合用糖皮质激素类药物　糖皮质激素主要有消炎和免疫抑制作用，由于激素长期使用的副作用，限制了激素在风湿类疾病中的应用。小剂量激素可快速控制炎症，改善症状，并有改善病情的作用，可作为慢作用药物治疗风湿类疾病起效前的桥梁治疗，当慢作用药物起效后逐渐减量至停药。但慢作用的药物并不是对所有风湿类疾病都有效，激素合并慢作用药物时，如慢作用药物达不到理想的治疗效果，为了减少激素的副作用，激素也需要逐渐减量，在这种情况下减激素容易导致病情的反跳。中药中有许多促进肾上腺皮质激素分泌及类似糖皮质激素作用的药物和方剂。在激素和慢作用药物同时使用时，配合中药治疗有可能减少患者对激素的依赖，抑制或减缓病情的反跳。中医常用的方法主要是滋补肾阴，或温补肾阳。常用的滋阴药如生地黄、熟地黄、知母、龟甲，温阳药如淫羊藿、巴戟天、补骨脂、桂枝、制附子等，类似糖皮质激素的药物有甘草、秦艽、穿山龙等。

激素使用的副作用是众所周知的，即使小剂量激素，如长期使用也会产生副作用，如免疫力降低，容易继发感染（特别是容易感冒），骨质疏松症等。中药治疗可以调节机体的免疫功能，减轻激素的副作用，预防感染的发生。如配合使用玉屏风散，可以明显地减少感冒的发生。补肾壮骨的中药可以调节与骨质疏松症相关的激素水平，减少骨质疏松的发生。

4. 中医祛邪扶正与西医免疫调节相结合　痹证由"风寒湿

三气杂合而致",当立祛风散寒除湿法，邪去则正安。否则病邪停留日久可以入络、可致瘀血而变成难治之症。因此，中医学根据辨证论治，依据风、寒、湿邪的偏胜情况，治疗用药也有所侧重。风胜以祛风为主，兼用散寒除湿，佐以养血；湿胜以除湿为主，兼用祛风散寒，佐以健脾；寒胜以温经散寒为主，兼以祛风除湿。病程久者可根据肝肾及气血亏损情况，采用益气养血、补养肝肾方药，临床论治时常根据具体情况标本兼顾。这也体现中医学扶正祛邪的治疗原则。

如西医学认为类风湿关节炎是自身免疫性疾病，其治疗原则当是调节免疫为主。因为相当一部分类风湿关节炎患者病程进展很快，如不及时诊治，可在 1～2 年内发生骨关节侵蚀，关节功能受损，造成不可逆的破坏，故必须早期使用能防止病情发展的免疫调节药，以减轻骨质破坏，阻止病情的进一步进展，将异常的免疫反应调节到正常水平，使病情处于一种稳定状态。临床将这一类免疫调节药又称病情改善药即慢作用药。因此，临床诊治风湿类疾病应将中医辨证论治原则与西医早期使用病情改善药即慢作用药结合起来，这样才能提高疗效，降低致残率，提高生活质量。

5. 中成药与西药结合使用　中药雷公藤多苷、火把花根、正清风痛宁、白芍总苷等也具有缓解病情的作用，其不良反应较西药慢作用药少，但雷公藤多苷、火把花根仍具有一定的性腺毒性。正清风痛宁易产生皮肤瘙痒症状，白芍总苷可致大便稀溏且起效慢。对于中药雷公藤多苷、火把花根的毒副作用，可减量使用。如雷公藤多苷 20 mg，每日 2 次；火把花根片 4 片，每日1～2 次，并可加用补肾活血中药治疗。部分患者在服用正清风痛宁出现的皮肤反应，可根据反应的大小减为 1 粒，每日 2 次，或换用其他药物治疗。对于白芍总苷出现的大便异常，可根据反应的大小减为 1 粒，每日 2～3 次，待患者大便恢复正常后，渐渐增加白芍总苷用量。白芍总苷有护肝作用，多与其他慢作用药合用，可起增效减毒功效。

6. 中药与生物制剂结合使用　近年来治疗类风湿关节炎的诸多新药中，已经美国食品药品监督管理局批准上市的一些生物制剂，治疗类风湿关节炎具有起效迅速、不产生全身性免疫抑制、不良反应少等优点。但也有其缺陷，如胃肠外给药时，易发生与输液相关的毒性反应，少数发生与免疫原性相关的快速耐受；价格昂贵；且并非所有的风湿性疾病都对生物制剂有效；也不能治愈风湿病，患者停药后仍可复发。本类药物即将在中国上市，国内使用本类药物的经验较少，有专家观察到少量在国外使用生物制剂无效者，在加用补肾活血等中药后，其症状仍可获部分缓解。

7. 内外结合　如中医治疗类风湿关节炎除辨证内服中药外，尚可用外治法。临床观察发现，单纯用内治及外治均能缓解关节疼痛、肿胀等症状，改善关节功能，内治与外治结合起来则作用增强，如针灸、按摩、推拿、外敷、蜂针、小针刀、穴位注射等。穴位注射所用药物可为中药，也可为西药。临床常用复方丹参注射液、复方当归注射液、蜂毒、胸腺肽等。外治方法也可灵活应用，对改善局部症状有效。

总之，中西医治疗风湿性疾病各有所长，各有所短。西药起效较快，针对性较强，作用较明确，但毒副作用较大，患者依从性较差；中药起效较慢，但作用持久，以整体调节为主，能够显著改善患者自觉症状，提高生活质量，容易被患者接受。运用中西医结合方法治疗风湿性疾病已成为广大风湿病医师的最佳选择之一。

5　　"顽痹"之中医治则掇要

风湿病是一大类疾病，涵盖范围甚广，凡侵犯关节、肌肉、韧带、滑囊等，以疼痛为主要表现的疾病，无论其发病原因如何，均属风湿病范畴。主要分为弥漫性结缔组织病、与脊柱相关的关节炎及骨关节炎等十大类包括 100 余种具体疾病。因其与自身免疫有关，多数疾病缠绵难愈，有的患者需终身服药治疗。本类病中医学称为"痹病"。而其中历时较长，反复发作，顽固不愈者称为"顽痹"。目前尚无根治本类疾病的药物，西医治疗本病主要有非甾体消炎药、免疫抑制药及激素等，其长期用药的副作用与其治疗作用一样不应被忽视。中医中药治疗顽痹病有其独特的优势，其治疗方法甚多，抓住其治则要点对顽痹病的治疗至关重要。

一、扶正祛邪，分清主次先后，常需两者兼顾

痹病的发病过程，实际上是正气与邪气相争的过程，邪胜于正则病进，正胜于邪则病退。扶正祛邪是改变邪正力量的对比，使之有利于疾病向痊愈转化的方法。《素问·遗篇·刺法论》曰："邪之所凑，其气必虚。"《素问·痹论》曰："风寒湿三气杂至，合而为痹。"《素问·平热病论》又曰："风雨寒热，不得虚，不能独伤人。"风寒湿热等邪气侵入机体发病后，正气多虚。必须运用补益药或其他方法以扶助正气，增强体质，提高机体的抗病能力，达到驱除病邪，恢复健康；同时还应当运用宣散攻逐邪气的药物或其他方法（如针灸、推拿、药熨）以驱除病邪，以达邪去正安。祛邪法适用于以邪盛为主的病证。对于痹病患者，根据入侵邪气性质的不同，选用相应的方法。如驱风法的防风汤、散

寒法的乌头汤、清热法的白虎桂枝汤、祛湿法的薏苡仁汤、化浊涤痰法的泄浊化瘀汤、活血祛瘀法的桃仁红花饮等。

由于顽痹多病程缠绵，反复发作，且多经过西医治疗，副作用显现，如非甾体消炎药导致脾胃受损，免疫抑制药导致肝肾受损，激素导致骨质损害等，致使患者体质日亏，正气日虚，邪气又极易入侵，从而形成正虚邪盛局面，往往久治难愈。临床上，常常扶正祛邪二法兼而用之。但当根据邪正盛衰消长的情况，分清主次先后，分别采用以扶正为主兼顾祛邪，或以祛邪为主兼顾扶正，或扶正祛邪并重的方法。一般而言，顽痹复发期以祛邪为主，缓解期以扶正为主；邪实较急较重者，以祛邪为主兼以扶正；正虚较急较重者，以扶正为主兼以祛邪；若正虚邪实以正虚为主者，正气过于虚弱不耐攻伐，祛邪反伤其正，则应先扶正后祛邪；若邪实而正不虚者，或虽邪实正虚，若兼以扶正反而助邪，则应先祛邪后扶正，总之，应以扶正不留邪，祛邪不伤正为原则。

二、明辨标本，审察轻重缓急，多宜标本同治

痹病临床表现多端，临证时要注意辨明标本，分清轻重缓急，采取相应的治疗措施。"标本"在中医学里是一个相对的概念，可以说明多种矛盾间及矛盾双方的关系。但一般而言，"标"是疾病表现与临床的现象和所出现的证候；"本"是指疾病发生的机制，即疾病的本质，或者指先发的病证及其病理表现。痹病的治疗，一般是按照"急则治其标，缓则治其本"的原则进行。病初邪盛标急时，当先治其标；病久势缓不急时，当从本论治。但如病之时日已久，气血已虚，正气不足，复感外邪而出现急性发作症状，可根据"急则治标"的原则，先以祛风散寒的祛邪之法逐其表邪，待发作症状缓解后，再予补气养血等扶正法以治其本。可见"急则治标"多为权宜之计，待标象解除，还应缓图其

本，以驱除病根。

对顽痹而言，标本同治则是临床之时常用法则。由于该病日久难愈，久病多虚，如久病或产后气血亏虚而又感受外邪，见面色苍白无华，唇色淡白，及肌肤肢体酸楚疼痛，麻木不仁，或经脉拘挛不舒，舌淡，脉细等虚实夹杂证，治疗可用四物汤补血以治其本，又可用独活、寄生、鸡血藤、威灵仙等祛风活络之品以治其标。如独活寄生汤、三痹汤、黄芪桂枝五物汤等就是标本兼治的最佳代表方。标本同治之法，有利于提高疗效，缩短病程，故为临床所常用。

三、异法方宜，当因时因地因人，区别对待

疾病的发生、发展、转归与自然环境和人体的体质情况密切相关，与气候密切相关的痹病更是如此。因此，临床治疗痹病，尤其是顽痹，不能固守一法一方，而应根据不同季节、不同地区、不同个体的不同情况，具体分析，区别对待。

1. 因时制宜　临床根据不同季节气候的特点所采取的治疗用药原则。如春、夏季节，气候由温渐热，天地阳气升发，人体腠理疏松开泄，常易汗出，此时虽患风湿病，应用辛温发散之药，但药量不宜过大，以免阳气耗伤或过汗伤阴；秋、冬季节，气候由凉转寒，阴盛阳衰，人体腠理致密，阳气敛藏于内，此时可根据病情，适当加大温热、宣通之品用量，以增强祛风散寒、温通经络的作用。

2. 因地制宜　根据不同地区的地理环境特点所采用的治疗用药原则。不同地区，由于地势高低、气候条件及生活习惯等不同，人们的生理活动和病理变化也有着较大差异，故治疗用药也有所变化。如我国西北地区，地势高而气候寒冷，人体腠理开少而闭多，患风寒湿痹者多；南方地区，地势低而气候温热潮湿，人体腠理开多而闭少，患湿热痹者较多。治疗时，前者当慎用寒

凉药，后者当慎用温热药。即使同是寒痹证须用温热之品时，北方用量宜重，南方用量宜轻。

3. 因人制宜　对于顽痹患者而言，不同年龄、不同性别、不同体质的人，其生理功能及病理变化均不同，治疗用药当有所区别。如小儿生机旺盛，当气血未充，脏腑娇嫩，易寒易热，易虚易实，病情变化快，治疗时当忌用峻剂，少用补剂，而且用药量宜轻，如马钱子、乌头、附子、蜈蚣等有毒峻烈药物，尽量不用；老年人气血亏虚，生理功能减退，患病后多见虚证或虚实夹杂证，治疗宜顾护正气，即使攻邪用药量亦宜较青壮年为轻，以免损伤正气；妇女有经带胎产的特殊情况，治疗用药更要注意：适逢月经期、妊娠期、产褥期，对于峻下、活血化瘀、辛热攻伐、滑利走窜之品，应当禁用或慎用；而患者个体素质有强弱不同或偏寒偏热之异，一般说来，阳盛或阴虚之体，慎用温热之剂，阳虚或阴盛之体，慎用寒凉之剂，体质不同的风湿病患者，治疗用药当有所区别。

此外，患者的职业、工作条件以及性情和精神状态等，对风湿病的发生、发展都有一定的影响，诊治时也应加以注意。

四、宣散温通，据"不通"之所在而通之，注重温阳通络

宣散温通，即宣散邪气，温阳通络，是顽痹病最常用的方法。因"阳气少，阴气多"是痹病发生的内因，风、寒、湿三邪的入侵是痹病发生和发展的外因。其最基本的病机是"气血痹阻不通""不通则痛"。通过宣散，使邪气得以散除；而温通之品，既能温散寒湿之邪，又能温助机体阳气，温通经络，通则不痛，风湿病方能逐渐痊愈。如桂枝、附子是常用祛风除湿，温阳通络药对。

临证时，必须根据"不通"的具体病因病机，选用不同的宣通之法。如风痹者辛温宣散，疏风活络；寒痹者辛温散寒，温通

经络；湿痹者温寒化湿，通利经络；即使热痹，在清热行痹的同时，还须用温通经络之品，如白虎桂枝汤中之桂枝即是；痰瘀兼夹者，则宜温化痰湿，活血化瘀通络；至于虚痹，根据气、血、阴、阳亏虚之不同，分别采用益气通络，养血通络，滋阴通络，温阳通络之法。在运用宣散温通法时，还必须结合病邪痹阻部位、深浅及病程的久暂等情况。如病初邪阻肌表经络，病位浅者，以宣散温通为主；久病邪气侵入筋骨，病位深者，以疏风通络为主。总之，在辨证论治的同时，配以"引经药"、理气活血药、温阳通络药，效果更佳。

五、综合治疗，多因素、多层次、多属性调治

综合治疗是顽痹治疗中的一个重要原则。即根据疾病病种的不同，从整体上、全程上把握其变化，将相关的有效方法有机地联系起来，进行综合治疗。《素问·异法方宜论》曰："圣人杂合以治，各得其所宜……得病之情，知治之大体也。"明·张景岳《类经·论治类》注曰："杂合五方之治，而随机应变，则各得其宜也。"由于顽痹致病因素较多、病变部位深浅不一、病情属性复杂的病证，临床上用单一疗法，很难取得满意效果，而综合治疗则显示出其内外并治、邪正兼顾、局部与整体结合等优越性。《内经》中有针刺与药熨结合治疗的记载。目前临床上多使用内服药、外敷药、针灸、蜂疗、理疗、按摩等方法结合治疗痹病，不仅能大大提高临床疗效，还能缩短病程，深受广大患者欢迎。

六、典型病例

兰某，女，59岁，2013年7月12日初诊。

四肢关节疼痛肿胀反复发作6年余，手指关节畸形3年余。

患者于2007年3月出现双腕及双手近端指间关节及双肩、双肘、双膝等四肢关节疼痛，双手手指关节僵硬，屈伸不利，双

臂上举后伸严重受限，双膝上下蹲艰难，且疼痛不已，夜间明显，受凉后疼痛尤甚，后逐渐出现手足麻木，双手晨僵，近 3 年来双手多个手指近端关节呈梭形肿胀。在外院多次就诊，经查诊断为"类风湿关节炎"。曾服用：来氟米特、双氯芬酸钠缓释片、甲氨蝶呤片、叶酸 3 个月后，症状稍好转，自行停药。近日因天气寒冷且用冷水搞卫生，导致上述诸症又复发作且有加重之势，因担心西药副作用太大，故来中医治疗。

患者仍诉周身酸胀，肩颈疼痛，四肢大小关节疼痛肿胀，受凉疼痛尤甚，肿痛处灼热，且自觉腰膝酸软，疲乏无力，小便频，色淡黄，大便 1 次/2d，舌淡，苔白稍腻，脉细涩。门诊检查：RF 286.70 IU/mL，CRP 28.00 mg/L，抗"O"487 IU/mL，ESR 129 mm/h，双手 X 线摄片提示"类风湿关节炎改变"。

诊断：类风湿关节炎。中医诊断"顽痹"。辨证：肝肾不足，气血亏虚，寒湿阻络，痰瘀夹热证。施以自拟"养血治尪汤"加味：黄芪 30 g，白芍 15 g，川芎、当归、独活、桑寄生、牛膝、杜仲、秦艽、桂枝、威灵仙、骨碎补、巴戟天、鳖甲、知母各 10 g，甘草 5 g。7 剂，每日 1 剂，水煎服，温服。并配合针灸治疗。

上方服用 7 剂、针灸 7 日后四肢大小关节、肩颈疼痛、双手晨僵、乏力腿软、小便频等症状明显好转。之后患者反复自服上方 1 月余，并坚持针灸 1 个月，诸症明显好转。

2013 年 12 月 20 日因外出淋雨受凉又见双膝、双足跟疼痛，行走时疼痛较甚，自觉关节内作响，双下肢酸软无力，双肩稍痛，手指麻木，纳可，夜寐欠安，二便调，舌红苔白，脉细弦来就诊。门诊检查：RF 47.43 IU/mL，CRP 12.00 mg/L，抗"O"364 IU/mL，ESR 51 mm/h。因关节肿痛灼热已退，故上方去鳖甲、知母，加全蝎 6 g，天麻、土鳖虫各 10 g，14 剂，每日 1 剂，水煎服，温服。1 个月复诊，自诉周身关节已无明显疼痛，活动自如，仅遇天凉稍感晨僵，未见明显潮热盗汗。关节僵直感亦明显好转，已无明显乏力感，嘱其坚持服药，因其疼痛减轻，上方加白芥子10 g，化痰通络，消减关节畸形。服药、针灸9周后，诸症缓解，已无明显晨僵，四肢关节肿痛消失，畸形明显消减，生活已如常人。

按："痹者闭也"，风、寒、湿三邪的入侵是痹病发生和发展的外因，该病可致肢体、关节、肌肉、经络等处发生疼痛、酸楚、重着、麻木等，其属风寒湿痹。而"顽痹"则为病情反复，病程较长，缠绵难愈者。本人吸取前贤经验并根据自己多年临证体会，创制养血治尪汤，收效良佳。

养血治尪汤是在《备急千金药方·卷八》独活寄生汤基础上创制而成，组成如下：黄芪30 g，白芍15 g，当归、川芎、独活、桑寄生、牛膝、杜仲、秦艽、骨碎补、巴戟天、威灵仙各10 g，桂枝、甘草各5 g。

独活寄生汤原方主治痹证日久，肝肾两虚，气血不足证，腰膝疼痛，痿软，肢节屈伸不利，或麻木不仁，畏寒喜温，心悸气短，舌淡苔白，脉细或弱。现多用于慢性关节炎、坐骨神经痛等见肝肾两亏，气血不足，风寒湿邪外侵，腰膝冷痛，酸重无力，屈伸不利，或麻木偏枯，冷痹日久不愈者。《成方便读》曰："此亦肝肾虚而三气乘袭也。故以熟地、牛膝、杜仲、寄生补肝益肾，壮骨强筋。归、芍、川芎和营养血，所谓治风先治血，血行风自灭也。参、苓、甘草益气扶脾，又所谓祛邪先补正，正胜则邪自除也。然病因肝肾先虚，其邪必乘虚深入，故以独活、细辛之入肾经，能搜伏风，使之外出；桂心能入肝肾血分而祛痰，秦艽、防风为风药卒徒，周行肌表，且又风能胜湿耳。"

笔者考虑到顽痹患者多年老体弱，虚多实少，外邪较少，气血多虚，《本草经疏》有"诸病血虚痉急"不宜用防风；骨痹患者多为久病，且多经西药治疗，损伤肝肾功能，细辛对肾脏有一定毒性，亦去之。以补虚益气之黄芪易参苓，四物去滋腻之熟地黄，加用骨碎补、巴戟天以加强补益肝肾，强筋壮骨作用，威灵仙则加强祛风除湿、通经活络之功效。方中重用黄芪，因其补虚益气之功见长，且配当归，有当归补血汤补气生血之力，所谓"有形之血生于无形之气"；再配桂枝、芍药则有黄芪桂枝五物汤、当归四逆汤养血通脉之效，所谓"治风先治血，血行风自灭"。全方共收益气养血，补益肝肾，强筋壮骨，驱风除湿，通络止痛之功。

中医学认为"阳气少，阴气多"是风湿病发生的主要内因，顽痹更是如此。朱良春大师治疗顽痹首重益肾壮督，而益肾壮督首重温阳，常谓"阳衰一分，则病进一分，阳复一分，则邪祛一分"。故方中桂枝为必用之品，其功能温经散寒通络，"舒筋脉，开痹涩，利关节，去寒湿"。如关节冷痛甚者，还需加用附子温阳散寒止痛，其"治寒湿痿痹，拘挛膝痛，不能行步"效佳。

临床基于本病是以肝肾亏虚或气血不足为基础，故组方施药以滋补肝肾或补益气血为主，常加用搜风剔瘀之虫类药物，如全蝎走窜之力迅速，搜风开瘀通络；蜈蚣用于风湿痹痛有良好的止痛效果；土鳖虫破血逐瘀，接骨续筋，疗伤止痛；乌梢蛇善行而驱风，均为治疗诸风顽痹之要药，临床常据症选择 1～2 味加入方中用之。一方具有标本兼治，邪正兼顾，温经通络之功，加之针灸能温经散寒，通络止痛，内外兼治，针药结合，故临床常见奇效。

6　中医药治疗风湿病（痹证）之机制探究

风湿病（中医学称痹病或痹证）是由于不同病因引起的影响到运动系统（骨、关节、肌肉、肌腱、滑囊、筋膜、韧带及神经血管等）的表现为慢性疼痛和（或）有肿胀、畸形、功能障碍、感觉异常等的一大类疾病。临床上多有反复发作性、渐进性等特点。目前尚无根治本类疾病的药物，西医治疗主要为非甾体消炎药、免疫抑制药、生物制剂及激素等，其长期用药的副作用不容忽视。中医中药在风湿病的治疗上有其独特优势，但其治疗作用机制尚需进一步研究，现初步探讨如下：

一、温散发表，祛逐外邪

中医学认为，风、寒、湿、热之邪通常是引起风湿类疾病的主要外因，所以散寒、祛风、除湿、清热等是中医治疗风湿病的常用祛邪方法。

《素问·痹论》曰："风寒湿三气杂至，合而为痹也。所谓痹者，各以其时重感于风寒湿之气也。"《金匮翼·热痹》曰："热痹者，闭热于内也……脏腑经络，先有蓄热，而复遇风寒湿气客之……"意思就是说，痹证的成因是风寒湿邪乘虚侵袭，或感受风热之邪，与湿相并，而致风湿热合邪为患，导致骨、筋、脉、肌、皮等受侵袭部位经络不通，气血瘀阻，"不通则痛"，乃发其病。由于痹证的成因主要是感受风、寒、湿、热之邪，"治病必求其本"，故祛除风、寒、湿、热之邪为痹证的基本治则。《金匮要略》中麻黄加术汤、乌头汤，《千金要方》独活寄生汤中用独活、防风、细辛、秦艽、桂枝等，程氏蠲痹汤中用羌活、独活、桂心、秦艽等，《类证治裁》薏苡仁汤中用薏苡仁、苍术、羌活、独活、防风、麻黄、桂枝、川乌等，均为祛除风寒湿邪，温通经络而设。临床上需区别风、寒、湿、热四气偏胜选择相应方药：风气胜者见疼痛关节游走不定为行痹，用防风汤加味；寒气胜者见关节疼痛剧烈为痛痹，用乌头汤加味；湿气胜者见关节肌肉沉重酸痛为着痹，用薏苡仁汤加味；热气胜者见关节红肿热痛为热痹，用白虎桂枝汤加味等。

中医治痹注重温散驱邪，风湿病初期或急性发作期，常因感受风寒湿邪，困郁肌表，阳气被郁，痹而不通，出现关节疼痛，伴有恶寒发热、无汗或汗出不畅。此时只有通过开腠发汗，宣散肌表之风寒湿邪，使阳郁得通，气血畅行，痹痛方止。开腠发汗，首推麻黄。麻黄加术汤、麻杏苡甘汤，均以麻黄为主。"麻黄之开腠理，启玄府，势如破竹"，然麻黄配白术、薏苡仁则虽发汗而不致过汗，并可行表里之湿。

"寒胜则痛"，若患者表现出关节剧痛，畏寒喜温等寒凝之象，又当温经散寒，外除寒湿，内振阳气，方能使气血周流，疼痛乃止。温经散寒，首推乌头、附子，乌附大辛大热，气性雄烈，逐寒止痛之力最强。乌头汤、桂枝芍药知母汤、桂枝附子汤、白术附子汤、甘草附子汤均取乌头、附子等药温散寒湿之功而止痛。

二、化痰逐瘀，驱除内邪

由于痹病患病时间都比较长，患者气血运行不畅，而致"血停为瘀""痰凝为瘀"，痰瘀互结，阻闭经络，常入筋骨，缠绵难愈，因而化痰软坚、活血化瘀也是中医治疗风湿病常用的方法。身痛逐瘀汤、桃红四物汤、瘀血痹汤/胶囊等为常用有效之方。

痹病多迁延不愈，正虚邪恋，不仅可致瘀阻经络，同时还可产生湿聚津凝为痰，形成痰瘀痹阻，出现关节肿大，甚至强直畸形，屈伸不利，肌肤顽麻不仁，舌质紫，苔白腻，脉细涩等症。此时于驱风除湿、化痰通络剂中，加用白芥子、半夏、天南星等祛痰散结之品，往往收效甚捷。而指迷茯苓汤合天仙藤、僵蚕等，亦有杜其生痰之源，祛其致痹之痰之功效。

三、调和营卫，解除风邪

《素问·痹论》有对营卫之气与痹病关系的认识，认为营行脉中，卫行脉外，阴阳贯通，气血条畅，滋润四肢百骸，脏腑经络。营卫和调，卫外御邪；营卫不和，邪气乘虚而入，故营卫失调是痹病发病的重要原因之一。《金匮要略》认为营卫不调，可致"独足肿大"的历节病。桂枝汤是和营卫治疗风湿病代表方。桂枝汤，历代医家称誉为张仲景"群方之冠""和剂之祖"。凡病不外阴阳失调，其治疗法则总是"察阴阳所在而调之，以平为期"。桂枝汤滋阴和阳，调和营卫气血，合乎这一法度和原则，故无论外感杂病均可选用。

桂枝汤仅由桂枝、芍药、生姜、大枣、炙甘草 5 味药组成，用药虽少，但结构严谨。方中桂枝与芍药是主药部分，一为辛温通阳，一为酸寒敛阴，佐以生姜、大枣，协助桂枝、芍药调和营卫，甘草调和诸药。全方通过调和营卫，以解除风邪。实践证明，桂枝汤既能解表以和营卫，又可和里以调阴阳，具有解表和里的功效。而痹病大多是病邪伤及营卫，"营虚不仁""卫虚不用"。"营虚不仁"是病邪伤及营分，血中营气不足，因而肢体关节、肌肉感觉麻痹。"卫虚不用"是病邪伤及卫分，则局部的真气去，而邪气独留。真气去则功能消失，因而肢体疼痛或活动受限。临证中，桂枝汤倍芍药汤，桂枝新加汤，或新加汤加当归等有调和营卫，祛风止痛之效。

若营卫两虚，可用新加汤加附子；若偏阳气虚者，以桂枝加附子汤，或再加黄芪；如太阳经气不舒，津液不能敷布，经脉失去濡养，颈项强痛用桂枝加葛根汤解肌祛邪，升津舒经；阳虚身痛汗漏而表证未解，用桂枝汤加附子汤调和营卫，扶阳敛汗；如肩周关节炎、网球肘等上肢痛者，用桂枝汤加制川乌、姜黄、桑枝；若见下肢痛者，则加牛膝、杜仲；曾有报道用桂枝汤加茯苓、白术、附子治疗"冷房病"，即长期持续在冰库或冷气设备房里作业而发生腰身肢节冷痛症，效果优于一般常规的祛风湿方药；如内热表寒，寒伏于筋骨关节，故骨节疼痛（"温疟……骨节疼烦……白虎加桂枝汤主之"），治以白虎汤清热，桂枝解肌和营卫。后世多用本方治疗风湿热痹。

四、健脾和胃，温化内湿

痹病以湿邪为主者，因湿有内湿和外湿之别，外湿多为雾露之气，雨湿之邪；内湿多因脾胃虚损，脾虚则不运不升，胃损则不化不降，因而中州痞塞，水湿内停。内湿招引外湿，两湿相合，愈伤人之阳气。脾主四肢肌肉，脾恶湿，脾虚水湿不运，气血化源不足，肢体肌肉失养，则"四肢酸痛"为痹，温补脾胃，温建中阳，乃张仲景所创治痹之重要方法。《金匮要略·虚劳病篇》中小建中汤、黄芪建中汤等均以温脾建中补虚以止痛。如"虚劳里急，悸，衄，腹中痛，梦失精，四肢酸疼，手足烦热，咽干口燥，小建中汤主之"。虚劳病，阴损及阳，或阳损及阴，终则阴阳两虚，气血虚衰，四肢失于濡养而疼痛，治以温脾建中的小建中汤。小建中汤，由桂枝汤倍芍药加饴糖所成。方中以胶饴、甘草、大枣之甘，姜、桂之辛温，芍药之酸敛，具有温中补虚，调和阴阳，调和营卫之功。其目的在于调补脾胃，建立中气，化生气血，并能得以四运，内湿得以温化而四肢酸疼，手足烦热等证得治。

五、补气养血，通经活络

风寒湿侵袭而成痹证的局部表现是经络不通，气血瘀阻，故无论从"本"或从"标"考虑，均应使用养血、活血之药。养血、活血法本身即寓祛风鼓邪外出之效，所谓"治风先治血，血行风自灭"。治痹证所用之祛风、散寒、祛湿之剂，多系辛温燥烈之品，久用可暗耗阴血，加用养血、活血药物，既可防其耗阴血之弊，又可消除因"补"而血滞留邪之虞。如独活寄生汤中用当归、川芎、芍药、地黄；程氏蠲痹汤（《医学心悟》）中用当归、川芎，蠲痹汤（《百一选方》）中用当归、芍药，薏苡仁汤（《杂证治裁》）中用当归、川芎等，其寓意即在于此。

治疗痹病须重用补气药，"邪之所凑，其气必虚"，外邪之所以能侵袭机体而发病，必因正气先虚。正气虚弱时，气虚往往是第一位的，故独活寄生汤在运用祛风散寒，温经通络药物的同时，加人参、茯苓、甘草益气健脾，使脾气健旺，不仅可以化气生血，又能鼓邪外出，所谓"祛邪先补正，正旺邪自除"。再者，气与血的关系甚为密切，气血不仅可以相互化生，而且血之运行全赖气之推动，所谓"气行则血行，气滞则血凝"即是此意。前者谈到养血活血为治疗痹证的一般原则，若养血活血剂中不加补气药，其养血活血的效果未必显著，故善治血瘀证者，必善用、重用补气药。清代医家王清任在其补阳还五汤中重用黄芪，使气旺血行，瘀去络通，堪称范例。此外，痹证久缠不愈，每每"久病入络""通则不痛，痛则不通"，补气养血之时，适当加用通络药物疗效更佳。具有通络作用的药物大致如下：藤类药；如鸡血藤、络石藤、天仙藤、忍冬藤、海风藤等；枝类药；如桂枝、桑枝、路路通等；络类药；如丝瓜络、橘络等；虫类药；如地龙、水蛭、全蝎、蜈蚣、土鳖虫、蕲蛇、白花蛇、乌梢蛇、穿山甲等，尤其是虫类药在祛风除湿、通络止痛方面具有特殊功效。

六、补益肝肾，强筋壮骨

痹病俗称"筋骨病"，虽有骨痹、筋痹、脉痹、肌痹、皮痹之分，但毕竟以筋骨受累为常见。肝主筋，肾主骨，故与其相应的脏腑亦以肝肾亏虚为主。肝肾不足，筋骨失养，则筋骨关节疼痛，治痹病若不谙补肝肾、壮筋骨之理，一味投以祛风除湿等温燥之剂，虽可取一时之效，但久必耗伤阴血，反伤肝肾，终致病情缠绵难愈。《金匮要略·虚劳病篇》曰："虚劳腰痛，少腹拘急，小便不利者，八味肾气丸主之。"八味肾气丸以干地黄为主药，滋阴补肾，益髓填精，干地黄乃补肾之要药，益阴血之上品；山茱萸补肝肾，敛精气；山药健脾胃，益肾精；附子、桂枝补肾助阳，鼓舞肾气，与地黄相伍则阴得阳生，阳得阴化，阴阳相济，生化无穷；茯苓健脾益肾；泽泻、牡丹皮降相火；茯苓与泽泻亦可渗湿利尿。诸药相伍，有补有泄，有开有合。补阴之虚，可以生气，助阳之弱，可以化水。肾脏阴阳俱虚，腰失所养之腰痛得治。虚劳腰痛，为肾阳不足，命门火衰，治以肾气丸。肾气丸方中大量滋肾药物配以少量附子、桂枝温补肾阳，意在微微生火，温而不燥，滋而不腻。此阴中求阳之法是张仲景温肾法的一大特色，开后世治痹用补肾法之先河。

虚劳腰痛，张仲景用肾气丸治之，符合"少阴脉浮而弱，弱则血不足，浮则为风，风血相搏，即疼痛如掣"肝肾不足之证。《成方便读》创独活寄生汤具补肝肾，益气血，祛风湿之效，为后人所常用。该书曰"此亦肝肾虚而三气乘袭也。故以熟地、牛膝、杜仲、寄生补益肝肾、壮骨强筋"，可谓深得治痹证之真谛。笔者常用本方及肾气丸、右归丸、金刚八斤汤合青娥丸等补益肝肾，强筋壮骨之方治疗该类痹病。

七、温补阳气，化散阴邪

《素问·痹论》认为人之患痹病多因"阳气少，阴气多"，故温补阳气，机体之阳气得复，寒湿等阴邪自去。人体正气亏虚方面，肾阳不足、元阳虚惫是主导。《素问·生气通天论》曰："阳气者，若天与日，失其所，则折寿而不彰。""阳气者，精则养神，柔则养筋。开阖不得，寒气从之，乃生大偻。"这里所强调的是阳气在人体的主导作用。从寒热的基本特性上说，热性趋于行，而寒性趋于凝，这一特性对痹证的形成、发展与转归具有极大影响。

《素问·举痛论》曰："因重中于寒，则痛久矣。"《素问·逆调论篇》曰：“是人多痹气也，阳气少，阴气多，故身寒如从水中出。”这些也说明：痹病见疼痛持久不愈，显然是凝寒客居于经络脉道之中，气血不得流通有关。当人体阳气旺盛时，机体内的环境处于温暖状态，阳气所具有的推动作用能使气血运行流利，经脉络道通畅，即便有寒湿、痰饮、瘀血之类的阴邪阻滞，也容易被推动或化除，恢复经脉气血的通畅。痹病日久，无论是痰浊瘀血，还是毒邪凝寒，大都属于阴邪范畴。阴邪在阴盛的环境中，其阻滞瘀塞的特性容易形成胶固黏腻之势，既不容易推动，更不容易化除。此期主要治疗方法，当是首先改变人体阳虚寒凝的状态，温养人体阳气，使人体内的环境恢复温暖温热的状态，阳气具有足够的能量去温通经脉，恢复气血运行的流利通畅，为化除寒凝打下基础。

朱良春强调“培养肾阳”在痹病等慢性久病治疗上的作用，认为肾为先天之本，受五脏六腑之精而藏之，所以它是调节各个脏器功能的中心，平衡维系机体矛盾统一的主宰；而肾中真阳，更是生命活动的生化之源，它能温养脏腑，煦照百骸，肾阳振，肾气足，则精神充沛，百病不生；倘肾阳衰，肾气虚，那就必然神气衰惫，倦怠无力，百病丛生。同时慢性久病，体气亏虚，传变及肾，也必然耗损肾之阴阳，所谓“穷必及肾”“久必及肾”。因此，痹病及许多慢性久病在治疗上，都与肾阴阳的亏损有关；而培补肾之阴阳，往往起到比较显著的作用。

八、扶助正气，增强体质

风湿免疫病大都是慢性病，有些是终身性疾病。大多需要长期治疗，有的需要终身治疗，这只有中医中药才能做到。中医中药所使用的因人而异，个体化的治疗方案，既能使这些慢性病逐渐控制、好转、缓解，也保证了长期服用中药安全有效。虽然中药一般起效较慢，即刻疗效或短期疗效不如西药，但服用中药一段时间后，疗效就渐渐产生，而且会越来越好。如红斑狼疮患者，经半年至两三年的治疗后，不但能将泼尼松（强的松）减量、停用，而且效果会渐渐积累，使病情好转而缓解，直至完全缓解。其他如类风湿关节炎、系统性硬化病、强直性脊柱炎、过敏性紫癜、结节性红斑、干燥综合征、白塞病、骨关节炎、痛风等有些可单用中药治疗，有些可中西医结合治疗，但最终需将西药停用，坚持用中药治疗。中医治疗风湿病一般注重扶正祛邪结合使用，尤其注重在祛风除湿，驱除外邪的同时注重补益气血，滋补肝肾等扶正之法，可使患者正气充足，筋骨得养，未病者可防，已病者可尽快恢复。如益肾温阳之金毛狗脊、续断、桑寄生、杜仲、肉苁蓉、桂枝等，是风湿病治疗中的常用之品，偏阴虚者加白芍、当归、熟地黄、枸杞子，偏阳虚者加肉苁蓉、附子等可大大增强患者体质，提高其生活质量。

九、综合调养，促愈防复

中医学非常重视患者的调养，强调在积极进行中医药治疗的同时，注重病中及病后的调养，以促进疾病的早日痊愈并预防风湿病的复发。患者根据各自的实际情况，多种中医调养方法结合应用效果更佳。

中医康复手段多样，注重养治结合，中医非常重视患者的调养，强调在积极进行中医药治疗的同时，注重病中及病后的调养，以促进疾病的早日康复并预防风湿病的复发。许多康复手段如运动调理、饮食调理、起居调理、心理调理等对缓解症状，改善功能，预防加重或复发均有积极作用。①运动调养：如关节活动操、太极拳、气功、散步与慢跑、健身操等运动调养项目，既可以改善血液循环，又有利于恢复关节的运动功能，预防强直畸形及肌肉萎缩。②饮食调养：可根据不同的病证选用不同的药膳调养。如类风湿关节炎、强直性脊柱炎、骨性关节炎等久治不愈属虚寒证者，可选用补益肝肾食物制成药膳，如冬季可食用当归生姜羊肉汤、羊肉煨骨碎补、猪腰炖杜仲、枸杞羊肾粥等温补气血，温助阳气之药膳；而最常用的是骨头汤：用猪、牛、羊、狗等关节骨或脊椎骨熬汤，熬前加几滴食醋，并选择加入适量山药、牛蒡子、黑豆、玉米等一起炖煮，对类风湿病的急性期、亚急性期、慢性期的骨关节脱钙、骨质疏松有较好的补偿与调节作用。③起居调养：注意保持居住、工作环境干燥、朝阳、温暖；注意避免剧烈运动及长时间保持单一动作，睡眠时床铺过软或过硬均不适宜。④心理调养：在药物治疗的同时，对患者进行心理疏导，耐心安慰，帮助其正确对待疾病，保持心态平和，情绪乐观，积极配合医生治疗，树立战胜疾病的信心亦是愈病良药。⑤其他调养：可选择足浴、按摩、气功、针灸、火罐、理疗、热疗、中药渗透、熏蒸等疗法，均是调治痹病类疾病的良好方法。

总之，中医药治疗风湿类疾病之中医机制主要体现在祛邪和扶正两方面，邪盛时祛邪为主：急性发作或慢性病复发，需温散发表，祛逐外邪；间歇期邪盛正不衰，宜化痰逐瘀，驱除内邪；正虚夹邪时，扶正祛邪：如调和营卫，解除风邪；健脾和胃，温化内湿；补养气血，通经活络；补益肝肾，强筋壮骨；温补阳气，化散阴邪；扶助正气，提高体质；综合调养，促愈防复等。其中大多数治法具有标本兼治，邪正兼顾，扶正祛邪，促愈防复的功效。

7　中医药治疗痛风研究评述

痛风是由于嘌呤代谢紊乱，血尿酸增高，导致尿酸结晶沉积在关节及皮下组织而致的一种疾病。临床上以高尿酸血症、特征性急性关节炎反复发作、痛风结石形成为特点，严重者可致关节畸形及功能障碍、急性梗阻性肾病或痛风性肾病。近年来，由于饮食结构的变化，我国痛风发病率逐年升高，预计在 21 世纪，痛风在我国将成为仅次于糖尿病的第二号代谢病。本病中医亦称痛风，又称历节、白虎历节风，属"痹病"范畴。近年来运用中医药治疗痛风取得较好疗效，报道颇多，显示一定的优势，现概述如下。

一、病名归属

关于本病的中医病名归属，医学家们意见不一。有谓当属"历节病"，认为《金匮要略》中的"历节病"的症状特点"疼痛如掣""脚肿如脱""不可屈伸"与痛风性关节炎极为相似。如宋绍亮根据痛风高尿酸血症的基本病理，认为本病病机属血毒、浊毒所致，其关节症状与历节病相似，并提出"痛风非风论"。而大多数学者则认为本病属于"痹证"范畴。如洪国章根据痛风的病因病机，认为本病当属于中医学"痛痹"与"脚气"。由于痛风除关节症状外，最重要的是肾脏损害，故又有人认为当属于淋证中之"热淋""石淋"或"腰痛""虚劳""水肿"等。中华人民共和国中医药行业标准《中医病症诊断疗效标准》将其直接命名为"痛风"。

二、病因病机

汉·张仲景《金匮要略》认为"病历节不可屈伸疼痛"皆由"风湿""风血相搏"所致。唐·王焘《外台秘要》曰："大多是风寒湿之毒，因虚所致……"元·朱丹溪《丹溪心法》曰："痛风者，大率因血受热，已自沸腾，其后或涉冷水，或立湿地，或扇取冷，或卧当风，寒凉外搏，热血得寒，寒浊凝滞，所以作痛。"明·张景岳《景岳全书》认为：外是阴寒水湿，令湿邪袭人皮肉筋脉；内由平素肥甘过度，湿壅下焦，寒与湿邪相结郁而化热，停留肌肤……病变部位红肿潮热，久则骨蚀。综上所述并结合临床，痛风病因主要由于两个方面：外因为感受风寒水湿，寒湿之邪侵入机体皮肉筋骨和关节；内因为平素过食肥甘厚味，或饮酒无度，或多食乳酪，脾胃运化失常，湿热内生而致病。而临床所见，痛风发病与后者关系更为密切。

对痛风病机的认识，《医学入门》认为体质不同病机有异，曰"形怯瘦者，多因血虚有火；形肥勇者，多因风湿生痰。"又曰："痛多痰火，肿多风湿。"近代医家研究更为深入，方建萍认为痛风属湿浊毒邪内郁化热之热痹，不仅可由感受湿热之邪而引起，风寒湿邪郁痹日久，风变为火，寒变为热，湿变为痰，亦致热痹；钟洪等认为原发性痛风其本在脾，其标在湿浊，外注皮肉关节，内留脏腑而发病；而朱良春之认识则更有见地，他首先提出"似风非风"论点，认为痛风是由于浊毒滞留血中，不得泄利，初始未甚可不发痛，然积渐日久，愈滞愈甚，或逢外邪相合，终必瘀结为害，或闭阻经络而发骨节剧痛，或兼夹凝痰变生痛风结节，久之，痰浊瘀腐则见溃流脂浊，痰瘀胶固，以致僵肿畸形。由于郁闭之邪最易化热，其证又多兼热象，如湿浊蕴热，煎熬尿液，可见石淋尿血。浊毒久稽，损伤脾肾，寒热杂错，壅塞三焦，而有关格险恶之症。凡此种种，皆浊毒瘀滞为殃，非风邪作祟之症。朱氏进一步指出，此浊毒之邪非受自于外，而主生于内，脾肾亏郁，两脏清浊代谢紊乱，水谷不归正化，浊毒随之而生，滞留血中，终则瘀结为患。

笔者以为，痛风病机在其不同发展阶段各不相同，在痛风性关节炎急性期，由于尿酸盐沉积引起的局部非特异性炎症反应，临床表现为关节红肿热痛，中医辨证为湿热痹证；间歇期多表现为脾虚湿困证；慢性关节炎期，由于多见骨质侵蚀缺损及周围组织纤维化，关节发生僵硬畸形，此期多辨为脾肾亏虚，痰湿瘀阻；痛风长期不愈发展至后期，约1/3患者伴有肾脏损害，痛风性肾病主要因尿酸盐结晶沉积于肾间质及肾小管引起的肾小管-间质病变。此期可分肝肾阴虚和脾肾气虚两类，但日久则阴虚及气，气虚及阴，气阴两虚较为多见。

三、辨证分型治疗

中华人民共和国中医药行业标准《中医病症诊断疗效标准》将痛风分为 4 型。①湿热蕴结型。②瘀热阻滞型。③痰浊阻滞型。④肝肾阴虚型。上述 4 型可分别考虑用四妙散、凉血四物汤、六安煎、杞菊地黄汤加味治疗。各医家辨证分型方法虽有异，但大多与国标相同，如方策等将痛风分为 4 型：湿热蕴结型以四妙散加减；瘀热阻滞型以枝藤汤加减；痰浊阻滞型以涤痰汤加减；肝肾阴虚型以六味地黄汤加减。

四、分期辨证治疗

王政治疗痛风性关节炎急性期以清热泻浊通络为主，酌加健脾之品，药用苍术、知母、黄柏、牛膝、土茯苓、山慈菇、虎杖、忍冬藤、制大黄、野木瓜、蚕沙、茯苓、白术、蜂房、土鳖虫；恢复期以健脾益肾化浊为主，药用生白术、生黄芪、茯苓、杜仲、补骨脂、牛膝、土茯苓、山慈菇、野木瓜、鸡血藤、川芎。睦承志等认为急性期表现为邪毒客于经脉，与血互结，郁积化热，热毒流注关节，阻隔经络，治以活血利水，清热泄毒，药用黄柏、苍术、赤芍、泽泻、车前子、土茯苓、蚕沙、蒲公英、木瓜、木通、防己、黄芪；缓解期表现为脾肾不足，邪毒滞留，与血水互结，阻隔经脉，骨骼关节失却濡养，治以健脾益肾，活血利水，药用杜仲、薏苡仁、防己、泽泻、当归、鸡血藤、党参、肉桂、蚕沙、萆薢、丹参、黄芪。

笔者主张宜在分期的基础上辨证治疗，可分为 4 期进行，即急性期、间歇期、慢性关节炎期、痛风肾 4 个阶段。急性期多表现为关节红肿热痛，口干口渴，面红目赤，大便干，小便黄赤，舌质红，脉数，治宜清热解毒利湿；清热解毒利湿法在急性期运用可迅速截断病势，控制临床症状，常用四妙散合宣痹汤加减。间歇期是症状发作后的缓解阶段，此期多辨证为脾虚湿困，治宜健脾化湿，多用三仁汤合参苓白术散加减治疗。慢性关节炎期多有骨质侵蚀缺损及周围组织纤维化，关节发生僵硬畸形并疼痛，形体消瘦，舌质淡红，脉细，此期多辨证为肝肾亏损，痰瘀阻络，治宜活血化痰，补益肝肾，常用独活寄生汤合四妙散加减。病至痛风肾阶段，辨证宜分阴阳，肝肾阴虚者用杞菊地黄汤加减；气阴两虚者用参芪地黄汤加减；脾肾气虚者用大补元煎加减。同时应考虑到患者由于本虚往往容易感邪，常兼夹湿热、寒湿、瘀血之邪，因此要注意扶正兼以祛邪。

五、中药外治

目前外治用药主要包括中药散剂、膏剂、新鲜中药捣烂外敷以及药液外洗等。如栾炯等自拟慈军散外敷：山慈菇、生大黄、水蛭各 200 g，玄明粉 300 g，甘遂 100 g，共为细末，每次 3～5 g，以薄荷油调匀外敷患处，隔日 1 次。何焕平自拟痛风散：山慈菇、甘草、血竭、白花蛇舌草、三棱、莪术、蒲公英、地丁等各适量，与凡士林制成 20％膏剂，于夜间睡眠时外敷患处。另取药散适量水煎浸洗患处，每日 2～3 次，共治疗 43 例，总有效率为 95.35％。笔者常用如意金黄散麻油调敷患处，疗效颇佳。

六、针灸治疗

刘鑫采用温针灸治疗痛风性关节炎 61 例，取穴公孙、三阴交、阴陵泉、足三里，得气后，温针灸 2～3 壮，均留针 30 分钟，八风（前穴取针后，加刺，泻法）每日 1 次。结果：痊愈

24 例，显效 26 例，有效 8 例，无效 3 例，总有效率为 95.1%。计秀菊等用穴位注射方法治疗 92 例，取穴：阴陵泉、阳陵泉、足三里、三阴交、曲池、外关、合谷（均双侧）。每次取 2～3 穴，交替使用，用寻骨风注射液穴位注射，每穴 2 mL，隔日 1 次，4 次为 1 个疗程。治疗 2～4 个疗程。结果：完全缓解 25 例，部分缓解 64 例，无效 3 例，总有效率为 91.2%。

七、专方治疗

谢幼红运用五藤五皮饮（青风藤、海风藤、钩藤、首乌藤、天仙藤、海桐皮、白鲜皮、牡丹皮、地骨皮、桑白皮各 20 g）为主方，急性期关节红肿热痛加生石膏、蒲公英、虎杖；肿甚加川草薢、汉防己；痛甚去青风藤，加白芍、生甘草；伴肾结石加鸡内金、金钱草；有痛风石者加穿山甲、地龙、当归尾。治疗 29 例，治愈 3 例，显效 10 例，有效 14 例，无效 2 例，有效率为 93.1%。刘书珍等以五土五金汤治疗急性发作期患者 28 例，药用土茯苓、土牛膝、土黄连、土大黄、土鳖虫、金银花、金钱草、海金沙、金刚刺等；伴全身发热者加生石膏、知母；湿重而关节肿甚者加草薢、防己；关节灼热明显者加蒲公英、重楼。结果治愈 21 例，有效 6 例，无效 1 例。旷惠桃等用痛风克颗粒剂（防己、蚕沙、栀子、土茯苓、山慈菇等）治疗 44 例，临床治愈 14 例，显效 15 例，有效 12 例，无效 3 例。

八、内外合治

杨祖旺采用内服加味宣痹汤（石膏 30～50 g，知母、防己各 10～15 g，滑石 30 g，牛膝、桃仁、甘草、蚕沙各 10 g，薏苡仁 20～30 g，银花藤、威灵仙各 20 g），水煎服，每日 1 剂，外用痹痛散（黄柏、金银花、细辛、苍术、乳香、没药、冰片等）按一定比例加工成细末，醋调外敷患处，每日 2 次。综合治疗 55

例，总有效率为 89.1%。许吉梅等采用针药并用，内外合治法，针刺三阴交、商丘、丘墟、太白、八风（均双侧），泻法，留针30 分钟，留针期间每 10 分钟捻转 1 次，并取继发病灶部位穴和相应的背腧穴，阳性反应点，针刺加拔罐。内服清热解毒、活血化瘀之中药，并外敷金黄膏加青黛散治疗 35 例，全部有效。

九、中西医结合治疗

廖承建运用自拟痛风方（黄柏、苍术、伸筋草、豨莶草各10 g，防己、木瓜、秦艽各 12 g，鸭跖草、威灵仙、牛膝、杜仲、鹿衔草各 15 g，鸡血藤、山楂各 20 g）。加服丙磺舒为治疗组，与吲哚美辛合丙磺舒对照治疗 42 例，结果治疗组痊愈 3 例，显效 11 例，有效 12 例，无效 6 例，总有效率为 85.72%；对照组痊愈 0 例，显效 12 例，有效 8 例，无效 4 例，总有效率为83.34%，两组之间比较无显著差异（$P > 0.05$）。郑武等通过对照组用别嘌醇内服，治疗组加中药外洗，治疗 60 例，方药为：丹参 30 g，防风、海桐皮、艾叶各 10 g，赤芍、伸筋草各 15 g。有皮下结节者加白芥子、制僵蚕各 10 g；痰瘀久留者加乌梢蛇10 g，全蝎 5 g。先熏后洗，结果对照组有效率为 86.6%，治疗组有效率为 95%。

十、评述

痛风是嘌呤及尿酸代谢障碍性疾病，为临床难治性疾病之一。目前，西药对本病的治疗，无论原发性或继发性，除少数因药物引起者可停药而愈以外，大多缺乏病因治疗。因此难以根治。秋水仙碱和别嘌醇虽有特效，但毒副作用大。近年来，由于中医药治疗痛风疗效确切，方法多而毒副作用少，显示出较大的优势，而越来越受到人们的关注。特别是综合治疗（辨证分型或分期辨证内服中药并配合敷药或针灸外治）疗效显著。在治疗的全过程中要重视 3 个方面：一要注意利湿化浊，因湿浊之邪为患，湿性重着黏腻，缠绵难愈，各期证候无论寒热虚实均兼湿邪，故利湿化浊法当贯穿治疗始终。二要注意活血化瘀，痛风各期均可表现血分症状，急性期宜凉血活血，慢性期宜化瘀散结，肾病期应行血祛瘀。各期添加活血化瘀之药，可增进疗效。三要注意使用虫类药，痛风易反复发作，久病则病邪入经阻络，痰瘀凝结，尤其是慢性期或肾病期结节形成，一般药物难以迅速见效，此时如加入虫类如全蝎、蜈蚣、僵蚕、地龙、乌梢蛇、土鳖虫等，可起到搜风祛邪，通经活络，破结软坚之功，提高痛风治疗效果。

由于目前中医学对痛风诊断及疗效标准不统一，辨证分型存在差异，特别是实验研究少，对中医药治疗效果的机制不十分明确，因此当前及今后运用中医药治疗痛风要加强 3 个方面的工作：一是进一步加强辨证论治规律的探讨，尤其是如何结合有关客观指标进行辨证；二是进一步完善科研设计，规范中医证型及疗效标准；三是进一步加强对中医专方专药治疗痛风的实验药理研究，推动中药剂型改革的步伐。如此才能从根本上提高中医药治疗痛风的疗效及其研究水平。

8　论痛风的防治原则

痛风是由于体内嘌呤代谢紊乱，血尿酸增高，导致尿酸结晶沉积在关节及皮下组织而致的一种疾病。其对人体的危害除引起严重的关节疼痛、畸形、功能障碍和肾脏损害外，还常常伴发或并发糖尿病、冠心病、高血压、血脂紊乱、肥胖症等疾患，甚至导致更高的致死、致残率。对痛风进行积极的预防与治疗，必须引起医患双方乃至全社会的重视。笔者通过多年临床实践证明，防止痛风应当遵循"四结合"的原则。

一、中西医结合，尽快控制急性关节炎发作

痛风急性发作时，关节局部和周围红肿热痛，尤其是疼痛剧烈，有如刀割或撕筋裂骨般痛苦。患者常于夜晚突发跖趾、踝等小关节剧痛而惊醒，痛处不能触摸，即便碰触被单或周围震动亦疼痛加剧，以致患者辗转反侧，痛苦不堪，难以忍受，活动不便，"下不得地"。急性发作期一般持续数小时乃至数日或更久。此期治疗，当千方百计，尽快控制急性关节炎的发作，消炎镇痛，以减轻患者痛苦。中、西医治疗都有一定的疗效，但根据笔者临床经验，中西医结合治疗见效最快，疗效最好。西药常用秋水仙碱，能有效抑制白细胞移动，控制炎症，是治疗痛风性关节炎的首选药。但由于其治疗剂量与中毒剂量很接近，且有较明显的胃肠道刺激、白细胞降低及脱发等副作用，特别是对于有肾功能不全者秋水仙碱排泄非常慢。故使用该药时一要注意中病即止，只要症状缓解或出现恶心、呕吐、腹泻等胃肠道症状时即停药；二要注意有肾功能不全者则宜减少剂量。一般由该药说明书每2小时1片改为每次1片，每日2次。且同时加服非甾体消炎药，如塞来昔布、美洛昔康、洛索洛芬钠、双氯芬酸钠等任选一种配合使用。为了增加尿酸的溶解度，可同时服用碳酸氢钠（苏打片）。中医认为痛风急性期属"热痹"范畴，如因湿热蕴结所致者，治疗多用清热解毒利湿之四妙汤合宣痹汤加减，药用黄柏、苍术、牛膝、薏苡仁、萆薢、蚕沙、栀子、连翘、土茯苓、虎杖、木通等。笔者研制的"痛风克颗粒剂"即是以此方加减而成，临床疗效好，深受患者欢迎；如因瘀热阻滞所致者，可用桃红饮加味治疗，药用当归、生地黄、赤芍、川芎、桃仁、红花、地龙、威灵仙、全蝎等。还可配合用如意金黄散麻油调匀外敷局部或中药煎水外洗等。中西医结合治疗，即可在最短的时间内控

制症状，缓解患者痛苦；同时，在西药被迫停用后，中药还可持续发挥作用；临床研究还发现，服用中药时可减少西药用量，并有降低西药不良反应的作用。

二、标本结合，尽量延长间歇期

经过1～2周的治疗，痛风急性关节炎一般都能被控制，患者除病变皮肤区色泽变暗外，症状基本消失，从而进入间歇期。不同患者间歇期长短不一，多数患者一年内复发，此后每年发作数次，而且愈发愈频，受累关节越来越多，病情也越来越难控制。许多患者在急性关节炎被控制后，以为疾病彻底治愈了，万事大吉了，加之工作忙等原因就放弃治疗，又不注意调养，结果很短时间内又复发作。其实，急性关节炎缓解后，局部炎症虽然消除，但嘌呤代谢障碍并未解除，血尿酸依然升高，故间歇期仍需坚持治疗。笔者多年临床体会，标本同治可延长患者间歇期，减少发作次数，减轻患者痛苦。所谓"标"指病邪，"本"指正气。急性期重在治标，间歇期应当注意标本结合，即标本同治。临床可根据患者的病情变化，采取西药治标，中药治本，或中药扶正祛邪，标本同治之法。如患者服用西药丙磺舒、利加利仙和别嘌醇等，此类药主要是促进尿酸排出或抑制尿酸合成，通过"祛邪"（排出尿酸）而降低高尿酸血症。但此类药毒副作用大，如有不同程度的皮疹、胃肠道刺激、肝肾功能损害甚至肾绞痛等。此时可根据患者体质以及西药所产生的副作用，处以补血祛风、健脾和胃、补益肝肾等中药以"扶正"，并降低西药的毒副作用。如果患者担心西药副作用影响身体，亦可单用中药治疗，但也要注意标本兼治，邪正兼顾。如间歇期脾虚湿困者多见，常用参苓白术散健脾益气扶正的同时，加防己、滑石、土茯苓、萆薢等利尿渗湿之品以祛邪；如属肝肾亏虚，痰瘀阻络之证，多用独活寄生汤和四妙散加桃仁、红花、全蝎等，在补益肝肾的同时，兼以利湿化痰祛瘀以祛邪；又如肝肾阴虚者用杞菊地黄汤，脾肾气虚者用大补元煎治疗时，还须根据所夹湿热、寒湿、瘀血之邪而加以清化湿热、温寒祛湿、活血化瘀等祛邪之品。标本兼治之法，既可逐邪外出，又可增强体质，提高抵抗力，抵御外邪如寒湿入侵，增强对过度疲劳、情绪紧张等痛风诱发因素的耐受力，从而延长间歇期，减少痛风复发。

三、养治结合，注重病后调摄与预防

痛风急性发作稳定后，在坚持药物治疗的同时，一个很重要的方面就是要注意调养。养治结合，同样可以达到预防复发，甚至完全控制复发的目的。调养的方法很多，主要有以下几种：

1. 饮食调养　这是所有调养方法中最重要的。严格控制饮食，禁食肥甘厚味、辛辣刺激制品，尤其避免进食富含高嘌呤食物，如动物内脏、海鲜类如沙丁鱼、豆类及发酵食物等；严格禁酒，尤其是啤酒；多饮水，每日饮水 2000 mL 以上；食物的三大营养素要按照高糖类、中等蛋白、低脂肪的分配原则进行搭配；鼓励多吃富含维生素与纤维素的蔬菜水果，适量食用富含蛋白类的食品如鱼、鸡蛋、牛奶等。

2. 心理调节　尽量克服因疼痛和运动受限而出现的焦虑不安、急躁易怒、烦闷失眠等情况，正确对待疾病，保持情绪平和、心情舒畅、精神乐观，积极配合医师治疗，树立战胜疾病的信心。

3. 适度锻炼　适度的体育锻炼如散步、慢跑、骑自行车、游泳、打太极拳等有氧运动，既可调整呼吸、循环及神经系统功能，缓解患者的紧张、焦虑、忧伤、恐惧等情绪；又可增强机体的免疫功能，提高机体对外界环境的适应能力，减少感染和其他应急反应对人体的损害，避免痛风复发或加重；还能锻炼肌肉、骨骼、关节，有利于痛风的治疗和康复。

4. 生活起居调养　防止过度疲劳，不熬夜、不参加过度劳累及剧烈的体力活动，保持劳逸结合，张弛有度，有规律的生活习惯；适度控制性生活，特别是老年痛风患者或伴有肾功能损害者更要注意节制；同时注意尽量避免外伤等。只要坚持治疗，调养得当，就能促进病情好转与身体康复。

四、本病与并病结合，防止相互影响，恶性循环

据统计，20％～40％的痛风患者伴有肾脏病变，同时还多伴发或并发高血压、糖尿病、冠心病、高血脂、肥胖症等疾病。因此在治疗痛风的同时，还要积极治疗其并发症，以防止本病并病相互影响，恶性循环。如用中药治疗，既要注意不使用关木通、广防己、天仙藤、青木香、朱砂藤等含马兜铃酸的药物，以免产生马兜铃肾病；还要注意在辨证论治的基础上使用一些护肾之品。特别是间歇期和恢复期，当标本同治，治本为主，尤须注重补益肾气或肾阴。如有其他并发症，同样要注意统筹兼顾，综合考虑，抓住本病与并病矛盾的主要方面，确立辨证论治原则与主方，再根据矛盾次要方面灵活加减。使处方用药有利于促进双方好转。如用西药治疗，更重要的是要注意其副作用对痛风的影响。如痛风合并高血压，在使用降血压药时，噻嗪类利尿剂、利尿酸、呋塞米、氨苯蝶啶、螺内酯等均能降低尿酸的排泄，甚至使血尿酸明显升高而导致关节炎复发，故不宜使用；血管紧张素转化酶抑制药如卡托普利等口服后，大部分患者特别是老年患者出现血尿酸升高，故亦当慎用。而在降低血压同时又可降低血尿酸的血管紧张受体阻滞药如氯沙坦钾、氯沙坦-氢氯噻嗪、缬沙坦等可作为痛风合并高血压的首选药物。又如常用于治疗动脉硬化、冠心病及心肌梗死的β肾上腺能受体阻滞药和钙拮抗药虽能扩张血管，但因其使肾血流量减少，不利于尿酸排泄，故痛风患者最好不用。可选用扩张血管作用持久，副作用少的复方丹参滴

丸、地奥心血康等药。其他并发症的治疗，也要充分考虑药物的副作用，以免顾此失彼，加重病情。必须强调的是，在治疗痛风并发症时，尤其要注意控制饮食、减轻体重、适度运动及改变不良生活习惯（如戒烟、戒酒、熬夜等）。

9 中医药治疗类风湿关节炎研究进展

类风湿关节炎（RA）是一个累及周围关节为主的多系统性炎症性的自身免疫疾病。中医学多归属于"痹证""顽痹""尪痹"等范畴，由于其发病率、致残率很高，严重威胁人类健康，所以多年来一直是医学界研究的重点。近几年中医药对 RA 的研究有了长足发展，现结合文献综述如下。

一、理论探讨

自《素问·痹论》曰"风寒湿三气杂至，合而痹"到《医林改错》的"痹久有瘀血"说，历代医家对本病论述颇多，近几年不少医家又从不同侧面充实了古人的认识，娄氏从发病角度将本病概括为"虚""邪""瘀"3 个字，并提出了"瘀血"也可致痹。赵氏认为 RA 关节肿大一旦形成，则应从痰论治，因为凡关节肿大疼痛多属有形之邪留滞其间，痰浊、水饮、瘀血皆其类也。王氏则认为本病基本病变是"瘀"，基本病机是"闭"；"瘀""闭"均有寒热虚实，寒热是病性、虚实定病性、虚实定病情。焦氏认为寒湿之邪深侵入肾入骨，致骨不荣肝，筋骨失养，终致关节变形不得屈伸，而发为尪痹，并新创"尪痹"病名。张氏认为 RA 初期气血亏虚明显，久则以肾虚为主，病程后期皆因肾虚精亏，筋骨失养，气血痹阻而致筋挛骨松，关节变形，不能屈伸，甚至筋挛缩。王氏新近提出 RA 是"新病入络"的代表病证，并从三方面概括了其特点：①外邪入络，伏邪逆攻入肢节脉络的发病学特点。②"毒损肢节络脉，络道亢变、络脉虚滞"的主要病机特点。③分证论治，截毒防变，通畅络脉的主要治则治法特点。总之，分析文献并结合临床，本病当属本虚标实之证，本虚以气血亏虚，肝肾不足为主，标实为风寒湿毒邪侵袭，导致邪气阻滞经络气血瘀阻，湿郁化浊，血运不通而发为诸症。

二、临床研究

1. 辨证论治　目前对 RA 的辨证分型，主要依照 1995 年的《中医病证诊断疗效标准》中"尪痹"的证候分型进行，共 6 型：风寒湿阻型、风湿热郁型、痰瘀互结型、肾虚寒凝型、肝肾阴虚型、气血亏虚型。但各地医家根据临床经验对该病的辨证分型又各有特色。幺氏按湿热内蕴、寒湿阻络、肝肾阴虚 3 型治疗幼年RA 50 例，同时配合外敷，结果总有效率 84%，王氏以毒立论分 3 型论治，①寒湿毒瘀证：用甲子风湿丸（穿山甲、白芥子、麻黄、川乌、石斛、全蝎、当归等）。②湿热毒瘀证：用花蛇消痹饮（白花蛇舌草、忍冬藤、当归、土茯苓、穿山甲、苦参、黄柏等）。③正虚毒瘀证：用牛鹿消痹饮（牛膝、鹿角胶、熟地黄、仙茅、黄芪、沙苑子、松节等），同时均口服乌龙止痛丹，静脉滴注蛇毒注射液，川芎嗪注射液，配合外敷、针刺治疗，共 60例，结果痊愈 50%，总有效率 96.6%。汪氏对中晚期 RA 44 例以阴阳论治。①阳虚寒凝，痰瘀互结证：用除痹温经汤（淫羊藿、制川乌、续断、威灵仙、土鳖虫、蜈蚣、熟地黄、鸡血藤等）。②阴虚热郁、痰瘀互结证：用除痹清络汤（生地黄、制何首乌、石南藤、鬼箭羽、胆南星、蜂房、地龙等），结果愈显率54.54%，总有效率 90.91%，RF 阴转率 11.36%。吴氏分风湿热痹、风寒湿痹、痰瘀闭阻、气血失调 4 型治疗 72 例，总有效率 88.9%。高氏结合实验室检查等进行分期辨治：①急性发作期辨证为湿热毒瘀旺盛型。②慢性活动期辨证为寒湿瘀热错杂型。③稳定缓解期辨证为阴阳虚损夹瘀型。分别加减治疗，疗效显著。

2. 专方加减治疗　张氏以桂枝芍药知母汤为主方，痛甚加草乌；肿胀明显加忍冬藤、益母草；关节僵直加乳香、没药、全蝎；局部结节加土茯苓、生牡蛎、生薏苡仁、白芥子，共治62例，总有效率87.1%。范氏用自拟秦艽乌头汤为主方，风邪盛加川芎、当归、桂枝、防风；热邪盛加红藤、黄芩、金银花，减乌头；湿邪盛加苍术、薏苡仁；肾虚加续断、狗脊、杜仲，共治378例，总有效率96.3%。卢氏以二仙阳和汤为主方，随证加减治疗急性期后RA 45例，总有效率93.3%。白氏用乌雷蠲痹汤（雷公藤、乌梢蛇、独活、熟地黄、秦艽、茯苓、白花蛇、寄生、牛膝、当归、川芎、细辛）为主方，上肢痛加桑枝、姜黄；下肢痛加黄芪、威灵仙；偏热熟地黄易生地黄、加忍冬藤；偏寒去秦艽，川芎增至15 g，加熟附子，并配合甲氨蝶呤口服，双氯芬酸外擦患处，共治142例，结果痊愈35例，显效46例，总有效率97.9%。王氏用乌头汤加味为主方，偏寒加桂枝、细辛；湿邪甚加苍术、薏苡仁、萆薢；痛甚加制乳香、制没药；体虚加太子参、枸杞子，顽固不愈加雷公藤，另用药渣熏洗疼痛关节，共治132例，显效26例，有效94例。刘氏以八花八藤汤为主方，热甚加蒲公英、板蓝根；湿甚加土茯苓、薏苡仁、泽泻、车前子；阴虚内热加生地黄、地骨皮；瘀甚加苏木、穿山甲；痰凝加白芥子、海浮石。共治RA 50例，总有效率95%。黄氏以温散直通法（生麻黄、桂枝、苍术、防风、防己、威灵仙、桃仁、制天南星、蜂房、雷公藤）为主；风寒湿痹合乌头汤，寒热夹杂合桂枝芍药知母汤；风湿热痹合用白虎汤；痰瘀凝结合用桃红饮加白芥子，共治71例，总有效率91.56%，且能明显降低患者CRP、ESR。史氏以搜风散（全蝎、蜈蚣、苏木、土鳖虫、白花蛇、蕲蛇、当归、麻黄、防己、赤芍）为主方，随寒热加减石膏、黄芩、知母、川乌、草乌、细辛等药。共治 41 例，总有效率 92.68%。金氏以金龙饮（金刚刺、地龙、蜈蚣、黄芪、桂枝、海风藤、威灵仙、甘草）为主，关节肌肉红肿热痛加忍冬藤、知母、黄柏；关节冷痛剧烈加川乌、草乌；肢体全身游走痛加防风、羌活；久病关节变形屈伸不利加狗脊、龟甲。治疗 42 例，有效率 90.5%。

3. 单方、单药治疗　周氏用消痹灵袋泡剂治疗湿热阻络之类风湿关节炎 58 例，结果总有效率 94.63%。袁氏用复方竹节参片（竹节参、黄芪、当归、淫羊藿、赤芍等）治疗 RA 30 例，1 个月后有效率 90.0%，3 个月后有效率 93.8%。赵氏用风湿宁胶囊治疗 RA 120 例，总有效率 90.8%。贾氏用消痹伍仟汤（麻黄、生地黄、熟地黄、川芎、防风、肉桂、牛膝、红花、木香、陈皮、延胡索、三棱、莪术、麝香）治疗 RA 130 例，总有效率 93.85%，ESR 复常率 95%。胡氏用风湿安冲剂（知母、黄柏、木瓜、黄芪、忍冬藤）治疗 RA 37 例，总有效率 91.67%。刘氏用顽节灵片（黄芪、地黄、熟附子、当归、细辛、雷公藤等）治疗 RA 39 例，结果总有效率 97.44%，治疗后 ESR、体液免疫指标均显著降低（$P < 0.05$）。张氏用虎蛇千灵汤（乌梢蛇、千年健、威灵仙、蚕沙、薏苡仁、鸡血藤、海风藤、青风藤、豨莶草、苍术、甘草）治疗 119 例，总有效率 99%。李氏用麝马类风湿丸（海马、麝香、白芥子、穿山甲、全蝎等）治疗 RA 30 例，总有效率 98.67%。梁氏用痹肿消汤治疗活动期 RA 96 例，临床治愈、显效率 78%。同时患者 ESR、RF、CRP、C_3、IgA、IgM、IgG 治疗后较治疗前有明显降低。旷氏用三虎丸（乌梢蛇、蜈蚣、全蝎等）治疗 RA 60 例，总有效率 95.0%。喻氏以复方通痹片（连翘、栀子、丹参、忍冬藤、豨莶草、秦艽、桑枝、薏苡仁、赤芍、鸡血藤、地龙、土鳖虫、全蝎、制川乌等）

治疗湿热瘀血阻络型 RA 53 例，总有效率 92.45%，且证明该药对 IgA、IgM、IgG 有明显抑制作用。宁氏用消风痛片（雷公藤提取物主要成分）治疗 RA 53 例，总有效率 93.74%，同时证明该药治疗后患者血清 SIL-2R、STNF-α 显著降低（$P < 0.001$）。唐氏用南蛇藤生药治疗 RA 28 例，临床治愈率 64.9%，总有效率 91.8%。药理实验证实该药能直接阻断炎症介质，增加患处血流，改善组织循环，使肿胀消除。朱氏用黄瑞香注射液治疗 RA 54 例，总有效率 88.89%。

三、实验研究

随着对 RA 病因及发病机制研究的逐渐深入，众多医家从不同侧面探讨了中医药治疗 RA 的可能的机制。旷氏对三虎丸研究发现该药有明显抗炎作用，能降低炎性组织 PGE2 含量，增强小鼠 MP 吞噬功能，降低小鼠溶血素生存水平，对小鼠的 DTH 反应低下和增强有双向调节作用，使 13T4/Lyl2 的比值恢复正常。周氏观察了复方马钱子片对佐剂关节炎（AA）大鼠免疫功能的影响。表明该药有对三硝基氯苯所致小鼠迟发型超敏反应有明显作用，而对网状内皮系统吞噬作用无明显影响。同时对特异性抗体生成无明显作用。提示该药仅抑制机体对免疫复合物的超敏反应，但它又无较广泛的免疫抑制。曹氏用中药注射剂瘅痛灵对 AA 大鼠进行局部注射治疗，观测模型鼠 PGE2、cAMP 变化，结果使 PCE2 降低，cAMP 升高（$P < 0.05$），且能明显抑制滑膜组织增生，减轻滑膜、软骨和软骨下骨质破坏程度。常氏观察了风湿安冲剂对胶原诱导性关节炎（CIA）大鼠免疫功能的影响，结果该药能降低大鼠关节炎发病率，减轻模型鼠关节肿胀度、胸腺、脾重，并能显著降低 IL-6 水平，证明该药有抗炎及免疫抑制作用。陈氏研究了通癣灵对 AA 大鼠滑膜成纤维细胞增殖及滑膜细胞分泌 IL-1、TNF-α 和 PGE2 的影响，结果发现通

痹灵可明显抑制 AA 大鼠滑膜成纤维细胞增殖（$P<0.001$），下调滑膜细胞分泌 IL-1，TNF-α 和 PGE2（$P<0.01$）表明该药治疗 RA 机制之一可能是通过下调滑膜细胞分泌功能，使滑膜成纤维细胞的过度增殖恢复正常。涂氏用细胞培养技术观察青藤碱对人外周血淋巴细胞产生 IL-6、IL-2 及 SIL-2R 的影响，结果青藤碱可抑制 IL-2R 表达，增加 IL-6 的产生，对 IL-2 的分泌无影响，提示青藤碱可调节淋巴细胞因子，其抑制 IL-2R 的表达可能是治疗 RA 的机制之一。张氏观察和血祛风冲剂对 AA 大鼠细胞因子的影响，和血祛风冲剂可明显降低 IL-1、TNF-α、RF、IgG 水平，证明该药治疗 RA 的机制可能是抑制炎性细胞因子及免疫球蛋白的水平。方氏研究独活寄生汤对 CIA 小鼠的治疗作用，发现该药不能明显抑制小鼠 CIA 的发生，但能显著降低关节炎指数和抗 CⅡ 抗体水平，同时可抑制内源性 IL-1β 的产生、提高 IFN-Y 水平。李氏对化癣蠲痹止痛颗粒（独活、寄生、秦艽、细辛、雷公藤等）研究发现，该药明显减轻 DTH 小鼠的耳郭肿胀，抑制 ConA 诱导的脾细胞增殖反应，降低血清 IL-1、IL-2 的水平，提示其有较好的免疫抑制作用，这可能是其治疗 RA 的机制之一。郝氏观察了二妙散加味对 AA 大鼠的治疗作用以及免疫调节机制，结果表明，该方能明显降低 AA 大鼠足跖肿胀及局部 PGE2 含量，对外周血 ANAE -细胞百分率及总补体也明显降低，说明清热燥湿法，通过免疫调节作用而治疗 RA。刘氏观察了复方止痛胶囊对 AA 大鼠 IL-1、TNF、PCE2 的影响，结果该药能显著降低 AA 大鼠血清中 IL-1、TNF、PCE2 的含量。说明该药通过抑制炎症介质的活性而起治疗作用。张氏研究发现祛风湿方剂大、中剂量能使 AA 大鼠腹腔巨噬细胞释放升高的 H_2O_2（过氧化氢），J1 使 IL-1 水平显著降低（$P<0.05$），作用强度与泼尼松相近，这是其抗风湿的作用机制之一。

四、展望

RA 作为一种致残性疾病，严重影响患者的生存质量，中医药治疗本病具有独特优势，近几年随着 RA 发病机制的研究进展，中医药研究也从单纯的疗效及抗炎、镇痛研究，发展到免疫机制调节等的研究，而且取得了很大进展。但同时我们也注意到，目前临床研究各家报道有效率很高，但因诊断、疗效标准不统一，可比性、重复性不强。且多为简单的临床疗效观察，缺乏深入的具有前瞻性的对比性研究。实验研究虽较深入，但造模方法和造模效果判断标准各家不一，影响了可比性，如能在临床实践基础上，对临床确有良效的中药进行系统性、前瞻性研究，中医药治疗 RA 将会取得更大进展。

10　略论心理因素致病的特性

心理的异常变化已被公认为人类疾病的一类重要原因，从而越来越引起人们的重视。但是，心理变化是否一样都致病？喜、怒、忧、思、悲、恐、惊各种情志变化所致疾病有无控制的可能？总之，有关心理致病的特性问题，很有研究的必要。本文欲就此略作讨论。

1. 两重性　喜、怒、忧、思、悲、恐、惊七情，是人们对客观事物喜恶态度的反映，一般说来，人的情志在正常活动的情况下，不会引起疾病，甚至还有利脏腑的活动。如喜为心志，在正常情况下，它能使血气调和，营卫通利，心情舒畅；怒为肝志，在某种情况下，有发泄之意，略有助于机体气机的疏通条达。其他各种情志活动，只要是发生在合适的时间和地点，一般都能抒发自己的感情，属于正常的生理现象，不会使人发生病态变化。

但在特殊情况下，如情志波动过于激烈或持续过久，则会伤人致病。《素问·调经论》曰："夫邪之生也，或生于阴，或生于阳。其生于阳者，得之风雨暑。其生于阴者，得之饮食居处。阴阳喜怒。"其中"喜怒"实概各种情志在内。高士宗曰："言喜怒而七情可赅。"张景岳曰："举喜怒言，则悲忧恐同矣。"这就是说，七情致病可与六淫致病并列，即情志是致病的主要因素之一。宋代陈无择创"三因"学说，就明确强调情志所伤在病因学上的重要地位。情态变化或致病，或不致病反有益于机体，说明情志活动具有两重性。

2. 不等性　喜怒忧思悲恐惊七情，虽统称情志，但其间有质的差别，因而各具特性，其致病程度也并非一律相等。

（1）喜悦致病较少：有人认为，七情之中，有六情属恶性刺激，唯独喜属良性刺激，喜为心志，而心在声为笑，笑是喜形于外的体现，故适当的笑对身体是有好处的。《素问·举痛论》曰："喜则气缓。"气缓是心情舒畅，情和志达的高度概括。适度而有节制的喜，能使人心情舒畅，精神振奋，气血调和，消除紧张，因而喜悦致病比较少见。

（2）惊恐致病难治：惊恐多自外来，受惊者无思想准备，突然大惊卒恐，如视怪物、闻奇声、遇险境，致人惊骇不已。而惊恐多伤心肾，其致病较为难治。如《古今医案按·七情》中载有大惊大恐伤及心肾，致水火不交，肾失摄纳之权一案。其治颇为棘手，原案中按语曰："此证当死。"

（3）志怒为病较甚：怒为肝志，过怒一般多伤于肝。肝主气机条达，一有不遂，怒从中起，肝受其伤不能疏泄，气机升降逆乱，进而导致他脏功能失常，故表现的证情较重。同是情志致病，而病症轻重程度各异。

3. 无序性　六淫等外邪致病一般都有一定的传变规律，而因情志所致的脏腑病，一般没有一定的传变规律。"忧恐悲喜怒"发无常分，触遇则发，故令病气亦不以次而生(《补注黄帝内经素问》)。说明情志为病其传变无有常序，难以预料，而是随触即发，扰乱气机，伤人五脏。其传变途径无规律可循的主要原因是，情志为病既可一情伤多脏，又可多情伤一脏，既可伤本脏，又可通过伤心而伤及他脏；既可伤神，又可及形。因此，医师与患者均较难预测病情的变化，较难找到其传变规律，病情则可能逐步加重，逐步复杂化，故曰"令人有大病"。

4. 诱发性　情志伤人，可使脏腑气血阴阳失调，以致机体抵抗力下降，故可因之而诱发外邪及其他体内故邪，使之伤人致病，促使病情复杂化。《灵枢·贼风》篇曰："卒然喜怒不节，饮食不适，寒温不时，腠理闭而不通，其开而遇风寒，则血气凝结，与故邪相袭，则为寒痹。"指出喜怒不节等情志变化，与饮食失常，寒温不调等因素一样，会导致人体气血运行失常，血气内乱，造成正气下降，抵抗力降低，风寒之邪得以乘虚侵入，于是寒痹一类疾患因之而发。

5. 广泛性　情志致病，初多为精神活动和脏腑功能的失调，但由于"形神合一"之理，病亦可及"形"，而产生形体方面的损害，如《本神篇》曰："心怵惕思虑则伤神，神伤则恐惧自失，破䐃脱肉，毛悴色夭……"因此，七情致病的范围相当广泛，不仅有精神、机能性疾病，也有器质性疾病。《内经》就明确记载了许多疾病可由七情所致，如癫疾、狂证、噎膈、消瘅、痿躄、呕血、溲血、喘疾、薄厥、暴瘖等。《儒门事亲·九气感疾更相为治篇》就曾总结了七情所致病证100余种，范围广涉内、外、妇、儿、眼耳鼻咽喉口腔各科。

6. 易郁性　中医学认为，情志致病首先是扰乱气机，导致机体气机郁滞，形成具有"郁结"特征的病理现象。七情之中，除喜之外，其余各情志异常均能产生"郁"的病理变化。情志致

"郁"的主要病变机制，一方面反映为气机制，一方面反映为气机的运行失畅，另一方面反映为气机的升降失调，出入不利。情志异常不只是影响气机而致病，并可由气滞而致瘀，由气郁而化火，由气郁而生痰湿等。

7. 互通性　所谓互通，是指七情不局限于只伤所属之脏，而可伤及多脏。过喜伤心，又可伤肺，因心肺均为阳脏。同居上焦，而喜生于阳。故喜伤心可移于肺。张氏还认为，过怒伤肝，又可及胆、及心、及肾，因肝与胆相表里，怒伤肝必涉于胆，而肝、心、肾均属阴脏，多阴者多怒，故甚怒多伤及之；心与脾是母子关系，故怒伤脾，又极易伤心；过忧既可伤肺，又可及心、及脾、及肝；大怒伤肾，又可伤及心、肝、脾、胃等多个脏腑；过悲可伤肝、肺、心等脏；大惊可伤及肝、胆、胃、心等脏腑。

8. 可制性　情志过激可以致病，有时甚至可以致大病、重病。但是，人是有理智的高级动物，理智可以支配感情、克制欲望、调节行为。因而，情志之病是可制约的，是能够预防的。

情感变化，不仅可以制约，而且还可以调节，可以被合理地利用。若能恰当而有目的地使用感情，有时可以使对身体有害的感情转化为有益的感情。《墨子·经下》曰："无欲恶之为益损也，说在宜。"谭戒甫《墨辩发微》对本节经文解释："此言欲恶必得其宜。盖欲恶之心，人皆有之；苟得其宜则益，失其宜则损，故谓欲之为益，恶之为损，则无此理。"墨家关于欲恶效果的这种辩证解释，说明既没有绝对有益的情感，也没有绝对有害的情感。如果情感使用恰当，则有损会转化为有益；反之，则有益会转化为有损，而情感的人的损益效果，不是取决于情感的本身，而是取决于人们对待情感的理智和使用情感的方式。明白了这一点，即便在可以使人极度喜、怒、哀、乐的事物刺激下，也能驾驭自己情感的波动，无使过之，令其"中节"，若如此，则无论多么强烈的刺激，也无害于我们健全的机体。

11 中医急诊学之形成与发展

　　中医急诊学是世界医学中最早出现的医学之一，2000 多年前，齐国名医扁鹊曾用针药令患"尸厥"的虢太子复苏；1700多年前，三国时名医华佗用麻沸汤麻醉后给患者开颅，甚至在无麻醉药的情况下为身中毒箭的关公刮骨疗毒。在中医学数千年的历史发展长河中，像扁鹊、华佗一样，历代医家为中医急诊学的形成和发展作出了巨大的贡献。

一、《内经》——中医急诊学之滥觞

　　《内经》在总结秦汉以前医学成就，构筑中医学术基本框架，全面奠定中医理论基础的同时，对中医急诊学的发展，有着极其广泛而深远的影响。

　　1. 首创急症病名　本书把突然发作，病情危重的疾病称为卒病、暴病、暴疾等。这是中医典籍中最早的急症术语。如《灵枢·岁露》曰："其有卒然暴死暴病者，何也？……三虚至，其死暴疾也。"本书载急症数十种，其中厥证就有十余种。对急症症状观察尤其仔细，如《灵枢·厥病》曰："真心痛，手足青至节，心痛甚，旦发夕死，夕发旦死。"对真心痛描述与现代心绞痛、心肌梗死十分相似。

　　2. 明确急症病机　《素问·至真要大论》"病机十九条"论述急症 20 余种，多从六淫或五脏病机分类概括。如"诸逆冲上""诸禁鼓栗，如丧神守""诸躁狂越""诸病胕肿，疼酸惊骇，皆属于火""诸暴强直，皆属于风""诸风掉眩，皆属于肝"等。

　　3. 确立急症治则　治未病急症注重早期治疗，既病防变，《素问·阴阳应象大论》曰："故邪风之所至，疾如风雨，故善治

者治皮毛，其次治肌肤，其次治筋脉，其次治六府，其次治五脏。治五脏者，半死半生也。"分标本，"急则治其标，缓则治其本"。对于急症而言，由于给患者造成巨大痛苦，甚至危及生命，故更应注重治标。别虚实，补虚泻实是治急症的重要原则，《灵枢·经脉》曰："盛则泻之，虚则补之。"切不可犯"虚虚实实"之戒。

二、《伤寒杂病论》——开急症证治之先河

张仲景《伤寒杂病论》的问世，将急症辨证论治推进了一大步。

1. 关于急症辨证的思路

（1）重视脉诊：《伤寒杂病论》每篇都以"脉证并治"命名；涉及浮、沉、迟、数、结、代等 20 余种脉象，并以脉象指导治疗，《伤寒论》第 240 条曰："病人烦热，汗出则解，又如疟状，日晡所发热者，属阳明也，脉实者，宜下之，脉浮虚者，宜发汗。"

（2）重视腹诊：腹诊在急症中的发生机制和诊断价值，已由现代医学研究阐明和证实。早在《伤寒杂病论》中，腹诊在急症诊断中得到广泛应用。如《金匮要略·腹满病篇》曰"病者腹满，按之不痛为虚，痛者为实""腹满时减，复如故，此为寒，当与温药""腹满不减，减不足言，当须下之，宜大承气汤"。

（3）区别真假：疾病发展到危急阶段，由于机体阴阳乖戾，气血逆乱，症状往往复杂而反常，当审其真假，仔细辨别。《伤寒论》第 11 条曰："病人身大热，反欲得近衣者，热在皮肤，寒在骨髓也；身大寒，反不欲近衣者，寒在皮肤，热在骨髓也。"

2. 关于急症治疗经验　张仲景对急症治疗的诸多经验，至今仍为临床所广泛应用。如见高热昏迷谵语，因阳明热盛所致者，用清热解毒（生津）之白虎汤或白虎加人参汤；因阳明里实所致者，用通里攻下之三承气汤。血证，热性出血，用大黄黄连泻心汤泻火止血；寒性出血，用甘草干姜汤或柏叶汤温经止血。急性腹痛，见心腹卒痛如锥刺者，用三物备急丸温下通腑，因水热互结见心下硬痛拒按者，用大陷胸汤泻热逐水。阴寒凝结，其绕脐痛而肢厥汗出者，用大乌头煎破积散寒。厥证，热厥者，用大承气汤通腑泻热；寒厥者，用四逆汤回阳救逆。卒死则开窍醒神，如尸厥用菖蒲屑纳鼻两孔中、吹之，令人以桂屑着舌下；如对食物中毒，用浓盐汤催吐，三物备急丸攻下，甘草、紫苏解毒等。

三、晋代至明清时期的急诊学发展

1. 病因方面　提出了具有传染性的"疫疠毒气""戾气""异气"等。晋《肘后备急方》将其分为寒毒、温毒、恶毒、狂犬咬后毒、蛊毒、风毒、沙风毒等。隋《诸病源候论》曰："此病皆因岁时不和，温凉失节，人感乖戾之气而生病，则病气转相染易，乃至灭门，延及外人。"明《温疫论》认为温病病源非风、非寒、非暑、非湿，而是一种"异气"，并观察到"此气之来，无论老少强弱，触之者即病"。"异气"等学说的提出，是中医学史上病因学说方面的一项重大突破。

2. 病机方面　以《诸病源候论》为代表作，应用脏腑、经络等学说，对多种急症的病机进行了详细的分析，如对"中风"病机分析，《诸病源候论》认为系风邪所致，所中部位不同，症状各异。唐《外台秘要》论中风之源，则突破外来风邪致病的观点，认为中风乃因"失于养生"，风系内生。这些论述，对当代中风病机认识有重要启迪。

3. 辨证方面　在六经辨证的基础上，随着急诊学的发展，明清医家叶天士、吴鞠通创立了卫气营血和三焦辨证，不仅创立了划时代的温病学理论，也为急性热病作出了巨大贡献。叶天士曰："肺主气属卫，心主血属营""卫之后方言气，营之后方言血""温邪上受，首先犯肺，逆传心气"，客观地反映了温热病的发病规律。此外，温病学家强调舌诊、验齿、察斑疹、辨神在温病辨证诊断中的重要性，从而使中医诊断学，尤其是望诊有了突破性进展。

4. 治疗方面　孙思邈《备急千金要方》已具备急症手册雏形。孙氏十分重视急症处理及其有效性，曰"一病一方皆试而后录"，极有参考价值。

温病学家突破《伤寒论》以温寒立论，创立一整套清热方法。邪在卫分，风热者以辛凉解表，方用银翘散、桑菊饮；湿困者宜辛温解表，方用藿香正气散或新加香薷饮。邪在气分，用白虎汤清热解毒，或黄芩汤清热泻火。邪在少阳或三焦，用蒿芩清胆汤或小柴胡汤和解达邪。邪入营血，初用透营转气之清营汤，继用气营两清之玉女煎或化斑汤，终用凉血散血之犀角地黄汤。湿温病则用芳香化湿之藿朴夏苓汤，或辛开苦降之连朴饮，或清渗利湿之茯苓皮汤等。

清·王清任等创气血新论。《医林改错》重视人体解剖，对急症临床有所创见，如论中风病机曰："元气既虚，必不能达于血管，血管无气，必停留为瘀。"因而创立气虚血瘀理论，所制名方补阳还五汤成为后世治疗中风病的主要方剂。唐容川《血证论》以阴阳水火气血解释各种病证，提出止血、消瘀、宁血、补虚四法，曰"四者，乃通治血证之大纲"。

四、中医急症的当代研究进展

1. 关于中医急症的诊断及范围　中医急症的范围极其广泛，各家论述不尽一致。《中医急诊学》认为：凡中医临床各科的疾病处于急、重、危、险阶段时均属其范围。从病势上分，它不仅包括起病卒暴、慢性病急性发作，病情险急，易危及患者生命的病、证、症，而且尚有因意外损伤，或伤害等处在危急阶段者。从病证上分，包括了内科、外科、骨伤科、妇科、儿科等各科急症。而临床各科的急症则各不相同。如《现代中医急诊内科学》认为中医急症包括 15 类：①突然急性腹痛者。②突然高热，体温达 39 ℃以上者。③突然便血、吐血、有内出血征象、流产、小儿腹泻、严重脱水、休克者。④突发抽搐症状，偏瘫或昏迷不醒者。⑤急性尿闭者。⑥颜面青紫、呼吸困难者。⑦突发心悸、胸痛者。⑧发病突然、症状剧烈、发病后迅速恶化者。⑨烈性传染病可疑者。⑩急性过敏性疾病。⑪中毒、服毒、淹溺、触电、割颈、自缢者。⑫急性外伤、骨折、脱臼、烧伤者。⑬眼睛急性疼痛、红肿或急性视力障碍。⑭耳鼻道、咽部、眼内、气管、食管中有异物者。⑮其他急症者。

2. 关于中医急症的治疗　当代是中医急诊学快速发展的时代。中西医结合、多学科交叉研究发展中医急症，是其得以较快发展的重要原因。其发展反映在临床研究、基础理论探讨和方法研究上，但发展较为迅速的主要在临床应用上。近年来，中药汤剂、注射剂（尤其是静脉注射剂）、针灸广泛应用于急症。目前，我国对急性脑血管病、流行性出血热、急性心肌梗死、败血症、多脏衰竭、急腹症、急性骨折、烧伤、疟疾、DIC、急性梗塞性化脓性胆囊炎等常见急症的中医药治疗，已经达到世界领先水平，中医急症的研究和发展进入了一个新阶段。为适应急诊要"急"的需要，中药剂型改革工作也有了较快发展，多途径给药的注射液、气雾剂、速效滴丸、栓剂、膜剂、微型灌肠剂、外敷剂、熏洗剂、舌下含片及薄膜等新剂型已经相继问世。此外，为了提高中医药对危、急、重症的治疗水平，国家中医药管理局向全国中医医院推荐中医急症必备中成药 53 种，在这些必备中成药的遴选中，强调了药品的高效、速效、安全、可靠性；强调"时效""量效""证效"的关系，其中清开灵、醒脑静、脉络宁、参麦注射液等，在对心、脑血管病和感染性、出血性疾病的急救中发挥了重要的作用。急症必备中成药的推广应用，大大提高了中医急症应变的能力，大大改变了中医"慢郎中"的形象。但是，中医急诊学与西医急诊学相比还有较大差距，如何进一步研制更多速效、高效的急救中成药，进一步改善治疗手段，探讨中医急诊机制，提高中医急诊学的学术水平，有待中医学界本身的不懈努力。

12 虫类药治疗类风湿关节炎的探讨

类风湿关节炎（RA）属于中医学"痹证"范畴，在文献中常被描述为"尪痹""顽痹""历节""痛风""骨槌风"等。RA的治疗颇为棘手，中医虫类药对本病的治疗，在一定程度上表现出较明显的优势。

关于 RA 的治疗，名家们推两类药，一是热药温通，一为虫类搜剔。主张热药者，如汪履秋说："病变顽固者，则非大辛大热之乌附难以取效。"四末阳虚而瘀凝痰滞，非用重剂辛热温通，否则阳难复而络难通。常用川乌、草乌、附子、桂枝等。如《金匮要略》乌头汤、桂枝芍药知母汤仍为临床医家习用。娄多峰治疗 RA 所用"痹苦乃停片"即用川乌、草乌、乳香、没药等温阳活血之品。

从祛邪着眼，临床很多医家力主祛除瘀痰。如李寿山认为"顽痹难除，祛瘀逐痰"，张沛虬认为"痰瘀兼夹，伍以虫类走窜"，陈伯勤认为"痹证日久，湿变为痰，痰留关节，瘀阻经络"等。医家们认为，如 RA 这样的顽固痹证应着力于祛瘀血痰浊。治疗用药则主张虫类药搜剔攻通。如张琪说："凡痹证关节受损，僵直变形者，远非一般祛风湿之剂所能奏效，必须用虫类药透骨搜风，通经络止痛。"虫类药具有走窜搜逐、透骨通络的作用，用治 RA 有特殊功效。张琪说治疗 RA 药甚多，"其严重者多用虫类药收功"；颜德馨"龙马定痛丹"即以土鳖虫、地龙、全蝎伍马钱子为方；江世英之用"龙蚝散"，王仁樟之用"五虎蠲痹丸"，姜春华习用地龙、蕲蛇、蜈蚣、全蝎等研末以他药冲服等，说明若以祛邪而论，虫类药是治疗 RA 的较具特殊作用的药物。

基于对 RA 病机的认识：以四末阳气虚弱为基础，瘀血痰浊凝于关节，甚至深入骨骼，导致 RA 的一系列临床症状。治疗上除了辛热温通之外，我们认为，虫类药的攻通搜逐，通络活血定痛的作用有其特殊功效。1996 年 3 月至 11 月，我们用虫类药治疗 30 例 RA 患者，取得了较好疗效。

1. 临床资料　30 例 RA 患者中男 13 例，女 17 例，平均年龄 47.20 ± 12.91 岁，病程半年至 50 年。西医诊断符合 RA 诊断标准；中医临床辨证符合瘀血阻络证的诊断标准。

2. 治疗方药　30% 全蝎，30% 蜈蚣，30% 乌梢蛇，10% 地龙，共研细末，炼蜜为小蜜丸，每次 5～10 g，每日 3 次，1 个月为一疗程，观察治疗 1～3 个疗程。

3. 疗效判定　①临床治愈：症状全部消失，功能活动恢复正常，主要理化检测指标正常。②显效：全部症状消失或主要症状消除，关节功能基本恢复，能参加正常工作和劳动，理化检查指标基本正常。③有效：主要症状基本消除，主要关节功能基本恢复或有明显进步，生活不能自理者转为能够自理，或失去工作和劳动能力者转为能力有所恢复；主要理化指标有改善。④无效：和治疗前比较各方面均无进步。

4. 统计分析　计量资料自身前后对照用 t 检验，$P < 0.05$ 时差异有显著性。

5. 临床观察结果　经治疗后 30 例患者中临床痊愈 5 例（16.7%），显效 9 例（30%），好转 15 例（50%），无效 1 例

（3.3%），总有效率为96.7%。主要理化指标的改善情况：ESR治疗前为（46.67±21.59）mm/h，治疗后为（19.77±10.28）mm/h，经统计学处理，$P < 0.01$。RF治疗前27例为阳性，治疗后12例转阴，转阴率为44.44%。主要症状积分值改善情况：经治疗前后积分比较，改善关节疼痛和关节肿胀有显著作用（P均$<$0.01），但对肌肉萎缩、关节畸形尚无显著影响。服药期间无明显不良反应，对血常规、肝肾功能无不良影响。

通过虫药蜜丸治疗RA的观察分析，可以看出虫药治疗RA疗效较好。特别是对改善关节肌肉疼痛、肿胀及恢复正常血沉、类风湿因子转阴等方面具有显著作用。治疗期间观察，尽管全蝎、蜈蚣均为有毒之品，但未见毒副反应，可见虫药治疗RA很有前景。

第二篇　经验篇

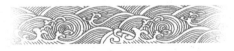

1 治疗类风湿关节炎经验

类风湿关节炎（rheumatic arthritis，RA）是一种以慢性破坏性关节病变为特征的全身性自身免疫病。主要表现为双手、腕和足关节的对称性多关节，也可累及膝、髋等大关节，同时可伴有发热、贫血、皮下结节及淋巴结肿大等关节外表现，血清中可出现多种自身抗体，本病晚期可以导致关节畸形及功能丧失，甚至致残。本病属于中医学"痹证"范畴，根据其临床表现，与中医古籍所记载的"历节病""白虎历节""骨痹""顽痹""鹤膝风"等相似。近代老中医焦树德教授首先提出"尪痹"之名，取自《金匮要略·中风历节病脉证并治》篇曰："诸肢节疼痛，身体尪羸……"其中的尪羸就是指关节、肢体变形，关节不能活动而渐成废人而言。尪者意指足跛不能行，胫曲不能伸、身体羸弱的废疾。痹者，闭也，即闭塞不通，不通则痛。

一、病机责之正虚邪侵，痰浊瘀血阻滞关节

旷师认为，类风湿关节炎其病因为"正虚，邪侵，痰浊瘀阻"三个方面。由于先天禀赋不足，或后天失养，劳损过度致气血亏虚，脏腑虚弱，阴阳失调曰正虚，加之尪痹病程长，肝肾渐亏，久病长期服用药物，损伤人体正气，使虚者更虚。此外，旷师注重温养人体阳气，在人生理功能中，阳主温煦，温运周身气血，具有推动和温暖两方面的功能。一旦阳气不足，则温暖与推动作用均会失常，而首先反映这一变化的就是四肢，故谓"四肢为诸阳之本"。于关节枢转之处，气血愈趋缓弱，手足处四肢之末，阳气虚弱愈趋明显，故寒湿痰瘀均易于手足关节凝结，而致关节疼痛肿胀，屈伸不利。

"风寒湿三气杂合而为痹也"，风寒湿三气杂至曰邪实，"所谓痹者，各以其时，重感于风寒湿之气也"（《素问·痹论》），强调外邪在发病中的重要性，外邪痹阻关节经络，经脉气血运行不畅，则肢节肿痛变形，根据邪气偏重不同，分着痹、痛痹、行痹、热痹等。类风湿关节炎患者的起病及加重均与外邪相关，寒湿尤重，由于当今气候变化，不良生活习惯导致感受风寒湿机会增多：如春日湿冷、冬春季阴冷时节爱美女士仍着薄衣短裙；炎炎夏季，人们或贪凉露宿，或空调低开，或产后贪凉受冷等致风寒湿乘虚而入，引动内邪发为本病。见关节肿胀，皮色不红，关节拘急，遇冷或阴雨天痛甚。

类风湿关节炎病程日久，邪留日久，寒凝津为痰，湿停聚为痰，热炼津为痰。同时，邪留日久，气血运行不畅则瘀血内生。痰瘀形成，又阻滞经络，壅遏邪气，邪气相搏，经络气血闭阻，故痹病渐趋加重，而成气血肝肾不足，痰湿痹阻经络之证。机体阳虚气弱，血行则不畅，瘀血即因此而生；或素体已有瘀血痰浊，则困阳虚气弱而凝聚。一旦瘀痰凝聚不散，聚而为肿，气血不通则疼痛、压痛；气血不能濡润筋脉，则晨僵；瘀痰久积不化，深入骨骸，则关节变形、僵直；一旦瘀痰阻滞过盛过久，气血流行艰涩，瘀痰便向近端蔓延，从手而腕而肘，自足而踝而膝，便会渐次罹生病变。类风湿关节炎患者阳虚四肢不温，因寒湿所困，凝滞气血，也可生瘀凝痰，再进入瘀痰阻凝关节的病理阶段。寒湿痰瘀深侵入肝肾，骨质受损，关节变形，血不荣肝，筋乏濡泽，筋骨失养，渐成痉挛骨松，关节变形不得屈伸，终成废疾。本病的病理可概括为正虚，邪侵，痰浊瘀阻三者相互影响，共同作用于机体，致关节疼痛、肿胀、沉重及游走性窜痛等一系列临床表现，还具有病程缠绵反复、关节变形、僵直蜷挛的特点。旷师认为临床治疗中应当步步顾及到阳虚痰瘀，方能切中本病的本质，与一般风湿寒痹不同。

二、注重温阳益气及辨证论治相结合

旷惠桃教授多年治疗各类风湿病临床经验丰富，逐渐形成"温养治痹"的学术观点，其治疗类风湿关节炎同时亦注重温养人体阳气，从而使风寒湿、痰瘀等阴邪祛而元气足，达到治疗的目的。《素问·至真要大论》明确指出："寒者温之。"《素问·阴阳应象大论》曰："形不足者，温之以气。"养：摄养、保养、调养、调治是也。温养：泛指用温性药物补养正气的方法。痹者，《素问·逆调论篇》曰："是人多痹气也，阳气少，阴气多，故身寒如从水中出。"旷师认为类风湿关节炎的各个阶段，不论其外在表现是寒象还是热象，其内在本质均与阳气的不足有关。在治疗的过程中根据其外在表现进行调养，或散寒祛湿，或清热利湿，或活血化瘀，或清热化痰，但必须抓住疾病及体质特点，在各个阶段均需注重温养阳气。治疗应使人体阳气旺盛，推动或化除阴邪，恢复经脉气血的通畅，从而达到改善症状、治疗目的。尪痹病临床表现多端，临证时要注意辨明标本缓急，分清寒热虚实，根据临床证型施治。尪痹早期，风寒湿痹阻于关节，治以开腠发汗，宣散肌表之风寒湿邪，使阳郁得通，气血畅行，痹痛方止；风湿阻滞经络或风寒湿邪日久缠绵不愈，邪留经脉，郁积化热，致湿热痹阻证，治以清热利湿，佐以温阳通络止痛；尪痹患者病程日久，邪留日久，痰瘀内生，治以益气活血，祛痰化瘀，使阳气足而经脉通；尪痹患者气血亏损，肢体肌肉失养，寒湿痹阻关节，"四肢酸痛"为痹，治以益气养血，温阳通痹；尪痹后期，传变及肝肾，耗损肾之阴阳，当培补肝肾，温养脏腑，煦缩百骸，补肝肾同时不忘攻邪。尪痹病属慢性病，温养治法应贯穿该病各期，此外还包括饮食起居锻炼等多方面，如不宜贪凉饮冷，故需御寒保暖，宜常用熏蒸热泡，温灸膏摩，多热身运动，活动病痛关节，同时内食温补药膳食疗等法以调养其体，能内扶正气，外散邪气，减少复发，保持关节功能。

三、善用经方，灵活化裁

《金匮要略》首先提出了"风湿病"的病名，而有关风湿病的论述见于"湿病""血痹""历节病""虚劳病""肾着""痰饮病"等篇中，其理、法、方、药对后世影响很大，一直有效地指导着临床，旷师常运用其理论指导临床辨证论治，临床获得良效，经验丰富。尪痹患者有关节冷痛，畏寒肢冷者，常用乌头汤、三附子汤、麻黄加术汤单方加减或联用时方，如加薏苡仁，取麻杏薏甘汤之意以加强除湿力量；伴汗出恶风，身重，小便不利者，合防己黄芪汤，祛风除湿而不伤正，益气固表而不恋邪，使风湿俱去；伴腰冷腹冷，大便稀溏者，取肾着病"腹重如带五千钱"用干姜苓术汤，温中健脾，散寒祛湿；寒湿侵入日久，有渐次化热之象，加薏苡仁、白芍、知母清热利湿养阴，含桂枝芍药知母汤之意；临床施治根据关节症状，加入祛风湿之品如羌活、威灵仙、伸筋草、桑枝、木瓜等，活血之品如桃仁、红花、鸡血藤、丹参等，虫蛇类药物如土鳖虫、全蝎、乌梢蛇、僵蚕、蜈蚣、蕲蛇等。

旷师常用经验方养血通痹汤是由《伤寒论》当归四逆汤加黄芪、威灵仙、川芎、熟地黄而成，本方养血通脉，温阳（经）散寒之力显著，加黄芪，有黄芪桂枝五物汤益气温阳，通脉行痹之力；治疗类风湿关节炎伴四肢酸痛、乏力纳差者，常用《金匮要略·虚劳病篇》中小建中汤、黄芪建中汤等，均以温脾建中补虚以温补脾胃，温建中阳，小建中汤乃建中气之方，由桂枝汤倍芍药加饴糖所成；伴虚劳腰痛，腰膝酸软者，旷师常用肾气丸、右归丸，在此基础上偏肾阳虚者，加附子、桂枝、肉苁蓉等，偏于阴虚者加生地黄、五味子合二仙汤等；伴有畏寒肢冷少汗患者，旷师常加小剂量麻黄、桂枝使机体发汗，短期服用，取麻黄汤之麻桂相须，发卫气之闭以开腠理，透营分之郁以畅营阴，发汗祛湿，温经通络。

四、天人合一，综合治疗

《灵枢·刺节真邪》曰："与天地相应，与四时相副，人参天地。"强调天人合一，天人相应，旷师认为类风湿关节炎的发生、发展、转归与自然环境和人体的体质情况密切相关，因此，临床治疗本病，必须掌握和了解四时气候变化规律和不同自然环境的特点，顺应自然，保持人体与自然环境的协调统一，才能取得良效，不能固守一法一方，而应因时制宜，因地制宜，因人而异，具体分析，区别对待，用药均有所不同。《素问·异法方宜论》曰："圣人杂合以治，各得其所宜……得病之情，知治之大体也。"明·张景岳《类经·论治类》注曰："杂合五方之治，而随机应变，则各得其宜矣。"即根据疾病病种的不同，从整体上、全程上把握其变化，将相关的有效方法有机地联系起来，进行综合治疗。本病病程长，易关节变形，难治愈，旷师临床诊治患者同时注重其心理状态，运用心理暗示、情绪疏导、激励等减轻患者心理压力及消极悲观情绪，使患者心理健康，积极配合治疗，达到更好治疗效果。此外根据患者症状严重程度，配合多种外治法，如针灸、蜂疗、理疗、熏蒸、按摩等方法结合治疗，关节肿痛、关节屈伸不利患者，均嘱咐其适当活动，锻炼关节功能，避免关节畸形。多种治法综合运用，不仅能大大提高临床疗效，还能缩短病程。

五、典型病例

叶某某，女，58岁。于 2015 年 12 月 12 日就诊，多关节肿痛半年，患者半年前无明显诱因出现双膝关节疼痛，伴活动不利，于外院就诊，诊断为"膝骨关节炎"，予以理疗及对症治疗症状无明显好转，后出现双手近端关节肿痛，伴晨僵，持续时间大于2小时，查类风湿因子升高，诊断为类风湿关节炎，予以甲氨蝶呤联合来氟米特抗风湿，及美洛昔康治疗，1个月后出现转氨酶升高，遂停服西药，坐轮椅来旷师门诊就诊，症见双膝、双手近端关节肿痛，呈梭状指，行走困难，双手不能握拳，晨僵，双膝、双手手指关节酸痛，乏力，无发热，纳可，二便调。舌淡红苔白腻，脉细弦。辅助检查：RF 214 IU/mL，ESR 96 mm/h，CRP 39 mg/mL。西医诊断：类风湿关节炎。中医诊断：尪痹，肝肾不足，湿滞痰阻证。方药予独步汤加味：黄芪、白芍各15 g，当归、川芎、独活、桑寄生、牛膝、杜仲、秦艽、黄柏、苍术各10 g，桂枝、甘草各5 g，薏苡仁30 g，全蝎、土鳖虫各2包。14剂，水煎服。正清风痛宁缓释片60 mg，每日2次。2015年12月26日。复诊见关节疼痛减轻，双膝、双手手指肿大较前减轻，双膝关节仍有隐痛，乏力，纳可，二便调，舌淡红苔白，脉细涩。上方去黄柏、苍术、薏苡仁，加骨碎补、巴戟天、仙茅、淫羊藿各10 g，蛇舌草15 g，14剂。2016年1月9日。复诊双膝、手指关节肿消，疼痛明显减轻，双膝仍酸痛，向后弯曲时疼痛明显，起蹲稍有困难，双腕活动时乏力，拾物较困难，纳可，二便调。舌苔白，脉细涩。上方去仙茅、淫羊藿，加安痛藤10 g，30剂。2016年2月6日。复诊关节疼痛明显减轻，上下蹲基本自如，可换物行走，仍双膝酸痛，久行则酸痛，右手活动欠灵活，纳可，二便调，舌苔白，脉细弦。上方加乌梢蛇10 g，14剂。2016年2月20日复诊上症减轻，刻下双手关节疼痛缓解，左膝仍酸痛乏力，上下蹲时明显，纳可，二便调，舌苔白，脉细涩。查ESR 16 mm/h，RF 46 IU/mL，CRP 6 mg/mL，菟丝子15 g，萆薢、木瓜、牛膝、杜仲、肉苁蓉、天麻、附子、骨碎补、巴戟天、当归、枸杞子、苍术、防风各10 g，西洋参、全蝎各6 g，黄芪30 g。30剂。患者关节痛缓解，行走如常人，追踪至今未复发。

按： 该患者病程虽仅半年，接诊时患者面色㿠白，语声低微，痛处肿大无发热，自觉关节酸痛，乏力明显，舌淡苔白腻，脉细，既往曾服用西药出现肝功能异常，结合舌脉，辨证为肝肾不足，湿滞痰阻证，治疗当以扶助正气为主，兼以祛邪，予以经验方独步汤加减，该方乃独活寄生汤加减而来，治疗风寒湿邪痹着日久，肝肾不足，气血两虚。《成方便读》在论述独活寄生汤时曰："此亦肝肾虚而三气乘袭也。故以牛膝、杜仲、寄生补肝益肾，壮骨强筋，归芍、川芎和营养血。"可谓深得治疗之旨。旷老师还认为，此型多见阴血亏虚，《本草经疏》有"诸病血虚痉急"不宜用防风，故去之。患者久病，且多经西药治疗，损伤肝肾功能，细辛对肾脏有一定毒性，亦去之，并以益气利水之黄芪易参苓，四物去滋腻之熟地黄，重加全蝎、土鳖虫搜风通络、逐瘀散结，双膝关节肿大酸胀，苔白腻，合用四妙散清热利湿、舒筋壮骨。临证以此方为基础方进行加减，乃抓住肝肾亏虚本质，故治疗效果佳，此见病不治病而审证求因以治人也。

2 治疗强直性脊柱炎经验

强直性脊柱炎（ankylosing spondylitis，AS）是一种以中轴关节慢性炎症为主，可累及内脏及其他组织的慢性进展性风湿病，有较强的致残性。其主要病理表现为侵犯骶髂关节、脊柱骨突、脊柱旁软组织及外周关节，并可伴发关节外表现，严重者可发生脊柱畸形和强直，造成患者终身残废。本病属于中医学"痹证"中的"脊痹"范畴，古人又称其为"骨痹""肾痹""大偻"等。临床上多见于青年男性，其病因不明，一般认为是以一定遗传易感因素为基础，在外界环境的触发下发病。

一、病机责之肾精亏虚，督脉失养，寒湿、痰浊阻滞督脉

强直性脊柱炎多见于青少年，多因先天禀赋不足，外邪入侵；或肾精亏虚，督脉失养，加之后天调摄失宜；或房事不节，惊恐伤肾，郁怒伤肝，病后失调等导致肝肾亏虚，精血不足，督脉失荣，邪留经脉，壅滞不通，寒湿痰浊阻滞督脉而致病。《素问·痹论》曰"尻以代踵，脊以代头"，即指患本病之人能坐不能起，头能俯不能仰。显然是对晚期 AS 患者的形象描述。《景岳全书》曰："腰者肾之外候，一身所恃以转移阖辟者也。盖诸脉皆贯于肾而络于腰脊，肾气一虚，腰必痛矣。除坠伤之外，不涉于虚。其于风寒湿热，虽有外邪，多有乘虚相犯，而驱邪之中又当有以究其本也。"《医学心悟》记载"腰痛，有风，有寒，有湿，有热，有瘀血，有气滞，有痰饮，皆标也。肾虚，其本也"，《诸病源候论·风痹候》曰："痹者，风寒湿三气杂至，合而为痹，其状肌肉顽厚，或疼痛，由人体虚，腠理开，故受风邪也。"所以肾虚督寒，气血亏损是本病的内因，风寒湿邪外袭是本病的外因。肾督亏虚，风寒湿热之邪乘虚深侵肾督，渐至痰凝血瘀，使筋脉失调，骨质受损，并可累及全身多个脏腑。《类证治裁》曰："久痹，必有湿痰、败血，瘀滞经络。"在疾病发展过程中由于个体体质差异和外部因素的影响，又可导致寒、热、湿邪、痰浊等新的病理因素形成，进而表现为虚实错杂、寒热相兼的复杂病机。

二、治宜补肾强督，活血通痹，补气养血，散寒除湿

基于旷教授对本病病因病机的认识，她在临床治疗中强调，补肾强督是关键，补肾是因肾虚系本病之本，通痹是因凡寒湿热及痰浊后瘀血阻滞经脉而督脉不通为本病之标，治宜补肾强督，活血通痹，补气养血，散寒除湿。方用旷教授自拟经验方补肾通

督汤（黄芪、当归、白芍、川芎、独活、桑寄生、牛膝、杜仲、续断、狗脊、羌活、桂枝、威灵仙、甘草等），该方为独活寄生汤加减而来，方中黄芪、当归、白芍益气养血活血，取"治风先治血，血行风自灭"之意；桑寄生、牛膝、杜仲、狗脊等既能祛风除湿，活血通脉，又能补益肝肾，补肾强督，益骨生髓；羌活、独活祛风除湿；桂枝通经散寒；川芎、威灵仙活血通络行痹。全方以培元固本，补益肝肾为主，辅以祛风除湿活血之品，做到邪正兼顾，标本兼治，扶正不留邪，祛邪不伤正。临证加减：有化热者加秦艽、鳖甲；寒重者加制川乌、巴戟天等；湿重者加薏苡仁、苍术等；关节强直者加僵蚕、皂角刺等；气血虚弱者重用黄芪至 60 g，久病者加胆南星、红花等。

三、强调中医个体化治疗

旷教授还强调，针对不同患者，应进行"中医个体化治疗"。首先患者注意腰部保暖和节制房事，尤其注意勿居寒湿之地，饮食方面忌食过酸、过咸以及海产类、高脂肪类食物，宜食苦瓜、马齿苋等具有清热解毒、健脾利湿功效的食物。其次，应保持良好的睡姿，坚持睡硬板床，平卧低枕，长期坚持可预防或改善脊柱畸形。第三，可选择太极拳、太极剑、散步等较舒缓的运动，以增强体质，缓解疼痛，切忌剧烈运动，尽量避免外伤情况发生。第四，冬季可用当归生姜羊肉汤（当归 50 g、羊肉 250 g、生姜 10 片）进行食补，以期改善虚寒体质。第五，应注意对患者进行心理治疗，适度心理疏导，使患者保持积极向上的精神状态，以利于疾病的康复。

四、典型病例

某男，19 岁。2008 年 7 月 14 日初诊，2 个月前因腰部酸痛至长沙某医院就诊。实验室检查：ESR 66.7 mm/h，HLA-B27

（＋），CRP 35.5 mg/L。并进行骨盆 X 线正位片等相关检查，诊为"强直性脊柱炎"，予甲氨蝶呤、叶酸、柳氮磺吡啶、塞来昔布、复方雪莲胶囊等治疗。用药后自觉症状无改善，求诊于旷教授。刻诊：两侧腰部酸痛，活动受限，晨起明显，活动后减轻，小便黄，舌淡红，苔薄白，脉细涩。既往有外伤史。体格检查：右下肢大腿周径较对侧小，双下肢 4 字试验（＋），双下肢直腿抬高试验（±），胸椎下部压痛（＋），腰椎压痛（一），击右侧骶髋关节（±），双下肢肌力无明显减退。中医诊断：脊痹。西医诊断：强直性脊柱炎。处方以补肾强督汤加减：当归、威灵仙、生地黄、白芍各 15 g，川芎、独活、桑寄生、羌活、杜仲、牛膝、续断、桂枝、狗脊、骨碎补各 10 g，甘草 6 g。14 剂，水煎服。药物趁热服下，盖被取热得微汗。二诊：7 月 24 日。腰痛明显减轻，腰部活动改善，双膝关节疼痛减轻，唯骶部肌肉紧痛，纳可，眠一般，二便调，夜间汗出。舌淡红，苔白腻，脉细涩。上方加松节、仙茅各 10 g，黄芪 30 g。14 剂，水煎服。三诊：8 月 12 日。病情稳定，症状好转。昨日因劳累过度，自觉右侧腰痛，并伴疲乏无力，纳可，眠一般，二便调。舌红苔白腻，脉细涩。处方：黄芪 30 g，白芍、威灵仙各 15 g，当归、生地黄、骨碎补各 12 g，川芎、独活、桑寄生、杜仲、续断、延胡索、狗脊各 10 g，甘草 6 g。14 剂，水煎服。四诊：11 月 6 日。服三诊方后，诸症已平，病情稳定，自行停药，近因活动后出现两侧腰部疼痛，晨起明显，活动受限，纳寐可，二便调。舌质淡红，苔薄白，脉细涩。处方：当归、生地黄、白芍、川芎、威灵仙各 15 g，独活、桑寄生、羌活、桂枝、牛膝各 10 g，杜仲、续断、狗脊、骨碎补各 12 g，甘草 6 g。14 剂，水煎服。服药后诸症悉平，复查血沉及 CRP 均在正常范围，随访半年，未见复发。

五、体会

强直性脊柱炎是一种慢性进行性自身免疫性疾病，西医尚无特效针对性疗法及安全性较好的药物，而中医药治疗本病在临床疗效和安全性上具有明显的优势。独活寄生汤出自孙思邈的《备急千金要方》，本方主治痹证日久，祛邪与扶正并重，又可补气血，益肝肾，故而风湿可去，久痹能除。现代研究表明独活寄生汤具有抗炎、镇痛的作用，可明显改善微循环以及调节免疫功能。旷教授经验方补肾强督汤即是以该方加减而成。方中重用狗脊、续断、杜仲、骨碎补、补骨脂等补肾助阳药物。但助阳药物过多恐有助热伤阴之虑，治疗时应根据患者个体情况，遵阴中求阳之意，加用养阴益血之药，如生地黄、熟地黄、当归、川芎等以达阴阳平调的效果。旷教授在补肾强督的同时，十分重视补血活血，或加黄芪、党参以补气健脾生血，或用兼有补益和活血之功的牛膝、当归以补中寓通，每获良效。

3　治疗干燥综合征经验

干燥综合征（Sjogren's syndrome，SS）是一种以外分泌腺灶性淋巴细胞浸润为特征，累及多器官、多系统的全身性自身免疫性疾病，也是唾液腺最具代表性的自身免疫性疾病。临床分为原发性干燥综合征（primary SS，pSS）和继发性干燥综合征（secondary SS，sSS）两类。pSS临床上以口干、眼干为特征，并伴有血清自身抗体的产生，病情严重者不仅有口、眼损害，还可出现肺间质纤维化、肺动脉高压、肾小管酸中毒、肝损害及中枢神经系统受累等严重内脏病变。本病当归属于中医学"燥痹""燥证"范畴。干燥综合征因其发病隐匿，临床往往容易误诊，又因其症状表现多样，症情复杂，侵害的系统范围广泛，故患者生活质量明显下降。西医学对其病因及发病机制尚不清楚，无根治方法，主要采用替代和对症处理（皮质类固醇激素和免疫调节剂），但其副作用多且疗效不肯定。旷惠桃教授诊治干燥综合征有独到见解：

一、病机责之气血阴津亏虚，燥、热内生，脏腑诸窍失养

旷师认为：首先，气血阴津亏虚是本病的主要病机，病因有先天禀赋不足，肝肾阴精亏虚，精血不足，阴津亏耗，不能濡润脏腑、四肢百骸；或因情志失调，肝郁化火，火热伤津成燥；也有因反复感受燥邪或过多服用燥热药物，积热酿毒，灼伤津液，化燥而成。燥邪日盛，蕴久成热，煎灼阴津，清窍失于濡养，日久阴血不足，灼伤皮肤黏膜、肌肉关节，病久损及肺、脾、肝、肾等脏腑，而生本病。

其次，燥热为本病之标。《类证治裁》曰："燥有外因、有内因。因乎外者，天气肃而燥胜，或风热致气分，则津液不腾……因于内者，精血夺而燥生，或服饵偏助阳火，则化源日涸……"《医学入门》曰："燥分内外，外因时值阳明燥令……内因七情火燥，或大便失利，亡津，或金石燥血，或房室竭精，或饥饱劳逸损胃……皆能偏助火邪，消烁血液。"此内外燥毒相合相因为病，津伤液耗加重，津液输布障碍，使病情加重，故其标在燥。

总之，在 SS 发病过程中，阴虚与燥热相互依附与化生。两者相互搏结，津液运行失调，气机运行不畅，脏腑诸窍失养则干涩越甚、燥象愈炽。

二、治宜养阴生津，清热润燥，重在滋补肺胃肝肾

旷惠桃教授认为临床多见肺胃阴虚、肝肾阴虚证，故强调滋养肺胃、肝肾之阴为本，清热解毒，润燥活血为治疗燥毒瘀

之标。

肺胃亏虚证方用旷教授自拟经验方燥痹汤（南沙参、菊花、石斛各 10 g，生地黄、枸杞子、麦冬、白芍、土茯苓、寒水石各 15 g，金银花、穿山甲、川贝母、甘草各 5 g），该方为益胃汤加减而来，方中生地黄养阴生津；南沙参，取其清补之功，有养阴生津的功效，补肺胃之阴，清肺胃之热；麦冬与石斛同取滋养胃阴，生津止渴之效；枸杞子能滋补肝肾之阴，平补肾精肝血；白芍养血敛阴；川贝母润肺化燥；穿山甲活血消癥，治风湿痹痛，关节不利。临床可据证灵活加减：如燥痹症见口咽干燥甚、咽喉肿痛或口腔溃疡，加射干、蝉蜕、木蝴蝶清热利咽，寒水石清泻胃火以止渴。加菊花、金银花、土茯苓清热解毒。如肌肉关节疼痛，舌暗边有瘀斑点，加穿山甲活血消癥，治风湿痹痛，关节不利。皮肤有红疹瘙痒，可加白鲜皮清热燥湿治疗湿疹疮毒。病久乏力，属气阴亏虚，加灵芝补气安神。如有四肢畏寒等阳虚之象，加骨碎补、巴戟天、仙茅、淫羊藿补肾阳，滋阴药中稍加温阳之品。

肝肾阴虚证方用滋肾清热汤（生地黄、枸杞子各 15 g，山茱萸、山药、牡丹皮、茯苓、泽泻、知母、黄柏、栀子各 10 g），方中六味地黄汤熟地黄改为生地黄，取其甘寒质润养阴力强，三补三泻，肝、脾、肾三阴并补，以补肾阴为主，知母、黄柏清热滋阴泻火，栀子清热除烦，枸杞子能滋补肝肾之阴，平补肾精肝血。根据症状加减用药，玉竹、天花粉、石斛养阴生津，骨碎补、巴戟天、仙茅、淫羊藿补肾阳，滋阴药中稍加温阳之品。灵芝、黄芪益气。

三、典型病例

黄某，女，59 岁。2011 年 3 月 9 日初诊。10 年前开始有口干症状，此后出现眼干等症，并逐渐加重，两年前确诊干燥综合征。未使用西药治疗。就诊症见：口渴多饮，心烦不安，纳少腹胀，大便干，食物难以下咽，消瘦，易感冒，舌红，苔白，脉细数。中医诊断：燥痹。西医诊断：干燥综合征。处方以燥痹汤加减：南沙参、石斛、天花粉、桑叶、山楂、菊花各 10 g，枸杞子、麦冬、生地黄、白芍、土茯苓、寒水石各 15 g，穿山甲、甘草、川贝母、金银花各 5 g，西洋参 1 包。14 剂，水煎服。二诊：3 月 27 日。心烦稍有好转，纳食增多，继服上方 14 剂。三诊：4 月 15 日。眼干，视物模糊，口干多饮，左侧腰部酸胀感，右手拇指掌指关节疼痛，夜间尤甚，怕冷，纳可寐安，大便正常，夜尿多，每日 2～4 次。舌红，少苔，脉细数。处方：燥痹汤加牛膝、杜仲、威灵仙、安痛藤各 10 g，益智 15 g。14 剂，水煎服。服药后口咽干燥好转，腰部酸胀及手关节疼痛缓解。嘱继续服药，定期复查。

四、体会

干燥综合征是一种主要累及外分泌腺体的慢性炎症性自身疾病。干燥综合征因其发病隐匿，临床往往容易误诊，又因其症状表现多样，症情复杂，侵害的系统范围广泛，故患者生活质量明显下降。西医学对其病因及发病机制尚不清楚，无根治方法，主要采用替代和对症处理（皮质类固醇激素和免疫调节药），但其副作用多且疗效不肯定。目前通过中医药治疗，对缓解患者症状、提高患者生活质量有着重要意义。旷教授根据燥痹的病因病机，辨证施治，临床肺胃亏虚用燥痹汤加减，肝肾阴虚用滋肾清热汤加减，临证再进行加减，疗效甚佳。

4　治疗痛风经验

痛风（gout）是一种由尿酸盐（monosodium urate，MSU）结晶沉积而导致的晶体性关节炎，与嘌呤代谢紊乱，尿酸生成增多或尿酸排泄减少而引起的高尿酸血症密切相关。其主要临床表现为急性关节炎、痛风石、痛风性肾病或尿酸性肾石病，严重者可能出现关节畸形、残毁或慢性肾功能不全等。本病以在关节液穿刺或痛风石活检中找到针状尿酸盐结晶为诊断标准。《张氏医通》曰：痛风一证，《灵枢》谓之贼风，《素问》谓之"痹"，《金匮要略》名曰"历节"，后世更名为"白虎历节"。旷师认为其中西医病名同为"痛风"。临床上本病多见于40岁以上男性，其按病因可以分为原发性和继发性两大类。原发性痛风绝大部分呈家族遗传性，常与肥胖症、高血压、糖尿病及冠心病等危险因素息息相关；继发性痛风则与各种原因导致的血中尿酸浓度升高密切相关。

一、病机责之肝肾亏虚、脾失健运，浊毒流注，湿热痰湿互结

痛风多发于中老年人，此类患者多形体丰腴，平素恣食肥甘厚腻，久之损伤脏腑功能，尤其损害脾肾清浊代谢功能最为突出。脾虚则不能健运，升清降浊失常，肾虚则气化失职，分清别浊失司，水谷、水液不运，浊毒内生，滞留血中，随气血运行全身，则化热化寒、痰浊瘀血阻滞而致本病。《金匮要略》曰"疼痛如掣、脚肿如脱、不可屈伸"，《医略六书·痛风》曰"轻则骨节疼痛，走注四肢，难以转侧，肢节或红或肿；甚则遍生瘰块，或肿如匏，或痛如掣，昼静夜剧"，显然是对痛风性关节炎急性

发作期的形象描述，旷师认为此期多辨为湿热蕴结证。间歇期则局部红肿热痛暂时消失，但其本质"浊毒"即血尿酸较高仍然存在，随时可出现急性痛风复发，此期多辨为脾虚湿困证；慢性关节炎期，由于痛风石的沉积，会出现关节骨质破坏、关节周围软组织纤维化，多表现为关节畸形及关节功能破坏等，此期多辨为肝肾亏虚，痰湿瘀阻证；痛风日久则痰、浊、湿互为胶结，久病入血化瘀，血脉瘀阻，迁延肾脏，多造成痛风性肾病或尿酸性肾结石，此期可辨为肝肾阴虚证或脾肾气虚证，但长期不愈则阴伤气耗，气阴相互损伤，故此期亦可见气阴两虚证。在疾病的发展过中"浊毒流注"贯穿全程，因此对痛风发病本质的认识必须以"尿酸浊毒"为基本立足点。

二、治宜补益肝肾，健脾燥湿，化浊解毒，清热祛痰

基于旷师对痛风病因病机的认识，她在临床治疗中强调"分期辨治，标本兼顾，邪正兼治"。痛风急性发作期多因湿热蕴结所致，方常用清热解毒利湿之四妙痛风汤加减（黄柏、苍术、牛膝、薏苡仁、当归、玄参、威灵仙、土茯苓、草薢、忍冬藤、甘草）；间歇期多因脾虚湿困所致，方常用益气健脾、扶正祛湿之参苓白术散加减，亦可加薏苡仁、车前草、苍术、草薢等药物以增强健脾渗湿之功效；慢性关节炎期多因肝肾亏虚，痰瘀阻络所致，方常用活血汤加土茯苓、草薢、牛膝、乳香、没药等，在补益肝肾、化痰、活血的同时，兼以利湿、强筋骨，行气止痛等；疾病迁延不愈，由于肝肾阴虚所致，方用六味地黄汤加减；由脾肾气虚所致，用大补元煎加减。由于"浊毒流注"是本病的基本病理变化，故治疗的过程中，必须始终注意化浊解毒以祛邪，但也需兼顾正气，扶正不留邪，祛邪不伤正。

三、强调养治结合治疗

旷师主张，在坚持药物治疗以外，患者应该特别注意调养。养治结合，可以达到控制疾病复发，甚至可以说是治愈疾病的地步。第一，饮食调养法，可分为严格禁止、必须多吃及鼓励多食三方面，酒类、海鲜类、动物内脏等富含嘌呤的食物是痛风患者必须忌口的饮食；痛风患者必须多饮水，最好每日饮水超过2000 mL，以促进尿酸盐结晶的溶解与尿酸的排泄；患者应该多吃低嘌呤食物，如大部分的蔬菜、水果和粗粮等，也可以适当摄入富含蛋白质的食物，如鱼肉、牛肉、鸡蛋等。第二，体育锻炼调养法，旷师认为运动是人类最好的医药，可以选择一些锻炼关节和肌肉的运动方式如散步、踩单车、游泳等柔和而不伤关节的有氧运动，切忌剧烈运动，像太极拳、爬山、爬楼梯的运动虽缓和，但容易加重关节负担，一定要适可而止。第三，食疗调养法，旷师认为适量地食用百合、车前子、薏苡仁等可以降尿酸。第四，心理调养法，大部分痛风患者会因剧烈疼痛和活动受限而出现性情急躁、焦虑失眠等情况，而且治疗痛风是一个漫长的过程，需使患者了解治疗的可行性与持续性，需进行一定心理疏导，使患者保持正确而积极向上的心境。第五，生活起居调养法，保持良好的睡眠习惯，坚持早睡早起，避免熬夜、昼夜颠倒等不规律的生活习惯，特别是伴有肾功能损害、高血压等患者，长期坚持可以延缓病情进展，有利于疾病康复。

四、典型病例

某男，45岁。2015年8月28日初诊。自诉有痛风病史20余年，其间不规律服用秋水仙碱、别嘌醇等药物治疗，痛风仍然反复发作。近1年住院2次，查肾功能示 UA 720 μmol/L，予以抗炎、降尿酸等治疗，自觉症状未见明显缓解，为求进一步诊治，遂就诊于旷师。刻诊：左跖趾关节、双膝关节等处疼痛交替发作或持续不断，痛处灼热，不能行走，口干欲饮，二便调。舌苔白，脉细弦。既往未询及特殊病史。体格检查：左跖趾关节、双膝关节等处红肿热痛，按之痛甚，双膝关节屈伸不利。中医诊断：痛风。西医诊断：痛风性关节炎。处方以四妙痛痹汤加减：薏苡仁 50 g，玄参、土茯苓、忍冬藤各 15 g，甘草 5 g，黄柏、苍术、牛膝、桃仁、当归、红花、威灵仙、乳香、草薢、没药、土鳖虫、地龙、车前子、虎杖各 10 g，全蝎 6 g。14 剂，水煎服，每日 1 剂，早、晚温服。二诊：9 月 11 日。关节肿痛消减。左跖趾关节仍有红肿、灼热，左踝周围有痛风石形成，按之疼痛，纳可，二便调。舌苔白，脉细涩。处方：上方去乳香、没药，加白芥子、皂角刺各 10 g。14 剂，水煎服，每日 1 剂，早、晚温服。三诊：9 月 29 日。病情稳定，症状好转，仍有关节肿胀，红热，甚则灼热，疼痛不甚，按之稍有疼痛，纳寐可，二便调。舌苔白，脉弦。处方：黄芪 30 g，当归、赤芍、川芎、桃仁、红花、党参、地龙、黄柏、苍术、牛膝、薏苡仁各 10 g，土茯苓、草薢、车前子各 15 g。10 剂，水煎服，每日 1 剂，早、晚温服。服药后，诸症悉平，复查肾功能及血常规均在正常范围内，随访半年，未见复发。

五、体会

痛风是一种以发作性、自身代谢性为特征的慢性风湿性疾病。西医治疗虽在短期内能缓解其症状，但其引起的肾功能损伤等也不能小觑，而中医药治疗痛风在效果与安全性等方面有着明显的优势。二妙散出自朱丹溪《丹溪心法》，本方主治足膝红肿热痛或下肢筋骨疼痛、痿软无力、舌苔黄腻之湿热下注证。现代研究证实二妙散在降低血清中尿酸含量的同时，还能减少高尿酸血症对肾脏的损害。旷师经验方四妙痛风汤亦是二妙散加减而成。方中大量应用黄柏、苍术、薏苡仁、忍冬藤、土茯苓、萆薢等大苦大寒之药以清热祛湿，化瘀通络。然苦寒易伤人体之阴液，故加之以益阴养血之当归、牛膝等类，使邪去而正不伤。旷师在强调化浊解毒同时，也十分重视补益正气，或加黄芪、白参等益气健脾之品以助化湿，或加熟地黄、白芍等补血敛阴之品以助祛邪，以达邪去正安，阴阳调和之目的。

5　治疗风湿寒性关节痛经验

风湿寒性关节痛（简称风关痛）是指人体感受风寒湿邪引起的以肌肉、关节疼痛为主要表现的疾病。其最早由我国著名风湿病专家王兆铭根据10余年临床观察于1974年命名，并认为发病与体弱邪侵或外感风寒湿邪有关。中医学无风湿寒性关节痛的病名，但从以风、寒、湿环境因素及体力负荷为主要危险因子，以膝、腰椎等多关节疼痛为主要临床表现，体格检查及实验室检查无异常所见的临床特征来看，多归属于中医学"痹""痹证""历节"等范畴。

一、病机责之于阳气内虚，外感风寒湿邪

严用和论痹曰："皆因体虚，腠理空虚，受风寒湿气而成痹也。"痹者，闭也。正气内需，卫表不固，风寒湿邪自外袭内，营卫不和，经络痹阻，气血运行不畅，肌肉、筋骨、关节酸楚、疼痛、麻木、重着、屈伸不利，而形成风寒湿痹。《素问·刺法论》曰："正气存内，邪不可干。"若先天禀赋不足或素体不健，腠理空虚，卫气虚弱，腠理失密，则外邪乘虚而入。《灵枢·百病始生》曰："风雨寒热不得虚，邪不能伤人，卒然逢疾风暴雨而不病者，盖无虚，故邪不能独伤人，此必因虚邪之风与其身

形，两虚相得，乃客其形。"所谓痹者，各以其时，重感于风寒湿之气也。"(《素问·痹论》)清·陈念祖《时方妙用·痹》曰："深究其源，自当以寒与湿为主。盖风为阳邪，寒与湿为阴邪，阴主闭，闭则郁滞而为痛。是痹不外寒与湿，而寒与湿亦必假风以为之帅，寒曰风寒，湿曰风湿，此三气杂合之说也。"旷师认为：痹者，虽风寒湿三气杂合而为病，而风为百病之长，痹病属寒湿者居多。"诸痹，良由营卫先虚，腠理不密，风寒湿乘虚内袭，正气为邪气所阻，不能宣行，因而留滞，气血凝涩，久而成痹。"(《类证治裁·痹证》)然人身卫气乃拒邪之藩篱，其根植于阳气。人体阳气旺盛，则可内养脏腑，外拒虚邪贼风，虽感受风寒湿之气亦不成痹；阳气内虚，机体失却温煦，不能抵御阴寒之气，风寒湿邪乘虚而入，气血阻滞，脉络壅塞，而痹证方可形成。故旷师认为，阳气内虚是形成风湿寒性关节痛的根本原因。

二、治当温养阳气，兼顾祛风散寒，除湿通络

风湿寒性关节痛是因风寒湿邪侵入人体造成气血周流不畅所致，既有风寒湿之偏颇，则治亦有补泻之别，因其证往往虚实并存，有实多虚少，或实少虚多之分，故不能一概而论。人身经络骨节，赖阳气之温煦，精血之濡养，"邪之所凑，其气必虚"。所以治疗痹证，多着眼于虚，立足于补，尤重阳气，此乃治疗虚痹之大法。此外，还应看到，实痹虽由风寒湿三气所形成，无湿则风寒不能独伤经络。至于辨证有行痹、痛痹、着痹3种，无非是痹邪各有偏胜，见证不同而已。在扶正祛邪的前提下，首先要抓住病证的主次和新久以及病位所在。旷师在临床中非常重视阳气亏虚在风关痛中的治疗作用，认为在风关痛的整个病变过程中均伴有阳气亏虚现象。如病之初由外邪引起者，除关节疼痛、肿胀等症状外，多伴有阳气亏虚，故在治疗上，除根据病情予疏风、散寒、除湿外，均需注重温养阳气，自拟温阳通痹汤（药物组

成：黄芪、红参、附子、桂枝、细辛、干姜、当归、白芍、白术、川芎、通草、甘草等）。方中附子大辛大热，温肾壮阳，祛寒救逆，干姜辛温，守而不救逆，振奋一身之阳，与桂枝、细辛相配，可增强温阳散寒通经之功，佐以蜜，并能缓和姜附桂辛燥热之性；黄芪与当归共用，取当归补血汤之意，当归补血汤出自《内外伤辨惑论》，原用于血虚发热证，在此取大补气血之功。黄芪大补脾肺元气，红参大补阳气，以资气血生化之源，当归甘辛而温，养血和营，阳生阴长，气旺血生。《本草会编》认为黄芪补中，益元气，温三焦，壮脾胃……生血生肌，气能生血，血充则肉生。《本草备要》曰：当归可甘温和血，辛温散寒，苦温助心散寒。治虚劳寒热，咳逆上气，血和则气降。川芎、白芍与当归共用取四物汤之意，四物汤出自《仙授理伤续断秘方》，可补血和血。本方去熟地黄之滋腻，既补血又行血，补血而不滞血，和血而不伤血。甘草为使，调和诸药。诸药相伍，使阳气得复，风寒湿邪俱除，气血得充，痹痛得以缓解，诸证向愈。偏于风者，加防风、秦艽等祛风通络；偏于寒者，加麻黄、乌头等温阳散寒；偏于湿者，加薏苡仁、苍术、羌活、独活等除湿通络。

三、强调综合治疗，重视心理调护

风湿寒性关节痛是一种慢性发作性疾病，病程缠绵难愈，且容易反复发作，单纯药物治疗效果不理想。因而，在治疗过程中，旷师强调综合治疗，尤注重心理的调护。因风关痛致病因素多样，临床表现不一，病机复杂多变，因此，强调风关痛的综合治疗。首先，将药物治疗与艾灸、火针、蜂针、中药熏蒸等方法有机结合，以达到温通经络，散寒止痛的效果；其次，重视患者的心理调护，风关痛治疗的周期长，且容易反复发作，从而使患者对治疗、生活丧失信心，严重影响治疗效果，因此重视患者的心理调护，使患者保持心情愉悦是预防本病及确保治疗疗效的重要环节。第三，适当的运动也是必不可少的治疗环节，既可以使全身气血通畅，又可强壮筋骨，促进肢体功能恢复。另外，指导患者正确的生活方式也是不可或缺的一方面内容，指导患者注意饮食有节，忌食生冷及肥甘厚味，起居有常，避免风寒湿，以更好地达到预防病情反复的作用。

四、典型病例

于某某，女，48 岁。于 2011 年 10 月 13 日就诊。四肢关节疼痛反复发作 2 年余。刻下两肩、双肘、双膝关节冷痛，气候变化时疼痛明显，身冷，腰膝酸软，纳寐、二便正常，舌红苔白，脉细涩。外院查血常规、肝肾功能、风湿全套正常。西医诊断：风湿寒性关节痛。中医诊断：痹证。肝肾亏虚，寒湿痹阻。治宜补益肝肾，散寒除湿，通络止痛。处方：寒湿痹汤加减：黄芪 30 g，白芍 15 g，当归、川芎、独活、桑寄生、牛膝、杜仲、秦艽、姜黄、桑枝各 10 g，雪莲花、桂枝、甘草各 5 g。7 剂。一周后复诊，关节疼痛减轻，精神好转。仍两肘、双膝关节疼痛，双小腿冷酸感明显，舌淡苔白，脉细涩。上方去姜黄、桂枝，加附子、骨碎补、仙茅、淫羊藿各 10 g，全蝎 6 g。7 剂。1 周后复诊，全身多关节酸冷感明显好转。上方去附子，再服 7 剂，诸症皆平。

五、体会

《灵枢·邪客》曰："腠理而肉不坚者，善病痹。"《诸病源候论》曰："由血气虚，则受风寒，而成此病。"旷师认为，阳气虚于内，风寒湿邪盛于外，内外相合，则成痹证，而阳气内虚是风关痛形成的重要原因。只有阳虚在先，风寒湿邪方可乘虚而入，痹阻脉络，瘀滞气血，缠绵难愈。《素问·生气通天论》曰："阳气者，精则养神，柔则养筋。开阖不得，寒气从之，乃生大偻。"

因此，治疗的关键在于温养阳气。《内经》认为人之患痹证多因"阳气少，阴气多"故也，温养之法既可散寒祛湿达邪于外以治其标，又可振奋机体阳气以培其本，而温运气血、养血活血亦为治痹的基本法则。验之临床，旷师善用桂枝配白芍、黄芪配当归等药对。盖桂枝配白芍，桂枝辛甘而温，温通经脉，助阳化气；芍药酸苦而凉，益阴敛营，养血补血，两者合用可温中补虚，调和营卫。黄芪味甘，气微温，气薄而味浓，可升可降，专补气，而其独效者，尤在补血，盖有形之血生于无形之气，配以当归可温补气血，养血和营。故以温养之法治疗风关痛，每获良效。

6　治疗系统性硬化病经验

系统性硬化病（systemic sclerosis，SSc）曾称硬皮病、进行性系统性硬化，是一种原因不明，临床上以局限性或弥漫性皮肤增厚和纤维化为特征，也可影响内脏（心、肺和消化道等器官）的全身疾病。其主要病理表现为受累组织广泛的血管病变、胶原增殖、纤维化，病变多，呈缓慢进展，局限型预后尚可，弥漫型由于肺、肾、心脏的损害容易导致死亡，预后差。本病属于中医学"痹证"中的"皮痹"范畴，如累及内脏器官，则属"心痹""肾痹""肺痹"。临床上多见于30～50岁女性，其原因不明，一般认为与遗传易感性和环境因素等多因素有关。

一、病机责之脾肾亏虚，气血不足，寒湿、瘀血、痰浊阻络

系统性硬化病患者多见于中年女性，多因肾气渐衰，外邪侵袭；或摄生不慎；或情志内伤；或久病失治、误治等导致脾肾亏虚，气血不足，卫外不固，外邪侵袭，阻于皮肤肌肉之间，以致

营卫不和，气血凝滞，经脉阻隔，痹塞不通。肺主皮毛，受外邪侵袭，失却"熏灼充身泽毛，若雾露之溉"的作用，故肌肤干燥，硬如革。《素问》曰："邪客于皮则腠理开，开则邪入客于络脉；络脉满则入舍于府脏也。"脾为后天之本，肺气亏虚则脾输布水谷精微不利，健运失司致脾虚。脾虚则精、气、血、津液生化不足，致皮肤萎缩，活动不利；脾虚复感外邪，易生水湿痰饮，痰湿阻络致皮肤肿胀。《素问·至真要大论》曰："诸湿肿满，皆属于脾。"肾为先天之本，藏真阴而寓元阳，为五脏阴阳之本。肾藏精、推动和调护脏腑气化，肾气亏虚则脏腑功能失调；肾主骨生髓，肾气亏虚则骨质破坏，关节僵硬。病虽先于肺，但损及后天之本脾与先天之本肾。《类证治裁·痹症》曰："诸痹……良由营卫先虚，腠理不密，风寒湿乘虚内袭。正气为邪所阻，不能宣行，因而留滞，气血凝涩，久而成痹。"《杂病源流犀烛·诸痹源流》曰："痹者，闭也。三气杂至，雍蔽经络，血气不行，不能随时祛散，故久而为痹。"《素问·痹论》曰："痹或痛，或不痛，或不仁……其痛不仁者，病久入深，营卫之行涩，故不通；皮肤不营故不仁……"所以脾肾亏虚，气血不足为内因，寒湿、血瘀、痰浊阻络为外因。脾肾亏虚，卫气不固，腠理不密，分肉失却温煦，风寒湿邪乘虚侵袭，客于肌肤之间，化为寒痰浊血，流注肌腠经络，致营卫不和，气血凝涩，发为皮痹；日久则五脏俱损，发为脏腑之痹。本病以本虚标实为病机特点，其本虚为肺脾肾虚，以脾肾亏虚，气血不足为主，标实为寒湿痰浊瘀血痹阻经络。

二、治宜益气养血，祛风除湿，活血化瘀

旷教授认为本病本虚标实，本虚为脏腑亏虚，气血不足，标实为邪阻经络，气滞血瘀，痰瘀互结，脏腑功能失调。在治疗中强调补益脾肾，益气养血是治本，同时应注意祛风除湿、温经散

寒、活血化瘀，故本病治宜益气养血，温经散寒，活血化瘀。而根据病情、病程的不同治疗时各有侧重点。方选旷教授自拟经验方皮痹2号汤（当归、生地黄、白芍、川芎、鸡血藤、萆薢、白花蛇舌草、海风藤、全蝎、土鳖虫、甘草等），该方以四物汤加减而来，方中当归、生地黄、白芍、鸡血藤养血活血，川芎辛散温通，与当归相伍则畅达血脉之力益彰，体现中医"治风先治血，血行风自灭"之旨；鸡血藤、全蝎荣筋通络止痛；萆薢、海风藤祛湿，共起祛风除痹；土鳖虫破血逐瘀；白花蛇舌草清热解毒消肿。全方以补血和营为主，辅以祛风除湿，活血化瘀之品。临证加减：脾虚甚者加黄芪、白术、党参等；病久肾阳亏虚，寒重者加附子、制川乌、仙茅、淫羊藿等；皮下明显结节硬块者加桃仁、红花等；皮肤肿胀灼热者加牡丹皮、贯众、大青叶等；口干舌燥，食欲减退者加沙参、玉竹等。

三、强调中医个性化治疗

旷教授强调针对不同患者，不同证型，应进行个性化治疗。第一，患者应该避风寒，保持精神愉快和情绪乐观，适当休息，避免劳累过度；第二，可以配合中药热敷、熏洗，这是在中医整体观念和辨证论治基础上，以内病外治为目的的传统治疗方法。通过药物及热力的刺激可以激发经气，调动经脉，从而调整脏腑功能，扶正祛邪。第三，可通过针刺法（一般选择穴位：关元、神阙、足三里、三阴交、曲池及局部硬变处）扶正固本，鼓舞阳气，补虚泻实，疏通经络，通行气血。第四，日常饮食中可选择沙虫干煮瘦肉及猪肤煮山药、黄芪、百合等，填阴塞隙，血肉有情之品，皆能充养身中形质。第五，加强体育锻炼，尤其有氧运动，提高抗病能力，使全身气血流畅，调节体内阴阳平衡。

四、典型病例

某某，女，30岁。2011年10月31日初诊。一年前发现双手指皮肤变硬，前往长沙某医院就诊，行右前臂病检提示硬皮病，诊断为"系统性硬化病"，予以激素、白芍总苷等治疗，效果不佳。今求诊于旷教授。刻诊：四肢、腹部、颜面皮肤僵硬，四肢厥冷，全身肌肉关节酸痛，活动不利，畏寒，每遇天气变冷时双手皮肤发紫，纳寐可，二便调，月经提前，量少。舌淡苔白，脉沉结。体格检查：鼻变尖，双手皮肤僵硬，呈"腊肠手"。中医诊断：皮痹。西医诊断：系统性硬化病。处方以硬皮病（皮痹）2号方加减：白芍、生地黄、鸡血藤、海风藤、白花蛇舌草、萆薢各15 g，全蝎、甘草各5 g，黄芪30 g，淫羊藿20 g，桂枝、当归、川芎、土鳖虫、附子（先煎半小时）、王不留行各10 g，细辛3 g。14剂，水煎服，每日1剂，早、晚温服。

二诊：2011年11月24日。服药后皮肤硬处则发热发痒。刻下仍周身皮肤发硬变厚，四肢厥冷，有紧绷感，纳可，寐一般，二便调。舌苔白，脉弦紧。处方：上方去白花蛇舌草，加刺猬皮10 g，14剂，水煎服。

三诊：2011年12月8日。患者自诉服药后皮肤硬处发热发痒脱屑，余症同前。查体：双手冰凉、发紫，皮肤紧绷，面部肤色紫暗，鼻子变尖。颈部、上胸部皮肤有光亮感。舌苔白，脉弦紧。处方：上方加乌梢蛇、白鲜皮各10 g，14剂，水煎服。

四诊：2011年12月29日。面部、双手臂内侧皮肤紧绷感减轻，皮肤变白，但双手仍发冷，双手指酸胀，屈伸不利，色乌紫稍减，关节肿胀好转，纳寐可，二便调。舌苔白，脉沉弦。处方：上方去附子，加阿胶10 g，30剂，水煎服。

五诊：2012年2月9日。上症减轻，刻下双足底疼痛，双手手指僵硬、冰冷，月经先期。舌苔白，脉沉弦。处方：白芍、生地黄、鸡血藤、海风藤、白花蛇舌草、萆薢各 15 g，黄芪 30 g，全蝎、甘草各 5 g，当归、川芎、土鳖虫、骨碎补、巴戟天、麻黄、白芥子、刺猬皮、乌梢蛇、络石藤各 10 g，细辛 3 g。14 剂，水煎服。

六诊：2012 年 2 月 23 日。脸部皮肤已脱皮，面部、四肢、腹部皮肤僵硬感减轻，捏之较有弹性，身体皮肤变硬处仍瘙痒，关节疼痛明显缓解，纳寐可，二便调。舌淡苔白，脉沉弦。处方：白芍、生地黄、鸡血藤、海风藤、白花蛇舌草、萆薢各 15 g，全蝎、甘草各 5 g，当归、川芎、土鳖虫、麻黄、桂枝、白芥子、刺猬皮、乌梢蛇各 10 g。14 剂，水煎服。服药后诸症悉平，后续定期复诊，巩固疗效，随诊未见复发。

五、体会

系统性硬化病是一种病因不明，病情复杂，现代医学尚无特效根治或缓解病情的药物，较多采用对症治疗，药物副作用大且疗效不确切。中医药治疗本病具有整体调节、针对局部、药物毒副作用较小的优势，可以改善患者的临床证候，提高生活质量。四物汤出自《太平惠民合剂局方》，该方证原为"重伤肠内有瘀血者"之外伤科疾患，后世发展为凡属血虚血滞者均可酌情使用。现代科学研究表明四物汤具有调节内分泌，纠正贫血，提高免疫力的作用，同时具备抑制血栓形成，改善微循环的功能。旷教授经验方皮痹 2 号汤是以四物汤加减而成，方中重用白芍、生地黄、当归、川芎补血行滞，未选用熟地黄，因其滋腻易恋湿；鸡血藤、萆薢、白花蛇舌草、海风藤、全蝎、土鳖虫祛风除湿，活血通络。在治疗过程中根据病情、个体差异而适当加减。因营血亏虚，经脉受寒所致手足厥寒者，应加用温经散寒之药，如桂枝、细辛等，与皮痹 2 号汤中当归、白芍合而成当归四逆汤加减，有养血温经，散寒通脉之功，效果显著。

7　治疗慢性肾病经验

慢性肾病（Chronic kidney disease，CKD）是指各种原发性和继发性肾系疾病迁延难愈，病程超过 3 个月，尿液和相关的血液指标出现异常，肾脏病理学、影像学发现异常，或肾脏的肾小球有效滤过率低于 60%。慢性肾病如未能及时有效救治，导致病情恶化进展，则随病程迁延，慢性肾病患者将发展成为慢性肾功能不全、肾衰竭，最终形成尿毒症。本病属于中医学"水肿""虚劳""血尿""癃闭""关格"等范畴。旷惠桃教授接诊慢性肾病众多，积累了丰富经验：

一、病因病机归结于"虚""瘀""湿""毒"，其中"虚"为病之本，"瘀、湿、毒"为标

旷师认为肾病患者长期控制不理想，发展至慢性阶段都会有正气不足，且以脾肾亏虚为主的诸脏俱损的证候。《素问·评热病论》曰："邪之所凑，其气必虚。"外在诱因责之外邪与过劳，《景岳全书》曰："虚邪之至，害少归阴，五脏所伤，穷必及肾"，说明其病机为本虚标实，虚实夹杂。肾的功能健全，肾气封藏防止精液无故流失。反之，若肾气不固或固摄无力，人体精微物质无故流失，慢性肾病长期的蛋白尿及血尿，是临床上最为突出的表现，这正是肾气亏虚，固摄乏力，精微外泄的病机所在。"久病入络"，慢性肾病病程较长，故临床可出现络脉瘀滞表现。《读医随笔·虚实补泻论》曰："叶天士谓久病必治络，病久气血推行不利，血络之中必有瘀凝。"体现了慢性病的证治要点。《素问·水热穴论》曰："肾者，胃之关也，关门不利，故聚水而从其类也。上下溢于皮肤……"《丹溪心法·水肿》曰："若遍身

肿，不烦渴，大便溏，小便少，不涩痛，此属阴水。"故水湿之邪溢于肌表。《重订广温热论》曰："溺毒入血，血毒上脑之候，头痛而晕……恶心呕吐、呼吸带有溺臭……"此处"溺毒入血"作为病因，而所描述的症状与慢性肾衰竭、尿毒症的临床表现一致，所以，"溺毒"的产生主要由肾失分清泌浊之功，湿浊内蕴而成。慢性肾衰竭的"毒邪"主要是脏腑功能（尤在脾肾）失调和气血运行失常产生的"内毒"。

《素问·奇病论》曰："有病庞然如有水状，切其脉大紧，身无痛者，形不瘦，不能食，食少……病生在肾，名为肾风。肾风而不能食，善惊，惊已，心气萎者死。"慢性肾病常在各种肾病迁延反复，可反复发生水肿，乏力，纳食不佳，甚至恶心呕吐，心力衰竭，危及生命。本病本虚标实，病本为"虚"，病标为"瘀、湿、毒"。

二、治宜滋阴助阳，补肾益气，化瘀利水

旷师认为"五脏之伤，穷必及肾"。该病为本虚标实，兼气虚血瘀为主，病位在肾，肾失固摄封藏，精微外泄，日久精元流失，阴损及阳，水饮内聚，浊毒内生，而成为"关格""肾衰"之危候。病至慢性肾病终末期，患者多见阴阳两虚，兼气虚血瘀之象，故治疗当以温肾益气，滋阴化瘀，利水消肿，泄浊排毒为法。此法以整体观为基础，辨证组方施药，符合本病的病变特点，治疗多以金匮肾气丸加味治疗。肾气丸乃六味地黄汤加附桂而成，附桂用量较少，在于微微生化肾气以助阳，是"阴中求阳"之代表方剂，功能滋阴助阳，温肾利水。山茱萸、熟地黄、何首乌滋养真阴；茯苓健脾渗湿，加黄芪则益气之力增；加芡实、益智有益肾固涩之效而无恋邪之弊，更加牡丹皮、泽兰、丹参活血利水，化瘀抗凝。全方滋阴温阳，补肾益气，化瘀利水，邪正兼顾，标本兼治，故临床症状很快消除，各项实验室指标也大有改善，收效良佳。

三、强调辨证施治，中西医结合治疗

"辨证论治"是传统中医诊治理论的精髓所在，也符合现代医学精准诊治的指导思想。旷师在临诊过程中始终贯彻这一理论精髓。旷师精研《金匮要略》等经典医著，中医理论基础深厚，经过多年临床实践，形成了自己一套独到的辨治思路，但仔细揣摩其临证组方，不难看出，旷师均注重患者个人体质、症状和体征的辨识，在此基础上组方施药。另外，旷师善于运用现代医学知识，注重现代医药对特殊疾病的指向性治疗作用。在某些疾病的治疗方面善于中西医结合治疗，既发挥了西药靶向性治疗作用强的优势，又发挥了中医药毒副作用低，减轻西药毒副作用，整体治疗的作用。

四、典型病例

瞿某，女，41岁，因反复颜面部红斑9年，伴颜面、双下肢浮肿间发6年，在外院诊为"系统性红斑狼疮，狼疮肾炎"，反复用中西药物治疗，症状易反复。此次受凉后上症加重，在当地医院检查后诊为"狼疮肾炎（CKD2期）"，给予泼尼松片每次60 mg，每日1次，雷公藤总苷片，每次20 mg，每日2次，并予呋塞米注射液每日40 mg，病情无明显改善，至旷师处求诊。就诊时症见：颜面部红斑，眼睑及颜面浮肿，腹胀，纳差，腰部以下浮肿，畏寒，大便溏，小便清长，舌暗淡，苔白腻，脉细滑。辅助检查，血常规：WBC 6.2×10^9/L，RBC 3.11×10^{12}/L，HGB 107 g/L，PLT 122×10^9/L。尿常规：尿蛋白（+++），隐血试验（+++），镜检 RBC 6～9个/HP。生化检查：球蛋白36.3 g/L，ALB 26.8 g/L，Cr 198 μmol/L，BUN 8.13 mmol/L。风湿全套：ESR 106 mm/h，RF 12 IU/mL，CRP 13 mg/dL。

ANA（＋），抗 dsDNA（＋＋），抗 SSm（＋），补体 C_3 0.41 g/L。

诊断考虑：系统性红斑狼疮，狼疮肾炎。中医诊断：水肿，证属脾肾阳虚。继予醋酸泼尼松片每次 60 mg，每日 1 次，雷公藤片，每次 2 片，每日 3 次；中药给予自拟之济肾利水汤加味：黄芪 50 g，炒白术、泽泻各 20 g，陈皮、桔梗各 6 g，山药、白茅根、薏苡仁各 30 g，党参、制附片（先煎久煎）、干姜、牡丹皮各 10 g，山茱萸、蒲黄、车前子各 15 g，牵牛子 3 g。连续治疗 2 周后复诊，颜面红斑减轻，浮肿消退，无畏寒、便溏，但感乏力，腰膝酸软，舌暗淡，苔薄黄，脉细。复查辅助检查，血常规：WBC 4.9×10^9/L，RBC 3.45×10^{12}/L，HGB 103 g/L，PLT 121×10^9/L，尿蛋白（＋），镜检 RBC 7 个/HP。生化检查：球蛋白 30.2 g/L，ALB 31.3 g/L，Cr 140.8 μmol/L，BUN 7.68 mmol/L。风湿全套：ESR 31 mm/h，RF 7 IU/mL，CRP 4.4 mg/dL。ANA（－），抗 dsDNA（－），抗 SSm（＋），ACL（－），补体 C_3、C_4（－）。西药醋酸泼尼松片减至每次 50 mg，每日 1 次，雷公藤药量维持，中药改用自拟之肾炎止血汤益肾止血：黄芪、山药、白茅根各 30 g，小蓟、枣皮、牡丹皮、蒲黄各 10 g，枸杞子、生地黄、仙鹤草各 15 g，栀子 5 g。连服 2 周后复诊。患者诸症悉除，复查辅助检查，血常规：WBC 4.6×10^9/L，RBC 3.5×10^{12}/L，HGB 108 g/L，PLT 122×10^9/L，尿蛋白（－），镜检 RBC 0～4 个/HP。生化检查：球蛋白 25.4 g/L，ALB 39.2 g/L，Cr 129 μmol/L，BUN 7.45 mmol/L。风湿全套：ESR 15 mm/h，RF 6 IU/mL，CRP 2.6 mg/dL。ANA（－），抗 dsDNA（－），抗 SSm（－），ACL（－），补体 C_3、C_4（－）。醋酸泼尼松片减至每次 40 mg，每日 1 次，雷公藤片每次 2 片，每日 2 次。中药继服前方。嘱 1 个月后再诊。

按： 本例患者系狼疮肾炎，患者以浮肿为主症，伴肾功能轻度异常，因患者拒绝激素和免疫抑制药的干预，故以中药辨证施治，一诊认为系脾肾阳虚所致，故以自拟方温补脾肾，利尿消肿，服药后症状改善；二诊辨证为肾之气阴不足较为突出，故组方强调益肾止血。两诊过程中，辨证之时，正本清源，明晰病本，分别以温补脾肾和补益肾气为法组方施药，同时注重雷公藤的免疫抑制作用故可取效。

五、体会

慢性肾病病程迁延，预后不良，对患者及其家庭影响巨大，疗效不尽如人意，据其表现，属于中医"水肿""虚劳""腰痛""癃闭""关格"等范畴。肾病的病因病机，中医学认为多系本虚标实之证。《景岳全书·水肿论治》曰："凡水肿等证，乃肺脾肾三脏相干之病，而病本皆归于肾。"《素问·五运行大论》曰："北方生寒，寒生水，水生咸，咸生肾，肾生骨髓，髓生肝。"到明代李中梓正式提出了"乙癸同源""肾肝同治"的理论。本虚是以肺脾肝肾脏器受损为主，以及阴阳气血诸虚；标实为许多诱发因素及病理产物，诸如风邪、湿浊、热毒、瘀血、水毒等。因此，治疗之时，当根据具体情况，予以补虚泻实，或攻补兼施治法。旷师临证多年，重视经方应用。经方传承应用绵延日久，其有效性已在大量临床应用中得到了广泛检验，自然有继续应用的价值。比如"医圣"张仲景在其《金匮要略》中的肾气丸及其化裁而来的六味地黄丸在旷师治疗肾病过程中多有加减应用。同时，旷师认为，肺脾肝肾固为肾病之因，但瘀血浊毒贯穿肾病始终，故治疗肾病，当根据病机属性，恰当选择活血祛瘀泄浊药物。创立疏风活血法、清热利湿活血法、益气活血法、活血利水法、滋阴活血法、解毒活血法等组方方法。根据临床辨证，在各种基础用药中配合活血祛瘀泄浊的药物使用，既可使补益药物无壅腻之弊，又能使补益之力得以充分发挥。常用药物有当归、丹参、牡丹皮、川芎、桃仁、红花、三七、赤芍、郁金、地龙、水蛭、三棱、莪术、酒大黄、毛冬青、益母草、鬼箭羽等。

旷师认为，慢性肾病病机以虚多邪实为主，湿、热、瘀、水、毒等标实之邪在各期中均可夹见，阶段不同，主次不等，程度各异。对于肾病各期的组方用药，提出自己的经验用药：早期以热、瘀、湿等为主，在治疗中多选用黄连、知母、牛蒡子、半枝莲等；活血化瘀则多选用川芎、赤芍、丹参、益母草、泽兰等。中后期水饮、浊毒渐成主要矛盾，利水多用茯苓、猪苓、车前子、冬葵子，尤可选用有双效作用的黑豆健脾利水，泽兰、王不留行化瘀利水，桑寄生补肾利水等；祛湿浊毒邪则选用土茯苓、虎杖、生大黄、茵陈、蒲公英、紫苏叶等。现代中医理论认为，尿中蛋白为水谷精微化生，大量蛋白从尿中排泄，正气日益耗损，脾肾更见亏虚，遂形成恶性循环，可酌情选加萆薢、芡实、益智、覆盆子、桑螵蛸、金樱子、玉米须等。选药得当，疗效尤佳。

同时，对于某些特殊病理表现的慢性肾病，免疫制剂也要适时联用，这样既可加快疾病控制，又可避免单用免疫制剂的毒副作用。

8　治疗系统性红斑狼疮经验

系统性红斑狼疮（systemic lupus erythematosus，SLE）是自身免疫介导的，以免疫性炎症为突出表现的弥漫性结缔组织病。"狼疮"是由于一些患者的皮肤损害似狼咬之状，又因为该病的皮肤损害迁延难愈而得名。SLE 的临床表现复杂多样，累及几乎所有的系统器官，包括皮肤、关节、肾、肺、神经系统、浆膜、消化、血液和（或）其他组织器官。本病当属于中医学"红蝴蝶疮""蝴蝶斑""蝶疮流注""马缨丹""茱萸丹""阴阳毒"等范畴。关节损害为主者，亦可属于中医学"痹证"范畴。SLE 多见于青年育龄期女性，其病因尚不清楚，目前认为发病是多种遗传因素、性激素等内源性因素与外源性因素如感染、紫外线、化学、药物等复杂的多层次的相互作用的结果。旷惠桃教授诊治该病，经验如下：

一、病机责之肾精亏虚，外邪侵袭，邪郁化热，热毒血瘀

旷师认为 SLE 多见于青年生育期的女性，病机可总结为先天禀赋不足，肾精亏虚，复受六淫外邪侵袭，或因劳累、情志所伤、阳光、生产等，以致真阴不足，邪郁化热，热毒与虚火相搏，瘀阻脉络，热毒炽盛，燔灼营血，可引起本病急性发作，病情稳定或缓解只表现为阴虚火旺，肝肾亏虚的证候。本病的病位初起在经络血脉，可伤及脏腑，以心、脾、肾为主。

旷师认为本病的性质是本虚标实，"虚"是本病之本，以肾阴亏为主，也可阴损及阳，终致阴阳两虚。《金匮要略》将本病区分为阴毒、阳毒，正是强调了"毒"邪为患的病理关键。"毒"可与风、火、寒、湿、瘀等邪气相互胶着为患。瘀血贯穿于 SLE 病程的始终。本病虚、瘀、毒三者并存，互为因果。肾虚阴亏，血虚络滞，则邪毒易于蕴结；热毒燔灼真阴，耗伤阴血，则肾虚阴亏更甚；邪毒火热搏结于血分，血脉瘀滞则为瘀血，终成本虚标实、虚实夹杂之证，而慢性期更是久病多虚，虚象更著。

本病初起在表，四肢脉络痹阻，先表后里，由表入里，由四肢脉络受损入内损及脏腑。病变由轻渐重，由浅渐深，若多脏同病则为重症，五脏六腑俱虚，若上入巅脑最为危重。

二、治宜补益肝肾，清热凉血，解毒化瘀

基于旷师对 SLE 病因病机的认识，她在临床治疗中强调

"分期辨治""急则治标，缓则治本"的原则，将 SLE 分为急性发作期和慢性缓解期，并强调活血化瘀药的应用，注重保护脾胃，在临床取得了理想的疗效。SLE 急性发作期多以热毒炽盛为主，治宜清热解毒，方选犀角地黄汤合五味消毒饮加减（金银花、野菊花、天葵子、蒲公英、紫花地丁、蝉蜕、生地黄、赤芍、牡丹皮、水牛角、生甘草），若兼有往来寒热，心烦喜呕，口苦，咽干，目眩，可以合小柴胡汤和解少阳（柴胡透解邪热，疏达经气；黄芩清泄邪热；法半夏和胃降逆）。

慢性缓解期以养阴清热为主，临床多见气血亏虚型、脾胃气虚型、阴虚内热型及瘀热痹阻型。气血亏虚型多因产后或其他原因导致失血，百脉空虚，气血两虚，肾水枯耗，肾火妄动，壮热骤起，诱发本病。方常用益气养血之养血通痹汤加减（黄芪、当归、白芍、桂枝、小通草、细辛、威灵仙、天仙藤、甘草），亦可加牛膝、杜仲补肝肾、强筋骨、祛风湿；仙茅、淫羊藿温肾阳、补肾精、泻相火。脾胃气虚型多因脾胃虚弱，运化功能失调，湿阻中焦导致，方用益气健脾、扶正祛湿之参苓白术散加减以补后天以充养先天，使先天资生有源。亦可加薏苡仁、车前草、苍术、萆薢等药物以增强健脾渗湿之功效。阴虚内热型多因肾精亏虚，外邪侵袭，入里化热导致，方以滋阴清热，解毒化瘀之滋肾清热汤加减（生地黄、山茱萸、山药、牡丹皮、茯苓、泽泻、知母、黄柏、栀子、枸杞子），若低热不退者，酌加地骨皮、青蒿、银柴胡、胡黄连，以清阴分伏热。瘀热痹阻型多因阴虚瘀血阻络导致，方以养阴清热，活血化瘀之活血汤加减（生地黄、当归、白芍、川芎、桃仁、红花、丹参、益母草），可加紫草、牡丹皮凉血活血，威灵仙、乌梢蛇、土茯苓、忍冬藤以蠲痹通络止痛。

三、强调活血化瘀药贯穿治疗始终

旷师认为 SLE 患者无论是在急性发作期还是在慢性缓解期，都存在疼痛、皮疹、出血肿胀、发热、舌质紫暗或瘀斑，脉涩者皆是瘀血阻络导致的，瘀血是其病理关键，病程中乃可因瘀致病，亦可因病致瘀。因此活血化瘀药物应贯穿整个 SLE 治疗过程，并且还要注意活血化瘀药物使用时轻重适度、配伍得宜。偏热者，因热毒迫血妄行，血液离经而为瘀者，加生地黄、牡丹皮、赤芍清泻血分热毒；因真阴暗耗，血液不充，行而缓迟，或热毒之邪煎灼津液，津亏不能载血以行而成瘀者，加生地黄、麦冬、玄参，意取增液汤以增液行舟；因痹证日久而为瘀血者，加桃仁、红花、鸡血藤活血化瘀，通络止痛；瘀热蕴结日久成血癥者，非一般活血药所能胜任，加鳖甲、全蝎、蜈蚣等有情之品，缓消癥块；因郁而为瘀者，加香附子、佛手、郁金、延胡索疏肝解郁，行气活血。

四、典型病例

张某某，女，46 岁。2015 年 8 月 21 日初诊。外院确诊为"系统性红斑狼疮"。已服用 1 个月激素（泼尼松每日 4 粒）。刻诊：颈椎稍觉有僵硬，纳可，寐差，梦多，二便调。月经量少。舌淡紫，苔白腻，脉细涩。希望服用中药调理。检查资料：ANA（1：320）均质型阳性。中医诊断：蝶疮流注。西医诊断：系统性红斑狼疮。处方以养血通痹汤加减：黄芪、玄参、葛根、白芍各 15 g，桂枝、小通草、甘草各 5 g，当归、细辛、威灵仙、天仙藤、姜黄、桑枝、忍冬藤、灵芝、伸筋草各 10 g，酸枣仁 30 g。14 剂，水煎服。复诊：2015 年 11 月 27 日。病史同上，病情稳定。但有四肢关节疼痛，手足关节僵硬，麻木，夜半尤甚，纳可，二便调。行经时关节疼痛明显，月经量少，偶有行经腹痛。现每日服用泼尼松 1 粒，羟氯喹 2 粒。舌稍暗，苔白，脉细涩。检查资料：C_3，C_4 均偏低。处方：独步汤加减，黄芪、白芍各 15 g，当归、川芎、独活、桑寄生、牛膝、杜仲、秦艽、桃仁、红花、僵蚕、天麻、络石藤、威灵仙各 10 g，黄连 3 g，桂枝、甘草各 5 g。14 剂，水煎服。服药后诸症明显缓解。

五、体会

系统性红斑狼疮是一种弥漫性结缔组织病，其主要临床特征是多系统受累和血清中出现以抗核抗体为代表的多种自身抗体。SLE 的发病机制至今未明，西医治疗主要依靠激素、免疫抑制剂，但其毒副作用也不容忽视。中医药治疗红斑狼疮具有较为明显的优势，发挥中医药扶正固本、改善体质、调节机体免疫功能的优势，同时逐渐减停糖皮质激素，以避免长期服用糖皮质激素带来的毒副作用和合并症，降低疾病复发的概率。旷师经验方滋肾清热汤是由《医方考》中的知柏地黄丸加减化裁而成。现代药理研究证明，知柏地黄丸具有增强免疫、抗氧化、抗疲劳、调节神经内分泌、抗肿瘤等药理作用。加之栀子可以解热消炎、抑制细胞免疫，枸杞子可以增强机体免疫力、退热、提高造血功能。根据 SLE 的病因病机，临床阴虚内热用滋肾清热汤加减，临证再进行加减，疗效佳。

9　治疗产后风湿病经验

产后风湿病是指妇女在产褥期或产后（流产后、小产后）百日内以关节周围软组织酸痛不适为主要表现的一种临床常见风湿病，可同时伴有明显的情志变化（如失眠、焦虑、敏感、易激动等）。对产后女性的身体健康影响很大，未及时治疗或不规范治疗者，病情常迁延日久，影响患者的生活质量。其发病原因目前尚不清楚，多与潮湿寒冷多风的外界环境变化有关，本病的发生与生理性缺钙、产褥期生理变化、抵抗力降低及感染等因素也有一定的相关性。本病属于中医学"产后痹"范畴，在中医古籍中古人又称其为"产后身痛""产后关节痛""产后痛风""产后中风""产后筋脉拘急""产后鸡爪风"等。旷师治疗产后风湿病经验独特：

一、病机责之"正虚""邪侵""血瘀"

旷师认为产后风湿病多见于产褥期或产后的女性，多由于先天禀赋不足、机体虚弱、劳倦内伤、气血不足、筋脉失养；或风寒湿之邪因虚乘之；或痰浊内生，蕴郁化热；或瘀血阻滞经络；或久病体虚，复感外邪，内外相引，病邪深入脏腑，虚者更虚。《妇科玉尺》曰："产后真元大损，气血空虚。"妊娠期大量的气血孕育胎儿，易致孕妇气血不足；产时及产后失血耗气，加重血不足；更加重气血亏虚及脏腑功能损伤，导致产褥期"百节空虚"，肌肤筋脉、关节骨骼、脏腑经络等失于濡养发病，即"不荣则痛"。《产育宝庆集·卷上》曰："产后遍身痛者何？答曰：产后百节开张，血脉流散，气弱则经络间血多留滞，累日不散则筋脉引急，骨节不利，故腰背不能转侧，手脚不能动摇，身头痛也。"因此，产后身痛固然以气血亏损为其主要原因，但"产后多瘀"亦不少见。《诸病源候论》曰："……产则劳伤肾气，损伤胞络，虚未平复，而风冷客之。"指出了产后气血亏虚、虚损未复之时，如若防护调养不慎，风寒湿邪外侵易引发本病。因此，气血亏虚、肝肾亏虚、瘀血阻滞为本病的内因，风寒湿邪外袭是本病的外因。"虚""邪""瘀"三者之间既互相联系，又互为因果。病理性质以虚为本，同时兼有风寒湿瘀阻肌肤筋脉之实，故"不荣则痛""不通则痛"为其发病机制。

二、治宜益气养血，补益肝肾，散寒除湿，通络止痛

基于旷师对本病病因病机的认识，她在临床治疗中强调，要本着"勿拘于产后，勿忘于产后"的原则，益气养血是关键，兼顾补益肝肾，散寒除湿，遵循补益勿过滋腻，风药勿过辛散，祛湿勿过刚燥等，治宜益气养血，补益肝肾，散寒除湿，通络止痛。方选旷师自拟经验方产后痹方（黄芪、当归、白芍、川芎、白术、茯苓、秦艽、防风、桂枝、羌活、桑枝、甘草），该方由黄芪桂枝五物汤加减化裁而来，方中重用黄芪，补中益气、益卫固表、升举清阳，能走肌表输布津液，得桂枝则固表而不留邪。桂枝与黄芪相互配合，可向外祛散邪气而不损害卫表之正气，补中有通，进一步增强其通脉温阳之力。白芍养血和营，柔肝敛阴，是治风先治血，血行风自灭之意，与桂枝相配，和营通痹，调和营卫而和表里。黄芪配伍当归有当归补血汤之意大补气血。川芎、秦艽、防风、羌活、桑枝祛风除湿止痹痛，白术、茯苓健脾渗湿。临证加减：偏于瘀者，可加红花、鸡血藤以增加活血行瘀，宣络止痛之效；湿重者，加薏苡仁、苍术；风盛者，加僵蚕、白花蛇舌草；寒重者，加制川乌、麻黄。

三、典型病例

肖某某，女，29岁。2012年3月19日初诊。产后腰背疼痛7个月。刻诊：腰背酸胀痛，疼痛不甚，夜间转侧痛甚，双小腿冷麻感，足跟冷痛，夜间发热，盗汗，白天劳即发热汗出，神疲，头晕，身体沉重乏力，纳可，夜间多梦，小便可，大便次多，舌淡胖，有齿痕，苔白腻，脉细涩。既往体健。中医诊断：产后痹，血虚寒痹。西医诊断：产后风湿病。处方以养血通痹汤加减：黄芪、白芍各15 g，桂枝、小通草、甘草各5 g，当归、细辛、威灵仙、天仙藤、牛膝、安痛藤、知母、杜仲、苍术、淫

羊藿、西洋参各 10 g，雪莲花 3 g，浮小麦 30 g。7 剂，水煎服。复诊：3 月 26 日。患者阻绝精神状态好转，腰背酸胀减轻，仍有双膝关节以下酸麻胀痛，足跟发冷，身体稍感沉重，动则发热汗出，如冒状，夜间发热出汗，纳可，舌淡胖，有齿痕，苔白，脉细涩。处方：养血通痹汤加减：黄芪、白芍各 15 g，桂枝、小通草、甘草各 5 g，细辛、威灵仙、当归、天仙藤、柴胡、黄芩、牛膝、杜仲、乳香、没药、安痛藤各 10 g。14 剂，水煎服。服药后诸症悉平，随访半年，未见复发。

四、体会

产后风湿病是一种以产褥期或产后关节周围软组织酸痛不适为主要表现的临床常见风湿病，而实验室检查多无异常。现代医学对本病的研究报道也不多。西医应用非甾体消炎药治疗效果不理想，使医师感到困惑。常常是患者很痛苦，医师也很无奈。而中医药治疗该病在临床疗效和安全性上都具有明显的优势。旷师根据本病的病因病机，辨证施治，临床注重黄芪、当归以益气养血，桂枝、细辛温经散寒，配伍祛风散寒除湿之品，以标本同治，扶正祛邪。对于产后的调摄要注意以下几点：①生活起居，注意保暖；室内通风，又不能让风直吹产妇，切忌汗出当风；注意头部和足部的保暖，不能接触冷水。②饮食调养，多吃容易消化且富含高营养的食物，禁食寒凉、辛辣、油腻食物。③在室内适当运动，多晒晒太阳，呼吸新鲜空气。④心情舒畅，避免产后焦虑、烦躁、抑郁等。

第三篇　探典篇

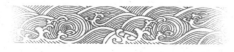

1 试析《内经》论治原则

《内经》一书，于方剂虽不可多见，而治疗之原则业已臻于完备矣。数千年来，虽年复代移，名家辈出，医书累万，而基本治则仍遵从《内经》之规矩。笔者于研读之际，认为《内经》已为千古临床指出了 12 条论治的基本原则，为医家治法之圭臬。虽不敢谓尽发《内经》治则之奥，亦可呈一管见于医界贤明。

一、慎摄养

《内经》告诫人们必须慎于摄生养体，以预防疾病，延长寿数，并且也将其作为治未病的原则贯穿于论治之中。因此，慎摄养既是防病之道，又是治未病之法。如《上古天真论》曰："上古圣人之教下也，皆谓之虚邪贼风，避之有时，恬淡虚无，真气从之，精神内守，病安从来？"所谓"圣人之教下"，实则云医家临证处病，必须告诉患者摄养防病之道，具体说明了"圣人"治未病之法。《四气调神》之春夏养阳，秋冬养阴。必须循四时阴阳之序，"逆之则灾害至，从之则疴疾不起"。甚至"从阴阳则生，逆之则死"。并皆指出慎于摄养即是治未病之法，突出了"圣人不治已病治未病"的观点。《内经》于全书开首数篇即着重论述了摄养防病的问题，说明《内经》论治，首重防范于未然，杜病于未病之先，以治未病为治疗之最重要的原则。其谓"圣人""上工"方能达此境地，可见其对摄养防病之重视程度。

二、察阴阳

《素问·阴阳应象大论》在论"阴阳者，天地之道……神明之府也"之后，紧接即曰："治病必求于本。"所求之"本"，即阴阳也。《素问·至真要大论》曰："谨察阴阳所在而调之，以平为期。"故察阴阳以施治，就是治病求本的具体化。人体生命活动的平衡协调，在于阴阳的互根互用，如《素问·生气通天论》曰："凡阴阳之要，阳密乃固，两者不和，若春无秋，若冬无夏。因而和之，是谓圣度。""阴平阳秘，精神乃治。"阴阳之"和"、之"平"，就是健康的体现。人体疾病的变化，也主要是阴阳的偏盛偏衰，阴胜则阳病，阳胜则阴病，阴阳病变是疾病变化的总纲，治疗之求本，就在于"审其阴阳，以别柔刚，阳病治阴，阴病治阳"（《素问·阴阳应象大论》），调其气，其使平也。察阴阳所在，即审察阴阳的偏盛偏衰，以确定调治阴阳，使其协调。因而，它指出论治的目的，应以调整整体阴阳为纲，提出了论治的基本原则。

三、知标本

《素问·标本病传论》曰："知标本者，万举万当，不知标本，是谓妄行。"故分清标本是论治需掌握的原则之一。如何分标本？常以疾病的先后主次分，先病者为本，继病者为标。分标本论治，谓"先病而后逆者治其本，先逆而后病者治其本，先寒而后生病者治其本……"为从本治之例。"先热而后生中满者治其标""先病而后生中满者治其标""大小不利治其标，大小利治其本"，为先从标治之例。治分标本。其从标还是从本，《内经》则视病情的缓急而定，标急治标，标缓治本。但"病发而有余，本而标之，先治其本，后治其标，病发而不足，标而本之，先治其标，后治其本?"则是以邪正论标本，正为本，邪为标。正虚邪客，为本虚而致标之病，故先扶正以治本；邪盛而致病，为标盛郁遏正气，故先治其标。而《素问·至真要大论》中六气标本，所以不同之"标本"，则是运气学说中论发病的从标从本，临床实用价值不大，后世所遵循的主要是以先后、主次分标本法。分标本论治，它能指导人们在复杂的病变中，找出主次从属的关系，化繁为简，执简驭繁，从而，有条不紊地制定先后缓急的不同治疗措施。因此，为临床辨病提供了方法，指出了论治的方向。

四、守病机

《素问·至真要大论》曰："谨守病机，各司其属。"谨守病机，是强调论治时必须详细了解病变的规律和疾病的本质，以指导"对症下药"。察病机变化，能够认识疾病发展的基本规律。说"诸风掉眩，皆属于肝"，肝属木而主风，风性善动，故肝病多见痉挛瘛疭、震颤眩晕等风候，实际上是肝阴虚损，血不足以濡润所致。"诸湿肿满，皆属于脾"，脾为太阴湿土，主运化水湿，脾失健运，便至水湿停蓄不化，为肿为满。由此，可见肝脾病变的一般规律。谓"诸热瞀瘛""诸禁鼓栗，如丧神守""诸逆冲上""诸躁狂越""诸病胕肿，痛酸惊骇"，皆属于火，则提示如此诸证，其病变的本质是火，治疗也就需要根据火的特性从火论治。因此，谨守病机，重视对病机的研究，就能根据疾病变化之一般规律，找出并抓住疾病的本质，虽于纷乱复杂的病证中，亦不至茫无头绪，无所适从，而能循一定之方向，遵一定之法则正确施治。

五、别病性

疾病过程中，由于病情有阴阳、邪正、偏盛偏衰之别，因而疾病表现出寒热虚实不同之病性。如《素问·通评虚实论》之曰"邪气盛则实，精气夺则虚"，《素问·阴阳应象大论》之曰"阳盛则热，阴盛则寒"，《素问·调经论》之曰"阳虚则外寒，阴虚则内热"，皆指出分辨病性寒热虚实的问题。寒与热，虚与实，病性迥别，欲分而别之，在于须因其不同性质分别施治。"寒者热之，热者寒之，虚则补之，实则泻之"（《素问·至真要大论》），便不容少有墨误。但疾病的变化往往是复杂的，有时甚至会出现假象，故别其病性还需要辨其真假。《素问·阴阳应象大论》曰："重寒则热，重热则寒。"张景岳即曰：阴盛则格阳，阳盛则格阴，故有真寒假热、真热假寒之辨。此若错认，则死生反掌。因寒热有真假，故治法因之亦有逆从正反，"寒因寒用，热因热用"（《素问·至真要大论》），就是别病性之真假而立之反治法。《素问·五常政大论》之"无盛盛，无虚虚，而遗人夭殃"，又是强调于虚实真假难别时，慎不可因假虚而补之，盛其已盛，因假实而泻之，虚具已虚，"虚而泻之，是谓重虚，重虚病益甚"（《灵枢经·终始》）。故辨别病性是论治能否切中病情的关键。

六、辨病位

《灵枢经·卫气》曰："能别阴阳十二经者，知病之所生，候虚实之所在者，能得病之高下。"所生、所在，即病之部位也。《素问·至真要大论》又曰："调气之方，必别阴阳，定其中外，各守其乡，内者内治，外者外治。"乡，亦病之部位也。临病之际，必须确审病位之所在，定其中外，才能因病位所在不同，而分别处以内治、外治之法。如病位在五脏，病机十九条中言诸风掉眩属肝，诸湿肿满属脾，诸气膹郁属肺等，就是指其病位在脏，治法便须从脏。五脏之性不同，生病有肝苦急、心苦缓、脾苦湿、肺苦气上逆、肾苦燥，故表现为挛急抽掣的病变，则病位在肝，表现为喘满气急的气逆病变，其病位便在肺，治法便因病位所在之五脏特性不同，就有甘缓、酸收、苦燥、苦泄、辛润之区别。而在表者汗之，在里者下之，高者抑之，下者举之，无不说明确立治法之先，必须辨别病位之所在。故《内经》提出了因病位不同，治法各异的治疗原则。

七、明岁气

《素问·五常政大论》曰论治"必先岁气，无伐天和"，指出需因岁气不同而变通治法的原则。《内经》用运气理论说明了各年之间在气候上的差异。运气学说比较复杂，亦无须在此一一分述，其基本精神是将风火湿燥寒配合三阴三阳，结合年岁的甲子说明每年的气候有不同，如太阴司天之年则多湿，阳明司天之年偏燥，厥阴司天之年多风等，其间又有太过、不及、平气、胜气、复气等因素的影响，由各年风、火、湿、燥、寒偏盛偏衰之异，因而形成岁气之不同。推算虽然复杂，但无非说明，每年尽管有相同的冬夏寒暑的交替，而各年之间仍然有多湿多风、偏寒偏燥的差别。治疗"必先岁气"。在于了解在具有差别的各年气候中，各种疾病的易感性不同，各种气候条件下用药不同，因而需要根据岁气不同灵活运用治法。如"太阴司天，湿淫所胜"，则指两湿过多之年，湿病必发之较多，或病多兼湿，故治宜重视燥湿、利湿之法，常须"平以苦热，佐以酸辛，以苦燥之，以淡泻之"（《素问·至真要大论》），才能切中病情。运气的推算虽不可拘泥，而根据每年气候差别调整治法，却是历代医家在辨证论治中十分重视的问题。

八、适气宜

《素问·六元正纪大论》曰："无失夫信，无逆气宜，无翼其胜，无赞其复，是谓至治。"谓因时序更迭而改变治法，不犯时气，才是上乘治疗手法。《素问·至真要大论》强调"审察病机，无失气宜"，要求"治病者，必明六化分治"。六化分治，指风、火、暑、湿、燥、寒所主的不同气候，根据六气的不同主时，分别采取相应的治疗措施，即是"谨候气宜"的原则。六气分主时气，故一年有春夏秋冬之更迭，气候有风热湿燥寒之变异，无失气宜，指不违犯主时之气，根据每一气的变化变换治法。《素问·六元正纪大论》曰："热无犯热，寒无犯寒，从者和，逆者病，不可不敬畏而远之，所谓时与六气也。"即指四时六气，当适其宜而治之，不可犯，犯则为逆。又曰："司气以热，用热无犯，司气以寒，用寒无犯，司气以凉，用凉无犯，司气以温，用温无犯。"谓时气为寒或热时，不宜用寒或热之剂以同主时之气的寒热，并称"是谓四畏，必谨察之"。谓之四畏，则是对适气宜原则的强调。但也有例外，如"发表不远热，攻里不远寒"，说明审气宜又不可固执，病情所需，则不必拘泥主气不可犯。但作为一般原则，它又是不能违反的，不审气宜，"不发不攻而犯寒犯热"，则"寒热内贼，其病益甚"，无者生之，有者甚之。明岁气、适气宜的原则即是后世因时制宜的渊源。

九、分地域

地有南北之分，气有高下之异，《素问·六元正纪大论》因曰："至高之地，冬气常在，至下之地，春气常在。"《素问·五常政大论》亦曰："地有高下，气有温凉，高者气寒，下者气热。"因地理上的差异，产生气候上的区别，人的气质受这种地理气候的影响而不同。故《素问·五常政大论》又曰："高者其气寿，下者其气夭。""崇高则阴气治之，污下则阳气治之。"地理之差、气候之异、气质之别。如《素问·异法方宜论》曰："医之治病也，病而治各不同。"是"地势使然也"。故东方之地，"其民食鱼而嗜咸""其病皆为痈疡，其治宜砭石"。西方之地，"其民华食而脂肥，故邪不能伤其形体，其病生于内，其治宜毒药"。《素问·五常政大论》又曰治疗时"西北之气，散而寒之，东南之气，收而温之，所谓同病异治也"。分别从不同地域，人的气质不同和气候不同强调分地域论治的观点，形成组方立法的因地制宜原则。

十、审体质

《内经》"正气存内，邪不可干""邪之所凑，其气必虚"的发病学观点，首先就强调，人体正气虚与未虚的体质因素，是发病的先决条件。体质不同，对病邪的易感性便有区别，《灵枢经·五变》曰："肉不坚，腠理疏松则善病风""五脏柔弱者善病消瘅。"《灵枢经·本藏》曰："五脏皆坚者无病，五脏皆脆者不离于病。"《灵枢经·五变》归结为"因形而生病"，肉不坚，五脏柔弱是体质不同之"形"，因而发为风证、消瘅不同之病，由于体质不同，生病各异，故治疗也应区别对待。如《素问·五常政大论》曰："能毒者以厚药，不胜毒者以薄药。"耐毒与不胜毒是体质之强弱，厚药与薄药则是治疗之峻缓。《灵枢经·通天》将人分为阴阳五态的不同群类。《灵枢经·阴阳二十五人》又分为 25 种类型，以说明阴阳气血盛衰不同的体质，并皆指出不同类型的人，治疗方法亦有区别，因此，审不同物质，予不同治法，又仅仅着眼于病，更重要的是注重于人的体质。《内经》这种因人制宜的原则，成为中医辨证论治之精髓而代相沿习。

十一、识脏气

对脏气特性的认识，是确定各脏用药的依据。《内经》已经提出因脏气不同而治疗用药各别的原则。《素问·灵兰秘典论》《素问·六节藏象论》诸篇详细讨论了五脏功能，为治法的确立打下了基础。《素问·藏气法时》则更明确地根据五脏之气的所苦、所欲、所宜，提出了治疗法则。如肝气欲条达升散而恶抑郁，故肝之气欲散，治则宜以辛味散之；肺之气欲收，宜以酸味之药收之。肝肺之气不同，所欲不同，故用药有别。肝苦急，肺则苦气之上逆，同为"所苦"，苦之不同，故治肝则"以甘缓之"，治肺则"以苦泻之"。肝之色青，宜食甘，而肺之色白，则宜食苦，故《内经》对脏气的辨识，为临床用药指明了方向。

十二、详药性

药有寒热温凉之性，酸苦甘辛咸之味，有毒无毒，力缓力峻，《内经》认为，察药之性是论治的基础。其寒可胜热，热可祛寒，为治寒治热之准则。五味之用，则因五味性能不同而有别，此五者"各有所利，或散或收，或缓或急，或坚或软，四时五脏，病随五味所宜也"（《素问·藏气法时》)，故五味因其辛能散、酸能收、甘能缓、苦能坚、咸能软的不同功用，入五脏便有"酸先入肝，苦先入心，甘先入脾，辛先入肺，咸先入肾"（《素问·至真要大论》）的特点，在确立某脏的治法时，即可作为制方的依据。但五味过食，又能损伤脏气，如《素问·宣明五气篇》曰"辛走气，气病无多食辛；咸走血，血病无多食咸"等，走，即损伤之谓。治疗之际，用药又宜有所忌了。药之有毒无毒，《内经》亦指出了运用规矩。《素问·藏气法时》曰："毒药攻邪，五谷为养，五果为助……"《素问·五常政大论》曰："大毒治病，十去其六，常毒治病，十去其七，小毒治病，十去其八，无毒治病，十去其九""勿使过之，伤其正也。"因此，《内经》虽用药不多，但对临床论治的用药原则，则确立了基本规范，成历代医家必依之法。

诚然，后世医家对这些原则已娴熟于心，灵应于手，不以其为奇了。然而，《内经》中能如此全面地论述这些论治原则，尽管现在视之已极平常，而作为《内经》的理论，它反映了两千年前医学典籍的杰出成就。故作如上条析，以为学习《内经》之一得耳。

2 《伤寒论》太阳病病机分析

《伤寒论》六经中，太阳主表，职司卫外，为六经之藩篱。一旦外邪侵入人体，太阳首当其冲，卫外功能失于固密，邪正交争于表位，即发为伤寒或中风，这就是太阳病经证的主要病机。太阳中风之自汗出，脉浮缓；太阳伤寒之无汗，脉浮紧，都是卫阳不足、太阳失司的表现。但历代医家对此认识多有欠当之处，或说太阳病经证病机为风伤卫，寒伤营；或说为寒伤卫，风伤营；或言风寒两伤营卫；或谓不在所伤之风寒，而在机体之强弱等等。笔者认为均不能正确反映太阳病病机。

一、营阴守于内　卫阳护于外

营卫生于水谷，营为水谷之精气，卫为水谷之悍气，营行脉中，卫行脉外，有表里之分，阴阳之异，这些概念，在《内经》中都很明确。但在《伤寒论》的许多注释中，与《内经》不一致。如《伤寒论讲义》在病理机制一节曰："太阳主表，统一身之营卫"，将营卫都归属于太阳所统摄。

由水谷化生的精微分营气和卫气两类，营在脉中，卫在脉外，营属阴，卫属阳，阴主内，阳主外，营阴守于内，卫阳卫于外，两者具有相辅相成的密切关系。所谓"阴者，藏精而起亟也，阳者，卫外而为固也""阴在内，阳之守也，阳在外，阴之使也"（《素问·生气通天论》）。因此，营与卫是一种阴阳、内外、表里之间的关系，尽管运行营气的脉上下、表里无所不至，但它在任何地方都伴随着脉外卫气的防卫，并不是直接处在没有卫气护卫的位置上。《伤寒论》虽指出了太阳主表，但并没有统司一身营卫的意思，说太阳统一身之营卫，这显然是后人的误解。这里主要是混淆了卫外功能和体有部位的概念，实际上，即便是体表络脉，也有一个卫气的保护层次。因此，不能把太阳主表的功能结构与人身的体表部位等同起来。

说太阳统司营卫，也因为《伤寒论》第53条和第54条谈到了营卫问题。但这两条所说营卫，是从营卫相互依存、相互为用的角度而言。自汗出为卫气不和，病变重心在卫而不是营。调和营卫，是从治疗卫气入手，使营卫和谐，卫外功能固密，并不是说营也是表。至于第97条所言"营弱卫强"，营弱，则卫气不可能强，言强，则是从"邪气盛"的角度说表邪实。因此，病变也是在卫而不是在营。

营、卫之间，营阴而卫阳，营里而卫表，在病理过程中容易相互影响，但并不能认为都是太阳所统司，太阳只统摄卫气，不主司营气，即使太阳有营阴外泄作汗时，也不能就认为太阳司营，即如太阳病出现鼻衄、咳嗽、呕吐等证时，并不能认为太阳也统摄血液、肺脏、胃肠，是一样的道理。

二、太阳病是卫气受损

张仲景著《伤寒杂病论》，是自成一家之言，但其学术理论的渊源则来自《内经》，所论卫气的功能当然也本于《内经》。

《内经》中卫气的基本含义是指固护体表的卫外功能，如"卫气者，所以温分肉、充皮肤、肥腠理、司开合者也"（《灵枢经·本脏篇》），"卫行脉外"（《灵枢经·营卫生会篇》），"阳者，卫外面为固也"（《素问·生气通天论》）。卫气运行于脉道之外，充盛体表，调节皮腠，抗御外邪。因而"卫气和，则分肉解利，皮肤调柔，腠理致密矣"（《灵枢经·本脏篇》）。对外界环境的适应中，主要是卫气"司开合"的机能。如天暑汗出，毛孔开以泄汗排热；天寒腠理闭密，毛孔闭合以保持体温。

在病理过程中，汗出是卫气调节功能的表现。伤寒或中风均为外邪所中，无论是风是寒，不可能越过卫气的防御面先损伤营气，或风、或寒伤营的太阳病病机都是片面的。

再从伤寒、中风的两个主方看，也应当认为是用于调整卫气开与合的功能。中风有汗，是卫气"合"的功能受损，桂枝汤用桂枝辛温助卫表之阳，芍药酸收，与桂枝配伍，是加强卫气"合"的作用，卫气开合正常，汗不妄泄，起到了保护营阴的作用。伤寒无汗，是卫气"开"的功能受损，亦用桂枝辛温以助卫阳，但不用芍药酸收，而用麻黄的宣发以恢复卫气"开"的功能。两方都是围绕着卫阳的"开""合"来施治的，目的就是恢复卫气的调节功能。因而，太阳病就是卫气受损的病证，外邪入侵首损伤的就不应当是营。

三、卫气不足　外邪所中　开合失司

《伤寒论》中，关于伤寒与中风、表实与表虚、伤营与伤卫的主要区别点在于有汗与无汗，弄清太阳病汗出与不汗出的原因，掌握太阳病的发病特点，也将有助于澄清伤营伤卫的问题。

《内经》曰："邪之所凑，其气必虚。"（《素问·评热病论》）邪气侵入人体，只有当卫气不足以抵御外邪侵袭时，才会产生疾病。寒伤于人，因其性收引，故容易促使卫气"合"的功能亢进，汗不得泄，出现无汗的证候；风伤于人，由于其性开泄，故与寒相反，造成病理上的只开不合，汗液外泄，出现有汗的证候。因而无论是风是寒，影响的是开是合，都是损伤卫气。从外邪的直接作用看，引起太阳病发病并没有损伤到营或其他。至于汗泄而影响营阴，郁遏阳气影响脾胃机能的升降等，是伤卫气后对其他系统功能的损伤，不是太阳病发病的必然证候。

风伤卫，开而不合；寒伤卫，合而不开。涉及关于病因性质的区分，及对病因与证候关系的认识。因而，联系到理、法、方、药一整套理论体系而言，将引起太阳病的外邪按风、寒来分

类，不仅是为中医学理论体系服务（如六淫病因理论），也是为了更好地指导临床的选方用药。如针对风邪之性开泄，须用芍药类的酸收；针对寒邪之性收引，便需麻黄类的宣发了。

根据《内经》"正气存内，邪不可干"关于发病的认识以及"邪之所凑，其气必虚""百病之始生也，必先中于皮毛"的论点，太阳病的发生，其基本病机应该是：卫气不足，为外邪所中，开合失司，因而形成伤寒或中风。

说风伤卫、寒伤营，或寒伤卫、风伤营皆忽略了营卫的层次，有悖于营卫理论。言风寒本为一气，形成汗出与否主要是体制问题，则又忽略了中医学理论中关于病因的认识，因为风、寒各为六淫之一，六淫性质不同，用药就须有别，张仲景分出风、寒，即告诉人们不得混淆六淫的概念，指导医者根据不同的病因和不同的症状，作出不同的治疗方法。

3　运用《金匮要略》理论指导风湿类疾病临证心得

风湿类疾病简称风湿病，是以累及骨、关节及其周围组织如肌肉、肌腱、滑膜、韧带、神经等部位，以疼痛为主要表现的一类疾病，属于中医学"痹证"范畴。杂病学典范《金匮要略》首先提出了"风湿病"的病名，而有关风湿病的论述见于湿病、血痹、历节病、虚劳病、肾着、痰饮病等篇中，其理、法、方、药对后世影响很大，一直有效地指导着临床，本人运用其理论指导风湿类疾病临床辨证论治得益颇多。兹将体会整理探讨于下。

一、初发期——注重温散宣通以驱其邪

案例：李某，女，56岁。2007年冬天就诊。周身关节疼痛反复发作 5 年余。加重 10 日。

5 年多来，周身关节疼痛反复发作，曾多次到医院做风湿全套等项检查，均未见明显异常，不能诊断为"类风湿关节炎"，故未引起重视。近年来疼痛逐渐加重，经常关节、肌肉酸痛，夜中辗转不能安卧。近旬来，因气候寒冷，天寒地冻，寒气袭人，加之家中来客，冷水洗菜且劳累过度，病情突然加重。自觉周身关节、肌肉疼痛沉重，痛彻骨中，夜中辗转难卧；关节冷痛，犹如冰块，手足厥冷，活动屈伸不利，时伴恶寒咳嗽，甚则寒战，周身无汗。不仅如此，自觉肚脐周围潮湿，发冷，头盖骨冷痛，遇风寒尤其，抽掣样疼痛。就诊时身穿 4 件毛衣 2 件鸭绒棉袄（1 长 1 短），戴着大棉帽，口罩，皮手套，只剩下 2 只眼睛在外。舌苔白，脉浮紧。诊断：风湿性关节炎。中医辨证：寒湿痹证。治疗：乌头汤加味：黄芪 30 g，白芍 15 g，制乌头 6 g，麻黄、炙甘草、桂枝、杏仁、白术、附子、干姜、羌活、独活各 10 g。7 剂，每日 1 剂，水煎好后加白蜜 1 勺。服药 1 剂后，打电话来告知：周身微汗出，自觉全身轻松一些，疼痛稍减；服药 1 周后来复诊，天气依然寒冷，但外面的鸭绒大衣已未穿，口罩已脱下，从外表看，精神已好很多。告知：恶寒寒战已止，咳嗽已平，周身骨关节冷痛、肌肉冷痛、头部冷痛均明显减轻，全身已较前轻松许多。但骨关节冷痛仍存，肚脐周围仍潮湿，且自觉头晕，笔者突然想起甘草附子汤方后有曰："三服都尽，其人如冒状（头眩），勿怪，即时术、附并走皮中，逐水气，未得除故尔。"于是击鼓再进，上方加薏苡仁 30 g 继服 7 剂。头晕好转，关节冷痛明显减轻，手足已转温。后用独活寄生汤加减 30 余剂调治而痊愈。

按：风湿病初期或急性发作期，常因感受风寒湿邪，困郁肌表，阳气被郁，痹而不通，出现关节疼痛，伴有恶寒发热、无汗或汗出不畅。此时只有通过开腠发汗，宣散肌表之风寒湿邪，使阳郁得通，气血畅行，痹痛方止。开腠发汗，首推麻黄。《金匮要略》用麻黄加术汤、麻杏薏甘汤均以麻黄为主。"寒胜则痛"，若患者表现出关节剧痛，畏寒喜温等寒凝之象，又当温经散寒，外除寒湿，内振阳气，方能使气血周流，疼痛乃止。温经散寒，首推乌头、附子，大辛大热，气性雄烈，逐寒止痛之力最强。《金匮要略》乌头汤、桂枝芍药知母汤、桂枝附子汤、白术附子汤、甘草附子汤均取乌头、附子等药温散寒湿之功而止痛。

本案用乌头汤加味治疗，全方发汗散寒，温经祛湿止痛。方中乌头大辛大热，驱寒逐湿止痛为君药，现代药理证明：乌头、附子所含乌头碱具有很强的抗炎镇痛作用；麻黄辛温，通阳行痹为臣药；芍药、甘草、白蜜酸甘养阴，缓急止痛，又能降低乌头峻猛之性。（因乌头剂量不大，未按原书用白蜜煎煮乌头，而是在煎好的药汁中加兑白蜜，既制乌头毒性且能和胃。笔者平时凡用乌头每剂超过 6 g 均嘱咐患者兑入白蜜和匀而服，治疗风湿、类风湿关节炎上万例，从未见中毒现象。）黄芪益气固表，且防麻黄发散过度，共为使佐药。加入桂枝、杏仁、白术即麻黄加术汤发汗散寒祛湿，取麻黄配白术虽发汗而不致过汗，并可行表里之湿。加附子一味方中即有桂枝附子汤、白术附子汤、甘草附子汤之意，既能温经散寒，又能助阳除湿；加干姜是因患者脐周湿冷，"脐乃神阙"，位于中焦，取肾着病"腹重如带五千钱"用干姜苓术汤温中散寒祛湿之意；加羌活、独活意在加强祛湿力量（因患者身重甚乃湿重之故）；力尚不及，药后出现头晕（如冒状）之症，故二诊时加薏苡仁取麻杏薏甘汤之意以加强除湿力量，果然头晕及关节冷痛，头盖骨冷痛等症能较快好转，患者十分感激。

上方实际上集乌头汤、麻黄加术汤、麻黄加术汤、麻杏薏甘汤、三附子汤于一炉。张仲景制方严谨而且精炼，几味药的调整，使全方有发有收，有刚有柔，温散宣通，达邪外出，风湿初起表寒疼痛证，用之取效很快。上述诸方是治疗风湿、类风湿关节炎、风湿性多肌痛以及头痛、肩周炎、颈椎病、腰椎病、三叉神经痛、坐骨神经痛等属于寒性疼痛者有效良方。

二、缓解期——注重温补脾肾以扶其正

案例：王某，男，65 岁。就诊时间：2009 年 10 月 23 日。因腰部、双膝关节疼痛反复发作 8 年余，加重并下蹲困难半年余前来就诊。平时多因劳累如步行过久、爬楼、登山则见关节内作响且疼痛加重，气候变化时疼痛亦加重，腰膝冷痛，酸痛无力，行走时经常"打跪"（双膝发软跪下），伴全身乏力，活动后气短，动则汗出，纳可，二便尚调。舌稍胖边有齿痕苔白，脉细涩。腰椎 CT：L3/L4、L5/L6 椎间盘突出。X 线摄片：双膝髌骨软化，胫骨平台及髁间骨质增生；膝关节周围韧带钙化；关节间隙变窄，关节变形，右膝为甚。实验室检查：风湿全套等均无异常。西医诊断：①腰椎间盘突出。②膝骨性关节炎。中医诊断：腰痹；骨痹（肝肾不足，筋骨失养）。治则：滋补肝肾，强筋壮骨。方药：黄芪 30 g，党参、熟地黄、山药各 15 g，山茱萸、枸杞子、桂枝、附片、牛膝、杜仲、寄生、补骨脂、骨碎补、乌梢蛇各 10 g。7 剂。每日 1 剂，水煎，分 2 次服。服药 7 剂后，腰膝疼痛明显减轻，腰部冷痛好转，气短乏力汗出等症亦有缓解，"打跪"现象未再发生。因患者独居，不愿长期煎药，遂在上方基础上加入：蕲蛇、海龙、海马各 10 g。用 10 剂剂量，共研极细末，加白蜜为丸，每次 15 g，每日 3 次。共服 2 个月。患者腰膝冷痛已消失，下蹲已自如，步行、登山、爬楼已未见疼痛发作，病情完全好转。X 线摄片显示：双膝关节退行性变，骨节腔变窄，关节变形，与旧片相比，有所好转。

按：骨关节退行性变是一种常见的慢性骨关节疾患。多发生于中年以后，好发于活动多、负重大的关节。如脊柱颈段、腰段

和膝关节等。中医学认为，本病多因慢性劳损导致筋骨的损害，加之年老体弱肝肾亏虚，气血不足，筋骨失养，并受风寒湿的侵袭而成。《诸病源候论》曰："夫劳伤之人，肾气虚损，而肾主腰腿，其经贯肾络脊，风寒乘虚卒然而腰痛。"《金匮要略》曰："虚劳腰痛，少腹拘急，小便不利者，八味肾气丸主之。"本病治以滋补肝肾，补益气血，温通经络为主，辅以祛风除湿。以《金匮要略》肾气丸加减而成。肾气丸以干地黄为主药，滋阴补肾，益髓填精，干地黄乃补肾之要药，益阴血之上品；山茱萸补肝，敛精气；山药健脾益肾精；附子、桂枝补肾助阳，鼓舞肾气，与地黄相伍则阴得阳生，阳得阴化，阴阳相济，生化无穷；因患者以虚为主，故去掉肾气丸中"三泻"，并加黄芪、党参健脾益气，枸杞子、骨碎补、补骨脂滋补肝肾、强筋壮骨，牛膝、杜仲、寄生既能补益肝肾又可祛风除湿，乌梢蛇驱风通络又能补虚。做丸时加入蕲蛇、海龙、海马补益肝肾，祛风除湿之力更强。全方滋补肝肾，补益气血，温通经络，祛风除湿，标本兼顾，治本为主，疗效甚佳。张仲景虚劳病篇"虚劳腰痛"用肾气丸，"四肢酸痛"用小建中汤，开后世治痹补肾补脾法之先河。尤其补肾法运用较多，符合"少阴脉浮而弱，弱则血不足，浮则为风，风血相搏，即疼痛如掣"肝肾不足之证。本人常用右归丸、金刚八斤丸、青娥丸（杜仲、补骨脂、核桃仁）加乌梢蛇、海龙、海马等治疗后期风湿病，收效颇佳。

三、合并病——注意标本缓急处理得当

案例：王某某，女，50岁，湖南大学教授，博士生导师，湖南省杰出贡献专家，经济学家。2008年5月就诊。

患者患类风湿关节炎已4年余。一直在外院风湿免疫科专家处西医治疗。所有的西药都用过了：甲氨蝶呤（每周4片，已服3年），来氟米特（每日2片维持，已服3年），泼尼松（由每日

8 片至每日 2 片维持已 3 年），还服用了羟氯喹、柳氮磺吡啶，严重时注射依那西普或英夫利西单抗。因病放弃了 3 次出国机会。病情无明显好转。经有关领导介绍来我处治疗。当时见患者不仅周身关节疼痛，双手手指小关节疼痛明显，双手手指近端关节多处呈梭形肿大，晨僵（1 小时以上），关节屈伸不利，颜面浮肿，满月脸，背部肌肉丰厚。且半年来经常咳嗽，晨起咳甚，咳吐稠痰，颜色黄白相兼，卡在咽喉中难以咳出，用西药（已用多种抗生素）治疗一直不愈。近日不慎感寒，畏寒身冷，鼻塞流涕，声重，口渴，口苦，口臭，苔黄腻，脉浮数。RF 832 IU，ESR 86 mm/h 且西药的副作用已经显现。肺部 X 线摄片：双肺肺纹理增粗。

诊断：类风湿关节炎合并间质性肺炎。中医辨证：尪痹合并咳嗽。《金匮要略》曰："病有急当救里救表者，何谓也？师曰：病，医下之，续得下利清谷不止，身疼痛者，急当救里；后身疼痛，清便自调者，急当救表也。"表里同病，当注意标本缓急。本人认为当"急则治其标"，先治间质性肺炎以及感冒。病机：外寒束表，痰热壅肺，肝胆湿热，肺失宣肃。治用：宣肺散寒，清热化痰。麻杏石甘汤合蒿芩清胆汤加味：石膏、滑石各 30 g，青蒿、黄芩、陈皮、法半夏、茯苓、枳实、麻黄、杏仁、竹茹、青黛、甘草各 10 g，川贝母 5 g。7 剂，每日 1 剂，水煎服。服药 1 周后畏寒身冷，鼻塞声重，咳嗽等症均大大改善。二诊时仍稍咳嗽，咳痰，喉中痰阻，咳之不爽，咽喉不利，咳时胸痛，仍口渴口苦口臭，因表证已除，痰热及肝胆湿热仍存，用蒿芩清胆汤合小陷胸汤加川贝母、杏仁。再服 7 剂，半年咳嗽居然痊愈。之后仍四肢关节疼痛，晨僵，关节屈伸不利，双手手指近端关节呈梭形肿大，气候变化及遇寒冷则疼痛加重。用独活寄生汤加重补益肝肾且祛风除湿之品：蕲蛇、海龙、海马、骨碎补、补骨脂等调治 2 个月，病情已完全控制，美国、中国台湾之行均已成行。

风湿类疾病发展过程中，每多并发其他疾病，如类风湿关节炎多合并间质性肺炎、干燥综合征；红斑狼疮多合并胃炎、肾炎；痛风病多合并肾炎等，临证需根据病情，或急则治其标，缓则治其本，或标本同治，标本缓急处理得当，病情方能较快控制。

四、顽痹证——注意配合使用动物、虫类药物

案例：方某，女，66 岁。2010 年 2 月 26 日就诊。因长年从事繁重的农业劳动及家务劳动，且居住条件潮湿，经济条件差等原因，感受寒湿而起病，四肢关节疼痛 20 余年，双手手指近端关节肿痛变形 5 年余，曾经于多家医院诊断为类风湿关节炎，中西医间断治疗，效果不佳。就诊时见：四肢均关节疼痛，每于气候变化阴雨连绵时则疼痛难忍，遇寒冷则加剧，得温稍减，双手手指关节疼痛肿胀尤甚，呈梭形肿大，因畸形严重，活动受限，梳头穿衣等均需他人帮助，疼痛入夜较甚，苔白稍厚，脉沉而无力。处方：黄芪 30 g，白芍、当归各 15 g，通草 5 g，细辛 3 g，制川乌、桂枝、独活、桑寄生、秦艽、牛膝、杜仲、甘草各 10 g（另：全蝎、乌梢蛇、土鳖虫各 10 g，蜈蚣 2 条，共研细末，兑入药液）。患者服药 50 余剂，关节疼痛基本消失，去虫类搜剔之品，加温补肝肾之续断、仙茅、淫羊藿、骨碎补、巴戟天之类，再服 14 剂，除手足关节变形外，一切如常人。

按：临床如类风湿关节炎、强直性脊柱炎、骨性关节炎等疾病，一则病程长、且多长期用西药治疗，肝肾功能多有损害，病至后期，患者多有骨质疏松、肌肉萎缩等，非得用"血肉有情之品"不能恢复；二则风寒湿邪外袭，日久化热，生瘀生痰，风寒湿热瘀交阻，营卫气血受阻不通，故疼痛难忍，一般草木祛风除湿之品均难奏效时，必须用虫类药透骨搜风，方有效验。虫类药

其功专而力捷，远非一般草木之品可比。实践证明，虫类药擅长搜剔络中风寒湿邪，驱寒蠲痹，对于痰瘀痹阻，凝滞不除，迁延日久，深入骨骱的重症类风湿，坚持治疗，每获良效。本例患者病史长，病情复杂，虚实错杂，久治不愈，故用益气养血之当归四逆汤、黄芪桂枝五物汤加祛风除湿之独活、秦艽，并补益肝肾的牛膝、杜仲、桑寄生，温寒止痛之制川乌，及全蝎、蜈蚣、土鳖虫、乌梢蛇等虫类为散兑入汤药，共奏益气养血，补益肝肾，搜风通络之功。方中全蝎走窜之力迅速，搜风开瘀通络，为治疗顽痹要药，蜈蚣用于风湿痹痛有良好的止痛效果，土鳖虫破血逐瘀、接骨续筋、疗伤止痛，乌梢蛇善行而驱风，为治疗诸风顽痹要药。于治疗类风湿之痹痛屡获良效。笔者常用三虎散（全蝎、蜈蚣、土鳖虫等共研末为散，因为煎剂不仅气味难闻，败坏胃口，而且动物蛋白难溶于水，降低了药效），治疗类风湿关节炎活动期、急性坐骨神经痛疗效颇佳。虫类药用之于临床治疗各种急、慢性疾病，其最早之应用始于张仲景之大黄䗪虫丸、鳖甲煎丸等方。清·叶天士曰："散之不解，邪非在表；攻之不驱，邪非着里；补正祛邪，正邪并树无益；故圣人另辟手眼，以搜剔络中混处之邪，藉虫蚁血中搜逐，以攻通邪结。"虫类药性偏辛咸，辛能通络、咸能软坚，因而具有攻坚破积、活血化瘀、熄风定痉、通阳散结等功效。临床运用虫类药治疗各种急危重症和疑难杂症，疗效显著。

　　陈修园曰："金匮所论，无一非起死回生之术。"张仲景对风湿病的论治，体现了中医辨证论治的精华；有关理、法、方、药一直有效地指导着临床。笔者从《金匮要略》中得其要旨，并结合自己多年临床经验，认为风湿病初期或急性发作期，祛邪注重温散治之；缓解期或稳定期注重补益脾肾二脏；合并病则需注意标本缓急处理得当，顽痹证多需配合使用虫类药。

《金匮要略》调理脾胃法之研讨

　　《金匮要略》治疗杂病的最大特点是注意扶助机体正气，而扶正之中，又首重调理脾胃。方法极尽机变，有未病先防、已病防变的预防法，有针对脾胃虚而设的健脾、温中及脾与他脏并调的补益健脾法；有以祛湿、化饮、清热、攻下等攻邪为主以恢复脾胃功能的祛邪理脾法；也有在各种治法中兼用的顾护胃气法；等等。本文拟就上述诸方面对《金匮要略》中调理脾胃法加以研讨。

一、预防法

　　《内经》曰："人之所有者，血与气耳。"（《素问·调理论》）故人体各种生命机能无不是以气血为基础，疾病过程中，气血便是人体正气的本源，因气血又为脾胃所化生，故正气来源于脾胃，脾气旺则正气亦旺，脾气衰则正气即弱，脾胃功能的盛衰与疾病的预防中便极强调脾胃的作用，指出"四季脾旺不受邪"（脏腑经络先后病脉证第一，第一条，简作一·1，以下仿此），认为脾气健旺是人体抗病的基础，只有脾气健旺，外邪才不能侵入人体而为病或他脏有病变不至于传之于脾。对于怎样保持"四季脾旺"，《金匮要略》认为：其一，未病须防损伤。脾主运化水谷，其病多由饮食不当所致，如食之过多，停于胃肠，"谷饪之邪，从口入者，宿食也"（一·13），宿食停滞，导致脾传输无权；五味应当调和，"服食节其生冷苦酸辛甘"（一·2），偏食则伐胃；有毒之物则更易损伤脾胃，故专设"禽兽鱼虫禁忌""果实菜谷禁忌"等篇以警之，故曰："饮食滋味以养于身，食之有妨，反能为害。"（二十四·1）唯食饮调摄，善于"养慎"，"不令形体有衰，病则无由入其腠理"（一·2），反之，食味"不闲调摄，疾诊竞起"（二十四·1），说明食饮的调摄是保持脾旺的重要措施。其二，既病宜防变。既病之后，若失于调理，病邪即可影响及脾胃，《金匮要略》第一篇曰："见肝之病，知肝传脾，当先实脾。"就是已病防变的预防措施，强调在疾病可能会传变的途径中调补脾胃的重要性，并指出肝虚在"补用酸，助用焦苦"之时，须"益以甘味之药以调之"（一·1）。甘味益脾。土旺能御木侮，肝病便能传之于脾。又因脾旺则气血渐充，正气来复，有利于肝病的向愈，一举而兼收两功。后世张从正"养生当论食补"，李东垣"内伤脾胃，百病由生"之论，都是强调疾病的发生发展与脾胃功能的正常与否密切相关，与《金匮要略》中调养脾胃，预防疾病的思想一脉相承。

二、补益健脾法

虚者宜补之，人体最易虚损之脏莫过于脾胃，脾胃一虚，气血失其化源，五脏六腑皆因之而虚，故首当补脾，李东垣辨之最详。但《金匮要略》已体现了在虚证中强调补脾胃的观点，勿论因脾胃虚弱而致生他病，或病后脾胃功能不足为主者，《金匮要略》便以补益脾胃为主。因证型不同，又有建中、温脾与他脏并调等法。

1. 建中 脾居中州，职司运化。若脾气虚弱，气血化源不足，便会变生各种证候，如虚劳、虚黄等，《金匮要略》即以建中为法治之。如虚劳，因阴阳不相维系，或见"里急，腹中痛、四肢酸痛"之阳虚阴寒独盛证，或见"悸衄、手足烦热、咽干口燥、梦失精"（六·13）之阴虚阳亢证，系阴阳俱不足之候。但非阴阳自虚，是由于气血不足，而致阴阳乖戾，非直补阴阳所能奏效，故《金匮要略》以甘温建中、补益脾气法以调和营卫，复建中阳，使中气立，脾胃传输有权，气血渐生，则阴阳可期平复，方处小建中汤或黄芪建中汤类，尤在泾"求阴阳之和者，必求之于中气。求中气之立者，必发建中"之论，可谓深得张仲景之旨。虚黄为气血不荣于外，脾色外现而发黄，非湿热内蕴所致，故不宜以清利退黄，而须从气血的化生图治，《金匮要略》亦用建中之法治之。《金匮要略》这种在各种症状纷至沓来之时，径以建立中气为治的观点，对后世医学影响颇大，著名的脾胃专家李东垣的脾胃论中补中益气汤、升阳散火汤、升阳举陷汤莫不是建中法的推广运用。

2. 温脾 水谷的转输，气血的化生，全赖脾阳主之，脾阳一虚，则水谷消化，气血化生即发生障碍，呈现中寒之象，见症多有脘腹胀满、腹痛喜按、肢冷便溏、纳谷不佳等，《金匮要略》常以温中之法治之。如温中止痛、温中除满、温中消痞、温脾生血、温脾摄血、温胃止呕等，于寒疝、腹满、胸痹、下血、呕血及产后诸疾常用之。

寒疝腹痛出现腹中寒气、雷鸣切痛、胸胁逆满，或腹痛出现有头足、不可触近的证候，属脾阳衰微、中焦寒盛之证，此时寒凝中焦，非温不去，故用附子粳米汤、大建中汤等温中散寒止痛。脾阳不足，阴寒内生，"脏寒生满病"，可见"腹满时减，复如故"（十·3），张仲景虽未出方，但明方"当与温药"，《医宗金鉴》认为应予厚朴生姜甘草半夏人参汤，亦属方证切合，临床验之，其温中除满实有确效。中阳不足，寒邪上乘阳位而致之胸痹，用人参汤温运脾阳、开发中气。产后血虚，或血虚寒疝，见虚羸少气，腹中疠痛（二十一·4），为血虚有寒，经脉不荣，用当归生姜羊肉汤或内补当归建中汤以温脾生血。中焦虚寒，脾不统血，见"下血、先便后血"之远血（十六·5），用黄土汤温脾摄血。脾胃虚寒，气机升降失司，胃气上逆而呕吐，轻者见"干呕、吐逆、吐涎沫"（十七·20），以半夏干姜散温胃止呕；重者见"朝食暮吐，暮食朝吐"（十七·5），用大半夏汤温中补虚止呕。

3. 脾与他脏并调　五脏之间，生理上相互资生、相互制约，病理上常相互影响，互为因果，他脏有病鲜有不累及脾脏者，而脾胃有病更常患及他脏。李东垣曰："胃虚则脏腑经络皆无从受气而俱病。"故《金匮要略》补益脾胃常与他脏协调并治。

肝脾之间，木有疏土之用，土有培木之德而相互协商，一旦失常，则肝病每常累及于脾，形成"木横乘土"之候，如"妇人怀妊，腹中疞痛"（二十·5），证属肝郁脾虚，肝郁不止，则脾病不愈，故用当归芍药散肝脾并调，使木达土疏；"干呕、吐涎沫，头痛者"，证属厥阴肝寒，脾胃虚弱，肝寒不散则脾阳不复，故以吴茱萸汤温散肝经寒邪、健脾益气兼施。脾肺共同完成水谷精微的输布，若胃虚土燥，脾不能输津上布于肺，肺津不足，便可形成肺痿之候，又宜培土以生金；胃阳虚乏，见"吐涎沫而不咳者，其人不渴，必遗尿，小便数"（十·5），日人丹波元简曰："此证虽云肺中冷，其源未尝不由胃阳虚乏。"故以甘草干姜汤振奋胃阳，以复肺气；若属虚热、"火逆上气，咽喉不利"（七·7)，便用麦门冬汤养肺胃之阴。肾为先天之本，赖脾胃以养之，脾为后天之本，需肾阳以温煦，脾阳虚衰影响及肾，肾阳亏损每有脾阳不足，故常温脾暖肾并治。干姜苓术汤治寒湿着肾的肾着证，"燠土以胜水"，便是温脾以暖肾；温经汤温经暖宫，治疗冲任虚寒夹瘀的崩漏证。肾气丸治脾肾阳虚之虚劳腰痛及水饮证，四逆汤治阳衰阴盛的虚寒下利证，又可见温肾暖脾之一斑。脾生血，血养心，脾虚血少，心失所养则心神不安，又宜心脾同治。"妇人脏躁，喜悲伤欲哭，象如神灵所作，数欠伸"（二十二·6)之证，乃血不养心，如《五脏风寒积聚篇》所曰："邪哭使魂魄不安者，血气少也，血气少者属于心。"故以甘麦大枣汤甘温益脾之品，系补脾生血养心之法。现多用本方合归脾汤治疗癔症等，即广此方之意而加强健脾养心之功。

三、祛邪理脾法

脾与胃升降相因，燥湿相济，以共同完成水谷精微的消化吸收，对全身气血、气机起着主导作用，不管外感、内伤，病邪都很容易影响脾胃功能。脾胃气机被病邪阻滞之际，若徒以健脾，则不唯脾运不复，反有助邪之虑，当以祛邪为主，使邪去正安，庶几脾运胃纳可复。《金匮要略》中祛邪理脾法可见祛湿、化饮、清热、攻下诸途，常用于痹证、湿病、痰饮、呕吐、下利、腹满、水气、黄疸等证。

1. 祛湿　脾喜燥而恶湿，又主运化水湿，故水湿停聚极易影响脾的运化功能，此时脾虚因于湿阻者，《金匮要略》以祛湿为主，少佐健脾，以收攻邪安脾之功。如寒湿阻滞、水湿不化成湿痹，"小便不利，大便反快"（二·14），治疗"但当利其小便"以祛湿，如防己黄芪汤的利湿健脾；湿为阴邪，非温不化，又常温化水湿以健脾，如白术附子汤、甘草附子汤、桂枝芍药知母汤等皆是；湿邪为患，多内外合邪，如尤在泾曰："中湿者，必先有内湿而后感外湿，故其人平时土德不及而湿动于中，由于气化不速而湿侵于外。"故又宜兼行表里之湿，如麻黄加术汤、麻杏苡甘汤、越婢加术汤等方。

2. 化饮　饮为阴邪，易遏阳气。脾阳不足，又每加重饮邪的凝聚。饮邪凝聚，非温不化，《金匮要略》故立以"温药和之"为大法，以苓桂术甘汤为温脾化饮之代表方。若饮停于胃，见"呕吐心下痞，眩悸者"（十二·30），用小半夏或小半夏加茯苓汤和胃化饮；饮留胸膈，"似喘不喘，似呕不呕，似哕不哕"（十七·21）等胸膈窒闷无可名状者，用生姜半夏散辛散水气；水饮迫肺，喘咳身肿，用泽漆汤逐饮通阳，培土制水，若饮停下焦，脐下悸动，欲发为奔豚者，又宜苓桂甘枣汤温胃化饮。如是，饮蠲阳回，清升浊降，脾胃气机不被阻滞，便无复水饮停聚之患。

3. 清热　邪热内干，或消灼津液，或影响升降，或与湿相合，或与寒错杂，致使胃肠功能紊乱，《金匮要略》用清热法为主以恢复脾胃功能。如胃热消渴见"渴欲饮水，口干舌燥"（十三·12），用白虎加人参汤清热生津，胃热呕吐见"食已即吐"（十七·17），王冰曰："食入即吐，是有火也"，用大黄甘草汤清泄胃热；挟热下利者，用黄芩加半夏生姜汤清热止利；少阳邪热迫胃，呕与发热并见，用小柴胡汤和解泻热；寒热错杂于胃，见呕而肠鸣，或干呕而利，用三泻心汤辛开苦降以和胃；湿热蕴蒸，见"心中懊憹或热痛"者（十五·15）用栀子柏皮汤清热利湿。热退里和、胃肠得安，则脾胃功能鲜有不复者。

4. 攻下　里有结实，阻滞肠道，势必影响脾胃气机，或热实内结，或宿食停滞，或寒实结聚，非攻逐不去者，《金匮要略》又立攻下逐邪诸法以安脾。如腑有热结，见"腹满不减，减不足言"（十·13），用大承气汤攻下通便；饮食不化，宿食滞积于胃肠，见"下利不欲食"（十·21、22、23），尤在泾曰"谷多不能益脾，而反伤脾，宜速去其停谷"，亦宜大承气汤涤腑导滞；里实气滞，见"痛而闭者"，用厚朴三物汤理气导滞；寒实内结之"胁下偏痛、发热、其脉紧弦"者（十·15），用大黄附子汤温下逐寒；胃强脾弱，肠燥津亏，津液偏渗膀胱，见"大便坚而小便数"（十一·15），用麻子仁丸润肠通便。其他如大柴胡汤之和解攻下兼施，厚朴七物汤之解肌泻下合用，大黄硝石汤泻热退黄并行，虽各具特色，但无不是导滞以复升降，通腑以畅胃肠，以攻下的途径来恢复脾胃功能。

四、顾护胃气法

脾胃之气的盛衰存亡，对于疾病的预后转归有着极其重要的意义。"有胃气则生，无胃气则死。"故《金匮要略》在各种不同的治法中，都极注意保存胃气。或饮糜粥以鼓舞胃气，或于祛邪剂中参以和胃之品，或于峻烈剂或有毒方中伍以护胃之药，种种不一，意在刻刻注意顾护脾胃之气，使病退而脾胃不伤。

1. 鼓舞胃气　脾胃为气血之源，正气之本，在疾病过程中，若正气不足以祛邪，则需鼓舞之，《金匮要略》常施以饮糜粥之法。如桂枝汤本为辛温解表，其以和营解肌见长，发汗之力较逊，故于服药后须"啜热稀粥一升"，以鼓舞胃气，宣行药力，开发腠理，方能微微汗出，而祛邪外达；枳实芍药散主产后气滞血瘀腹痛证，因产妇胃气多虚，故以"麦粥下之"，既可防行气之品耗伤胃气，又可鼓舞胃气以行药力。

2. 一般祛邪剂中护胃法　致病之邪气非祛不去，然祛邪不当，多有伤胃之弊，故祛邪之际常宜兼扶胃气。《金匮要略》常处理得恰到好处，如白虎汤中知母、石膏系寒凉之品，用于里热自然无过，而于胃气则有碍，故方中佐粳米、甘草以防石膏等寒凉伤胃；大黄甘草汤专泻胃热，以甘草防大黄之苦寒碍胃，麻黄附子汤、甘草麻黄汤均疗水气，恐麻黄附子辛燥损胃，故以甘草护之。书中用草、枣、姜、参者繁多，其意大率于此。

3. 峻烈、毒剂中护胃法　药性峻烈，或具有一定毒性之剂，逐邪之力虽峻，而伤胃之虑亦深，故《金匮要略》常以和药缓毒之品监制毒性，顾护胃气。如大乌头煎、乌头汤、乌头桂枝汤、赤丸等辛温有毒，常以白蜜煎服，则可以制其毒性，防其伤胃，甘遂半夏汤、己椒苈黄丸、十枣汤、葶苈大枣泻肺汤均为逐水峻剂，而脾胃不堪遂、戟、芫、苈之峻猛攻逐，故或以白蜜缓其烈性，或以姜枣顾护胃气，或药后饮糜粥调助脾胃；祛痰猛剂之皂荚丸，因其性慓悍，故既以蜜丸，又佐枣膏等，足见张仲景于逐邪之中步步注意护胃之匠心。

5　张仲景通窍祛邪法之探讨

中医学所指的窍，为体内通达外界之门户。邪气袭人，多从窍入。《内经》早有"邪走空窍"之说。如风寒之邪多从毛窍而入，温邪病毒多从口鼻而入，馨饪之邪必从口入，淋病等性病之邪毒常从前阴而入。邪从窍入，亦可从窍出，张仲景常借诸窍而作为祛邪外出之途径，创通窍祛邪之法。如风寒外袭，以麻黄汤等开毛窍以发汗；宿食痰壅，以瓜蒂散等开口窍以涌吐；燥实内结，以承气汤通肛窍以攻下；水湿内蓄，以五苓散等通溺窍以渗利等。张仲景通窍祛邪法为临床祛邪治病建立了桥梁。《温疫论·标本》曰："诸窍乃人身之户牖也，邪自窍而入，未有不由窍而出。"事实上，不由窍入之邪亦可由窍排出，如瘀血、痰浊、水饮等邪即可通窍逐之。可见通窍祛邪法在治疗学上的重要地位。

一、开窍达邪　治病一诀

在生理情况下，鼻窍、汗孔、前后二阴等孔窍是机体新陈代谢过程中代谢产物得以排出的重要途径。在病理过程中，由于邪气阻滞或脏腑功能失调，常致这些排浊通道闭塞不通或通而不畅。塞则邪聚为患，通则邪有外达之机。此时非开通邪路则邪不得出。如风寒袭人，因寒性收引，致毛窍闭塞卫阳郁闭而无汗。窍不通，由此而入之寒邪无由排出，故须用麻桂等辛温发散之品开通汗窍，达邪外出；里实积滞肠道而便秘，用走而不守之大黄等开通后窍，逐邪外出；瘀血内结致经脉不通而经闭，用抵当汤开通血路，则瘀血自去；水湿停蓄，多致小便不利，后世有"治湿不利小便，非其治也"之说，利水诸方多有通溺之功。《灵枢经·刺节真邪》曰："为开通，辟门户，使邪得出，病乃已。"开通门户，就是开辟邪路，施以汗吐下利诸法，使不通者通之，使通而不利者畅之，以便放邪外出。金元·张子和曰："夫病之一物，非人身素有之也，或自外而入，或自内而生，皆邪气也，邪气加诸身，速攻之可也，速去之可也。"而欲邪之速去，唯通窍最佳，故张氏最善用汗吐下三法，使邪出窍而病自解。

二、就近通窍　祛邪一要

邪之袭人，可停留于不同部位，或在表，或在里，或在经络，或在脏腑。治疗中，当辨明病之所在，选择与之最为相近的邪路逐之外出。《素问·阴阳应象大论》的"其高者，因而越之；其下者，引而竭之；中满者，泻之于内；其在皮者，汗而发之"等论述，其实质就是指出治病当依据病所，就近祛邪。张仲景据此创制了许多就近通窍祛邪之法。如风寒、风湿、水饮等邪气之在表者，均开发毛窍，使邪就近从汗而出；热实、寒实、燥屎、瘀血等实邪之在肠者，均攻逐泻下，使邪就近随大便排出；而宿食或风痰等邪之在胸膈或胃脘者，则就近从口窍涌吐祛邪，而下焦湿热则通前阴以渗利祛邪，有时病象在此而病位在彼，则须明察之。如"哕而腹满"之症，其象虽表现于上，但如尤在泾曰此为"病在下而气溢于上之故"。病邪在下，前后二阴必有不利之部，故当"视其前后，知何部不利"，不利者利之，前后窍通，浊气下泄则满消而哕止。此实就近通窍祛邪之例。就近祛邪，药物易达病所，病邪易被逐出。故吴鞠通《温病条辨》曰："凡逐邪者，随其所在，就近而逐之。"若忽视此一要则，常可能引邪深入，或致病邪弥散，或徒伤正气，诸多不良，不可不察。

三、多途开窍　分道祛邪

邪气袭人而致病，或一邪独居，或数邪搏结，张仲景常据证采用通利多窍，分道祛邪之法。此法能离散瓦解病邪，有利于病邪就近从多途或习惯通道排出。如水湿内聚致一身面目悉肿，此水湿之邪既不得外泄而为汗，又不得下行而为溺，治用越婢加术汤。以越婢汤发汗行水，令在表在上之水湿从汗窍而出；加术则使在里在下之水湿顺流从尿道而出，此分一邪从上下两途而出之法。若数邪搏结而致病，更宜分化瓦解之，使之分途逐出。如水饮与糟粕搏结于肠，致"腹满、口舌干燥"等症，治用己椒苈黄丸。方中防己、椒目辛宣苦泄，导水从前阴出，葶苈、大黄攻坚决壅，逐水饮、糟粕从后阴出。若热结甚而"渴者"，则加芒硝以加重通后阴之力，使水邪、燥结前后分消而出。他如大黄甘遂汤以大黄攻蓄血于后阴，甘遂逐蓄水于前窍，使互结于产妇血室之水、血邪气得以分流排出；大陷胸汤、丸以硝黄配甘遂、葶苈，令结胸证之由水热互结者逐之于前后二阴。木防己去石膏加茯苓芒硝汤治虚实错杂之支饮重证，以防己、桂枝行水饮、散结气走皮肤毛窍，茯苓、芒硝化坚结通利前后阴窍，则水邪结实未有不去者。又如湿热搏结，伤及血分，泛滥肌肤所致之黄疸，张仲景投茵陈蒿汤、栀子大黄汤或大黄硝石汤，分别以茵陈、栀子配大黄，栀子、豆豉配大黄、枳实，栀柏配硝黄，诸方功虽有异，但逐湿热之邪从二便而出之旨则一，分流祛邪，犹如禹之治水，凿河开渠，分流泄壅，有利于使病邪从多途径排出体外。

四、因势开窍　促邪外消

在疾病的发展过程中，有时机体本身有抗邪外出之势，张仲景常针对机体反映出的有利于机体祛邪愈病的生理或病理反应，而采用"助其一臂之力"的方法，顺其势以通窍利导之。

欲吐者开上窍催吐：呕吐一证，以常法而论，当降逆止呕。但若患者不但"食入即吐"，而且"心中温温欲吐"（《伤寒论》第324条），欲吐者，是病邪在上，正气有祛邪上出之势，张仲景主张顺其病势，开上窍以催吐，使胸中实邪从呕而出。又如痈脓致呕，是机体生理性祛邪反应，故虽系呕家，亦当吐而去之，不可见呕止呕。吐脓催吐，令脓从吐出，吐则脓尽，脓去呕止。他如疟邪趋表，或宿食在上，或酒疸心中热而又泛恶欲吐的，亦为正气祛邪外出之象，当利用机体抗邪外出之势，助呕使邪从吐出。

欲利者开下窍泄邪：如留饮患者见"欲自利，利反快；虽利，心下续坚满"之症，究其病机，"此为留饮欲去故也"，而去者虽去，续者自续，故虽利而心下坚满如故，张仲景据其有欲去之势，用通达水道之甘遂半夏汤乘其势而利导之。此外，大便下血因于瘀血者（《伤寒论》第239条），张仲景据其瘀血有下趋之势，不见血止血，反以活血攻下之抵当汤治之；新产之妇，恶露内阻而见腹痛下血，用枳实芍药散而不愈者，用下瘀血汤治疗，令"新（瘀）血下如豚肝"，经水不利之症亦可以此攻之，乃据其病势而"通幽开积之治也"。

他如宿食、燥屎停积下焦，且有下利趋势者，方治亦助其从下窍排出。如下利见脉或"三部皆平"，或"迟而滑"，或滑、见症或心腹坚硬而满，或谵语，究其病机，下利为标，实热、宿食、湿热为本，而内聚之实邪有下趋之势，张仲景以通因通用之下法治之，实因势开窍导邪之法也。

五、借窍立法　假道逐邪

借道逐邪乃通窍祛邪之变法。指病邪在此，却借用他处之窍逐邪外出。常见有以下几种情况：

1. 因近借窍　根据病邪所在部位，当别无邪道或他道不便逐邪时，可就近借道逐之。如桔梗汤或桔梗白散治肺痈，服后均"吐脓血"，是将肺中热毒脓血借口窍排出之法。因消化道和呼吸道均通过咽部，用桔梗、巴豆等宣肺逐邪之品促使肺中脓毒上升，当经过气管并刺激咽部时，则引起呕吐，从而达肺中病邪借口窍排出的目的。如果令脓血从鼻中排出，不仅加重患者痛苦，且易增加患者的恐惧心理，故《千金要方》苇茎汤之治肺痈脓成，全方以活血排脓为用，其中并无一味催吐药物，但张仲景有意识加重药量（再服）以引起呕吐，使肺中脓毒借口窍排出。

而临床最常用者，莫过于前后二阴互借。如湿阻气滞，蕴郁肠道所致之下利气，张仲景主张"当利其小便"。利尿可分利肠中湿邪，湿去气行则泄利可止。此喻嘉言所曰"急开支河"之法。后世水走肠间而泄泻不止，常用利小便法分消治之，实源于此。正如《温病条辨》所曰："通前阴所以守后阴也。太阳不开则阳明不合，开太阳正所以守阳明也。"至于肛肠病变而致小便滞涩，通利大便可使癃闭缓解：小便不利而尿毒内积者，常通过肠道给药而行"透析"，无不属就近借道逐邪之法。

2. 顺势借窍　根据病证所反映的机体抗邪之势，借用适当的邪路，以逐邪外出。如感受疫毒所致的阴阳毒，是一种急性传染性斑疹类疾病。张仲景用清热散瘀之升麻鳖甲汤治疗。恐邪无出路，张仲景根据其邪毒在肌肤，且出斑本身即有透毒之势，当顺其势而透其邪，故采用"再服，取汗"，即加大服药量以发汗的方法，令邪毒借汗窍以排出体外。此属顺势借道逐邪之法。亦可逆势借道，如"食已即吐"之证，乃"诸逆冲上，皆属于火"之理。胃热上行，病势向上，似当以吐治之，但"吐而不已，有升无降，则当逆而折之，引令下行"（王肯堂语）。张仲景用大黄甘草汤治疗，意在借通利后窍以引胃热外出。下窍一通，热势被折，其吐自止。此正所谓"欲引南熏，先开北牖"之意。李东垣受示于此而创通幽汤，实逆势借道逐邪之例也。

3. 表里借窍　根据脏腑之间的表里关系，将脏邪逐之由所合之腑排出，亦为常用之法。如水渍于肺而致的"咳家"或"支饮家"，因肺合大肠，肺中之邪常可通利大肠而治，张仲景用十枣汤攻下逐水。本方"平旦温服之"，须"得快下"病邪方去，此上病下取，借道逐邪。正如王孟英《温热经纬》所曰："移其邪由腑出，正是病去之路。"唐容川《金匮要略浅注补正》亦曰："《内经》曰'五脏备有所合'……病在脏者，当随其所合之腑而攻治耳。"心合小肠，心火旺盛之候，常假通利小便之法，使火热随溺而出，肾合膀胱，下焦湿热，用通利膀胱之药，则湿热可除。

总之，通窍祛邪法，是利用药物等手段开通机体与外界的通道，以逐邪从窍而出的方法。该法合乎生理，顺乎病势，易中病所，祛邪有道，是临床切实可行的常用治法。进一步研究该法将对用张仲景学说指导临床，提高疗效大有裨益。

6　论《金匮要略》消法之运用

"消者，去其壅也。"邪气留止，聚而不去，则变生以壅积为特征的病证。如宿食、瘀血、水湿、热毒等壅积为患，则癥瘕积聚、疮痈肠痈、痰饮肿胀等疾由生。故凡能去此诸邪之壅者，即可谓之"消"。《金匮要略》素称之为杂病论治之宗，八法无不赅备，虽未明言"消"，但就其论治已见消法之运用特色，兹简述于下。

一、去瘀血之壅

瘀为凝聚不散之血。瘀血壅滞，则因其所阻部位不同，导致不同病证。

1. 化癥　癥为有形之积，常因瘀血壅积而成。欲化其癥，必先消其瘀。如疟疾反复发作、久治不愈，一旦"结为癥瘕，名曰疟母"，治用鳖甲煎丸。本方以活血消瘀化癥为用。张路玉认为，本方最善消积，不仅可以消疟母，还可以消"一切痞积"。王孟英曰："凡有形癥瘕按之不移者，即非疟母，亦可借以缓消。"又如宿有癥病而复成孕者，癥病妨害胎元而见胎动不安、漏下不止，张仲景用桂枝茯苓丸。方中丹、芍、桃仁即化瘀而除癥，癥消则胎安，瘀去则癥即消。故消癥在于去瘀血之壅。

2. 退黄　瘀血阻滞经络，胆汁不循常道，外泛于肌肤，是发黄的病因之一。女劳疸之因于瘀血者，"非亟去膀胱少腹之瘀血，乃无生路"。张仲景用硝石矾石散治疗。硝石入血以消瘀，矾石入血以清热，即是消瘀退黄之法。用于瘀血燥结发黄之猪膏发煎，以猪膏代水煎乱发，亦以消瘀退黄为用。张路玉曰此方"较硝石矾石散，虽缓急轻重悬殊，散瘀之旨则一也"。故今人有"黄疸必伤血，治疸要活血"之论。

3. 理虚　瘀血内停，一则阻碍新血化生，二又耗伤气血精元。久之，则脏腑、经络、肌腠等失养，而见"虚极羸瘦，腹满不能饮食……肌肤甲错，两目黯黑"等证。此时，瘀血不去，则新血不生。张仲景用大黄䗪虫丸，以大黄、䗪虫等行气活血之品炼蜜为丸，渐消缓化，令瘀去滞行，经络气血畅通，虚劳可借以恢复。张路玉曰："举世皆以人参、黄芪、归、地等补虚，仲景独以大黄䗪虫补虚，苟非神圣，不能行是法也。"其实，此乃寓补于消中也。

4. 通经　瘀血壅滞胞宫、胞脉闭阻，可致经水不利，甚或闭经，须消瘀以通经。如"经水不利，少腹满痛，经一月再见者"，《金匮要略》用土瓜根散调营消瘀以通经。若瘀血内结致经闭，见少腹硬满，便黑发狂等证，用抵当汤消瘀破血以通经。

5. 止漏　因瘀血阻滞而致的崩漏之证，宜去瘀血以止崩漏。如妇人曾经半产而瘀血未尽、阻碍血行不能循于常道而发为崩漏，瘀血不去则漏下不止，故治宜温经汤，以温经养血消瘀。瘀去血归常道，则漏自止。

6. 止痛 "不通则痛。" 瘀血壅阻，常致气闭不通而发为疼痛。如妇女经期或产后出现"腹中血气刺痛"，用红兰花酒治疗。红兰花善行血消瘀，以温通之酒为羽翼，使瘀去滞开，则疼痛可止。若瘀滞较重者，"腹中干血着脐下"，则直须消瘀方可止痛。故下瘀血汤，用大黄、桃仁、䗪虫一派活血破瘀之品，取蜜为丸，酒煎丸服，以渐攻缓行，使瘀消而痛止。

二、去热毒之壅

热毒壅积，多形成疮疡痈肿。消法能去热毒之壅，使肿疡得以消散，免受溃疡及手术之苦，故是肿疡的重要治法。《金匮要略》于内痈外肿皆用消法去其热毒之壅，且有内治外敷之不同。

1. 内治 以泻热活血解毒之药，使壅积之热毒消散，而达到消痈的目的。如肠痈见"少腹肿痞，按之即痛如淋……时时发热"，系脓未成之实热证，张仲景用大黄牡丹汤，以泻热消瘀、排脓消痈。徐忠可曰："此方虽为下药，实内消药也，故稍有脓则从下去，无脓即下出血之已被毒者，而肿消矣。"此外，赤小豆当归散之治狐惑病内发脓疡，见"目赤如鸠眼"等脓已成之证。赤小豆、当归活血行湿排脓，升麻、鳖甲汤治阴阳毒见"咽喉痛，唾脓血"等候，升麻、鳖甲等解毒软坚散瘀，均系消热毒壅积之法。

邪毒久郁不散，可转为慢性痈疡，见"其身甲错，腹皮急，按之濡"等症，治以薏苡附子败酱散。方中，薏苡仁去湿而消滞，败酱草解毒而消痈，少佐附子辛热温阳以行郁滞之气。全方令积冷者去、凝滞者化，从而达内消之效。本方于慢性虚寒性脓已成之疮痈疗效较好。

2. 外敷 将具有渗透及消散作用的药物敷于患处，直接作用于痈脓，使疮痈壅结之毒得以移深居浅、自表而出，或毒势溃散、潜消默化、内消于无形，以收肿消毒散之功。如湿热毒邪聚于皮肤而成浸淫疮，用黄连粉主之。该方原著缺。据《千金要方》记载，是将黄连粉、胡粉、水银等混合外敷疮上。该方于清热燥湿与收敛生肌并用，凡乳疮、诸湿疮、黄烂肥疮均可用此方消之。

三、去痰湿之壅

1. 温阳消饮　《金匮要略》治痰饮病，以"温药和之"。魏念庭曰："言和之，则不专事温补，即有行消之品……盖痰饮之邪，因虚而成，而痰亦实物，必少有开导。"张仲景以苓桂术甘汤与肾气丸为主方治疗。苓桂术甘汤乃温中祛湿之剂，"胃寒痰生，胃暖则痰消也，脾湿饮留，脾燥则饮祛也"（魏念庭语）。温中则脾运而饮蠲也。肾气丸为温肾利水之品，且能"烘暖中焦之阳，使胃利于消而脾快于运，不治水而饮自无留伏之患。是治痰饮以升胃阳、燥脾土为第一义，而于命门加火，又为第一义之先务也"（魏念庭语）。可见，化痰消饮欲待先温脾肾之阳，尤以温中阳为要。篇中苓甘五味姜辛汤一组方剂，其中姜辛味是温寒化饮之妙品，使饮从内消；茯苓淡渗利水，令水从下出；甘草益胃，脾胃健运，则水饮自消。此组方剂虽可随证加减、变化灵活，但总以温阳消饮为原则。又如胸痹病多因胸阳不足、阴邪上乘，所用栝蒌薤白白酒汤类方剂，则属通阳散结、消胸中痰饮聚结之法。

2. 理气消痰　痰随气行，气壅则痰聚，气顺则痰消，故理滞结之气，亦能去壅聚之痰。如梅核气多因七情郁结、痰凝气滞、壅积于咽喉之间所致，张仲景用理气消痰之半夏厚朴汤治疗，以行气调气之力而收化散痰结之功。又如枳术汤治疗气滞饮停而致心下坚、如杯如盘之证，因痰饮之痞结因于气聚，故以枳实理气消胀为君，白术健脾燥湿为辅，所谓"治痰先治气，气顺则痰消"。

"以消为贵"，不仅是外科疾患的治法总纲，也是内科有形壅积之疾的重要治则。消能使有形之邪消散于无形，能使沉疴痼疾免受手术之苦。《金匮要略》将消法灵活应用于内、外科疾患，其方其法值得借鉴。

7　《金匮要略》治肺胀四法

《金匮要略》所论肺胀即咳嗽上气："咳而上气，此为肺胀。"咳嗽上气言其症状，肺胀言其病机。多因痰饮伏肺所致，易因外邪袭肺诱发。其治疗或表里兼治，或寒温并施，或攻补同用，或宣收结合，投以射干麻黄汤等六方，配伍重点突出，法度严谨，颇具特色。

一、表里同治　治里为主

痰饮伏肺为肺胀之根本原因。因肺主皮毛，主司卫表，若邪伤肺气，卫虚肌疏，则极易感受外邪。内外合邪，碍其宣通，肺气胀满，则为寒热、喘咳、胸满等表里并见之肺胀证。风寒外束，水饮内留，单解表则饮停而胀不除，独化饮则邪留而表难解。故张仲景施外散风寒，内蠲水饮之表里同治法，但侧重于化饮治里。

如风寒外束，肺气郁闭，水饮内发，痰阻气机，痰气交阻于气道而见"咳而上气，喉中水鸡声"及胸满、痰稀、恶寒发热、苔白滑、脉浮紧等症者，治用射干麻黄汤。虽以麻黄散寒发表，但射干之开痰结，姜辛夏之化寒饮，款冬花、紫菀之降气化痰均偏于治里。以"本条虽系外寒内饮，但内饮重外寒轻"（《金匮集释》），故表里同治而以化饮治里为主。

厚朴麻黄汤亦为"表里寒水两解之剂"（《金匮集注》），主治内外合邪，寒邪郁而化热，且病势偏上近表，见咳嗽喘逆，胸满烦躁，喉中痰鸣，咽喉不利，但头汗出，脉浮苔滑之症。仍以姜辛味夏朴杏等大队化饮利气降逆之品以治里，麻黄达表，伍石膏又在于发越水气，故其重心亦在化饮平喘治里。徐灵胎曰本证虽"表邪居多，但此非在经之表，乃邪在肺家气分之表也"。

其他如越婢汤治风邪夹热之风水，小青龙汤治水寒射肺之咳喘，其驱表之力均较强。但用于治肺胀，前方则宜加半夏，因"越婢汤散邪之力多，而蠲饮之力少，故以半夏辅其未逮"（《金匮心典》）。后方则须加石膏，配麻黄发越水气且清里热。一药之增，则驱表之力减而治里之力添。前方主治饮热郁肺，热重于饮之咳喘、目如脱状等症，后方主治寒饮夹热，饮重于热之咳嗽、烦躁而喘等症，俱为里证较重。如张锡纯曰小青龙加石膏汤"所主之病外感甚轻"，且曰"本方运用要点是不论有无表证，但见寒饮射肺之喘咳恒可施用，辄有良效"，可谓经验之谈。

痰饮伏肺，肺气失宣，偶因外邪触动，痰饮遂成鸱张之势。虽诱发于外邪，而重在里急，故主涤痰化饮，兼宣肺达表，内外兼治，则肺胀可缓。

二、寒温并进　以温为重

痰饮系阴邪，多寒证。而寒饮易郁而化热，故肺胀多寒热错杂证。但寒热相较，总以寒多热少，治宜寒温并进而以温药为重。

内外合邪，寒饮郁而化热或饮热互结之肺胀证，张仲景施寒温并治法，每于散寒化饮之辛温剂中，佐辛寒之石膏。篇中厚朴麻黄汤、小青龙加石膏汤、越婢加半夏汤均"寒温并进，水热俱捐"（《金匮心典》）之剂。三方皆以麻黄辛温发表，前二方均用姜、辛、味、夏这一著名化饮组合剂温化里饮，后方因里热重而未用细辛，但麻黄用量加重（六两，余方三四两），且配辛温之姜、夏，甘温之草、枣，独石膏一味寒凉，常用于"寒包热"型之喘咳。可见诸方俱以辛温散寒为主，石膏为佐。因辛能外走，寒性沉降，而以石膏伍麻黄既发越水气以达表，又清热除烦以治里，一味而擅内外之能。不过，石膏之寒凉毕竟于饮邪不利，当据证而增减剂量，不可过剂。饮重而热轻者轻用，小青龙加石膏汤只用二两；饮轻而热重者酌增，越婢加半夏汤则用半斤。此灵活变通之法。若无表而纯系里软之郁而化热者，则不用石膏而直用善清肺热之黄芩。如泽漆汤治脾虚水停而喘咳身肿者，就是用黄芩佐于泽漆、紫参、半夏、桂枝等利水通阳剂中以清肺经郁热。

肺胀之饮热并见，饮为本，热为标，热乃饮郁所生。然寒饮内停，非温药不能化；饮已化热，非寒凉无以清。故峻化其饮，平治其热，标本兼治，饮热俱去矣。

三、邪正兼顾　祛邪为急

肺胀或因外寒内饮，内外合邪，或因单纯痰饮阻塞气道，邪实气闭，证虽有偏表偏里，夹寒夹热之不同，但皆为实证，治疗当注重祛邪，兼顾正气。

内饮外寒之表里同病，当散寒化饮，分解其邪。射干、厚朴麻黄汤、越婢加半夏汤、小青龙加石膏汤均能达邪自表里两途而出，无不以祛邪为主，祛邪同时注意护正。诸方或以姜、枣护胃，或以小麦养正，或据体质调整服药剂量，以防过剂伤正。如小青龙加石膏汤须"强人服一升，羸者减之……小儿服四合"。

如痰浊壅盛，阻塞气道，见咳喘痰多，黏稠似胶不断，但坐不得眠，苔腻脉滑者，若不急去其痰，则有痰壅气闭之险，故以峻猛之皂荚荡涤胶痰，利窍宣壅。恐其性慓悍伤正，故以蜜为丸，并佐枣膏以安其正。泽漆汤治脾虚不运，水饮内停，上迫于肺见咳喘身肿、小便不利者，其中泽漆、紫参之消痰逐水，桂枝、生姜、半夏之通阳化饮，白前平喘，黄芩泄热，诸药力主祛邪。因水饮泛滥，中土必伤，故佐参草培土扶正，兼益肺金之气。此皆攻大于补之例。

四、宣收相间　宣通为上

《巢氏病源》曰："肺主于气，邪乘于肺则肺胀，胀则肺管不利，不利则气道涩，故气上喘逆，鸣息不通。"由于痰饮内阻，肺气壅滞，肺管不利则气道塞，治疗当涤痰化饮，宣通气道为其基本法则，突出一个"通"字。诸方或以麻黄、桂枝等宣通玄府，使邪从汗而逐之；或用半夏、干姜、细辛温发肺气，令邪从内而化之；或以皂荚宣壅利窍，使痰从吐而出；或以泽漆、紫参消痰逐水，使邪从二便出。总之，据证选择药物宣通上下内外，开其闭塞之路，邪有出路，则肺胀可平。正如魏念庭所曰痰饮积聚于内，"不可不急为宣通其结聚"。但为防止宣而过峻，通而过猛，张仲景又多于宣通之剂中掺入收敛肺气之五味子、白芍等，以防麻黄、姜、辛等辛散太过。故后世有"五味子为咳嗽要药"（《本草求原》）之说。而小青龙汤之用芍药敛阴养血，亦在以收敛之味缓宣通之品慓悍之势也。

8　略论《金匮要略》虚劳病治疗特色

"虚者补之"，一般认为乃虚损性疾患不二之法则。然而，若从《金匮要略》论治虚劳看，则并非一概补益，纯用滋填，而是或以调和为法，或取攻伐之剂；或温养阳气，寓补于调动机体生机之力中。

一、立足调和　寓补于调

《内经》曰疾病的治疗关键在于"谨察阴阳所在而调之，以平为期"。《金匮要略》所论虚劳病，是一类十分复杂的慢性虚弱性疾患。其脉证的显著特点之一是阴阳俱虚，寒热错杂。如第5条既见"短气里急，小便不利""少腹满"之阳虚中寒证，又见"时目瞑，兼衄"等阴虚内热候；第6条见"手足烦，春夏剧，秋冬瘥"之阴虚内热象，又见"阴寒精自出"之阳虚不固候；第8条肾阳虚寒之"少腹弦急，阴头寒"，下利"清谷"，与阴虚虚热内扰之"亡血""失精""梦交"等症状并见；第13条阳虚中寒之"里急，腹中痛"则与阴虚阳浮之"悸""衄""梦失精""手足烦热""咽干口燥"同兼。这种阴阳互见，寒热夹杂之证，乃阴阳俱虚，互不协和所致。尤在泾曰："夫人生之道，曰阴曰阳，和平百疾不生，若阳病不能与阴和，则阴以其寒独行，为里急，为腹中痛，而实非阴之盛也；阴病不能与阳和，则阳以其热独行，为手足烦热，为咽干口燥，而实非阳之炽也。"对于这种阴阳失和所致之虚寒虚热证，非以寒攻热，以热攻寒所能奏效。尤在泾曰："寒热内贼，其病益甚。"故张仲景用调和之品，使阴阳相就，相互协和而愈。分析篇中所列几个主要方剂即可明了。

小建中汤、黄芪建中汤建中，调理脾胃，建复中气之意。虚劳病至后期，脾胃多虚，而虚劳"阴阳之不调者，盖由脾之健运失常"，故调和阴阳，在于先理中焦脾胃，脾胃得健，气血充盈，营卫相贯，阴阳相循，如环无端而不极于偏，则虚劳偏寒偏热之证得平。

桂枝龙骨牡蛎汤乃桂枝汤加龙骨、牡蛎而成。桂枝汤，王晋三氏称之为"和方之祖"。徐忠可曰其"外证得之解肌而和营卫，内证得之补虚而调阴阳"。该方刚柔互济，阴阳并用，功擅益阴助阳，两调阴阳。其中桂甘辛甘化阳，阳得扶而寒者温，芍甘酸甘化阴，阴得助而热者平。阴阳协和，阳能护阴而阴不外泄，阴可涵阳则阳不上浮。加之伍入龙牡，既可固外泄之阴，又可镇上浮之阳，故"少腹弦急，阴头寒"、下利"清谷""亡血""失精""梦交"等阴阳两虚，紊乱失调之重证不补而愈。这可能是由于本方能调节机体自身平衡机制、调动机体自稳功能之故。

肾气丸。本方于重剂滋肾阴药中，纳入少量温肾阳之品，乃典型阴阳相配之方。机体肾功能包括"肾阴"和"肾阳"两个方面。肾阴和肾阳在人体内是相互制约，相互依存，维持着相对的动态平衡。张景岳曰："阴阳原同一气，火为水之主，水即火之源，水火原不相离也……其在人身即元阴元阳，所谓先天之元气也。"虚劳多阴阳俱虚，但温其阳，必燥伤阴液；独滋其阴，则碍其阳气。肾气丸阴阳相配，能于阳中求阴之生，于阴中求阳之复。此外，该方滋补之中，又伍泽泻、牡丹皮、茯苓泻利之品，从而构成阴阳相济，温润相参，补泻相兼的配伍特点。因此张仲景立方用意，在于两调肾中元阴元阳。至于治疗虚劳兼有风气之薯蓣丸，则属补散结合，邪正兼顾，调和表里之例；治疗"虚劳虚烦不得眠"之酸枣仁汤，则属滋行并用（酸枣仁配川芎），调和脏腑（心肝）之剂。

虚劳病由于其病程缠绵，病性消耗，各脏腑功能均呈衰弱状态，其中以脾胃功能尤为虚弱。若一味滋填，难免伤脾碍胃。裴兆期曰："今之不善补者，概用归地参术甘草黄芪等类，皆甜腻壅膈之物，胃强尚可，胃弱者服之，不胀则泻，不泻则呕吐。而不能食矣，病不转加者，未之有也。"故纯补呆填，滋腻厚味，伤及气血生化之源，则有碍虚劳之恢复。临床实践还证明，虚劳病偏激用药弊病较多。而张仲景以调和为补虚要法，调，能调动机体阴阳的相互资生，相互转化，相互协调的特性，恢复机体的自稳平衡机制，促进生理代谢的协和，故虽不着意于补，而补则自在其中。

二、辅以攻伐　寓补于攻

以攻法治虚，历以为犯"虚虚"之戒，帮论及者鲜，应用者寡。其实，虚实之间的转化关系，有如气之胜复，"有余而往，不足随之；不足而往，有余从之"。临床虚与实常相互伴随，邪盛可以导致正虚，正虚可以导致邪实。如"虚劳诸不足"，兼见"风气百疾"，就是虚中夹实，标本同病之证。此时不可独补其虚，亦不可着意去其风气。故张仲景在大队健脾益气，滋阴养血品中，辅以桂枝、柴胡、防风、桔梗、杏仁等发散祛邪之品，此乃标本兼顾，补散兼施，但系扶正为主，攻邪为辅之法。临床常用于多种慢性衰弱性疾患易感外邪者之防与治，效果良佳。

在虚劳发展过程中，若因过饱、忧郁、暴饮，房事不节或者疲劳过度等原因，导致营卫循行不畅，气血运行受阻，渐则瘀血形成。瘀血内停，气机痞塞，故"腹满不能饮食"；瘀血阻碍新血化生，影响体内营养物质的敷布，于是肌肤失荣而"暗黑"。形成具有特殊征象的虚劳病，后世唐容川曰之于血痨证。此时虚劳是本、瘀血是标，但标重于本，邪实已成为虚劳此阶段的主要矛盾，故张仲景以祛瘀攻邪之大黄䗪虫丸治之。张路玉曰："举世皆以参、芪、归、地为补虚，仲景独以大黄、䗪虫补虚，苟非神圣，不能行是法也。"其实，瘀血内停，既阻碍新血化生，又窃耗已亏之气血，故瘀不去则虚益甚。后世唐容川对此法极为推崇："旧血不去，则新血断不能生，干血痨人，皆知其极虚，而不知补其虚正易助病，非治病也；必去其干血，而后新血得生，乃望回春。"可谓深得张仲景之旨。

薯蓣丸扶正之中辅以攻邪，大黄䗪虫丸攻邪为主辅以扶正，两者标本同治，却主次有别，体现了张仲景治工之巧。笔者认为二方"攻"均系虚劳之辅助疗法。前者"攻"夹"补"中，"攻"属于"辅"自不待言。后者以攻为主，为何亦谓之"辅"？这是由于虚实夹杂，邪实为急，当急则治标，以攻邪为主。不过，一旦邪实消除，仍须调理正虚一面。虚劳内有干血用大黄䗪虫丸攻瘀，这只是暂时的治标方法，一旦瘀去邪却，仍须视病情用建中汤等方调补为治，此于无字处求其义也。故攻邪虽然在虚劳某一阶段是主要治法，但从整个虚劳发展过程来看，还是一种暂时的辅助疗法。

值得注意的是，用大黄䗪虫丸治疗虚劳，除了给我们提示治虚劳不独用补法的问题外，还给我们开辟了一条治虚的广阔途径，即寓补于攻。不难设想，既然活血祛瘀可以补虚，那么其他攻邪之法也可应用于虚损性疾病的某一阶段。如张子和曰："陈痤去而肠胃洁，症结尽而营卫昌，不补之中，有真补存焉"；郭贞卿老中医有通下补虚之论，泻火可以益阴；唐容川曰："苦寒之品能大伐生气，亦能大培生气，盖阴虚火旺者，非此不足以泻火滋阴也。"还有祛寒温阳，利水补肾，化痰健脾等法，无不攻中寓有补意。因此，临床上见到虚劳病，不能胸中只横着一个"补"字。

三、注重扶阳　调动机体生化之力

《内经》曰："劳者温之。"温，"乃温养之义，非温热竞进之谓"。张仲景遵《内经》之旨，治虚多投甘温之剂，调治虚劳，注重扶助阳气。小建中汤、黄芪建中汤、桂枝龙牡汤性偏于温，但由于方中阴阳相配，故温而不燥，和而不刚；肾气丸"纳桂、附于滋阴剂中十倍之一，意不在补火，而在微微生火"，功能从阳补虚，又无温燥之害。甘温之品，既是补养剂，也是兴奋剂，能兴奋机体脏腑功能，调动机体生化之力，使阳生阴长，气充血足，虚劳可望平复。其意在寓补于调动机体生化之力中。

张仲景治虚劳注重扶助阳气，尤其重视脾肾之阳。如小建中汤、黄芪建中汤温建中阳；桂枝龙牡汤、肾气丸则善调补肾阳。

因肾为先天之本，是真阳之寄托；脾为后天之本，乃气血之化源。且肾为水脏，得阳始升，脾为阴脏，得阳始运。脾肾之阳振奋，则气血源源自生，脏腑经络得养，则生命功能旺盛。如"虚劳里急，悸，衄，腹中痛，梦失精，四肢酸痛，手足烦热，咽干口燥"等一系列阴阳两虚重证，张仲景不从阴阳双补论治，而从调理脾胃，温建中阳着手，其旨正在求阴阳之和于中气（阳）之中，求虚劳之复于化源之中。

虚劳病至后期，多累及于肾，所谓"久病及肾"是也。虚劳症见少腹弦急，阴头寒，下利清谷，亡血失精等，多与肾虚有关。徐忠可曰："惯于失精则肾虚……肾虚不能固气而清谷不能固血而血亡，不能固精而精失。"用桂枝龙牡汤或天雄散扶肾中之阳以摄外泄之阴。至于"虚劳腰痛，少腹拘急，小便不利"，乃肾阳虚弱不能温其外府，难以化气利水之故。用肾气丸补阴之虚以生气，助阳之弱以化水，肾阳振奋，气化复常，则诸证可平。张仲景治虚偏重调补阳气之举给后世以很大的影响，薛己、景岳、赵养葵、李中梓等均主张温补治虚。而李中梓更明确指出虚证多为脾肾所主，并认为补虚就是温补脾肾，从而将温补与脾肾紧密联系在一起。此观点，无疑是对张仲景以扶阳，尤其是扶脾肾之阳为治虚根本大法论点的进一步阐发。

张仲景治虚注重阳气还体现在处方用药不损伤阳气一面。如"虚劳虚烦不得眠"，张仲景不用苦寒降火之剂，而创甘草养阴之酸枣仁汤；治虚劳不足、脉结代等用炙甘草汤，以较多养阴益血之品如生地黄、麦冬、阿胶、麻仁等，伍辛温之生姜、桂枝，既有阳中生阴之意，又可避免阴凝伤阳。从全篇各方来看，均免用寒凉伤阳之品，这亦不失为保护机体阳气之重要一着。后世张景岳所曰"大抵实能受寒，虚能受热，所以补必兼温，泻必兼凉"，以及张杲《医说》"虚劳不得用凉药"等论，均是对张仲景这一用药特点的发挥。

9 《金匮要略》用桂枝汤类方治虚劳之机制探讨

桂枝汤为张仲景群方之冠，治伤寒已为历代医家所悉知，而其妙用于虚劳病则很少为人所论及。唯清代吴谦认为：后世"但知张仲景桂枝汤治伤寒，而不知桂枝汤治虚劳也，若知桂枝汤治虚劳之义，则得张仲景心法矣"。一语道出了张仲景用桂枝汤治虚劳之良苦用心。但桂枝汤能治伤寒，何以又可以治虚劳，吴谦举之不明，历代医家也甚少悉意阐发。研究桂枝汤之所以能治虚劳，而虚劳之所以欲首选桂枝汤，不仅可以开阔桂枝汤的研究领域，扩大桂枝汤的运用范围，亦可冀以纠正临床虚劳病滥用补法之习弊，倡启以调和法来治疗虚劳病。本文主要就《金匮要略·血痹虚劳病篇》及后世医家的有关论述，对桂枝汤治疗虚劳病之机制等问题做一讨论，以就正于医林贤达。

一、虚劳病之主要病机

虚劳作为一个具有特定含义的病名，首见于张仲景《金匮要略》一书。在此以前，《内经》《难经》虽然有关于"虚""损""劳"的记载，但尚未提出"虚劳"这一病名，自张仲景确立虚劳病名以后，论虚劳者代不乏人，但后世所言之虚劳与《金匮要略》之虚劳却不尽相同，试就其病机比较如下：关于虚劳病基本病理的阐发，历代医家见仁见智，概言之：一曰脏腑不足。李东垣主脾虚，曰"百病皆由脾胃衰而生"，葛可久主肾阴虚，认为肾虚精竭则火盛金衰；赵献可主肾阳虚，认为肾中命火为人身之至宝，火衰则生机弱，火灭则生机止，主张温补肾阳为治虚首法，所谓"以命门为君主"；绮石论证主"二统"，曰"阳虚之证统于脾，阴虚之证统于肺"，论治重肺、脾、肾三脏，认为"肺为五脏之天，脾为百骸之母，肾为一身之根，知斯三者，治虚之道毕矣"，谓之"理虚三本"，故言脏腑不足者，多从肺、脾、肾三脏着眼。二曰阴阳亏损。朱丹溪从"天癸"在人一生中来迟去早，难成易亏之事实，创"阳常有余，阴常不足"论，认为心火相火易为物欲所感而妄动，致阴精走泄而虚损之证由生，张景岳则认为人身之阴虚，正在于阳气不足，故又倡"阳非有余，阴常不足"说，以为阴阳本为一气，互根互用而不可分，无阴则无以载阳，无阳则不足以生阴，阴阳亏负即成虚损，《杂病广要》曰："虚劳之病，大端不过阴虚阳虚。"则又是对这类观点的归纳了。三曰气血虚乏。《颐生微论》曰："夫人之虚，不属于气，即属于血，五脏六腑莫能外焉。"汪双池也曰："虚劳不足，谓气血枯竭也。"这些观点，论证从虚乏着眼，从不足立论，治疗从补益立法，从填滋入手，无疑对虚证的辨证论治是颇有见地的。然而，笔者以为以上诸说与《金匮要略》虚劳病之病机是有不尽相同之处的。分析《金匮要略·血痹虚劳病篇》所列主要脉证即可明了。

张仲景在该篇中，首先提出虚劳脉的总纲，曰"脉大为劳，极虚亦为劳"（原文第3条）。此处大脉非气盛之谓，而是阴亏不能涵阳，虚阳上浮之象，极虚之脉又是阳气衰弱，精气内损之候，提示虚劳病机总属阴阳俱不足，阴不涵阳，阳不系阴。全篇列脉13种之众，多不外大而无力（如浮大、芤大，芤动、芤迟）和极虚（如虚弱细微、极虚沉弦、极虚、沉小迟）两类，从脉象上提示虚劳属于阴阳俱虚，互不协调的病机。以症状言之，5条阳虚中寒之"短气里急，小便不利""少腹满"等症，并见阴虚阳浮之"面色白，时目瞑，兼衄"，6条"手足烦，春夏剧，秋冬瘥"之阴虚内热症，并见"阴寒精自出"之阳虚精关不固候，8条既有肾阳虚衰之"少腹弦急，阴头寒"，下利"清谷"等症，又有肾阴亏虚虚热内生之"亡血""男子失精，女子梦交"等候；12条以革脉说明病机，谓"虚寒相搏，此名为革"，虚为精亏，寒主阳衰，革脉多主阴气大伤，虚阳外浮，故症见"半产漏下""亡血失精"，即是气弱不能摄血，血虚不能固气，阳衰不能敛阴，阴虚不能涵阳的表现，13条亦是阳虚中寒之"里急""腹中痛"及阴虚阳浮之"悸""衄""梦失精""手足烦热""咽干口燥"等阴阳两虚证合现。而18条"五劳虚极羸瘦……食伤、忧伤、饮伤、房室伤、饥伤、劳伤、经络营卫气伤"，又从虚劳的由来阐述了虚劳病机，提出虚劳病是由于五劳、七伤等原因长期消耗、损伤的结果。伤之既久，机体脏腑阴阳，营卫气血必然相继亏损，故而呈现"虚极羸瘦"等一系列慢性，衰弱性疾病之征象。从这里就可以看出，《金匮要略》所论之虚劳，主要是指疾病的慢性虚衰过程中，阳虚损及于阴，阴虚损及于阳，阴阳气血俱不足，且阴虚不能敛阳，阳虚不能护阴，阴阳失却维系的虚损性阴阳失调证。正如黄竹斋曰："劳病之初，虽有阴虚阳虚之异，及病既成，未有不阴阳两虚者，故张仲景不以阴虚阳虚立说。后人不明阴阳互根之理，以阴虚阳虚坚持到底，岂不大误。"切哉，斯言！

就人体阴阳言，它是以相互制约、相互资生、相互维系的关系处于正常的平秘之中，疾病就是这种平秘的破坏，表现为阴阳的失调。若阴虚不能制阳而阳亢，阳虚不能抑阴而阴盛，这是阴虚证或阳虚证的病理，由阴阳不能相互制约所致，未可遽称虚劳。若阴阳久虚不复，则资生无力，阳气不复则无以生阴，阴气不复则无以化阳，这是由虚至损，因损成劳的过程，这种因"虚"而逐渐导致阴阳不能相互资生，进而引起阳无力护阴，阴无力系阳所形成的虚损性阴阳失调，即是《金匮要略》所论虚劳之主要病机所在。

因此，后世医家所论之虚劳，实际上概括了临床众多的虚证在内，虽然推广了病机，活化了治法，对虚证的论治创立了诸多切合实际的理论和行之有效的方剂，但就"虚劳"而论，则与张仲景所论有别。虚劳固然是一种虚证，但虚证并非皆可谓之虚劳。一般虚证表现为气虚、血虚、阴虚、阳虚或脏腑诸虚，通过补气、补血、补阴、补阳、补益脏腑即可奏效，而虚劳则阴阳形气俱不足，是各种虚证久虚不复，导致营卫失和，气血乖违，脏腑不调，元气亏虚，阴阳不相维系的综合反映，治疗即非直补阴阳气血所能收功。因而，虚证范围广泛，虚劳则只是虚证中久虚不复的特殊类型。

二、桂枝汤加减治虚劳之主要作用

虚劳治法，《内经》有关于虚、损、不足证候的治疗原则，为张仲景虚劳治法的滥觞。如《灵枢经·终始篇》曰："阴阳俱不足，补阳则阴竭，泻阴则阳脱。如是者，可将以甘药，不可饮以至剂。"以及《灵枢经·邪气脏腑病形篇》曰："阴阳形气俱不足，勿取以针，而调以甘药。"前条中"甘""至"，今李今庸先生考证为：甘者，缓也，至者，急也，是指药物的缓剂和急剂言。缓有缓和、调和之义，后条更冠以"调"字，提示阴阳形气俱不足，治宜以调和为法。张仲景根据《内经》这一原则，创制了一组桂枝汤加减的方剂，如小建中汤、黄芪建中汤、桂枝龙牡汤、炙甘草汤等方来治疗虚劳，即便是治血痹的黄芪桂枝五物汤，后人也用以治疗多种虚弱性疾病。

张仲景以桂枝汤为基本方来治疗虚劳，其中寓意深刻。桂枝汤药仅5味，其中桂枝、甘草辛甘化阳，芍药、甘草酸甘化阴，生姜辛温，佐桂枝行阳，大枣甘缓，伍芍药和阴，药味虽简，却能阴阳并用，刚柔相济，功擅入阳交阴，两调阴阳。故王晋三氏将其列为"和方之祖"（《古方选注》），上海中医学院编著的《中医方剂临床手册》亦将其列入和剂之中，说明此方以调和之功效著称。而其运用于治疗虚劳的机制，正可以高度概括为一个"调"字。

1. 调和营卫　营卫源于中焦，化生于水谷，营"和调于五脏，洒陈于六腑"（《素问·痹论》），卫"温分肉，充皮肤，肥腠理，司开合"（《灵枢经·本脏篇》）。营行脉中，卫行脉外，营卫相随，内外相贯，营运周身，无处不至，故表里内外，俱有营卫。营卫不和，对机体各种机能都有影响，所谓"营卫失守，诸病生焉"。虚劳病患者之阴阳形气俱不足，功能紊乱，也必然存在着营卫的失和。因此，营卫失和，非独卫表之开合失司而汗液妄泄，即便在里之精血，亦可因营卫（阴阳）失却维系而亡血失精。伤寒表虚，在表之营卫失和，桂枝汤能和之以固卫表，虚劳则是在里营卫失守，桂枝汤又有入里和营之效。故虚劳亡血失精等症，张仲景用桂枝龙牡汤治疗。张璐对此注曰："夫亡血失精，皆虚劳内因之证，举世皆用滋补血气之药，而仲景独与桂枝汤，其义何在？盖人身之气血，全赖后天水谷以资生，水谷入胃，其清者为营，浊者为卫，营气不营则上热而血溢，卫气不卫则下寒而精亡，是以调和营卫为主。营卫和，则三焦各司其职而火自归根，热者不热，寒者不寒，水谷之精微输化，而精血之源有赖矣。"张氏的注解既发明了在里之营卫失和，不能各司其职，导致亡血失精的病理，又阐述了调和营卫，使精固血摄的转机，是深得张仲景用桂枝汤之旨者。可见，内之营卫失守，不能相随互用，影响机体固摄之权，导致精血亡失，用桂枝汤调和营卫，令营气能营，卫气能卫，营能养卫，卫能护营，加上龙骨、牡蛎潜镇固涩，则亡血失精之证可随营卫之协调而愈，陈修园曰："无论伤寒、杂病、阴经阳经，凡营卫不和者，得桂枝汤而如神。"这也可借以说明，或伤寒，或杂病，或阴经，或阳经，都有需用桂枝汤调和法来治疗的营卫失调证。李鼎曰："营气卫气说是祖国医学人体理论中机体完整性和统一性的学说。"虚劳用桂枝汤调和营卫，可能在于恢复人体各种机能在生命活动中的统一性和完整性，以维持人体阴阳在一定水平上的相对平衡。

2. 调和气血　"人之所有者，血与气耳"（《素问·调经论》），气血为人体生命活动的重要物质，与营卫同出于中焦水谷，源同而流异，在整体功能上密切配合。人体皮毛、骨肉、脏腑等各种组织器官皆赖气血以产生机能活动，如《素问·五脏生成篇》曰："肝受血而能视，足受血而能步，掌受血而能握，指受血而能摄。"气血在生理上互根互用，以调和为贵，"血气不和，百病乃变化而生"（《素问·调经论》）。虚劳病阴阳失调，气血多因虚衰而难于协和，脏腑组织的机能亦可因之而虚衰紊乱，以致变生各种虚劳证候。张仲景在虚劳的治疗中，也体现了从调和气血方面入手的治法。如黄芪桂枝五物汤，张仲景虽非用治虚劳，但治血痹则主要是取其调理气血之力，吴考盘于方后按曰："气者血之帅也，血之痹由气之伤也，黄芪生姜补气而利气，桂枝芍枣驱风补血以行痹……冠黄芪于桂枝之上者，治血先治气，气行则血行。"张仲景在黄芪桂枝五物汤调理气血的基础上，又化裁出黄芪建中汤以治虚劳，则仍具有调理气血之力，如汪双池认为，黄芪建中汤诸方治虚劳之立意即在于"补脾胃而达气血"。当归建中汤亦是宗此义组成，所治之"妇人产后赢不足，腹中刺痛不止，吸吸少气，或苦少腹中急，摩痛引腰背，不能饮食"（《金匮要略·妇人产后病篇》）。即是虚劳气血不和的代表证。产后血海空虚，复因胃气虚弱不能生血以充于血海，血少不足以化气，气虚不能行血，血气不和，经隧失畅，因而形成虚赢不足，腹中刺痛诸证，用当归建中汤治疗，即能补血行血，调和气血，使诸证平复。宋《和剂局方》将此方用于一切血气虚损及产后劳伤、虚赢不足、气血不和之证，就是张仲景调和气血法治疗虚劳病的继承和发挥。徐叙衡认为："桂枝汤，它的功能是以畅血运为主。"近代名医范文虎亦曰：桂枝汤"最初实用，外感风寒初起用之，内伤气血不和亦用之"。说明桂枝汤具有调和气血之功。现代药理研究证明：桂枝汤中桂枝、芍药、生姜均有扩张血管、增强血液循环的作用，从而增加脏器的血行量，补充血行不足，这可能即是上述桂枝汤加减诸方能调和气血的内在原因。

3. 调理脏腑　虚劳由于阴阳气血俱不足，不能滋灌五脏六腑，故脏腑机能每常不能协调，以桂枝汤加减，又可以从调理脏腑的角度治疗虚劳。

(1) 调理脾胃：脾胃位居中州，为四运之轴，阴阳之机，又为万物之母。虚劳患者脾胃虚衰，气血化源不足，常影响其他脏腑，"胃虚，则脏腑经络皆无以受气而俱病"。张仲景首立建中之法，以饴糖伍入桂枝汤中（并倍芍药），其中桂姜辛香，可开胃健胃，芍枣酸甘补脾和胃，以养脾阴，甘草乃和中之圣药，故"桂枝汤五味药，无不是对脾胃起作用"。加入善补虚建中的饴糖，即所以甘温入中，意在开发中州，启迪化源，建复中气，令气血源源自生，则脏腑经络俱得其养，阴阳可冀平复，所谓"求阴阳之和者，必以建中也"。

但是桂枝汤对脾胃的作用，与四君子、补中益气汤等有别。药理实验证明，四君子、补中益气汤主要是兴奋中枢神经系统，促进胃肠分泌，增进消化机能，发挥对脾胃的直接补益作用。而桂枝汤中桂枝"促进唾液或胃液分泌，帮助消化"，芍药则"抑制胃液分泌及胃肠运动""二者合用，能调节胃液的分泌"，这就从一方面说明桂枝汤是从调节脾胃功能发挥效用的，方中或倍芍加饴，或再加黄芪等，虽然加强了补益脾胃方面的力量，但仍不失调理脾胃之本意。虚劳以调理脾胃，建立中气为主，但桂枝汤灵活增损，亦可调理其他脏腑。

(2) 调和肝脾：肝属木，脾属土，肝气条达，脾因之而运化正常，脾血充足，肝得之而木气疏和。虚劳之疾，脏腑亏虚，肝气虚不能疏土而土气壅滞，脾血虚不能养肝而肝脉拘急，出现

"腹满，甚则溏泻，食不消化"，或"里急，腹中痛"等肝脾不和证，用小建中汤治疗，方以建中培土为主，其中芍药一味，又能柔肝养肝，缓急止痛，土中荣木，故有调和肝脾之效。曹颖甫认为，用小建中汤方治虚劳"此乃第一篇所谓治肝补脾之方治"。

（3）调和脾肺：肺主一身之气，与脾胃有密切关系，故有谓"脾胃一虚则肺气先绝"者。虚劳症见短气，咳嗽，疾行则喘咳，汗出，甚至吐血咯血，即脾肺不调之证。用黄芪建中汤治疗，方中饴糖可润肺阴，黄芪益肺气，故方后注云，此方能"疗肺虚损不足"。《外台秘要》用本方加半夏"疗肺虚不足"，《千金要方》治"肺与大肠俱不足"单投小建中汤；《吴鞠通医案》有用小建中汤治疗劳伤咳嗽吐血之载，《经方实验录》有用归芪建中汤医肺痨之验；近人有用桂枝龙牡汤治体质素虚，屡治不愈的小儿肺炎的报道，均是取其培土生金，调理脾肺之用。

（4）调理脾肾：虚劳失精者少腹弦急，阴头寒，下利清谷，亡血失精之证，多与肾虚有关。徐忠可曰："惯于失精则肾虚……（肾虚）不能固气而清谷，不能固血而血亡，不能固精而精失。"对于这类疑难重证，张仲景用桂枝汤加龙骨牡蛎为治。桂枝汤调和脾胃，精气能赖之以盛，加龙牡者，既可固肾中之阴，又可镇上浮之阳，故方能两调脾肾。《千金要方》用小建中汤治疗五劳七伤而偏于肾阳虚者；《外台秘要》用黄芪汤（桂枝汤加当归、黄芪）治疗"虚劳少气，小便过多"证；曹颖甫用桂枝龙牡汤治老年、小儿遗尿"每得特效"；今王氏用桂枝龙牡汤合缩泉丸治下焦虚寒、肾不摄水之遗尿证屡用屡验。这类方剂甚少补肾之品，而能收补肾之功，在于其能调理脾肾，协和阴阳。

此外，虚劳心悸而烦，脉结代之证，多责之心脾。《医宗金鉴》曰："心悸而烦，必其人中气素虚。"用炙甘草汤，甘草为和中之总司，而生地黄、麦冬、阿胶、人参、麻仁等能养心阴，故有调和心脾之效。虚劳见遗精、梦交等心肾不交证者，投桂枝龙牡汤，陈修园曰："取龙牡壮水族之物，抑亢阳而下交于阴，取桂枝辛温之品，启阴气以上交于阳。"又是取其两调心肾之能。

4. 调补元气　元气又称真气，禀受于先天，赖后天水谷以养之。《灵枢经·刺节真邪篇》曰："真气者，所受于天，与谷气并而充身也。"元气盛则生命机能旺盛，表现为脏腑相安，气血和调，阴阳平秘，健康无病。而虚劳之疾，随着营卫气血的不断消耗，元气亦必亏虚。由于元气须后天水谷培补，因而，建复中气，使谷气旺盛，精气不失奉养，则元气可资恢复。李东垣曰："真气又名元气，乃先身生之精气也，非胃气不能滋之。"桂枝汤类方能调理脾胃，令水谷精微不断充养先天之精气，因而能起到扶助元气的作用。考方中药物，《神农本草经》将桂枝列为上品，谓之能"补中益气""久服通神，轻身不老"，芍药亦能"益气"，大枣，《本草求真》谓其"甘能补中，温能益气"，甘草，《外台秘要》有独用此味疗"虚人羸瘦"的记载。而日本学者研究证明，桂枝汤"具有补中益气的作用""能治久治难愈的虚弱病"，并"潜在着很大的增进健康的作用"，故大冢敬节在《汉方治疗50 年》中说："桂枝汤有强壮的作用。""桂枝汤用于体力衰弱者之机会，较之体力充实者为多。"曹颖甫也认为："桂枝汤真是一首补方，有病治病，无病养生。"参合诸家之说，可以认为桂枝汤类方确具扶助元气的作用。但是，这类方剂对元气的作用，非若人参之大补，鹿茸之峻温，而是间接从"调"中获得的，观这类方剂的服法，多须久服见功，缓中收效可资证明。如产后元气不复用当归建中汤治疗，方后注："产后一月，日得四五剂为善，令人强壮。"《太平惠民和剂局方》用此方治疗产后劳伤，亦曰："产讫直至半月，每日三服，令人丁壮。"《时病论》用黄芪（桂枝）五物汤治"风痹，身无痛，半身不遂，手足无力，不能动履者"，更谓"久久服之，自见其功"。桂枝汤能使久治不愈的虚弱病渐趋痊愈，使机体生命活动由衰而旺，体质由弱而强，主要是由于这类方剂能缓缓调理脏腑机能，激发机体生化之力，令精气不断得到水谷精微的培补，因而，能够逐渐达到恢复元气的目的。

虚劳病机为虚损性阴阳失调，势必影响及营卫、气血、脏腑、元气。虚劳的基本证候，就是在阴阳虚损，失去协调，互不维系的基础上产生的，是营卫、气血、脏腑、元气病变的综合反映。张仲景用擅长调和的桂枝汤类方治疗，其调和营卫、气血，调理脏腑，调补元气，无不是在于调和已经虚损，且又不相协和的阴阳。卫属阳，营属阴，气属阳，血属阴，脏腑有阴阳之分，元气为阴阳之本。而桂枝汤能从营卫、气血多方面对机体阴阳进行调节，使之归于平秘，达到生机旺盛的健康状态，说明桂枝汤治虚劳有卓著的功效。刘渡舟先生说："本方（桂枝汤）可贵之处，就在于它有调和阴阳的作用"，且具有"阴阳并理，面面俱到"之妙，又可借以阐明桂枝汤加减诸方之所以能治虚劳之机制。

三、几点体会

郐窥张仲景用桂枝汤类方治疗虚劳之经验，窃以为有如下诸独到的特色。

1. 注重调中　中者，中焦脾胃也。水谷入于中焦，营卫出于中焦，气血源于中焦，五脏六腑秉气于中焦，先天之精气亦须奉养于中焦，故中焦脾胃在机体生命活动中起着极为重要的作用。虚劳病表现为一系列劳损不复，营卫不和，气血逆乱、脏腑失调，元气虚衰，阴阳乖违征象，与中焦脾胃生化之源不足密切相关。因而调治虚劳，当首重调理脾胃。

调营卫重在调理脾胃。尤在泾曰："营卫生成于水谷，而水谷转输于脾，故中气立则营卫流行而不失其和。"桂枝汤中桂姜主卫，芍枣主营，倍芍加饴既加强和营之力，又引诸药直入中州，健复中气，故桂枝汤类方治疗虚劳，实有"调和营卫根于健脾和胃"之意。气血与营卫同出于中焦，营卫非脾胃不能宣通，而气血非饮食无由平复，曹颖甫曰"桂枝汤者，功能促进血行、温和肠胃"，说明桂枝汤类方具有理脾胃、和气血之能。就脏腑言，脾为中土，为万物之母。土气健旺，万物方可茂盛，脾气健运，脏腑组织才能履行其正常职能。唐容川曰："脾气上输心肺，下达肝肾，外灌四旁，充溢肌肉，所谓居中央，畅四方者。"虚劳病中，五脏六腑多失于和调，张仲景于治疗中，始终扣住调理脾胃这一环，无论治疗哪一脏病变，都以调理脾胃为基础同时进行，如调和肝脾，培土生金，两调脾肾均是。故何梦瑶曰："知各脏之病皆关乎脾，则知脾气调和即各脏俱和矣。"(《医碥》卷一)元气是先天精气所化，须赖后天水谷以充养，张仲景治虚劳，又抓住后天谷气为根本，着力调中，俟水谷之精微充盈，则精气易盛、元气易复可知矣。这种注重中焦的调理，立足于调动脾胃生化之力，以后天谷气来滋养已损之阴阳气血，是虚劳治疗中的从本图治法。尤在泾曰："中者，四运之轴，而阴阳之机也，故中气立则阴阳相循，如环无端不极于偏。"就恰切地阐述了张仲景治虚劳注重调中之趣旨。后世《千金要方》用小建中汤治疗"五脏气竭，难以复振"之证，《奇效良方》将黄芪建中汤作为"诸虚通治第一方"，陈修园亦曰黄芪建中汤"凡五劳七伤皆可以通治"，都是得张仲景调中之要妙而在虚劳病中运用建中汤者。这一治疗特点，对于临床治疗虚劳病，无疑具有重要的实践意义。

2. 寓补于调　虚劳病证情十分复杂，而张仲景在其施治过程中，亡血衄血者不止血，遗精泄泻者不固涩，咽干口燥者不润燥，手足烦热者不清热，少腹弦急、阴头寒不温肾，目眩发落不补血等，这一系列阴阳紊乱寒热错杂的疑难病证，均为阴阳气血俱虚，不能互生互用，"阴不能与阳和，阳不能与阴和"所致。

张仲景不以补法救治，而处以调和，执一桂枝汤加减为法，其立意即在以"调"为补。在上述虚劳证候中用桂枝汤类方治疗，并理气血，两调阴阳，使阴阳和谐，阳能固阴而阴不外泄，则不止血而血止，不固精而精固，阴能敛阳而阳不上浮，则不润燥而燥自润，不清热而热自清，阴阳相随，制化相因，阳能化阴，阴能生阳，则不滋阴而阴盛，不温阳而阳复。因此，这种"调"，能充分利用阴阳之间的相互资生、相互转化、相互协调的特性，旨在恢复机体固有的调节功能，促进生理代谢的协和，调动机体本身的生命功能，以维持生命的动态平衡。故虽不着意于补，而补却寓于其中了。重庆中医研究所通过大量的临床病例总结，得出规律："治虚之要善调理，治实之要通阻滞。"认为内伤虚损性疾病，"主要是调理好阴阳气血之失调，需大温大补之剂者，竟属少数"。赵锡武先生也认为，药物的作用主要"在于调节功能，调动脏腑的积极因素，充脑髓，强筋骨，长肌肉……仍赖脏腑运化之精微，以充实脏腑，调整机体"。因此，寓补于调，立足于调动机体本身的积极因素，在虚劳治疗中，应该是一种有潜力、有前途的疗法，对于临床单纯补益、机械填塞，特别是以贵重滋补之品为唯一补法之习弊，无论医家，病家，都应具有启示作用。

3. 以补促调　张仲景治虚劳首重于调，也不忽视补，唯其不肆力于补而已。在其施治过程中，常于桂枝汤的基础上，据证而佐入适当补益之品，以补促调，使其效益彰，从而"开后代调补法之先河"。耐人玩味的是，各种性质的补品，能促使桂枝汤改变其调理重心，从不同角度来恢复虚劳之虚损性阴阳失调。如加黄芪则益气通阳，加归地则补血生血，倍芍加饴则建中扶元，去芍加生地黄、麦冬、人参、阿胶则阴阳并理。又如《伤寒论》中桂枝附子汤治阳虚漏汗，新加汤治气阴不足身痛，当归四逆汤治气血不足、经隧不通证等，又无不是以桂枝汤为基本方，增入适当补益之品而用于各种虚证的。可见桂枝汤伴益气之品则气易生,随补血之味则血易旺,配温阳之品则阳易复,伍滋阴之药则阴易化。诸种性质的补品置于桂枝汤中调中佐补,补中有行,能使药物配合得宜,使补无滞之嫌,滋无腻之碍。以上诸方大多以调力大于补力,体现了张仲景治虚劳重视调理的精神。而炙甘草汤却以补药重于调药,又说明临证须灵活变通,不可胶柱鼓瑟。张仲景这种以补促调、调补结合的配伍法则,不仅能使桂枝汤在虚劳病治疗中更好地发挥作用,而且给后世以深远的影响。如温病巨匠叶天士《临证指南医案》除常用上述桂枝汤类方外,还创当归桂枝汤、黄芪桂枝汤、归芪桂枝汤、参归桂枝汤(均是桂枝汤加方名中药物),以及人参建中汤、参芪建中汤、归芪建中汤(均是小建中汤加方名中药物)等方,以适应临床各种不同的虚损之证。真可谓泛应曲当,无往不利。临床根据这一原则,对桂枝汤进行加减变化,还可以进一步扩大其应用范围。

4. 双向调节　有人研究发现:桂枝汤一方,营卫不和而体温升高者可假之以降,体温偏低者可假之以升;中风表虚者可假之以汗,杂病自汗者可假之以敛;中气虚损,运化不利之久痢可用之以止;脾虚不运,里气郁滞之便秘可因之而通;而心阳虚损所致之脉缓和脉促,桂枝去芍药汤均可;心脾阳虚所致的高血压和低血压,黄芪建中汤咸宜。桂枝汤能使各种相反病象向有利于机体的方向发展,在于桂枝汤具有双向调节作用。其加减方用之于虚劳,又能对同一病体进行整体调节。如小建中汤治疗"虚劳里急,腹中痛"等阳虚中寒证,可取温中散寒之效;同时对"悸、衄""手足烦热,咽干口燥"之虚阳上浮虚热证,可获甘温除热之功。桂枝龙牡汤于"失精家,少腹弦急,阴头寒"之肾阳虚寒证,可用之以温;同时对"清谷,亡血,失精"等阴虚失守证,可用之而固。而黄芪建中汤之气血并调,炙甘草汤之阳阴兼补,均说明桂枝汤有双向调节的作用。

临床实践证明，虚劳病过用偏补，弊病较多，如纯滋阴易于滞阳，纯扶阳易于伤阴。上海研究发现：虚损证偏激用药会造成阴阳新的不平衡，如阴阳两虚而阳虚偏重者，过用了温阳药则损阴液，转而出现阴虚火旺之象；阴虚偏重过用了泻火药，转而出现阳气虚衰现象。而现代医学在垂体-肾上腺轴疾病治疗中发现，若采取缺什么激素就补什么激素的方法，结果在体内提高了一方，却又消耗压抑了另一方，最后摧残了人体本身分泌激素、调节激素的能力，破坏了人体自稳平衡机制。《金匮要略》用桂枝汤类方治疗虚劳，立意平和，温而不燥，补而不腻，能温阳而无伤阴之弊，能益阴而无损阳之害，于养阴中能求阳之复，于养阳中能求阴之生，治疗一端又兼顾另一端，如此两相兼顾，双向调节，故能恢复机体阴阳的动态平衡。徐忠可曰："桂枝汤于阴阳内外无所不通。"其用之于虚劳，之所以可气可血，可阴可阳，出入进退，左右逢源，皆在于其双向调节的功能。

四、结语

虚劳一病，历来与虚证统而言之者众，分而言之者寡，力主补益者众，倡用他法者寡。笔者研习《金匮要略·血痹虚劳病篇》，认为虚劳固然是一种虚证，但虚证并非皆可谓之虚劳。虚劳是久虚不复，机体阴阳气血俱虚，且阴阳双方不能相互为用，阳无力护阴，阴无力系阳而形成的虚损性阴阳失调，与一般虚证终究不尽相同。虚劳治疗，张仲景不力补其虚，而从功擅调和的桂枝汤加减为法，笔者认为是通过调和营卫，调和气血，调理脏腑，调补元气对已经虚损，且又失和的阴阳进行调理，以求阴阳的平衡。观其具体运用，又体现了注重调中，寓补于调，以补促调以及双向调节的特点。这种以"调"为"补"的法则，立足于发挥机体自身调节的优势，调动机体的生化能力，从而达到阴阳的互生互用，平秘协调。因而认为这是调动机体本身积极因素的治本方法，应当受到广泛重视。

然而，虚劳病素称临床疑难大证，其变化之复杂，自非桂枝汤一类方剂所能囊括，但根据这一原则，在具体选方用药之际，又可权衡斟酌，故《金匮要略》又有双调阴阳、滋阴助阳的肾气丸，养阴和阳的酸枣仁汤。虚劳夹外邪者以薯蓣丸扶正祛邪，夹干血者用大黄䗪虫丸祛瘀生新。故临证之际，须据证选方，灵活运用，方不失中医辨证论治之精义。

10　《金匮要略》出血急症辨治特色

《金匮要略》对出血的救治，不尚涩止，不避温热，推重行破，与后世止血之法相比别有特色。而于辨证中，详审虚实，明辨寒热，谨察标本，给人颇多启发。

1. 不尚涩止　出血当止血，本无可非议，要者在于以何法止之。若不辨寒热虚实，一见血证，即以炭类收敛之品急予止之，未必尽当。观张仲景救治出血，并不崇尚收涩止血之法，而是注重辨证，强调审因而治，《金匮要略》数方的运用即不难看出张氏此种学术思想。如证系热者，清热泻火止血，泻心汤为其代表方，唐容川"泻火即是止血"之论即源于此；证系寒者，温阳去寒摄血，柏叶汤为其代表方；因于瘀者，行血以止血，如桂枝茯苓丸治癥病瘀血阻滞之"漏下不止"；因于虚者，补虚以固血，如胶艾汤治冲任不固、阴血不守之妇女下血等。数方所治之血证，皆不以炭类收涩止之，而血皆止者，要在审度出血之原因，热者泻其热，寒者散其寒，热既泻，寒既散，则血无复再出。不以收涩强止其血，离经之血无以留聚，则瘀血无以生。然张仲景非不用收涩之品也，审证确当，收敛亦在所必用，如桃花汤之用于下利便脓血，久利不止，滑脱不禁，非滞涩之品无以固敛其气，无以阻其滑脱，故以赤石脂等涩以固脱，亦止血之法也。可见，审因论治，治病求本，本去源清，其血自止。

2. 不避温热　出血之证，临床最忌姜、附等温热温燥之品，谓此类药既有助阳益火之弊，又有耗血动血之虞，故临床上止血每宁凉勿温。出血之证因于热者固多，而因于寒者亦不鲜见。特别是出血较久，血去过多，阳随血失，而见阳虚之证，若投以寒凉，有如雪上添霜，益虚其阳，阳愈虚则血愈溢，且多留瘀伤胃之害。故出血之因于阳不摄阴者，非温莫属。温之则阳复寒去，血之统摄有权，不止血而血自止。如《金匮要略》柏叶汤所治"吐血不止"，黄土汤所治"先便后血"，究其因皆系中焦阳虚。前者偏于胃气虚寒，血不归经而上逆；后者偏于脾气虚寒，血失统摄而下行。柏叶汤和黄土汤均系温阳止血之剂。不过，为了防止温燥动血，张仲景制方极为精当，柏叶汤用干姜、艾叶温阳守中，使阳气振奋而能摄血；配苦涩微寒之柏叶降逆止血，马通（后世多用童便代）苦凉引血下行以止血。方中温凉清润并施，有温阳摄血之功，而无耗血动血之弊。黄土汤用伏龙肝、白术、附子温脾摄血，伍以阿胶、地黄养血，黄芩反佐，全方有燥有润，有动有静，温清并施，刚柔相济，尤在泾谓之为"有制之师"。因无刚燥动血之嫌，故可用于脾阳虚之多种出血证，如陈修园曰："黄土汤不独粪后下血方也，凡吐血、衄血、大便血、妇人崩漏及血痢久不止，可以统治之。"

此外，脾胃阳虚之吐衄，尚可用甘草干姜汤治疗。可见张仲景止血，不避温热，温之则阳能摄阴，不止血而血止。不过，上述诸方所主之出血，必伴面色淡白，或萎黄少华，口和不渴，唇白舌淡，脉虚数等症，否则用之祸不旋踵。

3. 推重行破　出血之症，本属血液离经而妄行，当忌通破之品，活血行血亦宜慎用，但出血原因莫止一端，无瘀自不必专任行瘀之品，若出血之因于瘀血阻络者，非疏导逐瘀则血莫能止。如"妇人宿有癥病，经断未及三月，而得漏下不止……桂枝茯苓丸主之"。此证之出血，即瘀血作祟，"所以血不止者，其瘀不去故也"。瘀血内积，阻滞经隧，则不仅血液不循常道而外溢，具有碍新血之化生。此时若蹈常规一味止血，则血愈凝，瘀愈甚，血愈溢。因瘀血不去，阻滞不除，血不循经，血难止也。故张仲景指出"当下其癥"，用桂枝茯苓丸，俾癥化瘀去而血归其道。

由此可见，张仲景救治出血，不囿于常法，而是注重辨证，审因论治，体现了《内经》"必伏其所主，而先其所因"之旨。

11 退黄，不唯利其小便

黄疸病多因湿阻中焦，脾胃升降功能失常，影响肝胆的疏泄，以致胆汁不循常道，渗入血液，溢于肌肤所致。因病因多强调湿，故治疗多注重利尿驱湿。张仲景"诸病黄家，但利其小便"一语对后世影响颇大，临床有"治湿不利小便，非共治也"之明训。其实，利尿虽为退黄之要法，但绝非治黄唯一方法。临证除以茵陈五苓散为代表方的利尿退黄法外，尚有如下常用退黄之法。

1. 发汗退黄法 黄疸初起有表证，当发汗解表以退黄。如见恶寒发热，脉浮汗出等表虚证，可用桂枝加黄芪汤调和营卫，扶正托邪；若无汗而表实内热者，用麻黄连翘赤小豆汤解表散邪，清热除湿；表实内热重者，可参《外台秘要》麻黄等五味汤（麻黄、葛根、石膏、茵陈、生姜）"发汗以泄黄势"。

2. 清热退黄法 若身黄发热，且心烦口渴无汗，舌红苔黄者，用栀子柏皮汤清热利湿退黄；酒疸，心中懊侬而热痛，用栀子大黄汤清宣胃热，清泄腑实，热清而黄自退。

3. 解毒退黄法　黄疸急起，黄色深而鲜明，口干溲赤，苔黄糙，脉弦数，可用银花解毒汤（金银花、夏枯草、地丁、黄连、牡丹皮）或肝炎解毒饮（白花蛇舌草、夏枯草、田基黄、土茯苓、茵陈、栀子、黄柏）加减治之。

4. 通下退黄法　黄疸因瘀热在里而见腹满者，用茵陈蒿汤；黄疸腹满汗出，小便不利而赤者，为表和里实，用大黄硝石汤。上二方或以大黄，或硝黄并用泄热通便，虽用茵陈、栀子、黄柏等利湿退黄，但清热通便之功颇著。

5. 温化退黄法　黄疸色暗，脉迟，纳少、呕恶、腹满者，"以寒湿在里不解故也，此为不可下也，于寒湿中求之"。多用茵陈理中汤、茵陈术附汤类健脾和胃，温化寒湿。

6. 和解退黄法　胆胃不和，见发黄腹痛，呕吐、口苦咽干，不欲饮食者，宜小柴胡汤调和胆胃，和解退黄。

7. 理气退黄法　通常用于肝郁气滞，横逆犯胃，肝郁脾虚者。多见脘腹胀满，胁肋隐痛，不思饮食，肢体困倦，大便稀溏，脉弦细等症，宜疏肝理气，调理肝脾，方取四逆散、逍遥散或柴芍六君子汤。

8. 逐瘀退黄法　如见身黄、脉沉结，少腹硬，小便自利，其人如狂，为瘀血发黄，宜破血逐瘀之抵当汤；黄疸额上黑，暮晚五心烦热盗汗，小腹急，少腹满，大便黑时溏，系女劳疸夹癖瘀血证，宜硝石矾石散化瘀消坚，瘀去坚消而黄自退。

9. 催吐退黄法　酒疸初起，见脉浮鼻燥欲吐者，乃正气祛邪外出之势，可因势利导用吐法治之，轻者可用栀子豉汤，病重者可用瓜蒂汤。有报道用甜瓜蒂汁喷鼻，使鼻孔流出黄水退黄作用甚佳。上法均体现了"其高者，因而越之"之旨。

10. 润燥退黄法　黄疸日久，因过用利湿药等原因而见津枯血燥，大便秘结者，宜润燥通瘀之猪膏发煎，猪膏润燥利血脉，乱发通瘀利水道。临床对蓄血发黄而津液枯燥者有效。

11. 补虚退黄法　虚劳发黄而见脾虚血亏者，用小建中汤甘温建中，补虚退黄。如见脾虚气弱者宜补中益气汤或四君子汤健脾益气；肝肾阴虚者用一贯煎等滋补肝肾；气血俱虚者则宜八珍汤类气血并补。

总之，证有千变，药亦有千变。黄疸病临证变化多端，非"利小便"一法所能通治。凡汗、吐、下、和、温、清、消、补八法，无不可变通用之以退黄。

12　《金匮要略》一则失误病例讨论的启示

我国最早进行医案整理的虽数西汉淳于意，而最早开展病案讨论的却是东汉张仲景。张仲景不仅是辨证论治的大师，也是实事求是，敢于在失败中提高，在挫折中前进的先驱。所著《金匮要略》痰饮咳嗽病篇第35条记载的就是一例支饮喘咳使用小青龙汤不当的病案。对于这一病案，一直未引起重视，教者每常一言带过，学者也多系囫囵吞枣。而细研起来，觉得其中意义非浅，透过此案，不仅可以看到张仲景严密的辩证法思想，也得以窥见张仲景辨证论治的特色。

一、原则性

治病必求其本。在辨证施治过程中，抓住疾病本质，确立治疗原则，只要病之本晓质未变，治疗原则则不变。痰饮病见"咳逆倚息不得卧"等症，乃饮停上焦之支饮证，散寒化饮为其大法，小青龙汤是其主方。然而小青龙汤下咽，则见"气从少腹上冲胸咽，其面食热如醉状……"等变症，可见小青龙汤于此已非适宜。究其因，因患者"寸脉，尺脉微，手足厥逆"，是下焦真阳素弱。初诊忽视这一点，妄投辛温发表之麻桂，不仅因过汗伤阳，且易扰乱下焦真阳，引动冲气，发生变端。但是小青龙汤也并非全然无效，患者药后见"多唾口燥"，即为病情缓解，寒饮将去之象，与同篇"呕家渴者为欲解"同一机转。可见该例之误，误在忽视患者体质，犯命人妄汗之戒。但是温化寒饮之大法未错。故患者尔后虽有"气从少腹上冲胸咽"之冲气上逆，眩冒呕吐之饮邪上犯，"其人形肿"之肺气不利，"面热如醉"之胃热上熏等症的复杂变化，而温化寒饮之大法贯穿始终。小青龙汤中去辛温发表之麻桂及酸收阴柔之芍药，其温肺化饮之佳品姜、辛、味和和中补虚之甘草如量采用（大部分方中半夏亦用），另加淡渗利湿之茯苓以分消水饮，则仍以温肺化饮为主。以后虽据症或加平喘之品，或增化浊之味，或添利肺之药，或入清胃之剂，而苓甘五味姜辛却为治疗必需品（独冲气上逆去姜辛）。可见尽管患者变证叠起，总未离温肺化饮之大法。正如赵以德所曰，张仲景于此"随证加减施治，尤未离本来绳墨"。因此，临证之中，只要辨证准确，虽然一度出现某种兼变证，可稍修改治疗措施，调整药味，却不可轻易改弦易辙，一味治疗兼变证。张仲景这种原则性治疗特点，体现在其整个辨证论治过程中。如《伤寒论》"全书从'寒'字着眼，'寒'字着手，方药则以解'寒'为法"。在《金匮要略》中，虽然各病变化复杂，却各有其施治大法，如湿病以温阳除湿为主，胸痹以通阳行痹为本，他如百合病以养阴清热，寒病以温中驱寒以及痰饮病以"温药和之"为大法等，均说明张仲景十分强调施治用药的原则性。而这种原则性用药特点，对于临床那些在复杂多变的病证面前胸无定见，朝方夕改的现象，具有极大的启示作用。

二、灵活性

提倡掌握辨证论治的原则性，并无刻舟求剑，缘木求鱼之意。在掌握治疗大法的同时，又当灵活善变，做到规中有变，以适应病情之多端变化，所谓"观其脉证，知犯何逆，随证治之"是也。张仲景灵活用药的特点，在此痰饮案中表现得尤为突出，具体体现在药味和药量的变化上。

1. 药味变化　支饮内停而体质偏虚者，性偏温燥之小青龙汤服之有变，张仲景则去其所恶，留其所需，增其所宜，化裁成苓甘五味姜辛汤。该方能化饮而无麻桂之燥，能祛邪而无伤正之害，较之小青龙汤缓和得宜，后世视之为能与小青龙汤媲美的又一治饮名方。张仲景这种结合体质、病证取舍药物之法，已见其灵活用药之一斑。但张仲景在此基础上，又据症增损，极尽变化。如见眩晕呕吐者，知坎邪犯胃，故加半夏以和胃降逆，去水止呕；药后"水去呕止"，却增"其人形肿"，知胃中之水虽去，却有壅塞肺气之虞，故增杏仁以宣利肺气，使气利饮行；若见饮邪夹热犯胃，胃热循经上熏，其"面热如醉"，则在温寒蠲饮基础上，加大黄清胃泻热，导热下行；见冲气上逆则去姜辛而复用桂枝，以"细辛干姜为热药也"，桂枝虽热，其功既擅降逆平冲，又能伍茯苓化饮行水，尤在泾曰："桂枝得茯苓，则不发表而反行水。"该例内有停饮复兼冲气，用桂枝能两全其美，而一旦冲气低，则去桂而复用姜辛，可知桂枝以平冲之效佳，化饮平喘以姜辛之功著。该案复诊五次，则五次变化药物，可见张仲景用药法中有变，曲尽妙用。丹波元简也曰："以上叙证五变，应变加减，其意在示人以变通之法也。"

2. 药量变化　临证中，有时有些药物用之有害，弃之不可，张仲景则改变药量以应变。苓甘五味姜辛汤为支饮属体虚者之基本方，故用之"咳满即止"，但患者真阳素弱，虽上焦停饮姜辛不可不用，而用之又扰乱真阳，导致"冲气复发"，这不仅因"细辛干姜为热药"，而且与用量过重有关，故一旦冲气平复，见支饮眩冒呕吐时，虽取姜辛但减量用之，由原方 3 两减为 2 两，虽仅 1 两之差，却能收化饮祛邪之效又无燥动冲气之弊。又如桂枝在小青龙汤中用来解表时，常用量 3 两，而当在苓桂味甘等汤中用以降逆平冲时，则加大剂量。这种改变药量以曲中病情之法，于张仲景著作中累见不鲜，如药物相同而功用各别的小承气汤和厚朴三物汤，即是通过改变药物用量实现的。

以上这些用法，无疑是辨证施治灵活性的具体体现。

三、差异性

有比较才能有鉴别。在疾病的发展过程中，由于受体质、治疗等多方面因素的影响，病候往往有类似、雷同之处，这就需要仔细观察，深入分析，找出同中之异，以不同方法解决不同质的矛盾。如该痰饮案曾先后出现"面翕热如醉状"及"面热如醉"，此二症十分相似，但病机是否相同呢？张仲景根据前者并见"寸脉沉，尺脉微，手足厥逆"等阳气不足，下焦阳气不化之"小便难"，以及气之为病，时上时下而致时"复冒"、时"复下流阴股"、时"气从少腹上冲胸咽"等症，认为患者是误用麻黄等温燥之品引动下焦冲气导致虚阳上浮之戴阳证。而后者不一与冲气上逆并见，却是在咳嗽气喘，眩冒呕逆等饮邪为患之时兼见，则系水饮挟热犯胃，胃热上熏之证。张仲景结合他症综合分析，找出两者差异，从而决定分别以平冲降逆，化饮清胃治之。又如冲气与支饮均有上逆眩冒之变，张仲景亦注意区别其异。冲气上逆乃下焦虚阳上犯，与中焦无涉，故无呕吐而饮邪犯胃。胃气升逆则必呕。所谓"支饮者法当冒，冒者必呕"即在于提示须注意二证之差异，并以此决定平冲与化饮的不同治法。辨证能注意其差异性，施治用药则能有的放矢，精当无误。

四、特殊性

治病有常方常法，也有特殊变法，在掌握常方常法的基础上，注意掌握特殊变法，则能使自己的医术略胜他人一筹。支饮患者多系外寒引动内饮，内外合邪为患，故常以散寒化饮之小青龙汤治之，沈明宋曰："此乃寒风挟饮咳嗽之主方也。"但支饮为病有非为外寒引动，而系脏腑功能不足，阳气不能化饮所致者，此时若执一小青龙汤不变，则难免不致失误。张仲景创苓甘五味姜辛汤正是为了适应不宜于小青龙汤的特殊病变。又如支饮患者若见"其人形肿"，知饮邪有外溢之势。水溢于外，常以汗法治之，《水气篇》曰："水发其汗即已。"故原文说："其证应内麻黄"，使水从汗出。但身肿发汗，以肿疾初起兼有外邪者为宜，其人外证不备，且见"血虚"（徐忠可谓指血虚不能附气而阳气虚），麻黄辛温峻汗，汗出易伤阳，阳虚不能温于四末，极易导致厥逆之证，所以张仲景又明确指出："故不内之，若逆而内之，必厥。"这就说明，对于这种较为特殊的支饮形肿，常用之发汗行水法不仅无效，反而导致变证。张仲景不纳麻黄而加杏仁，其意即在示人治病不能囿于常法，而当具体情况具体分析。患者形肿继发于咳嗽胸满，知其病机为饮停上焦，影响肺之宣降。杏仁功擅宣利肺气，气化则饮消，饮退则肿除。正如张景岳所曰："水气本为同类，治水者当兼理气……以气行则水亦行也。"张仲景于此以应纳麻黄而不纳却另加杏仁的实例，说明临证用药不仅须注意常中之常，也须掌握常中之变。若能如此，即遇特殊变证，也能诊治自如。

张仲景此一失误病例讨论，示人不仅当重视总结成功经验，也当善于吸取失败教训，以免重蹈覆辙。而且，其在纠正失误过程中所体现的辨证论治的原则性、灵活性、差异性、特殊性等特点，至今仍给人启迪，指导临床。以上浅见，不当之处，诚盼赐教。

13　《金匮要略》呕吐正治变治法浅谈

呕吐一证，病因甚杂，但其病机，总由胃失和降，气逆于上所致。逆者降之，故《金匮要略》治疗以降逆止呕为其最基本、最常用的治法，可谓之正治法。而呕吐若因热毒、水饮、腑实等邪所，非降逆之法所能奏效，致呕之因不除，呕逆难于平息者，张仲景又常据证而择催吐、利尿、泻下等通利之法以变通治之。张仲景治呕方法丰富多彩，总不外正治、变治两类。现略述如下。

一、呕吐正治法——降逆止呕

胃主纳谷，以降为顺，因各种原因而致胃气上逆，则发为呕吐。张仲景主和胃降逆之法，立小半夏汤为其代表方。方中半夏、生姜俱属辛温之品，以胃中寒饮致呕最宜。半夏温燥化饮降逆，生姜温胃散寒止呕，兼制半夏之毒。二味相辅相成，和胃降逆之功颇著，为治呕吐之佳配，历代誉之为"呕家圣药"。张仲景用和胃降逆之正治法治呕吐，每宗小半夏汤之旨而化裁用于：

1. 温中降逆　中阳不足，阴寒上逆而致干呕、吐逆、吐涎沫者，用半夏干姜散。本方即小半夏汤以干姜易生姜，"以生姜性僭上而发越，不如干姜之辛温为能专功理中也"（魏念庭）。干姜"守而不走"，力专中道，半夏止逆消涎，共成温中降逆妙剂。若见之于妊娠呕吐不止者，更加人参，名干姜人参半夏丸。虽干姜、半夏为妊娠所忌，但中寒非干姜不温，气逆非半夏不降，故用之，恐有碍于胎，加人参则"不惟不碍胎，且能固胎"（尤在泾）。

2. 散饮降逆　寒饮搏结，上、中二焦气机受阻，致心胸中极度痞闷不适且温温欲吐者，治用生姜半夏汤。本方乃小半夏汤以重剂生姜汁易生姜，且半夏减量一半而成，虽降逆之力小而攻结之力大，能使寒饮之结痞散之于内，气机条畅，升者自升，降者自降，胃气因之而和，则无复冲逆之患。

3. 暖肝降逆　肝寒犯胃，浊阴上逆，致干呕、吐涎沫、胸满或头痛者，治用吴茱萸汤。证虽依然为胃中寒饮上逆，但却挟肝经浊阴，故方以生姜温胃散寒，而半夏虽善降逆却不入肝经，故易之以既能温胃散寒，又可泄厥阴逆气之吴茱萸，并配参枣，以收温肝暖胃，降逆止呕之功。

4. 补虚降逆　若久吐不愈，脾胃两虚，不能腐熟运化水谷，胃气上逆而成朝食暮吐、暮食朝吐，宿谷不化以及神疲乏力，大便燥结等胃反证，治用大半夏汤。此胃气亦虽上逆，究非胃寒所致，而由脾胃虚极而成，虽欲降逆，而用意不在寒矣，故不用姜之温散，专取重剂半夏配补虚润燥之人参、白蜜，共奏补虚降逆之效。

5. 理气降逆　寒郁胃阳，气机闭阻而致干呕，呃逆，手足轻微厥冷者，以橘皮易小半夏汤中之半夏名橘皮汤。《神农本草经》曰：橘皮"主胸中瘕热，逆气……下气通神"。是知橘皮较半夏降逆之功同而尤长于理气，配生姜则善理气和胃以降逆，故为哕证之基本方。若胃虚有热，伴虚烦不安，少气口干，脉虚数等证，则加竹茹和参枣草，理气降逆之中，又增清热补虚之力。

6. 和调降逆　此法适用于寒热错杂之呕吐证，胃气上逆乃由湿热交阻，痞结中脘，使脾胃之气升降失序，气机紊乱而成。故多以半夏、生姜配入苦寒品中，以辛开苦降，调和止呕。如少阳邪热犯胃，肝胃不和而呕，用姜夏伍柴芩，调和肝胃以止呕，如小柴胡汤；邪热内陷，胃肠不和，下迫于肠而利，上干于胃而呕，以姜夏入黄芩汤中，胃肠并调，呕利兼治；寒热互结于中，脾胃升降失和而见"呕而肠鸣，心下痞者"，则以姜夏配芩连，苦降辛开，和中消痞止呕，如半夏泻心汤。以上诸方均以姜夏为辛温开散寒邪之用，芩连等为苦寒泄热之剂，而半夏不独辛散，亦可助芩连等降气，由此一辛一苦，一开一降，寒因之而散，热因之而泄，寒热之痞结既去，胃气方有降下之机。

二、呕吐变治法——通因通用

呕吐总由胃气不能通行下降所致，若寒热痰饮直接干碍脾胃，使其升降失常，虽以痰饮寒热为因，总以脾胃病变为主，故宜和胃降逆兼除致呕之由，胃气能降则呕逆当止。若胃中有脓血邪毒，非排出则呕不止者；或病本不在脾胃，而由他证所致，或下焦水湿，或肠道积滞，使胃气不得畅其下降之势者，则或当因势利导，以呕治呕；或当治病求本，通下治上，以达和降胃气之目的，则为治呕之变法也。该法实寓"通因通用"之意。

1. 催吐止呕　此法是以吐治吐，因势利导，适用于病邪在上，温温欲吐者。呕吐虽然是一个病证，治疗当和胃降逆止呕，但呕吐有时又是人体排出胃中有害物质的保护性反应，对某些呕吐，不仅"不可治呕，反须涌吐治之"。如"呕家有痈脓，下可治呕，脓尽自愈"，病因痈脓致呕，是机体生理性祛邪反应，为正气迫邪向上外出，此时若强止其呕，必致脓痈内留，贻患无穷。张仲景虽未指出具体的治疗方药，不难看出，必须因势利导，排脓消痈。《金匮释义》曰："虽系呕家，如有痈脓，亦当吐去之。"令脓从吐出，不止呕而自止。本书《疮疡篇》附排脓汤，魏念庭曰："疮痈未成者，服之可开解；已成者，服之则可吐脓血而愈矣。"《张氏医通》以本方治内痈，谓服之"脓从吐出"，可参考应用。他如"酒疸，心中热，欲吐者，吐之愈""宿食在上脘，当吐之，宜瓜蒂散"，均说明病邪在上，正有祛邪上出之势，治当因其势而吐之。此即《内经》"其高者，因而越之"之谓。临床食物中毒、宿食停滞、胃痈吐脓、肺痈咳脓等病属阳证实证，病势迫近胸咽，温温欲吐者，均可因势利导而涌吐之。

2. 利尿止呕　适用于饮停中、下二焦而致呕吐之证。饮结下焦，膀胱气化不行，水无出路则逆而上行，可见呕吐涎沫、头眩等证；或下焦之水上逆于胃，因饮阻气机，津液不布而口渴，饮水则因水阻于内而不纳，致水入即吐之水逆证，均用五苓散化气行水利小便，水从下出，不逆于上则呕解。若胃有停饮致呕，且因吐而渴，因渴而饮，因饮而致呕吐不止之胃反证，治用茯苓泽泻汤。该方即五苓散去猪苓加生姜、甘草，取健脾利水之用。

3. 泻下止呕　适用于胃肠邪实，腑气不通而浊气上逆之呕吐证。如热聚于胃，若热能下行则胃气无。上逆之由，今下窍不通，热无出路，胃热上冲，故见逆而不能容食，食已即吐之症，治用大黄甘草汤。方中大黄荡涤实热，推陈致新，甘草和中。逆而折之，泻热和胃，下窍一通，其吐自止。后世李东垣创通幽汤，治幽门不通，上冲吸门者，亦即此意。又如伤寒少阳兼阳明里实，燥实内结，腑气不通，升降乖戾，浊阴上逆呕吐，心下急，微烦者，以大柴胡汤攻里和表，腑气通，则不治呕，呕自止。

14　试论张仲景在优生学方面的成就

中国古代对优生就极其重视，并积累了丰富的优生经验。如所主张择优婚配、择情受孕、孕期保健与胎教等措施，至今仍为社会所提倡。而张仲景《金匮要略·妇人妊娠病篇》（下简称本篇）则主张堕毁劣胎，以保胎质；改善母质，以育优胎，治疗母疾，防邪伤胎；以及妊娠逐月，分经养胎等方法来提高婴儿素质，充分体现了他在优生学方面的独到经验。试述如下。

一、堕毁劣胎，以保胎质

在中医学史上，主张消除劣胎以提高人类素质者，当首推张仲景。本篇曰："妇人得平脉，阴脉小弱，其人渴（当作呕），不能食，无寒热，名妊娠，桂枝汤主之。于法六十日当有此症，设有医治逆者，却一月加吐下者，则绝之。"其中"绝之"两字，无不以为是本条最难解者，故有停止医药（尤在泾），饮食调理（楼英），尺脉绝（李克绍：《湖北中医杂志》1980年3期）等多种解释。笔者以为诸说均有可商之处，这里的"绝之"当作中止妊娠解。首先，以"绝"字本身含义看，乃断绝、灭绝、消灭之意。据此，"绝之"当指绝其胎元，以断病根。其次，中医学很早就认识到，妊娠期病重常有害胎儿，使其或有病或畸形或低能，劣胎不除又危害母体，及时祛除可免其害。《诸病源候论·妊娠欲去胎候》"此谓妊娠之人羸瘦，或挟疾病，既不能养胎，兼害妊娠，故去之"之说，可谓"绝之"的最佳注脚。再次，从患者当时情况看，停经60日出现妊娠反应而医生误治，1个月之后不仅呕吐不止，且增泄泻，说明患者中气大伤，化源枯竭，胎元失养，欲保而不能，绝其胎累合乎情理，《金匮要略释义》等也主张杜绝病根，不必泥于安胎。故"绝之"作中止妊娠解不无道理。低劣胚胎，绝而去之，相对保证了胎质，有利于提高人类素质。张仲景这种根据实际情况而行堕胎之说，与1700多年后的今天所倡导的优生学竟十分吻合。

二、改善母质，以育优胎

张仲景认为，妊娠体质的强弱，对胎儿的发育影响极大。母质强者，其胎多健而壮，母质弱者，其胎多病而夭。故孕妇素体薄弱，或累为半产漏下，或曾难产者，须常以适当药物调养，以达改善体质，培育优胎的目的。如素体肝脾血虚，湿热内生者，其胎既乏血奉养，又受湿热之害，宜"常服"当归散，使肝脾血旺，湿热尽除，故不仅体弱者日壮，难产者"易产"，且"胎无疾苦"，健康无病。若系脾胃阳虚，寒湿偏盛之体，宜健脾温中，散寒去湿之白术散"养胎"。二方皆以调理肝脾入手，盖脾为气血之源，肝为养胎之本，肝脾血足，胎得其养，发育自良。二方均取散剂，便于小量常服，体现调养之意。

《直解》谓二方的区别是：素体瘦而多火者用当归散，肥白有寒者用白术散。肥瘦寒热偏颇之体，于胎儿生长不利。《大生要旨》曰："胎之肥瘦，气通于母。"胎气之盛衰与其母体脏气的虚实密切相关。故调妊母失调之体可保胎儿健康发育。总之，孕妇体质的强弱，脏气之盛衰，可影响胎儿发育。张仲景这种"随人脏气之阴阳而各异"（《心典》）的调摄妊母体质的方法，可为胎儿正常发育创造良好条件，是培养优质胎儿的根本大法。

三、治疗母疾，防邪伤胎

妊母感邪受病，极易殃及胎儿，邪伤胎元，碍其发育，可致胎儿多疾，甚或流产早夭。欲使胎儿发育正常，当及时医治妊娠期疾病。张仲景重视祛孕体之邪，择用不同祛邪方法，使邪去正复，母安胎健。

1. 主以攻邪　孕妇邪急而正未伤者，主以攻邪，邪不伤胎则胎育正常。如妇女有宿疾而复受孕，宿疾害胎，必碍胎儿发育；癥积在内，瘀血阻滞，恶血不去，新血不得归经，故漏下不止，血液外流则胎失所养。治用桂枝茯苓丸。该方以通血脉，化瘀结见长，瘀去癥化，癥不害胎；源清流止，血不下漏则胎元自安，旨在祛邪安胎。但祛邪不可过峻，方中桃仁熬以去脂，以防滑胎，且小剂丸服，使瘀化而不伤胎。妊娠若水气内停，郁阻阳气而致小便不利，身重或肿，洒淅恶寒，起即头眩者，用葵子茯苓散滑窍利水，亦是祛邪安胎之例。

2. 扶正祛邪　妊娠若正虚而邪少者，则立扶正祛邪之法。如因冲任不固，血虚寒滞所致妊娠下血、腹痛之证，名为胞阻。治用胶艾汤。魏念庭曰：胞阻之成，"以气虚寒也。气虚寒则血不足而凝，凝则气愈阻作痛……血之凝者尚凝，而余血遂漏不止，甚则伤胎而动，动而竟堕"。其证虚多邪少，故主阿胶、当归、芍药等补胞血之虚，佐艾叶散寒，川芎行滞，为补血散寒之剂。血得补则胎元得养，寒邪去则胎免其害。

3. 邪正并举　妊娠若正虚而邪气亦重者，治当祛邪与安胎并举。如因胃虚寒饮，浊气上逆而致"呕吐不止"者，寒饮久留，难免害胎；长期呕吐，纳食必少，化源不足，气血匮乏，胎元失养必发育不良。以干姜人参半夏丸治之，其中姜夏化饮祛邪，人参补虚扶正，有邪去而不伤胎之效。若肝虚气郁而血滞，脾虚气弱而湿胜，见腹中疠痛，小便不利，足跗浮肿者，用当归芍药散。以归芍芎养肝行血，术泽苓健脾利湿，邪正兼顾，并行不悖。他如温经散寒之附子汤治妊娠阳虚寒盛腹痛，养血清热之当归贝母苦参丸治妊娠小便难等，均系邪正兼顾，祛邪养胎并举之法。张仲景治妊娠之病注重祛邪，或主以攻邪，或扶正祛邪，或邪正并举，以邪去母安，胎亦无损也。

四、妊娠逐月，分经养胎

张仲景在讨论妊娠伤胎问题时，所论"怀身七月，太阴当养不养"，与《诸病源候论》记载的妊娠十月按经络养胎的忌宜，以及唐《千金要方》中引北齐名医徐之才"逐月养胎法"提到的"妊娠七月，属太阴肺经养胎"一致，说明早在汉代就有按经络逐月养胎的方法。张仲景此条当是后世逐月分经养胎说之理论渊源。

如徐氏在《金匮要略》启发下所创"逐月养胎法"，是在较系统论述了胚胎生长发育过程的基础上，依照 10 个妊娠月由不同的脏腑经脉所养的理论，分别对各月常易发生的疾病确立的逐月养胎安胎之法。徐氏认为胚胎的发育过程，一月始胚，二月始膏，三月始胎，四月成血脉，五月四肢成，胎动，六月筋成，七月皮毛成，八月九窍成，九月六腑百节毕备，十月五脏六腑齐通。至于逐月分经养胎的顺序是：一肝二胆三心经，四月三焦五脾经，六胃七肺八大肠，九月肾经十膀胱。徐氏所论较张仲景全面而具体。

此外，古人认为胎儿在母体内受到孕妇各方面的感化，因此，孕妇在衣、食、住、行及情绪诸方面都要十分注意。张仲景关于妊娠饮食宜忌也有所及，如认为食姜"令子余指"，食兔肉、鸡、鸭等"令子无声音"，食雀肉"令子淫乱无耻"，诸品当禁。其说可信否尚值怀疑，但对后世重视妊娠期饮食调摄当有启发。如徐氏即把妊娠期饮食调养放在重要地位。此外，徐氏所倡妊娠期要调怡心神，保持心胸开阔，适当劳逸，以使气利血畅，谨避风寒，以防母伤胎病等论述，则无疑大大发展了《金匮要略》优生内容。付诸实践，其有益于母子身心健康，已逐步为现代医学所证实。

胎儿是人之起点，人之根基。基固而大厦牢，根壮而枝叶茂。胎儿质量的优劣，对人的一生的健康，聪愚关系其大。故张仲景主张堕毁劣质胚胎，尽量杜绝禀赋异常胎儿的问世，以确保胎质；妊母体质偏颇，当调摄改善，为培育优质胎儿改良"土壤"；孕妇有病，当治病去邪，以防邪气伤母害胎；而妊娠期逐月分经养胎法，更是确保胎儿健康发育的重要措施。张仲景这些优生主张，对当今国内外新兴学科——优生学和围生期保健学的研究，至今仍有重要指导作用。

15　《金匮要略》祛病安胎九法

安胎之法，一般以补肾培脾为主，认为补肾为固胎之本，培脾乃益血之源，本固血充，则胎可安。故临床安胎，多宗十全大补、泰山磐石之法，皆偏于补。而张仲景《金匮要略·妇人妊娠病脉证并治第二十》安胎之法，每以祛病安胎为主。

1. 清化湿热　适用于肝脾不和，湿热内阻而致胎动不安。原文第 9 条："妇人妊娠，宜常服当归散。"从"常服"两字，知当归散有养胎安胎之功。方中当归、白芍养血行血，川芎疏肝理气，白术健脾除湿，黄芩坚阴清热。以方测证，当系肝郁脾虚，湿热内聚。此方以清化湿热安胎为立方本意，后人据此而认为黄芩、白术是安胎圣药，凡孕疾必用之，实不符张仲景原意，尤在泾曰："夫芩、术非能安胎者，去其湿热而胎自安耳。"

2. 温化寒湿　妊娠脾虚，寒湿中阻而致胎动不安者，则须温化寒湿以安之。原文第 10 条："妊娠养胎，白术散主之。"白术散以白术健脾燥湿，川芎和肝舒气，花椒温中散寒，牡蛎化痰除湿，全方健脾温中，祛寒除湿。《金匮心典》曰："妊娠伤胎，有因湿热者，亦可因寒湿者……当归散正治湿热之剂，白术散则正治寒湿之剂。"不仅明确指出了当归、白术两方的应用区别，而且也阐明了养胎安胎当先治病祛邪。

3. 祛瘀化癥　妇女宿有癥病而复受孕，若癥病妨碍胎元，每常漏下不止。胎动不安，须治本求源，去瘀化癥，张仲景用桂枝茯苓丸。癥疾系瘀血凝聚而成，瘀血不去，新血难生，血不足以养胎则胎难安；瘀化为癥，经脉阻滞，血液不循常道，故又漏下不止；血液漏下，养胎之血愈亏，则胞胎备受其害。桂枝茯苓丸以调营卫、通血脉、化瘀结见长，使瘀去癥化，漏止胎安。

《金匮要略方论本义》曰："血不止而癥痼不去，必累害于胎，故曰'当下其癥'。癥自下而胎自存，所谓有故无殒者，即此义也。"

4. 温经散寒　里阳亏虚，阴寒内盛而致腹痛畏冷，少腹如扇，其胎愈胀，脉弦者宜用此法。下焦阳虚，不能温煦胞宫，子脏（宫）不能司闭藏之令，风冷之气乘之，故少腹如扇，阵阵作冷，所谓"脏开风入，其阴内盛"（尤在泾）。母之与胎，得热俱热，得寒俱寒，阴寒内盛，胞胎失温，故见胞胀等胎元不安之证，方用附子汤。张路玉曰："用附子汤温其脏则胎安，世人皆以附子为堕胎百药长，张仲景独用以为安胎圣药，非神而明之，莫敢轻试也。"临床用治妊娠阴寒腹痛等症，确有较好效果。

5. 疏肝除湿　由于肝郁脾虚，水湿停滞之妊娠腹中疠痛，及小便不利，足跗浮肿之证。肝郁则多横逆之变，脾虚每易湿胜生肿。不理其郁则气不畅行，血气内乱，不独疠痛，胎亦受害；不利其湿，则脾气不健，非但肿满，气血亦失其化源，欲其胎安难矣。张仲景用当归芍药散，以当归、川芎、芍药用量较重，意在泻木安脾；泽泻次之，效取利尿行水。如此肝脾两调，湿去水行，不安胎而胎自安矣。

6. 温胃蠲饮　妊娠至二三月，常见呕吐，多可其自愈。若脾胃虚弱，寒饮上逆，致呕吐不止，属妊娠恶阻重证，则需温胃蠲饮。原文第6条："妊娠呕吐不止，干姜人参半夏丸主之。"本条叙证虽简，但从方测证，知"呕吐不止"因脾胃虚弱，运化失职，津液留滞，寒饮上逆犯胃所致。饮邪不去则呕吐不止，逆气不降则饮食难入，胎元必受到影响。干姜人参半夏丸中干姜温寒，半夏、生姜汁化饮降逆，气降饮除则呕止，更得人参补虚，则胃气得养，食谷增加，胎元自安。一般认为，半夏、干姜能碍胎，但寒饮犯胃，则此二味又为要药。楼全善曰："余治妊娠病，屡用半夏未尝动胎，亦有故无殒之义。"故妊娠用药，当以病为据，病去则胎元无不安者。

7. 化气利水　妊娠水气内停，阳气被郁而见身重或肿，小便不利，洒淅恶寒，起即头眩，舌苔白腻，脉象沉缓等症，宜化气利尿安胎，张仲景用葵子茯苓散治疗。膀胱气化不利，则水湿内停，若浸淫肌肤，则身重，或颜面、肢体浮肿；阳气不得外行则洒淅恶寒；水气上逆，清阳不升则起即头眩。水蓄于内，则胎多不安。《类聚方广义》曰："妇人妊娠，每有水肿而坠胎者，若难用他逐水剂者，宜此方煎服。"葵子有滑胎之虞，为慎重起见，《产科心法》将生葵子改为炒用，唐容川则主张用五皮饮加紫苏，均为张仲景大法的灵活运用。

8. 清热润燥　适用于妊娠血虚热郁，气郁化燥，膀胱津液不足所致之小便困难等证，方用当归贝母苦参丸。从原文"妊娠小便难"而"饮食如故"来看，知病不在中焦而在下焦。下焦燥热，伤及津液，小便难而不爽，胎亦有失润养。方中当归、白蜜补血润燥，贝母清肺开郁，苦参清除结热，如是血得养，燥得润，膀胱结热除而小便利，胎亦因之而安。秦伯未据临床经验认为本条之"小便难"当是"大便难"，因此方又具养血润肠、清热通便之功，妊娠习惯性便秘亦可用之。

9. 养血暖宫　适用于冲任不固，血虚寒滞所致之妊娠下血、腹痛之证，此证名为胞阻或胞漏，张仲景主张用胶艾汤。魏念庭曰：胞阻之成，"以气虚寒也。气虚寒则血不足而凝，凝则气愈阻而作痛……血之凝者尚凝，而余血遂漏不止，甚则伤胎而动，动而竟坠"。方中阿胶、甘草、当归、芍药补胞血之虚，艾叶温胞宫之寒，川芎行血中之滞。此方性偏于温，故血虚有寒者宜之，若血分有热，漏下不止，或肝火过旺，妊娠下血者，则非所宜。

总之，妊娠母子相系，母健者胎亦健，母病者胎难安，治妊母之病，即所以安妊体之胎。故张仲景安胎，虽有从补益着手之胶艾汤，但更注重治病祛邪。诸如清化湿热、温化寒湿、祛瘀化癥、疏肝除湿、化气利尿、润燥通便等，无一不是治病之方，而又无一不是安胎之法。故医妊娠之病，无须拘泥"安胎"，病去母安、胎亦无殒。值得注意的是，张仲景所用的半夏、干姜、附子、桃仁、葵子等，后世大多认为妊娠忌用，而张仲景用之得心应手，说明养胎以祛病为要。周学霆曰："黄芩安胎也，乌、附伤胎也，而胎当寒结，黄芩转为伤胎之鸩血，乌、附又为安胎之灵丹；白术安胎者也，芒硝伤胎者也，而胎当热结，白术反为伤胎之砒霜，芒硝又为安胎之妙品，无药不可以安胎，无药不可以伤胎，何有一定之方，何有一定之药也。"此说颇具见地。不过，张仲景在用此类攻邪药物时，为了免伤胎气，用之又十分谨慎：或进行适当配伍，如半夏、干姜伤胎，"得人参不惟不碍胎，且能固胎"（陈修园）；或改变制药方法，如桃仁于他方中均不熬，独于桂枝茯苓丸中须熬，熬能去油防滑胎；或取丸散缓图其效，全篇十方，丸散居七；或采取小量轻剂或小剂递增的给药方法等。若能熟玩张仲景祛病安胎之旨，则于安胎治法能了然于胸中矣。

16　略谈《金匮要略》产后病治法特点

妇女新产，由于骤然去血过多，正气不足，既易导致邪从外入，又常发生邪自内生。故产后虽然多虚，实证亦复不少。朱丹溪曰："产后当大补气血为主，虽有杂证，以末治之。"（《丹溪心法》）后人多仿效此说，逢产后诸疾，动辄补益，唯恐攻伐。而《金匮要略》产后病治法，虽不忘于产后，却又不拘于产后。注重辨证，唯病情是务，攻之果断，补之得宜，体现了张仲景论治产后病仍然强调辨证论治的特色。

一、邪因外感　发表不拘于新产亡血

分娩之际，因产创、出血以及临盆用力，耗伤气血较多，故有产后"百脉空虚"之说。气血耗伤，正气相对不足，极易为外邪所袭，因此，新产之后，须"厚铺稠褥，遮围四壁，使无孔隙，免致贼风"（《济阴纲目》）。若一有不慎，感受外邪，即可导致多种病证。《金匮要略》不仅认为产后中风、产后发热（产褥热）系外感所致，而且风寒之邪乘产后之虚，又可致痉病、郁冒等疾，如《产后病篇》第1条所曰："新产血虚，多汗出，喜中风，故令病痉；亡血复汗，寒多，故令郁冒。"外邪侵入新产之体，张仲景于治疗之际，不拘于新产亡血，而是据证用药，当汗则汗。第8条曰："产后风续续数十日不解，头微痛，恶寒，时时有热，心下闷，干呕，汗出，虽久，阳旦证续在耳，可与阳旦汤。"阳旦汤一般认为即桂枝汤。桂枝汤之力虽不峻，然终为太阳中风、外邪干于太阳之表欲祛邪外达者设，故头痛、恶寒、发热等表证持续"数十日不解"，虽为产后，仍用桂枝汤和营解肌以祛邪。此与《伤寒论》第46条"太阳病……八九日不解，表证仍在，此当发汗"精神一致。病延时日，有表者尚须解表；若属新感，发表祛邪则自不待言了。新产亡血本当慎用发散，但表邪非汗不去，故张仲景并不因新产之虚而舍发表祛邪之法。尤在泾曰："产后中风至数十日之久而头痛寒热等证不解，是未可虑其虚而不与解之散之也。"此语甚切张仲景之意。

若产后中风而兼有阳虚，症见"发热，面正赤，喘而头痛者"，用竹叶汤治疗。方中竹叶、葛根、防风、桔梗、生姜等，均是发汗散邪之品，而参、附则能鼓舞阳气，使邪气一举全歼。方后云："温服使汗出"，说明其功用在祛邪从表而出。

又如产后亡血阴虚，阳气偏亢，复因寒邪闭表，阳气不能因汗而外散，反郁而上冒，症见眩晕，"呕不能食，大便反坚，但头汗出"之郁冒症，若因其虚而补，则邪势反张多因其汗而敛，则邪不得出。故以小柴胡汤直散其寒兼疏其郁结。

《伤寒论》第89条曰："亡血家不可发汗。"后世朱丹溪更有"产后一切病皆不可发表"之论。而《金匮要略》于新产感邪者为何主发汗解表？笔者以为，妊娠分娩，乃瓜熟蒂落，为自然之理，属于正常的生理状态，虽然一度失血较多，但只是一时相对不足，非若久病耗伤而虚者，亦异于经常出血之"亡血家"。而且产妇脏腑功能正常，生化之源未虚，故此时感邪以汗法治之，并不会危及已虚之阴血。而邪去及时，不化热入里，实际上间接顾护了阴血。须注意的是，产后发散不可过峻，如张仲景选用和营解肌轻剂之桂枝汤而不用麻黄汤，竹叶汤也是选用轻宣发表之品。且竹叶汤中之参附，小柴胡汤中之人参，即是已经顾及到了产后失血、正气相对不足的特殊生理。

二、邪自内生　攻逐不泥于产后体虚

新产之妇，若因气血亏衰不能促使各种病理产物及时排出而郁积体内，则可致各种邪实之证。或肝气郁结，气滞不行多或恶露不去，瘀血停留；内停之瘀血或与热相持，致瘀热并见；或与水互结，令水血俱聚；或恣食辛辣厚味，变生胃热，或湿热壅滞肠道，发为痢疾等，多诸如此类，张仲景并不惑于产后体虚，常以攻邪为主治之。

行气以治气滞腹痛。气血因产而伤，本不宜更耗其气，若肝气郁结，气机阻滞，则又非行气难以疏其滞。如产后腹痛而胀，"烦满不得卧"，恶露甚少者，系气机阻滞，血行不畅之故，主枳实芍药散。此腹痛胀满，虽属气滞，然见于产后，则其滞不在气分而在血分，故用芍药以和血定痛，枳实炒黑，使入血分，以行血中之气，疏血中之滞，而补之每使气滞愈甚。

破瘀以治瘀血内结。产后血少，理当滋养。若瘀血内结，又

当破之为先。如原文第 6 条指出，若少腹剧痛坚硬，拒按，按之有块，投枳实芍药散而不应者，"此为腹中有干血着脐下刀"，用下瘀血汤治疗。方中大黄、桃仁、䗪虫攻血之力颇猛，虽以蜜为丸以缓其性，但成丸以后又以酒煎丸，且须"顿服之"，旨在速去其瘀，这从服药后"新（瘀）血下如豚肝"可知。尤在泾曰："酒煎顿服者，补下治下制以急，且去瘀惟恐不尽也。"又如"妇人少腹满如敦状，小便微难而不渴"，此为产后"水与血俱结在血室"（《妇人杂病篇》），治用大黄甘遂汤。方中大黄攻逐瘀血，甘遂峻逐水饮，二味攻逐之力甚猛，故佐以阿胶养血扶正。但全方煎汤"顿服"之后，"其血当下"，亦在于速去其邪。徐忠可谓此体现了"古人治有形之病，以急去为主，故用药不嫌峻"之精神。后人认为产后瘀血不去，则可能导致冲心、冲肺、冲胃之"三冲"危候，故有瘀者自当速去，不必囿于产后多虚之成见。叶以潜曰："产后以去败血为先，血滞不快，乃成诸病。夫产后元气既亏，运行失度，不免瘀血停留，治者必先逐瘀，瘀消然后方可行补，此第一义也。"（《女科经纶》卷五）故后世《傅青主女科》创生化汤作为产后祛瘀常用方，不无道理。

攻下以泻热结。若里热结实，非攻不去，则产后亦可攻通泻下。第 2 条曰："病解能食，七八日更发热者，此为胃实，大承气汤主之。"一般认为，本条列于郁冒条后，是指郁冒用小柴胡汤而病解，但七八日以后又复发热，当是未尽之余邪与食相结，属胃实热结，故以大承气汤下实泻热。亦有人认为，此系宿食停滞所致发热，之所以于郁冒之后提出此条，乃与郁冒"呕不能食，大便反坚"之症进行鉴别。其实，无论本条与郁冒有无关系，其基本意义在于，产后腑实热结仍当攻实泻热，不必拘于产后之虚而犹豫不定。又如第 7 条曰："产后七八日无太阳证，少腹坚痛，此恶露不尽；不大便，烦躁发热，切脉微实，再倍发热，日晡时烦躁者，不食，食则谵语，至夜即愈，宜大承气汤主之。热在里，结在膀胱也。"此指产后瘀血内阻与阳明实热并见的证治。少腹坚痛，恶露不尽是瘀血所致；烦躁发热，便秘，不食，则属阳明燥热，用大承气汤治疗，其中大黄能推陈致新，枳实可行气活血，于此取之，可收瘀热并除之效。

寒凉以清里热。产后虽忌凉遏，确有实热，则又有不忌之治。第9条曰："妇人乳中虚，烦乱呕逆"用竹皮大丸主治。哺乳期中，阴血亏虚，火热内生，热扰于心则烦乱，火犯于胃则呕逆，故用竹茹、石膏、白薇以清热除烦，同时用枣肉合桂枝、甘草以益胃气，顾乳中之虚。他如产后发热（产褥热），头痛有外邪者，以小柴胡汤和解退热；头不痛但烦热无外邪者，以三物黄芩汤苦寒清热，均说明产后有热者，自当清而去之，以防另生他变。

苦寒以治湿热内蕴。湿热内蕴，常酿成热毒，不亟去之，伤阴损阳无所不致，产后尤宜急治。第10条曰："产后下利虚极，白头翁加甘草阿胶汤主之。"湿热蕴积，非苦寒不除，虽属产后，其理亦同，故主以白头翁汤。魏念庭曰："产后下利虚极者，自当大补其气血矣，不知其人虽极虚而下利者，乃挟热之利，切不可以遽补，补之则热邪无出，其利必不能止也，主之以白头翁加甘草阿胶汤，清热燥湿，补中理气，使热去而利自止。"

由此可见，张仲景治疗产后病，不拘于产后之虚，有是证则用是药；当汗则汗，当下则下，可清则清，可攻则攻。后世张子和"产后不可作诸虚不足治"（《女科经纶》卷五）之说，无疑受张仲景思想之启发。

三、注重调补　时刻顾护产妇正气

张仲景治疗产后病，注重辨证，长于祛邪，但也并不忽视扶正，其处方用药，又时刻照顾产后气血不足的特点。邪盛之时，攻邪为主，辅以扶正；正虚为主，则以补养调理为法。

1. 祛邪辅以扶正 有邪者自当攻邪，邪不去则正不安。但产后毕竟偏虚，故张仲景在攻邪之时根据不同病情与体质，采取不同的扶正方法。

扶阳气。若产妇素体阳虚，而产后亡血复汗，倍伤阳气，阳虚卫外不固，故易中风。张仲景于竹叶汤中，在驱风散邪品中佐人参附子，达扶阳解表之效；阳旦汤（桂枝汤）既可祛邪，又可安正。而陈修园据《伤寒论》认为："汗出至数十日之久，虽与发汗遂漏者迥别，亦当借桂枝加附子之法。"认为阳旦汤当是桂枝汤加附子。根据产后汗多伤阳的特点，加附子于桂枝汤中对于产后中风是比较适宜的。可见，张仲景在产后邪自外入须发汗祛邪者较重扶阳。

护阴液。产后失血过多，每多阴血亏损之候，有邪欲攻时，又须顾护阴血。如水血互结，张仲景在用大黄、甘遂攻瘀逐水同时，佐入阿胶以防峻逐伤阴；产后气血本亏，复兼热利伤阴，故曰"下利虚极"。热利不止，伤阴日甚，故在清热止利的白头翁汤中辅以阿胶，令邪热去而阴血不伤。他如三物黄芩汤中用地黄亦属此例。不难看出，张仲景在攻逐产妇内邪如瘀血、湿热时，较为注重护阴。

养胃气。产后胃气之盛衰，为后世"产后三审"内容之一。张仲景在治疗产后病时，已注意到顾护产妇胃气。如以枳实芍药散治疗产后腹痛，须"以麦粥下之"。麦粥甘淡柔和，善养胃益气；竹皮大丸治疗血虚热扰之烦乱呕逆，在寒凉清热品中，重用甘草，"以甘草七分配众药六分"，又以枣肉为丸，功在清热除烦中"安中益气"。此外白头翁加甘草阿胶汤之用甘草，竹叶汤中重用大枣且配姜草，均在攻邪之中护胃养胃，以壮气血之化源。

2. 正虚者以调补为主 产后有邪，攻邪之时辅以扶正，令邪去而正不伤；若以正虚为主时，张仲景又以补养调理为法。如产后腹中拘急，绵绵作痛，喜得温按，即第4条所谓"产后腹中疗痛"者，乃血虚寒滞所致，主当归生姜羊肉汤补血散寒；而"妇人产后虚羸不足，腹中刺痛不止，吸吸少气，或苦少腹中急，摩痛引腰背，不能食饮"，用内补当归建中汤建中补血，若大虚者加饴糖滋助化源而生气血；若去血过多，崩伤内衄则加地黄、阿胶培补血海真阴。从以上用药特点不难看出，《金匮要略》治产后诸虚，多用甘温调补之剂。甘温之品，既能温阳去寒（故后世有"产后多寒"之说），又能直补中州，建复中气，资助化源。这是产后补虚之根本大法。只有化源充足，气血源源自生，产后诸虚方得恢复。因此，此二方不仅是产后血虚寒滞、气血不和腹痛之主方，也是产后病攻邪后体弱正虚者调理善后之剂。

以上浅见，非敢谓已发张仲景治产后病之奥旨，唯在致力于研讨张仲景之学术，以一得之见就教于医界贤达耳。

17　产后郁冒病机初析

产后郁冒，首见《金匮要略·妇人产后病篇》，涉及的原文有三条，一条言其病因，曰产后"亡血复汗，寒多，故令郁冒"。二条言其证治及转归，曰"产妇郁冒，其脉微弱，呕不能食，大便反坚，但头汗出。所以然者，血虚而厥，厥而必冒。冒家欲解，必大汗出。以血虚下厥，孤阳上出，故头汗出，所以产妇喜汗出者，亡阴血虚，阳气独盛，故当汗出，阴阳乃复。大便坚，呕不能食，小柴胡汤主之"。三条言郁冒变成胃实的证治，曰"病解能食，七八日更发热者，此为胃实，大承气汤主之"。关于此三条的注释，尤其是关于产后郁冒的病机问题，历来众说纷纭，各执一端。

一、问题争论的焦点

问题的引起肇始于原文，由于原文一条言及"寒多"，明示产后郁冒与外邪有关，但二条又只字未言"寒"字，而自注曰"所以然者，血虚而厥，厥而必冒""亡阴血虚，阳气独盛"，似乎产后郁冒与外邪无涉。据此，产后郁冒是否与外寒有关成了问题争论的焦点。或谓无寒，或谓有寒。《医宗金鉴》倡阴虚阳亢说，曰："究之郁冒所以然者，由血虚则阴虚，阴虚则阳气上厥而必冒也。"程氏《金匮直解》主血晕说，曰："产后血晕者为郁冒，又名血厥。"此二说即否定了郁冒有寒。尤在泾则提出血虚寒郁说，曰："郁冒……亡阴血虚，阳气遂厥而寒郁之，则头眩而目瞀也。"《针灸大成》则曰郁冒"多虚极乘寒所致"。此二说又肯定了郁冒有寒。以上各说孰是孰非，无所适从，欲求助于教材，而《金匮要略》教材注释却前后不一，自相矛盾。《金匮要略选读》注一条时曰："郁冒，是由于产后失血，多汗，以致气血两亏，抗力减弱，复感寒邪，郁闭于内，邪盛正虚，血虚不能上荣，邪气逆而上冲，遂眩晕昏冒，而为郁冒。"意即郁冒为血虚感寒，寒邪郁而上冲所致。但释第二条时又曰："这是由于血虚，血虚则导致阴虚，阴虚则阳气偏胜，因此阳气上厥而为郁冒。"在注"但头汗出"时又曰："因为血虚阴亏，阳气独盛，孤阳上出，使阴津外泄，故但头汗出，这是发生郁冒的主要病机。"意即郁冒乃阴血亏虚，阳气独盛，偏盛之阳亢而上逆之故。此二说，前谓郁冒乃"邪气逆而上冲"，后又谓是偏亢之阳上逆。即一谓邪气冲，一谓正气逆，前后矛盾，使教者常难于自圆其说，而学者更是模糊不清。近徐氏又提出本篇"原文第一条之，'寒'字应作'虚'字解，亡血复汗，虚多，故令郁冒'，这样方可总论与各论吻合"。将"寒"易"虚"，无疑否定了郁冒与外邪有涉。可见，产后郁冒是否因之于寒，分歧尚大，有必要澄清之。

二、郁冒病机之初析

笔者反复琢磨各家之说，并请教妇产科老师，觉得原文不必改，郁冒必有寒。

首先，以原文之本意看，郁冒系产后三病之一。张仲景虽分作二段论述，但此二节原文紧密衔接，互相阐发，实际上是讲的同一病机的郁冒，前条言病因，次条紧接着就论述病机症状及治疗。因此，分析郁冒病机时，当前后二条结合分析。前条已谓产后郁冒系"亡血复汗，寒多"，即正虚邪入，内外合邪而致病。下文在分析证候机制时，虽未言及外邪，但此系省笔，实际上也应是内外合邪之故。因此，结合一、二条原文分析可知，产后郁冒的病机当是：在产妇阴血亏虚，阳气偏亢的前提下，外感寒邪，腠理闭塞；致偏亢之阳不得外散，反郁而上越，于是形成眩晕昏冒之郁冒证。其内虚外寒二者不可缺一。如纯系阴血亏虚之昏仆，属于血晕，当用独参汤或当归补血汤类救之，若以感受外邪为主，谓之产后中风，篇中列有阳旦汤和竹叶汤。而产后郁冒则是虚实夹杂，内外并病。由于临床以眩晕昏冒为主症故名之。此不同于因虚所致之血晕，因寒而发之中风，故别而论之。由于患者内则阴虚阳亢，外则寒邪闭塞，治疗若滋补阴血，则外寒不解，郁必不散，且补药亦难速效，故用外能散寒解郁，内能和利枢机的小柴胡汤治疗。既然小柴胡汤是郁冒主方，那么，谓郁冒系纯虚无寒之说，实有悖于张仲景原意。

其次，从"郁冒"之含义看，"郁"，《说文》曰"积也"。《左传熙二十九年》注："滞也。"《尔雅释言》曰："郁气也。"可见，郁乃积聚于内不得发泄之意。如忧郁、抑郁、郁闷即是。冒，《词源》曰："升起，透出"，即向上向外透出来之意，如冒泡、冒烟、冒火即是。张仲景将"郁""冒"连用而构成一个病证名称，是有其特定意义的。"郁冒"的关键是"郁"，因"郁"

而"冒"，有"郁"才有"冒"。这里所说的"郁"，是阳气郁结于内。为什么产后阴血亏虚，阳气会郁于内呢？在正常情况下，产妇阴血亏耗，阳气偏亢，但由于产妇"喜汗出"，汗出则损阳，偏亢之阳得损，阳能配阴，故"阴阳乃复"，这是机体的一种自动调节。现在患者由于外感寒邪，腠理闭塞，患者仅仅是头汗出而周身无汗，偏盛之阳不能随汗外泄，故郁于内，郁而不得外发故逆而上冲，则见眩晕昏冒，头汗出等症。由于但头汗出是一种病态反应，故不能通过此调节紊乱之阴阳，而头汗出一症之形成，吕氏认为是以一"郁"字为要，各种邪气使"阳气不得伸展，郁而上炎，蒸发津液，迫为'但头汗出'"。可见，"郁"乃是导致眩晕昏冒，但头汗出之郁冒证的关键。而"郁"之发生，又多系寒邪所致，寒性收引，易闭玄府，闭而不发，故郁于内。故产后郁冒者，因虚而感寒，因寒而阳郁，因阳郁而上冒也。

再者，从治疗之实践看，本来张仲景明言小柴胡汤为郁冒治疗主方，可有人持有异义，认为该方不能治疗产后郁冒，而是治疗产褥热。其理由不外：①据条三"七八日更发热"一语，知二条郁冒症中应有发热。②据附方一"妇女在草蓐，自发露得风，四肢苦烦热，头痛者，与小柴胡汤"，说明产褥后柴胡汤证有发热。③《活人书》妊娠伤寒门载此条于三物黄芩汤之后，则知小柴胡汤是专治妇女草蓐伤风。④《肘后方》小柴胡汤是治疗产后发热，而《医说》则谓产后郁冒宜白薇汤（白薇、人参、当归、姜枣、黄芪），而非用小柴胡汤。据此而怀疑小柴胡汤对郁冒的治疗作用。如《活人书》曰："若以为柴胡汤为产后郁冒之的方，则误人多矣。"

其实，小柴胡汤能治疗产褥热，又何尝不能治产后郁冒。《伤寒论》第333条谓阳明病若邪郁少阳，致胃气不和，见"胁下硬满，不大便而呕，舌上白苔者"，用小柴胡汤可使"上焦得通，津液得下，胃气因和，身濈然汗出而解"。本证头汗出，眩晕昏冒病在上焦，呕不能食病在中焦，大便坚病在下焦，此乃寒闭于外而阳郁于内，三焦之枢不利使然，用小柴胡汤外则解散客邪，内则和利枢机，使三焦通畅，气机和利，自得濈然汗出而解。不过，待郁冒解除后，则须再续予养血之剂治本调理以善其后。

小柴胡汤治产后郁冒疗效确著，周衡老师医话"产后郁冒临证一得"，颇能给人启发，值得一读：

"一般说法，血虚肝旺者，不得以柴胡升阳劫阴。尝读《金匮要略·妇人产后病篇》，谓产后郁冒，当以小柴胡汤治之。窃思产易亡血，肝气复冒，养阴犹恐不及，何以反用柴胡？不无疑虑。1968 年秋，值我院 65 级同学在浏阳实习，一妇正当产褥，其人以帛裹头，绕被坐于床榻，诉 1 周来眩冒发则欲倒，伴呕恶，须臾汗出而解，已而复作，日凡五六次，曾注射葡萄糖及服养血平肝药不效，深以为苦。我正踌躇间，又闻病妇呼冷，嘱其夫紧闭户牖，乃恍然大悟。《金匮要略》曰：'亡血复汗寒多，故令郁冒。'实已指明本证系由寒邪袭虚，径入肝经所致。寒性收引，郁其血气，久郁必冒，肝气即升，故其发作症结，不在血虚，而在寒郁两字，与单纯血虚肝旺宜用阴药者迥然不同。小柴胡汤，外能散寒达表，内可疏肝解郁，正两得其宜。因疏与本方，二剂而郁冒止，后续用胶艾汤调理而痊。"

产后郁冒，或谓内虚外寒，或谓纯虚无寒，笔者从张仲景原文之本意，从"郁冒"本身之含义，从临床治疗之实际分析，说明郁冒系产后体虚感寒，腠理闭塞，阳郁于内，逆而上冒所致。谓郁冒系纯虚无寒者，与张仲景原意有违。故治疗以小柴胡汤散寒解郁为主，待寒去郁解，宜续予养血之剂治本调理以善后。

18 张仲景药物炮制中火制法考疑

汉语是中华民族文明史的见证。在数千年的历史进程中，她经历了不断发展、丰富的过程，同时也产生了语言词义的衍变。同一字、词在古代和现代可能具有完全不同的含义。作为中华民族文明的分支之一的医学，这种现象也随处存在。因而，在古典医籍的学习、研究与教学中，注意这一现象，对于正确理解和阐释古医籍，显然是非常重要的。笔者在张仲景学说的教学和研究中，有关张仲景药物炮制法中的火制法，对某些字词的疑点作了考证，辑作一篇以就教于贤哲。

张仲景在《伤寒论》与《金匮要略》中炮制药物，属于火制法的有炙、炮、熬、炒、烧诸法。就现代汉语词义看，这些制法均不难理解，故而，各家注释皆不就这些字义作注。这些制法与我们现代所理解的含义是否一致？这常成为对某些药物制法理解的歧义，特别是现代药物炮制法中常见的"熬"，成为极少引人注意的疑点。根据成书于汉代的扬雄《方言》、许慎《说文解字》及汉前一些著作的解释及用法，可以发现古今具有不一致的概念。

1. 炮　现代炮法是指将药物放入铁锅内炒至焦黄爆裂，以起烟为度，用以减轻药物的毒性、烈性。张仲景用炮法制药见于附子、乌头、天雄、干姜四味，其意亦在于减轻毒烈之性；其具体制法未载。《说文》曰："炮，毛炙肉也。"《礼·内则》注曰："炮者，以涂烧之为名也。"《礼·运》注曰："炮，裹烧之也。"古代谓炮是一种加工肉食的方法，是将肉去毛或不去毛，再裹以他物在火中烧。据此，用于制药，其基本方法亦应是将药物裹后在火中烧制，与现代炮法不同，而是与现代所用的煨法类似。在锅中爆炒的炮法汉前文献未查及记载，因此，张仲景所用炮法制附子、天雄、乌头等大毒药，所用法应当是与炙肉法相类。故张仲景炮法与现代炮法当属不同方法。

2. 炒　现代炒法是将药物放入锅内拌炒，由于使用目的不同，有炒黄、炒焦、炒炭的区别。炒黄、炒焦是使药物增加焦香的味道，增进健脾作用，或改善药性之偏。炒炭是使药物迅速炭化，增加收涩或止血作用。张仲景制花椒、杏仁、吴茱萸用过炒法。炒，《集韵》：熬也。《说文》本作鬻；鬻熬也。《广韵》《集韵》《正韵》并音吵。崔实《四民月令》作炒。《方言》：熬、煣、煎、膄、鞏，火干也。秦晋之间或谓之煣，段玉裁注《说文》按：煣即鬻字。《方言》曰："火干物也。凡以火而干五谷之类。"《六书故》曰"鬲中烙物也"。故炒为置物于鬲中，以火干之，相当于现代炒、焙法。制法应大致与今同。

3. 熬　现代中药炮制不用熬法。而熬的现代通用义为煮，即加水久煮，如熬药、熬汤。张仲景药物制法中，乌头、葶苈、杏仁、巴豆、芫花、鼠妇、䗪虫、水蛭、虻虫、蜣螂、牡蛎、商陆根、瓜蒂等均用过熬法，其中有瓜蒂"熬黄"，葶苈"熬令黄色"，杏仁、巴豆"熬黑"的制法。若以"加水久煮"释熬，显然与张仲景制法不符，无论如何煮，瓜蒂、葶苈不可能因煮熬而黄，杏仁、巴豆因煮熬而黑。熬字古义与今义区别较大。熬，《说文》曰："干煎也。"《方言》曰："火干也。凡以火而干五谷之类，自山而东，齐楚以往谓之熬。"五谷之类未干不宜储藏，熬之使干，显然是不能加水的，而谓"干煎"，更是指不加水的干法。故此处的熬，应当是烘、烤、焙等相类的方法。"火干"者不仅有熬字，尚有煎、煣等字。《方言》曰："熬、煣、煎、膄、鞏，火干也。凡有汁而干谓之煎，东齐谓之鞏。"煣即炒字。煎，《说文》释为熬也。鞏，《方言》释为"火干也，关西陇冀以往谓之鞏"。《集韵》曰"赵魏谓熬曰膄"。鞏，《方言》曰"火干也。凡有汁而干谓之煎，东齐谓之鞏"。由此看，熬在汉时与炒（煼）、煎义同，均为以火干有汁之物，显然是指不加水而直接使物在火的作用下干燥、乃至焦枯的方法。张仲景用熬法炮制药物，而未用煎、焙、烘等法，或可推测汉时熬与这些方法相同。也由此可以理解，唯有用这种"熬"法，方可使瓜蒂、杏仁熬黄，或使杏仁熬黑，蜘蛛熬焦。若或加水煮熬，非独不能致水蛭、虻虫、蜣螂、鼠妇"香"，亦断难使蜘蛛"焦"、瓜蒂、杏仁"黄"。但需要说明一点，《伤寒论》"猪肤汤"中，传统标点法是"上一味，以水一斗，煮取五升，去滓，加白蜜一升，白粉（即米粉）五合、熬香，和令相得，温分六服。"其中"熬香"两字，即应是指先将白粉"熬香"，然后与白蜜、药汁相合，不然，先将白蜜与白粉同熬，恐难致香，且"熬香"之后方言"和令相得"，亦可见是熬白粉使之香后方与他物相和。亦可佐证"熬"不是"煮"也。另一方面，熬在汉时，亦有煮的义项。如《礼·礼则》曰"煎醇加于陆稻之上沃之以膏，曰淳熬"，《周礼·地官舍人》曰"共饭米熬谷"，《后汉·边让传》曰"少汁则熬而不可熟"，则应当是加液体以熬煮。说明汉时熬有两义，一是干熬，二是加水煮熬。如熄字，在《说文》中注为二义：一曰蓄火，二曰灭火。后来渐渐演变，熄只用于表示灭火一义了。熬字，张仲景所用是干熬，而后来干熬一义则不用了，至今只用加水煮熬一个义项。只有如此诠释，方能理解张仲景药物炮制中的熬法。

4. 炙　炙的现代用法，用于炮制药物与炒没有多大区别。只是不单独在锅内加热，而是在药料中加入其他辅佐的东西。如加蜂蜜为蜜炙，加酥油为酥炙，加姜汁为姜炙等。张仲景用炙法炮制的药物有甘草、厚朴、枳实、百合、鳖甲、阿胶、蜂窝、皂荚、生狼牙、芍药等，皂荚注明"用酥炙"而外，其余药物均未注明加何物辅佐。《说文》曰："炙，炮肉也。"《诗·小雅·瓠叶传》曰："炕火曰炙。"《正义》曰："炕，举也，谓以物贯之而举于火上以炙之。"炕，古为抗。《方言》曰："抗，悬也。"以此言之，则炙是指制肉的一种方法，谓以一物贯穿于肉而悬于火上烧烤。又，《瓠叶传》言炮、言燔、言炙，传曰："毛曰炮，加火曰燔，抗火曰炙，燔、炙布必毛也，抗火不同加火之逼近也。"由此言，则炙谓制肉时不去其毛，不逼近火烧，当属烤之类。另，《说文》注"熹，炙也"。"衣火，毛炙肉也""爇，炮炙也"等，说明"炙"如肉在火上，本义明了，且常用于诠释他字，引申义为不逼近火熏炙。综诸注而言，炙在汉前主要是制肉法，将肉贯之，于火上熏烤。显然，这种制法并不借助于器皿，不用锅类。若用此义，则以之制药，亦应当是将药物置于火上，或悬之于上，且不直接近火焰，慢慢熏烤。若以此而论，则张仲景炙法与现代通用炙法并不相同，其所炙药物如甘草、厚朴、鳖甲等可以在火上熏烤，故可炙，而蜣螂、虻虫、芫花、鼠妇等不宜直接逼近火烤者，则不用炙，而是用像干五谷之类的火干熬法。

19　张仲景方剂药物用量的探索与思考

张仲景所撰《伤寒杂病论》，经后人整理、重新编次，而成《伤寒论》和《金匮要略》。其中《伤寒论》载方113首，药89味；《金匮要略》载方205首，药155味。张仲景所博采或创制的方剂，组方严谨，疗效卓著，故后人尊张仲景为"医圣"，称其书为"方书之祖"。现就张仲景方剂药物用量有关问题进行一些探索与思考。

一、药物用量是张仲景学术思想的重要内容

张仲景学术思想，一部分反映在其方剂的药物用量上。就整方而言，不同的药物用量体现不同的组方意义；就单味药而言，

不同的用量体现药物不同的用法和功效；就服法而言，不同的煎服方法表达不同的药物用量。

1. 不同的用量体现不同的组方意义　张仲景不少方剂在药物组成方面相同或基本相同，但由于某些药物用量不同，整方功效主治便不同，甚至截然不同。如半夏泻心汤、生姜泻心汤和甘草泻心汤均为治疗寒热痞证，药物组成基本相同（半夏、干姜、黄连、黄芩、人参、炙甘草、大枣等），但由于药物用量不同，功效主治各有侧重。半夏泻心汤和中降逆止呕，主治以呕逆为主症的寒热痞证；生姜泻心汤加重生姜，减少干姜用量，以生姜为君，和胃降逆，散水消痞，主治兼水饮内停的寒热痞证；甘草泻心汤重用炙甘草，以炙甘草为君，和胃补中，消痞止利，主治胃气虚，下利甚之寒热痞证。又如桂枝汤、桂枝加桂汤和桂枝加芍药汤药物组成相同（桂枝、芍药、炙甘草、生姜、大枣），但由于药物用量不同，功效主治截然不同。桂枝汤发汗解表，调和营卫，主治太阳中风；重用桂枝成为桂枝加桂汤以温阳平气冲逆，主治肾积奔豚；桂枝汤重用芍药变为桂枝加芍药汤以温脾和血，主治太阴腹痛。由此可见，张仲景不同的药物用量体现不同的组方意义。

2. 不同的用量体现药物不同的功效变化　张仲景不少方剂同一药物在不同的方剂中，由于其用量不同，药物功效用法亦不同。如附子的用量，在附子汤、桂枝附子汤、桂枝芍药知母汤等治疗寒痹疼痛方剂中用量最大，用2～3枚，皆因寒湿痹阻经络，非温之不除者，功在温阳逐寒，通痹止痛；在四逆汤、通脉四逆汤、白通汤等治疗少阴寒化证方剂中用量中等，用1枚，寒在少阴，宜温以化之，故应用量稍重，功在回阳救逆，补火助阳；在肾气丸等治疗肾气不足、小便不利方中用量最少，用一两，意在调补阴阳，不必重用，功在阴中求阳，温阳利水。又如细辛的用量，在小青龙汤、小青龙汤加石膏汤、苓甘五味姜辛汤等方剂中用量最大，用三两，功在温肺化饮；在麻黄附子细辛汤、桂甘姜枣麻辛附子汤、大黄附子汤等方中用量中等，用二两，功在温经发散；真武汤加减法用细辛一两，功在温肺通窍利水。由此可见，张仲景不同的用量体现药物不同的功效用法。

3. 不同的煎服方法表达药物的不同用量　根据病情变化情况，这种用量的不同不是通过组方来表达，而是在煎服法中调节其用量。根据张仲景煎服法，一般为 1 剂药煎好后分次服，分服次数、分服间隔时间及服用剂数等根据病情变化而定。如桂枝汤服法是"以水七升，微火煮取三升，去滓，适寒温，服一升……若一服病瘥停后服，不必尽剂。若不汗，更服依前法。又不汗，服后小促其间，半日许令三服尽。若病重者，一日一夜服，周时观之。服一剂尽，病犹在者，更作服，若不汗出，乃服至二三剂"；又如小承气汤煎服法是"上三味，以水四升，煮取一升二合，去滓，分温二服，初服汤当更衣，不尔者尽饮之。若更衣者勿服之"。可见张仲景治病是十分重视观察病情的变化，并根据病情具体情况决定服药的次数、分服间隔时间及服用剂数，通过煎服法调节药物用量。

二、张仲景方剂药物用量古今折算

张仲景方剂用量，概以斤、两、铢、尺、斗、合、匕等给予量，其药物用量如何换算为当今的用量，众多中医学家对此进行了深入探讨，但依然众说纷纭，难以统一。杜雨茂、程先宽等认为吴承洛《中国度量衡史》的数据比较合理。现将东汉时期度量衡与当今度量衡折算如下：

1 铢（6 铢为 1 分）约 0.58 g；1 两（24 铢为 1 两）约 13.92 g；1 斤（16 两为 1 斤）约 222.72 g；1 合（10 勺为 1 合）约 19.81 mL；1 升（10 合为 1 升）约 198.10 mL；1 斗（10 升为 1 斗）约 1981 mL；1 尺约 23.04 cm；1 钱匕普通药粉约

2.10 g，金属药粉约 4.12 g；1 方寸匕普通药粉 3.13 g，金属药粉 6.20 g。

此外，张仲景方剂还运用了其他的计量方法。根据杜雨茂做的实验，对张仲景方剂其他计量进行推测，其数据如下：

以博棋子大计算：大黄 2 g，厚朴 1 g；以鸡子大计算：石膏约 100 g；以个数计算：附子中等每枚约 20 g，杏仁 70 个约 22 g，大枣 12 枚约 30 g；以升计算：半夏半升约 40 g，五味子半升约 37 g，吴茱萸 1 升约 70 g；以长度计算：厚朴 1 尺重约 20 g。

三、对张仲景方剂药物用量的认识与理解

上述的药物用量换算可以看出，张仲景方剂药物用量是偏大的，完全按照原方用量，会与当今药物常用量发生冲突。如桂枝汤中的桂枝 3 两、芍药 3 两用量都是约 42 g，与现行的用量 10 g 左右比较，已大了几倍。我们可以从如下方面对张仲景方剂药物用量去认识和理解。

1. 从煎服法上理解张仲景药物用量　张仲景煎服法一般是 1 剂药共煎后分次服，大多情况下是分 3 次服。如桂枝汤服法是"以水七升，微火煮取三升，去滓，适寒温，服一升……"从桂枝、芍药原方用量均为 3 两（约 42 g），如分 3 次服则每次为 1 两（约 13.92 g），此用量与当今 1 剂药 1 次服用量相近。但张仲景十分重视病情具体情况决定服药的次数、分服间隔时间及服用剂数，不少服用法是当今的几倍，如小柴胡汤日 3 服，尽管是当今用量的 3 倍，但与病情需要是相适应的。

2. 从药物组成理解张仲景药物用量　张仲景方剂组方严谨，一般用的药味不多，如太阳病代表方桂枝汤用药 5 味、麻黄汤用药 4 味；阳明病代表方白虎汤、大承气汤用药均为 4 味；少阳病代表方小柴胡汤用药 7 味，其他变证、兼证或疑似证的方剂也大

多在 10 味药以下，由于药味不多，张仲景组方中单味药用量较大，取其味厚功专，直达病所。因此，辨证准确，沿用张仲景原方会起到很好的疗效。

3. 从毒副作用和病情需要理解张仲景药物用量　张仲景方剂药物用量与现行常用量出入非常大的还有：小青龙汤中的细辛 3 两约 42 g（常用量 3 g）；吴茱萸汤中的吴茱萸 1 升约 70 g（常用量 5 g）；炙甘草汤中的生地黄 1 斤约 223 g（常用量 10～30 g）；柴胡加龙骨牡蛎汤中铅丹 1 两半约 21 g（常用量 0.3～0.6 g）；桂枝附子汤中附子用 3 枚约 60 g（常用量 10～15 g）；乌头汤中的川乌 5 枚约 150 g（常用量 3～9 g）等。有部分药量可能是传抄有误或不符合实际，如用铅丹 1 两半可致中毒，甚至危及生命。但大多用量还是张仲景的原意。如董良杰认为"细辛不过钱"只是细辛用量的特殊规律，而不是普遍规律。以《伤寒杂病论》为准绳，凭各家考证汉今衡量为依据，撬当代临床细辛用量为契机，对细辛用量进行了研究，其结果是：细辛常用量应为 9～15 g，对一些疾病如冠心病心动过缓可用至 30 g。又如附子用量，云南名医吴佩衡有过人之胆识，临床用量少至 10 g，多至 450 g，临证均取得较好的疗效。

四、对张仲景方剂药物用量的深层次思考

从上述几方面理解张仲景的药物用量，我们发现当今用量与张仲景用量相比，普遍用量还是偏少的，这需要我们从深层次去思考和探讨。

1. 对不同剂量煎服法思考　在煎法方面，张仲景主张大剂量 1 次煎后分服，如桂枝汤，用原方剂量（桂枝、芍药、生姜各 42 g，炙甘草 28 g，大枣 12 枚）1 次煎，则味厚功专。而用三分之一剂量（桂枝、芍药、生姜各 14 g，炙甘草 9 g，大枣 4 枚）1 次煎，可能会味薄功半。因此，尽管是相同药物和相同的药量比

例，但由于总药量的不同，煎煮过程中时间、温度不同，药物之间复杂的化学反应过程不同，可能导致药效不同。广西名医彭子益曰："古法煎药只煎1次，分作3服，今人煎药，1煎2煎3煎，其害甚大。只煎1次，药质所含之成分配合调匀，煎2次3次，药质成分有多有少，便使制方的意义与病机不符，服之即生他弊，亟宜煎1次分3服也。"此外，在服法方面，当今常以原方三分之一剂量，每日1剂药，大多数情况下，其用量是不足的。

2. 对中药治病用药量的思考 中药治病是通过中药的药性来纠正人体的阴阳失调，因此疾病的轻重决定着药物的用量。现今规定的药物常用量是通过人体正常的耐量和动物的半数致死量推算的，这与疾病状态下的阴阳失调时的需要量不对等。孕期本有很多药物须忌，但其病时又可因病而用，并不损胎元，这种"有故无殒"的用药当会超出常规。云南名医吴佩衡治疗1名产后出血并感染性休克患者，辨为肝肾之阴气内盛，心肾之阳衰弱已极，下焦之真阳不升，上焦之阴邪不降，一线残阳将绝，用附片150 g，干姜50 g，上肉桂10 g（研末，泡水兑入），甘草20 g，服用1剂而获奇效。阳虚至极，其邪非温不化时，若仅用几克附子，是否能逐寒？所以张仲景药物用量若从深层次探讨，这种以现代"常规"用量为标准恐怕未必能得其真谛，也是导致中医不能治危急重证的原因之一。

3. 对药物品质的思考 药物的品质不同，临床疗效相差甚远，因此药物的品质反映着药物的用量，品质好的中药，用量少而功效好，反之则用量虽大而功效差。中药产地、种植、采集、炮制等环节与中药品质关系十分密切，但随着人口的增多、环境的破坏，不少中药的品质达不到要求，如人参、熟地黄、黄连等药物，如达不到品质要求，即使我们按张仲景药物用量比例组方，其药物也失去张仲景组方的原意。因此，药材的选用是我们研究张仲景方剂药物用量中值得注意的问题，对达不到品质要求的药物，必须加大其用量。

20 略谈张仲景观察服药反应的意义

医师对病情的辨证是否正确，施治方药是否切当，患者服药后的客观效果将会作出公允的判断。素称辨证论治大师的张仲景，极为重视患者服药后各种反应的观察，从《伤寒论》和《金匮要略》中的有关记载，便清楚地看出，张仲景认为观察患者服药后的反应，可以用于以下 4 个方面。

一、判断病情

根据服药后的反应，张仲景认为可以对病邪的进退作出判断。如中风证用桂枝汤后"遍身执执微似有汗者益佳"，邪随汗出，则邪退体安，若汗出"如水流漓"，则徒伤正气，反不能祛邪外达，故"病必不除"，汗出的不同反应就可以判断两种不同的病情转归。栝蒌桂枝汤、葛根汤、麻黄加术汤、甘草麻黄汤、桂枝加黄芪汤等方均为发汗以达邪者，观察这些方药服后皆须视其汗出与否，以判断病情是否向愈，故方后注明须"微取汗""微汗则解""汗出则愈"等。痰饮、水气系水湿为患，则从服药后小便利与不利来观察病情。如苓桂术甘汤服后"小便则利"，判断病邪"已从小便去之"。葵子茯苓散用治妊娠水气，须得"小便利则愈"。黄疸系湿热郁积，"诸病黄家，但利其小便"，故茵陈蒿汤治湿热谷疸，服后"小便当利，尿如皂角汁状，色正赤"。则"黄从小便去也"。瘀血为患，服药后见下瘀血则病情转愈，如下瘀血汤治产后瘀血腹痛，服药后可见"瘀血下如豚肝"。这些是从服药后的反应观察病邪是否有出路来判断病情的。

从服药后证的变化反应，亦可对病情予以判断。如，《伤寒论》第14条，太阳病用下法以后的病情变化，下后"其脉促，不结胸者，此为欲解也"。这种反应是向愈的转机。而"脉浮者，必结胸；脉紧者，必咽痛；脉弦者，必两胁拘急……"则是根据下后脉的反应来判断病邪不去，转成他证的情形。亦有些方药服后出现一些类似变证的反应，实则是药物发挥药效，驱逐病邪出现的证候，张仲景也通过细心观察，判断极仔细。如风痹证用防己黄芪汤，服后"如虫行皮中"，白术附子汤服后，"一服觉身痒……三服都尽，其人如冒状"，牝疟服柴胡桂姜汤后，可见"微烦"，这些反应的出现，说明药已中病，可判断病情正在转愈。对于一些毒性较大的方剂，更需严密观察，正确判断。如乌头桂枝汤治寒疝，服后当"如醉状，得吐者为中病"，如醉且吐，貌似严重，而张仲景断其为中病，也可见张仲景用药之胆大心细。对于服药后出现的各种反应了然于胸，不仅临证见而不怪，而据以判断病情及疗效，更是不可多得的客观指标。

二、鉴别证候

由于临床证候复杂多变，很多情况下不易确切地诊知疾病性质，张仲景常用试探性治疗，从服药反应来鉴别一些类似证候。如《伤寒论》第214条，阳明病"不大便六七日"，似有燥结之象，但贸然用大承气汤攻之，诚恐并非燥矢结硬而损伤正气，因而转用小承气汤试探，"恐有燥屎，欲知之法，少与小承气汤，汤入腹中，转矢气者，此有燥屎也，乃可攻之，若不转矢气者，此但初头硬，后必溏，不可攻之，攻之必胀满不能食也"。根据服药后有无转矢气的反应，来鉴别肠中燥屎已成与否，以决定治疗。伤寒下后成痞，有无形热邪痞结和有形水饮停聚之不同，从证候上不易区别时，亦通过治疗观察其反应，第161条先用泻心汤治疗，而"痞不解，其人渴而口燥烦，小便不利"，因知证非无形热邪，而系有形水饮停聚，故改用五苓散治疗。第164条是下利兼痞的鉴别，伤寒服汤药。"下利不止，心下痞硬"，试用泻心汤、理中汤后的反应，是"利益甚"，固知"此利在下焦"，而非中上焦之证。但下焦之利是滑聪不禁还是泌别失职？又须鉴别。先服赤石脂禹余粮汤，其反应是"利复不止"，由此确诊其下利是下焦泌别失职而需渗利，故谓"当利其小便"，以开通支河。《金匮要略》肺痿病证见"吐涎沫而不咳，其人不渴，必遗尿，小便数"者，证类消渴，是消渴还是肺痿？凭证不易区别，张仲景也从服药反应的观察来判别。若是肺痿，则是一种虚寒性者，用甘草干姜汤应该是对方证的，"若服已，渴者"，则不是肺痿，而属"消渴"了。因此，对试探性治疗服药后反应的观察、分析，可为鉴别诊断提供依据，是张仲景临证用以鉴别类似证候的方法之一。

三、调整方药

临床上药到病除虽然也不乏其例，但疾病往往是多种因素掺杂在一起的复杂证候，准确而完善地施治，常需要多次反复的观察、分析。张仲景特别注意根据服药后的反应调整方药，指导进一步的施治。如《伤寒论》第 145 条，证为表邪不解，阳郁于里，呈欲化热之势，以文蛤汤清热解表，服药后未痊愈，而见到"口渴，小便不利"的反应，是尚有水停不化，故改用五苓散利水。第 219 条里热证，有可攻之征，用小承气汤治疗。服汤后见腹中转矢气，则知内有燥屎，须"更服一升"以达到攻下热结的目的，从"明日又不大便"看，更服一升后大便已通。若服药后第二日的反应是大便又不通，脉反微涩，则是气血内亏，不胜攻逐了，治疗措施必须随之调整，决不可再用承气汤。第 259 条阳明瘀血，用抵当汤攻其瘀，服药后"脉数不解，而下不止"，这些反应则预示着"必协热便脓血也"，当然方药也就必须调整，抵当汤不宜更服。这些是对整个方剂的变换调整，而对一方在治疗中如何调整，则更须借助于留心观察服药反应了。如《金匮要略》中用乌头汤治历节病，煮药汁一升，"先服七合"，观其"不知"，方"尽服之"。乌头赤石脂丸治心痛，"先食服一丸""不知稍加服"，他如乌头桂枝汤治寒疝，赤丸治寒厥腹痛，天雄散治阳虚失精，红兰花酒治妇女血气刺痛，均是在服后"不知"，而后调整用量达到以知为度。如药量偏重，又须视反应减轻，如甘草附子汤治风湿痹证，先"温服一升"，若"得微汗则解"，若见"汗出复烦"的反应，则是不胜桂附之温，有变生内热之虑，故减为"服五合"。

若服药后证候发生变化，须根据其情况及时予以调整方药，如痰饮病篇中小青龙汤一案，就清楚地体现了张仲景根据服药后的反应灵活辨证的精神。首见"咳逆倚息不得卧"，属小青龙证。但服汤后却见"气从少腹上冲胸咽"等证，则知证本真阳素虚，支饮上盛，药后寒饮虽暂解，但虚阳因而上越，冲气因而上逆，故改用桂苓五味甘草汤平冲，药后冲气平，"而反更咳、胸满"，则是支饮又发，故去桂之平冲，加姜、辛以化饮；苓甘五味姜辛汤服后，"更复渴，冲气复发者，以细辛、干姜为热药也"，又是温燥之品复致冲气逆，改用苓甘姜辛五味半夏汤；服后"水去呕止"，转生形肿，为咳甚肺气不宣，故加杏仁于前方以宣肺利气，再见"面热如醉"，则系胃热上冲，因之又于温化之中加大黄以苦泄而收功。如此刻刻观察，步步调整，足见张仲景对服药后出现的反应是何等重视，辨证又是何等缜密。

四、推测预后

对病势的发展，作为一个医师，必须做到胸中有数。而这很重要的方面就是及时了解服药后的反应，并据以预测疾病的发展趋势，杜绝变证、坏证的发生。在预测疾病转归时，《金匮要略》首篇即曰"见肝之病，知肝传脾，当先实脾"，从理论上论证了对疾病变化的预测。在实践中，张仲景也善于根据经验预测服药后的转机。如肺痈成脓用苇茎汤治疗，谓服药后"则吐脓血"，或"当吐如脓"用桔梗白散，则服药后"病在隔上者当吐脓，病在隔下者当泻血"。肠痈用大黄牡丹皮汤治疗，服药后"有脓当下，如无脓，当下血"。妇女水与血结于血室，服大黄甘遂汤，则预计"其血当下"等，就是根据服药反应来推断疾病的发展趋势。

张仲景通过长期观察服药反应，对于某些疾病积累了推测预后善恶的经验，因而能恰当地提出一些疾病的禁忌。如《伤寒论》第20条，凡服桂枝汤吐者，其后必吐脓血。桂枝汤助热，内热盛者服之，可出现呕吐反应，热盛更助热，因而推断其后必吐脓血而成坏病，预后不良。第46条麻黄汤证，用麻黄汤"服药已微除"，转而出现"发烦，目瞑"反应，若"剧者"是"阳气重"，故预计"必衄，衄乃解"是预后良好的反应。发汗禁忌的数条原文，实则是直接或间接地观察了服药反应所总结出的经验，如观察到淋家服发汗药后便血，疮家发汗后易病痉，衄家发汗后"额上陷脉急紧，直视不能眴，不得眠"，患者有寒而复发汗，常见吐蛔。因而，根据这些反应总结出淋家不可发汗，若发汗则推断其预后"必便血"，疮家发汗则痉，有寒复汗必吐血等。第315条少阴病下利或利下不止，脉微或厥逆无脉，服白通汤后，根据脉象的反应可判断预后的善恶，曰"脉暴出者死，微续者生"。第210条"阳明病，心下硬满者"，本不当攻下，若用下法，则见服药后下利，根据利的止与不止推测"利止者愈，不止者死"。因此，对患者服药后的反应进行认真的观察、分析和总结，抓住其合理的部分，是能够为很多疾病推测其发展转归或预后的。

张仲景极为重视服药后反应的观察，并用于判断病情、调整方药、鉴别证候、推测预后，在《伤寒论》和《金匮要略》总结记载了一套很适用的经验，对其后的临床无疑是具有积极的指导意义和启发作用的，因而笔者略加整理，愿不因笔钝文陋而使张仲景之光焰失明。

当归芍药散出自张仲景《金匮要略》，主治妊娠"腹中疞痛"及妇人杂病"腹中诸疾痛"。由当归、川芎、芍药、白术、茯苓、泽泻6味药组成。具有疏肝养血、健脾祛湿、活血镇痛之效。其临床应用指征是腹中拘急，绵绵作痛，小便不利，四肢头面微肿等。本方不仅用治多种妇产科疾病，而且已广泛应用于治疗内科、外科、眼耳鼻口腔咽喉科、皮肤科疾病。现将近十年来国内外研究概况综述如下。

一、妇产科疾病

1. 月经病

（1）痛经：谢春光用本方制成胶囊治疗90例痛经患者，其有效率92.2%，痊愈率53.3%。认为本方对各型痛经均有良好疗效，尤以肝脾不和型为佳。徐玉兰用本方加山药、山茱萸、丹参等治一肝肾亏损兼脾虚之痛经5年的患者，服药20剂，痛经未再复发。赵力雄认为本方对妇科各种腹痛均有良效，曾治疗痛经、产后、妊娠、崩漏及杂病腹痛属肝脾失调，湿阻血瘀者206例，总有效率84.5%。

（2）崩漏：刘平等用本方治疗子宫出血9例，对部分出血量多且来势峻猛的病例，加服中药煎剂（黄芪、生地黄各15 g，贯众炭、荆芥炭各12 g），99例中加中药煎剂者15例，占15.2%。结果：痊愈16例，基本痊愈27例，显效26例，有效21例，无效9例。其中无排卵型治愈率明显高于有排卵型（$P < 0.05$）。治疗后各种情况恢复正常率是：周期过频者为72.2%，经期延长者为75%，经量过多者为45.3%，单纯经量过多者为34.6%。周期过频和经期延长治疗后的恢复正常率明显高于经量

过多（$P < 0.05$）。

徐玉当用本方加艾叶、炮姜、益母草等治疗肝郁犯脾、脾失统摄，冲任不固所致一崩漏 40 日不止者，3 剂后血止，再 3 剂，诸证若失。孙斌认为用当归芍药散与桂枝茯苓丸合用治疗崩漏，疗效较单用二方为佳。曾治一流产后恶露未尽者，3 剂后下少量血块、腹痛减轻，又 3 剂，腹痛消失，出血停止。

（3）闭经：王文铎用本方加益母草、巴戟天、生薏苡仁等治一停经 2 年余而渐至全身浮肿者，服 6 剂，月经已至、小便通利，全身浮肿消退。后经调治，半年后怀孕得子。姚石安报告当归芍药散在闭经、无排卵周期和黄体不健时能改善卵巢功能，应用此药后 40% 的闭经妇女及 50% 的无排卵周期妇女产后排卵。

（4）围绝经期综合征：植村和子报告用本方治疗围绝经期综合征 24 例，经治 2 个月后，显效 2 例，有效 16 例。刘平用本方治疗围绝经期综合征，平均有效率达 69.1%。对其主要症状改善率为：头身发热者为 87.5%，头昏眼花者为 87.5%，便秘者为 65.4%，食欲不振者为 60%，胃痛者为 75%。总之，本方对围绝经期综合征的多种症状，均有较好的改善作用。

2. 带下病　谢务栋用本方加味治疗附件炎 80 例，腹痛明显者重用白芍，加香附、郁金、延胡索；血虚月经不调者加熟地黄、桑寄生；湿盛白带者多加车前子、薏苡仁、柴胡；腰痛者加续断、杜仲炭；脉数、身热、舌苔黄者加金银花、蒲公英、连翘等。每日 1 剂，水煎服，45 日为一疗程。对照组 20 例服麦迪霉素，0.3 g/d 4 次。结果：治疗组痊愈 4 例，有效 54 例，总有效率 96.6%；对照组痊愈者零，有效 17 例。经统计学处理，中药组疗效高于抗生素组。赵力雄认为附件炎属瘀水阻滞所致者，用本方治之效佳。所治 47 例，痊愈 34 例，好转 9 例，总有效率为91.8%。周文川用本方加香附、杜仲治一慢性附件炎患者，12 剂后，腹痛、带下均息，3 年之疾竟获痊愈。

3. 妊娠病

（1）胎漏（先兆流产）：蔡连香报道用本方去泽泻加益母草、菟丝子、枸杞子、木香为主，治疗93例夫妇ABO血型不合的孕妇，其中16例有习惯性流产者加黄体酮，结果仅6例发生流产，1例早产，足月产者占92.4%，与以往不用本方之275妊次有219次流产，21次早产相比，流产、早产显著减少。李兰舫用本方加黄芪、升麻、阿胶、艾叶炭、续断、菟丝子治一怀孕三胎皆流产，现又受孕70日但又见阴道流血、淋漓不断患者，共服10剂，诸症消失，足月分娩一女婴。

（2）妊娠腹痛：李宫伟用本方加砂仁、阿胶、菟丝子等治疗一妊娠腹痛者，3剂而安并足月分娩。

（3）胎位不正：一妊娠七月胎横位者，李庚辰用本方加黄芪、川贝母、黄芩、阿胶治疗，胎位转正，至期顺产一女婴。并用本方加黄芪、菟丝子、艾叶（醋炒）、川贝母（去心研末）治一妊娠七月胎臀位者，服6剂，胎位正常，足月顺产一男婴。郭天玲用本方制片，每日服4.5 g（分3次服），观察77例胎儿臀位孕妇，转位率达90.6%，明显高于胸膝卧位对照组（$P < 0.05$），认为本方转位率高，安全、无痛无创伤，并有调养作用。

（4）妊娠中毒症：朱犁馨用本方治疗中度妊娠期高血压疾病52例，服药后尿量明显增加，水肿减轻或消退，血压下降或被控制，生产时无滞产及产后出血，娩出胎儿53个，无1例发生新生儿呼吸困难综合征，围生儿死亡率为0。郭天玲治疗妊娠期高血压疾病92例，其中46例用本方，发现本方对轻、中度妊娠期高血压疾病患者，有复方降压片等西药相近或稍好的临床效果，46例中仅1例出现先兆子痫，因妊娠期高血压疾病未控制而剖宫产者仅1例，全组未发生子痫，分娩时出血量均未超过40 mL，无1例遗留永久性高血压。初步认为本方为轻、中度妊娠期高血压疾病患者的防治提供了一个较为安全有效的手段。

（5）分娩异常：吉元昭治用本方观察91例妊娠，发现可缩短分娩时间，减轻阵痛，使新生儿发育良好，对高年初产、臀位高产、初产双胎，曾剖宫产者均可使分娩顺利进行。

4. 产后病　谢承香用本方治疗产后阴道出血，产后恶露不尽等阴道出血病证，如出血多者加地榆、海螵蛸、炒蒲黄；气虚者加党参、黄芪；腹痛者加茜草、五灵脂，共观察 437 例，治愈好转率达 91.3%。

二、内科疾病

1. 胃脘痛　胃痛患者，胃镜检查：胃底部黏膜水肿、充血，胃窦部大弯侧有两处溃疡面分别为 0.4 cm×0.6 cm 和 0.3 cm×0.7 cm 大小，溃疡面边界不规则，基底部附着白苔，边界充血，新鲜渗面。诊断：①胃溃疡活动期。②浅表性胃炎。周文川用本方加蒲黄、枳壳治疗，6 剂后疼痛减轻，服药半个月胃镜复查：胃底黏膜轻度水肿，溃疡面进入红疤愈合期，大便隐血转阴。

2. 胁痛　周文川用本方加玉米、连翘等治疗一慢性胆囊炎患者，12 剂后胁痛等症状基本消失。章火胜用本方加乌梅、川楝子、花椒治疗胆道蛔虫，3 剂而胁痛止。

3. 水肿　扶兆民用本方加柴胡、大黄、枳实治一"眼外伤性充血"而见面部及下肢水肿者，3 剂后水肿消退，瘀血渐化。认为凡血脉瘀滞，阻碍水液的正常运行而致水肿者，用本方治疗效佳。

4. 泄泻　张存贵用本方加防风、甘草、大枣治一肝木乘脾致腹泻 3 个月患者，3 剂后腹痛泄泻、窘迫感大减，继服 7 剂而愈。

5. 癃闭　郭辉雄习用本方加牛膝、桃仁、菖蒲、车前子治一因前列腺肥大而致小便点滴难出者，10 剂而小便通利，继以本方合肾气丸化裁调治而愈。

6. 血痹　朱树宽用本方加土鳖虫、木瓜、牛膝治疗足底膜神经炎 25 例（主症为足板底麻木作痛），治愈 23 例，好转 2 例。坂井利行治下肢细络 14 例（主症为手足麻木发冷）。查：下肢尤其是大腿后面腘窝部以及足背有细络。辨证为瘀血证的 7 例，疑为瘀血的 3 例，辨证不明确的 4 例，其中以伴有水毒的瘀血证，细络易减轻。

7. 癫狂　余惠民用本方加郁金、丹参、龙骨、牡蛎治一周期性精神病，服药 5 剂，狂乱已止，但仍时癫时呆，守方 3 剂，并每于月汛前连服 10 剂，调治 3 个月，神志恢复正常。

8. 贫血　有钩虫病史 3 年的贫血患者，李兰舫用本方加榧子肉、白雷丸、花槟榔、煅皂矾（分 2 次龙眼肉包吞），服上药治疗 1 个月，面色丰腴，诸症消失。

三、外科疾病

1. 肠痈　毕明义用本方原方制成汤、散两种剂型治疗慢性阑尾炎，以汤剂为主。发作期或化脓初期伴轻度腹膜炎者，汤剂中加败酱草 30～60 g，脓液消退后，配以散剂；并发慢性周围脓肿汤剂中加附子，兼服散剂，痊愈 8 例，占 86.27%，显效 9 例，占 8.82%，好转、无效各 2 例，总有效率 96.19%。

2. 石淋　输尿管结石患者，静脉肾盂造影：左肾盂积水，左肾比右肾明显胀大，左输尿管中段见一豌豆大菱形结石影，曾用"消石汤" 30 余剂无效，李凌鸿改用本方加续断、桂枝、熟附子、金钱草等温通之品，12 剂后，排出（1.0～1.2）cm×0.4 cm 之管状结石 2 枚，0.5 cm×0.7 cm 杯状结石 1 枚，质松易碎，再服 3 剂，又排出绿豆大结石 1 枚，腹痛明显减轻。再服 30 余剂，无结石排出，腹腰隐痛完全消失。肾盂造影复查：双肾显影良好，大小盏清晰，原左肾盂积水征完全消失。张禾恩用本方作汤剂治一输尿管结石（0.3 cm×0.4 cm）和（0.6 cm×0.5 cm），服药仅 2 剂，即先后尿出白色石块 2 块，腹痛逐渐消失。

3. 术后腹痛　患者阑尾切除术后见下腹部疼痛，时有拘急感，绵绵月余不止，查疤处有硬结，压痛明显。王淳用本方加泽兰叶水煎服，5 剂后痛减，又加穿山甲连服 1 周，疼痛消失，硬结亦软化。

四、眼耳鼻口腔咽喉科疾病

蒋运祥用本方加僵蚕、辛夷治疗变应性鼻炎；加浙贝母、野蔷薇、白蒺藜、藏青果治疗慢性咽炎；加石菖蒲、赭石、姜半夏、竹茹治疗内耳性眩晕均获良效。程运文以本方加丹参、白茅根为基本方治疗梅尼埃病 100 例，耳鸣甚加山茱萸；汗出，面色苍白加党参、黄芪；口干、舌质红加生地黄、女贞子、天冬、麦冬；四肢末端不温，脉沉滑加菟丝子、熟附片、巴戟天；头痛重加菊花、蔓荆子；呕吐频繁加赭石、旋覆花；口中黏腻、舌质红、苔黄腻、脉滑数，加黄芩、竹茹、陈胆星；颈项活动不便加葛根、郁金、丝瓜络；心慌失眠、脉细加炒酸枣仁、首乌藤。轻者每日 1 剂，重者每日 2 剂，水煎频频饮服。服药 7～20 日后，痊愈 88 例，显效 1 例，有效 2 例，无效 9 例，总有效率为 91.82%。

五、皮肤科疾病

杨恒裕用本方加白附子、白芷、炒薏苡仁、玉竹、天冬、砂仁为基本方治疗黄褐斑 235 例，肝郁气滞加柴胡、香附；血瘀加桃仁、红花；血热加牡丹皮、炒栀子；气滞加黄芪、党参；血虚加阿胶、鸡血藤；湿滞加苍术、猪苓、泽泻；肾阳虚加附子、肉桂；肾阴虚加生地黄、石斛，并配合外涂自制祛斑霜。结果：痊愈 58 例，占 24.68%，显效 69 例，占 29.36%，有效 87 例，占 37.02%，总有效率 91.06%。

综上所述，当归芍药散有着广泛的适用范围，其作用机制值得进一步研究。

22　《五十二病方》"痉病"探讨

马王堆三号汉墓文物的出土，为我们揭开了一个缤纷多彩的宝藏，而《五十二病方》（简称《病方》），就是这个宝藏中的一颗奇珍。该书记载疾病103种之多，涉及内科、外科、妇科、儿科、眼耳鼻口腔咽喉科等各个方面，充分体现了我国先秦时期的医药学成就。该书对痉病的记载比较具体地反映了痉病的病因分类、鉴别诊断及其防治方法，为后世认识和探讨痉病提供了重要的史料。本文就此略作讨论。

一、病因分类

一般认为《病方》是现已发现的我国最古医方，主要是记载了当时对一些疾病的治疗方法，多属验方性质，对于诸病的病因病机则论述较少。然而，该书论述痉病却明显地根据不同病因将痉病分为伤痉和婴儿索痉2类。

1. **伤后受风**　这主要是指伤痉的病因。如"伤痉"第1条曰："痉者，伤，风入伤。"第3条亦曰："诸伤，风入伤……"伤，指金刃、竹木、跌打等多种损伤。是说机体某处意外为金刃等损伤以后，疮口未合，风邪内入，即引起伤痉之病，见"身信（伸）而不能诎（屈）"（条1）等肌肉痉挛，屈伸不利之症。相当于现今所说的破伤风。而这里所说之"风"，既指外来的风邪，又当包括多种外来邪气，在痉病治疗论述中，如第1条曰："一熨寒汗出。"第3条曰："下膏勿绝，以驱寒气。"就说明寒邪也随风入，风寒之邪乘伤口未合并而侵入，则导致痉病发生。《病方》中的这种病因学说，给后世以深远的影响，隋《诸病源候论》卷三十六《金疮中风痉候》曰："夫金疮痉者，荣卫伤穿，风气得入，五脏受寒则痉。"《太平圣惠方·治破伤风诸方》曰：

"夫刀箭所伤，针疮灸烙，蹉折筋骨，痈肿疮痍，或新有损伤，或久患疮口未合，不能畏慎，触冒风寒，毒气风邪，从外所中，此皆损伤之处，中于风邪，故名破伤风也。"《病方》认为，破伤风的病因是受风寒外邪的侵袭。在两千年以前的历史条件下认识到伤口感受外来邪气可导致伤痉的发生，这一点是了不起的，而《病方》"伤后受邪"的"病邪"说，是世界医学史上关于破伤风病因的最早记载。

2. 产后感湿　这主要是言婴儿索痉的病因。原文曰："索痉者，如产时居湿地久"，则会导致婴儿关节强直，牙关紧闭之症。婴儿索痉，马王堆汉墓帛书整理小组认为乃产妇子痫一类病证，并引《诸病源候论》子痫说加以印证，个人意见既名"婴儿索痉"当指婴儿病，而非产妇病。该书凡小儿病均冠以"婴儿"两字，并集中列于一处，以示与他病区别；再者，以发病时间来看，妇女子痫多发生在妊娠期，不一定在产时，如《诸病源候论》子痫候即谓"妊娠而发"，而婴儿索痉则发生在"产时感湿"，时间上不符妇女子痫证，故当为小儿脐带风病，新生儿破伤风。分娩时如居住条件潮湿而不卫生，断脐时容易感染污物，湿邪毒物入侵脐部，以致经络受阻，营卫壅滞，气血不足，肝风内动，致痉厥。这里实际上提示了分娩时要改善居住条件及注意卫生的问题。

《病方》关于痉病病因的论述主要是从外因方面认识的，认为与风寒湿邪关系最为密切，这种认识对后世影响甚大，如《素问·至真要大论》曰"诸暴强直，皆属于风""诸痉项强，皆属于湿"。《灵枢·经脉》亦曰："经筋之病，寒则反折筋急。"《金匮要略》痉病篇也主要是讨论外感致痉的问题。至于内因致痉，《病方》涉及尚少，后世医家不断总结发展，逐步认识到年老精伤，疮家营弱，中风阴亏，产后失血以及误治伤阴等原因导致痉病的道理，无疑，这些均是在《病方》基础上渐臻完善的。

二、鉴别诊断

从《病方》对痉病的论述看，我国先秦时期就已开始注意对疾病进行鉴别，如该书将痉病和瘈病、痫病分别论述，即可说明这一点。

1. 痉和瘈　《病方》在仔细地临床观察基础上，认识到两者病情有轻重之别，病程有久暂之异，病势有缓急之分，故将痉与瘈各列一门，分别施治，这就具有鉴别诊断的意义，痉与瘈虽然类似，但却有着明显的区别。《灵枢·热病》曰："热而痉者，腰折、瘈疭、齿噤龂也。"这与《病方》所述相同，《病方》认为痉病的主症是筋骨肌肉强直，屈伸不利，口噤龂齿，而且各症均比较急。如第 2 条曰："节（即）其病甚，弗能饮者，强启其口，为灌之。"是说病重不能服药者，要用力撬开其口，将药灌下。这里不仅介绍了一种紧急情况下的给药措施，而且说明了痉病口噤的厉害程度。这些病状，与现在所说的破伤风极为相似。而瘈则主要是见虚象，如手足蠕动震颤或似搐非搐，眼球上翻以及大便清稀不化、呼吸之声低微等，相当现今所说的慢惊风。这就不难看出，痉者急、瘈者缓；痉者实，瘈者虚，两者病因证候及治法均迥然不同。《温病条辨·痉病瘈病总论》中曰："痉者谓，后人所谓角弓反张，古人所谓痉也。瘈者，蠕动引缩之谓，后人所谓抽掣、搐搦，古人所谓瘈也。"吴氏关于痉、瘈之鉴别，当然较《病方》更明确一些。

2. 痉和痫　《病方》不仅注意到同类疾病中之证候鉴别，也注意到类似疾病的比较。如在讨论痉病时，将婴儿病间（痫）（即小儿痫）插在"婴儿索痉"和"婴儿瘈"之间，这是由于痫病与痉病有类似之处，将两者列于一处，便于辨识鉴别。因痫病亦见肢体抽搐，口眼相引，目睛上视等与痉病类似之症，但痉病多系外邪诱发，而痫病则常因"数惊"引起，故两者尚不难辨别。《病方》将类似病证列于一起以利鉴别，不仅痉、痫而已，他如癃闭、小便白浊和膏溺；阴囊胖大和癫疝等。均分别置于一处，也都有这个意思。后世的各种书籍亦将类似病证编排一起，其目的亦即在此。尽管《病方》的鉴别辨证思想还十分简朴，方法也尚粗糙，但决不可否定其对后人的启迪作用。

三、防治方法

《病方》关于痉病的治疗方法多样，文中并未言及预防的问题，为何冠以"防"字，这从本书疾病的编排次序可以明了。《病方》将"伤痉"排于"诸伤"之后，这样编排，绝非偶然，《病方》成书时代既然已经认识到"伤痉"是由于"伤，风入伤"所致，即"伤痉"是在外伤的前提下外邪侵入而发痉，那么，只要在受伤之初及时予以治疗，保持疮面清洁，促使伤口早愈，风毒之邪不得入内，"伤痉"则无从发作。故《病方》一开始就详细论述了"诸伤"的治疗方法。"诸伤"即金刃、竹木、跌打等引起的创伤，诸种损伤（尤其是金刃所伤）是伤痉发生的重要条件，若稍有疏忽，未积极而有效地治疗，外邪则可能乘机而入，侵入肌腠经脉，营卫不得宣通，于是导致伤痉发生。因此，积极治疗"诸伤"，实则是最有效地预防伤痉，"诸伤"治疗得越及时，创伤愈合得越早，伤痉发生的可能性就越小。

《病方》中关于"诸伤"的治法，在当时来说是比较全面的，主要包括清洗疮面（如用黄芩或硝石水溶液冲洗），止血（如用人发或败蒲席烧灰外敷），止痛（如用荠菜子为散兑酒服），清热解毒（如黄芩等）通过内外并治，以令创伤早愈。

《病方》还认为"诸伤"的治疗必须抓紧时机，谓"治病毋时"，即外伤患者不受时间限制，一旦受伤，当即治疗，同时还须注意治疗期间不要食用油腻、腥荤之品，"治病时，毋食鱼、彘肉、马肉、龟、虫、荤……"，并须禁忌房事，"毋近内"，通过多种措施，则创伤可愈，伤痉得防。

在医疗条件十分简陋的古代，劳动人民在长期医疗实践中，就积累了丰富的经验，总结了多种多样的治法，据书中所载，可分内治外治两个方面：

1. 内治法

（1）发汗散邪：如"伤痉"第5条谓以薤兑酒内服，随即温衣覆被，令"汗出到足"，痉病可愈。这里开痉病发汗之先河，后世沿即用之。如《金匮要略》分别以葛根汤、瓜蒌桂枝汤治则，柔痉，即系发汗散邪之法。直到现代以大剂量蝉衣酒煮服之"发出臭汗"（近人余无言方）作为治疗破伤风的有效验方，仍保留着《病方》遗意。

（2）温养阳气：如"伤痉"第4条，谓将一犬切成小段，和一些药浸泡井底，取出阴干成末兑酒服用以治痉。犬乃温阳补品，可知本法是以温养阳气为出发点。不过温补法治痉后世少用，可能是运用于痉之后期见阳虚者。

2. 外治法

（1）熨法：如"伤痉"第1条，谓将盐炒黄布包后放酒中浸湿随即取出，熨患者头部、熨时直至4日内不要见风。本条比较明确地指出了熨治方法及注意事项。熨，主要是借热力和药力作用，开发腠理，宣散寒邪，疏通经络，以缓急迫。"伤痉"可熨，"婴儿索痉"也是主以熨法。可见古人治痉乐用熨法。

（2）敷法：如"伤痉"第6条谓用黄芩、甘草各半治制，用适量猪油煎沸后，用布包外敷。与熨一样，都是属于一种局部疗法，主要是通过药物直接接触疮面或患处，或消散邪毒，或收敛生肌，或舒缓筋脉。本方以猪油煎黄芩等，既能消毒散邪，又能收敛生肌。他如3条亦属外敷治痉法。

《病方》治痉除上述诸法外，尚有祝由、按摩等法，这些方法除祝由外，至今仍有一定的实用和参考价值。

注：本文所引《五十二病方》，系文物出版社1979年出版。文中所注某病某方，即按该病下所附方之序码。并参考了帛书整理小组意见，特此说明。

23

马王堆帛书《胎产书》对优生学的贡献

马王堆帛医书《胎产书》是迄今为止我国已发现的最早妇产科文献。全书以记载妊娠养胎、产后保健以及产后埋胞等为主要内容，而又以妊娠期保健、优生优育为中心思想。从其择时受孕，妊娠期精神、饮食、起居的调养，产后保健等方面，不难看出我国文字记载最早的优生学方面的成就。

一、择时受孕

古人很早就认识到，受孕有一定的时间性，故古代医家一直在注意寻找准确的受孕时机。《胎产书》曰："月朔（经）已去汁口，三日中从之，有子。"谓女方月经干净第 3 日中交媾，可能受孕有子。所述时间虽然与现代认识不合，但已明确男女交合须避开经期，更可贵的是已经认识到受孕时间与月经周期有密切关系，当据此择时交合而受孕。这种认识，对后世逐步明确准确的受孕期不无启示。如唐·王焘《外台秘要》则认为在经后 6 日，较之有所进步，但仍不准确。明《万氏妇人科》提出的"欲种子，贵当其时"，亦是强调要择时受孕。但到底当在何时？直至清代《大生要旨》才明确："凡妇人一月行经一度，必有一日细缊之候，于一时辰间，气蒸而热，昏而闷有欲交接不可忍之状，此的候也，于是顺而施之，则成胎矣。"所谓"当其时"，即两次月经间有较强性要求的排卵期。择此时同房，容易受孕，不当其时，则胎难成，或生子多疾多夭。可见，《胎产书》择时受孕的思想当为优生学之首倡。

此外，《胎产书》还认为，择时受孕对男女性别的选择有一定作用。谓经尽后 3 日，第 1 日交媾者孕男，第 2 日孕女。这源于古代阳阴学说，奇属阳，男为阳；偶为阴，女为阴，单数合于阳故孕男，双数合于阴而孕女。此后也有医家探讨这个问题，《外台秘要》卷三十三《男女受胎时日法》认为，经绝后一、三、五日之单日媾合者为男，二、四、六日为女，说法与本书类似。此说有无科学性尚值得怀疑，但希望通过择时受孕来获得理想性别后代的方法于优生学尚有意义。

二、逐月养胎

1. 关于胎元的逐月发育　《胎产书》认为，胎儿的发育逐月不同。一月胎始结，二月始膏，三月始胎，四月禀水气而成血，五月禀火气而成气，六月禀金气而成筋，七月禀木气而成骨，八月禀土气始成肤革，九月禀石气而成毫毛（十月缺损）。北齐徐才之《逐月养胎法》与帛书有关胚胎发育过程的认识大致相同。尽管胎儿的发育未必如帛书所载，由膏而胎，而血而气，而筋骨而肤腠毫毛，但认为胎元伊始并不具人形，而是逐渐发育为胎儿，可谓认识到了胎元发育的基本规律。特别是认为胎儿在3个月以后才能判别男女，是符合科学的。

2. 妊娠期调养方法　由于胎儿的逐月发育不同，孕妇需要各种调养以促进胎儿的正常生长。

（1）精神行为调养：即重视孕妇的精神修养和言行举止对胎儿的影响，亦谓之胎教。《胎产书》很重视胎教，提倡给孕妇创造良好环境，改善孕妇的精神状态，以提高胎儿素质。如认为孕妇所视所闻不同，可影响胎儿形体的品德。谓妊娠三月，胎元始成，未有定仪，当是之时，"见物而化"，可决贵贱。谓当见"君公大人，毋使（见）朱（侏）儒，不观木（沐）侯（猴）"。认为见君公大人则子富貌扬，观猕猴侏儒则贫贱矮小。虽然，此说无可置信，但孕妇多与德高、博学、貌伟之人接近、言谈，其子可能好学、聪慧、健康而漂亮，反之则粗鲁、愚钝、多病而丑陋却不无道理。胎儿在母体内能受到孕妇各方面的感化，并因此而影响其发育，特别是妊娠早期，胎儿的形象始化，更易受各种因素的影响。现已证明，孕妇处于恶劣环境，受不良精神刺激，会导致胎儿发良不全、畸形甚至早产。可见帛书"见物而化"理论对后世影响颇大。

《胎产书》还认为，孕妇服装可影响胎儿性别。曰："欲产男……乘牡马，观牡虎；欲产女，佩蠶（簪）耳（珥），呻（绅）朱（珠）子，是谓内象成子。"意即孕妇接近雄性动物，处于男性环境中，易成男胎；接近雌性动物，佩带闺闱饰品，易成女胎，谓之"内象成子"。徐之才亦把孕母精神行为影响胎儿发育的现象归结为触"外象而内感"，或源此"内象成子"之说。所谓"内感""内象"实际上是一种信息的内传作用。现代科学认为，胎儿在母体内的发育阶段，能接受从母体神经反射传递而来的信息影响，胎儿脑细胞的功能要接受母体神经、信息的调节和训练。因此，《胎产书》这种希望通过孕妇观看、接触不同的人和物，以内化、内感、内教胎儿，促使育成理想胎儿的思想，尚有一定科学道理。

（2）饮食起居调养：饮食调养包括饮食营养和卫生等。《胎产书》指出，一月初孕，"食饮必精"，讲究营养；"酸羹必熟"，讲究卫生；"勿食辛腥"，不吃刺激性大的食物。其他各月，亦强调随胎儿发育进程改换食谱。如四月成血宜食鳝鱼；五月成气，其羹牛羊，和以茱萸等。说明胎儿的发育逐月不同，因而需要有适合胎儿发育的孕妇饮食，才能促进胎儿的正常生长。

另外，书中还指出，妊娠期可择食一些特殊食物，如认为白牡狗首色白质美，食之胎儿或获其气而使皮肤白皙姣好；马肉有强筋壮骨之能，食之胎儿将健壮有力。这可能是当时的经验之谈。

书中还载有妊娠饮食禁忌，谓食姜则令儿多指，食兔肉则儿多豁唇或哑。后世张仲景《金匮要略》和张华《博物志》所载亦同，可能即源于此。《胎产书》认为这些禁忌是为了防止"果随宵效""见物而化"，随不同品类而化为缺唇、多指等畸形。此系臆测，不可信。但妊娠期饮食调养，却一直为主张优生者所重视。

妊娠期避免房劳亦为《胎产书》所倡。指出妊娠3个月，"男子勿劳"，否则"百节皆病"。后世医家也认为，"怀孕之后，首忌交合"，否则可"扰其固孕之权"，乃至造成"漏下、半产、难产、生子多疾而夭，淫浊而钝"（《产孕集》）。可见古人很早就认识到，欲生优质后代，孕期节制房事，十分重要。

（3）环境调摄：《胎产书》认为，随着胎儿逐月发育，需要不断更新其外界环境。二月"居处必静"；三月宜见君公大人，不见猕猴侏儒；五月"晏起""朝吸天光"（清晨呼吸新鲜空气）；七月"居燥处"等。所论虽未尽善，但已注意到胎儿发育与母体所处环境有密切关系。现代研究证明，优良的环境能保持孕妇心身健康，有利于胎儿正常发育。此外，书中还强调，妊娠期间要"厚衣居堂，避寒殃"，以防风寒侵袭，伤母害胎，体现了对孕期疾病以预防为主的思想。故朱丹溪《格致余论》亦曰："儿之在胎与母同体，得热则俱热，得寒则俱寒，病则俱病，安则俱安，母之饮食起居，尤当慎密。"

（4）食药调理以择男女：怀子未出3个月，男女未判，除选择利于男女化生的环境外，《胎产书》认为还可通过服用不同的饮食或药物，使之见物而化，内象成子，以影响胎儿性别。如认为将"蜂房中子（蛹）""狗阴（阴茎）"二物"干而冶之，以饮怀子，怀子产男"。而食"乌雌鸡"，则可能产女。此乃希望通过食用阴阳、雌雄不同食物，改变母体内环境，以期化生不同性别的胎儿。亦可服用不同性味的药物，如生吞爵甕（一种毛虫蛹之外壳），或以牡蒿和螳螂卵"冶而饮之"，亦可产男。这些方法是否有效尚待研究，但希望通过服食或服药等择女求男之法，体现了古代要求优生，不寄望于天，由人类自己控制自己的科学思想。当前，国内外亦有人研究，认为服用偏酸、偏碱性的不同食物，对孕男产女的选择有一定帮助。而人为地选择、控制性别，可有效地避免某些遗传性疾病，这已为当今科学所证实。至于书中以不同的埋胞法决定下次孕子之男女的记载，认为埋胞于阳垣（向阳一面之墙垣）下，其母得阳气而孕男，反之则孕女，则纯属迷信。

三、产后保健

产后保健包括母子两方面，《胎产书》着重论述了婴儿的保健方法，为古代优育之肇始。其一，黏土使婴儿强健的保健方法。临产之际，先准备好"方三四尺，高三四寸"大小的市土（草木丰盛处之土），"子既产，置土上……令婴儿……其身尽得土，乃浴之，为劲有力"。土为万物之母而主长养万物，草木丰盛处则土气益强，婴儿初生，周身尽得其土，特别是得市土强健之气，因物而化，能使婴儿发育得强劲有力。其二，药洗预防感染法。曰："字者已，即燔其蓐，置水中，[以浴]婴儿，不疕骚（瘙）。"蓐，产妇分娩时所卧之席，将之烧灰渍水浴洗婴儿，可免生疮疡。虽未可定论，但药物洗涤婴儿是婴儿保健及预防疾病的有效措施。现今许多地方还常用枫球、艾叶煎水或猪胆汁兑水洗浴婴儿之法，收效良佳。可见此法源远流长，对婴儿健康成长很有益处。至于书中还谓将胞衣埋于坐席或床席之下，而使小儿不生疮疡则纯系迷信，不可效法。

总之，《胎产书》关于优生养胎方面的论述尽管夹杂了不少迷信成分，但瑕不掩玉，其中关于择时受孕，注重孕期精神、饮食、起居、环境的调摄以及产后保健的指导思想和方法，对后世影响颇大，至今仍为优生学所提倡。本书是后世逐月养胎说之渊源，北齐徐之才，隋唐《诸病源候论》《千金要方》等所载逐月养胎法，皆宗《胎产书》之说，且增以分经养胎思想。可见，本书当是汉代以前具有相当学术成就的优生思想的总结，是研究优生学的重要文献。

注：中文所引《胎产书》原文，见《马王堆汉墓帛书》

（四）642。

24

从《五十二病方》看先秦时期痔瘘科成就

长沙马王堆汉墓出土的一批简帛医书，以丰富的资料向人们展示了先秦时期中医药学发展的盛况。特别是在临床医学方面，填补了我国先秦时期的临床医学史料缺乏的空白，是我们探讨先秦时期医药学成就的珍贵资料。其中《五十二病方》记载了50余种疾病治疗的实践经验，关于痔病的治疗就反映出当时肛肠痔瘘科学的出色成就，它不仅记载了痔病的命名、形态和分类，也记载了痔病的各种治法，尤其可贵之处就是对痔病施行手术疗法。

一、痔病的命名和分类

痔，《说文解字》：后病也。《增韵》：隐疮也。《释名》：痔，食也，虫食之也。可见古代是将肛门疾病统一命名为痔病的，从《五十二病方》看，它还包括了肛瘘病在内。

在《五十二病方》中，根据痔的不同形态和症状，将痔命名为5类：牡痔、牝痔、血痔、脉者、朐痒。从后世的命名和分类看，巢元方《诸病源候论》也是将痔分为牡、牝、血、肠、脉痔5种，孙思邈《千金方》载五痔与《诸病源候论》同，可见隋唐以前对痔的认识基本上是与《五十二病方》相同的。也可以此说明《五十二病方》中之"脉者"可能即是后世所称"脉痔"。唯《五十二病方》中有"朐痒"，而《诸病源候论》《千金方》中是"肠痔"，可见先秦时期对痔病的认识是比较成熟的。

二、关于痔的证候特点

1. 牡痔　　"牡痔居窍旁，大者如枣，小者如枣核""有赢肉出，或如鼠乳状，末大本小，有孔其中"时痒时痛"，与《千金方》载"牡痔者，肛边如鼠乳，时时溃脓血"相同。现在看来，约相当于外痔，同时也包括"痔哨"及因瘘管而形成的"肉赘"。

2. 牝痔 "牝痔之人窍中寸，状类牛几三口口然，后而溃出血，不后上向""牝痔有孔而栾""牝痔有数窍，蛲白徒道出"。这里所指"牝痔"有两个特点，一是位于肛门内（入窍中寸），后（指解大便）时溃破出血，不后时则上向（回缩）；二是肛周有孔窍，出蛲白虫。从前一特点看，相当于今所谓"内痔"，后一特征则明确地记载了肛门病最常见的并发症——瘘管。《千金要方》曰："牝痔者，肛肿痛生疮。"朱肱《丹溪心法·痔疮》曰："肛边生疮肿痛，突出一枚，数日脓溃即散。"李梃《医学入门·五痔》曰："牝痔，肛边一枚生疮陷入。"从后来这些医家记载看，虽不混括肛瘘，但对痔的描述还远不如《五十二病方》能反映"牝痔"的特征。

3. 血痔 《五十二病方》中没有专门描述血痔的形态特征，看来是指容易出血的一类痔。可能是以其出血的症状特点命名的。

4. 脉痔 《五十二病方》中称"脉者"，可能是脉痔，由于没有记载其形态或症状特点，很难说明它是指哪一种痔。《千金要方》曰："脉痔者，肛边有疮，痒痛。"《医学入门》曰："脉痔，肠口频频发疯，出血，且痛且痒。"以此看来，则脉痔似指痔疮伴有肛周感染时的证候。

5. 朐痒 "朐痒：痔，痔者其膻旁有小孔，孔兑兑然出，时从其孔出白虫，其膻痛，燸然类辛状。"很明显，这里是把朐痒作为痔病来看待的。朐，假为漏，或谓朐即谷道。痒，《说文》曰：疡也。疡，《周礼·天官疡医注》曰：创痈也。则可以认为朐痒即指肛门疡病，以肛周有瘘孔，疼痛如灼为特点，包括肛瘘伴湿疹，或并发感染的情况。后世医家多把痔、漏（瘘）分开，故后世五痔没有"朐痒"，同时也基本上不把瘘包括在五痔的症状中。

《五十二病方》中所列五痔，牡痔、牝痔各具特征，从形态、证候都可区别。胊瘃则以言瘘为主，血痔有证候特点，但无形态特征，脉痔则两者皆无，实际上，血痔和脉痔包括在牡痔和牝痔之中。那么，先秦时期对痔的分类主要也就是牡痔、牝痔两大类，与现代分为内痔、外痔两大类基本相同。

三、痔病的治疗

痔病的治疗方法，在《五十二病方》的记载中可谓丰富多彩。并且原文物中这部分文字也保存得比较完整，因而我们能从是书中详细了解到先秦时期疗痔的各种方法。书中除药物治疗的内服、外敷和熏法外，还采用了手术疗法。

1. 内服药治疗　内服药治疗痔病在《五十二病方》中记载不多，一是单纯用内服药治疗，如牝痔治法之一用"藗芜本、防风、乌喙、桂皆等，渍以醇酒而丸之，大如黑菽而吞之"（p91）。二是在其他疗法中配合使用，如牝痔熏治时，就并用了内服的药浆方：熏后"咽蔽（指喉中干渴），饮药浆，毋饮它。为药浆方：取藗茎于冶（研末）二升；取薯菰汁二斗以渍之，以为浆，饮之，病已而已"。

2. 敷药治疗

（1）将药纳入瘘管中：如牡痔治法之一，"取黍月缀（用黍做成的祭饭），燔死人头，皆冶，以职膏濡，而入之其孔中"。就是将祭饭和烧焦的死人头研细，用职膏（动物脂肪）调和，直接纳入瘘孔中治疗。

（2）将药敷于痔疮上：如治牡痔多孔者，用黑牝羊肉、黍米煮汤调铬末（铜屑）、菽酱之滓（豆酱的渣滓）等直接敷于痔上。治牡痔之时痒时痛者，用"龟脑与地胆虫相半，和，以敷之"。伴直肠脱垂者，"人州出（脱肛）不可入者，以膏膏出者"，是用脂类药外敷，使之滑腻而易于回缩。

3. 熏法治疗

（1）药汁蒸汽熏法：将药物煎煮，利用药液煮沸后的热蒸汽熏痔疮。如牝痔治法之一，"取溺五斗，以煮青蒿大把二，鲋鱼如手者七，冶桂六寸，干姜二颗，十沸，抒置瓮中，埋席下，为窍以熏痔，药寒而休"。即说把煮沸的药液置容器中，上盖有孔之席，使蒸汽从孔中集中透出，作用于痔的局部。这种药蒸汽和热力的巧妙运用，对改善痔病症状肯定是有效的。现在常用的热敷、坐浴即是同样类型的疗法。

（2）药物烟熏法：较简单的就是直接将药物焚烧于器皿中熏痔，如牝痔治法之一，"取女子布，燔，置器中以熏痔"。复杂的则要专门制备熏具。如牝痔另一熏法，在地上挖一个 50 cm 深、33 cm 长、10 cm 宽的坑，烧炭于坑中，撒骆阮（药名）于其上，周围用布遮盖，取烟熏肛门，并不时用手开启肛门。烟灭则用动物肥肉置火中取烟，日熏一次。胸瘠的熏法类似，但更复杂一些：挖一坑，先烧火于坑中，使坑壁干燥，而后以柳蕈、艾两种药物烧于坑中，取陶盆一个，在底上打 3.3 cm 大小的孔，复于坑上，用土封住四周，使烟仅从孔中冒出，让患者将患处置孔上熏。

4. 手术治疗

（1）简单切除法：不用其他附加手段，直接用刀将痔核割除，多用于治疗坠于肛外的直肠小息肉或小痔核。如牡痔之大如枣核者，治疗时，"先割之"，劅，分割也，用刀切断之谓。根部小者，甚至不用刀，用手扭断就行了。如牡痔末大本小者，"疾灸热，把其本小者而爇绝之"，爇绝，即戾绝，扭断也。

（2）结扎切除法：痔与周围组织联系较广，较紧密，不能简单切除，就需要几种方法结合使用。如治牡痔手术法，"以小角角之，如熟二斗米倾，而张角，系以小绳，剖以刀"。即先用兽角像拔火罐一样，把痔核根部拔起，约经煮熟二斗米的时间，取角，用细线把痔核根部扎住，再用刀切除。这种结扎切除的方法是一种很高明的手术，直到现在，人们仍在采用。

（3）瘘管清除法：《五十二病方》中所载瘘管切除的方法是很有特色的，也是很先进的，见于对牝痔的疗法中："巢塞膻者，杀狗，取其脬，以穿籥。入膻中，吹之，引出，徐以刀剟去其巢，冶黄芩而屡敷之。"（p92）巢，古人由于见到有蛲白虫自瘘管中出，即误以为瘘管是虫巢，故此处之巢指瘘管言。籥，小竹管。由于当时手术器械谈不上齐全，不能将肛门内组织充分显露，因而就想出了这样的聪明办法。这就是"巢"在肛门内时，取狗脬置肛内，经插入的竹管向脬内吹气，使之膨胀，再用力拉紧已膨大的脬，就可以把手术部位挤出来，得到充分显露后，再用刀徐徐切去瘘管。这种方法不仅能达到显露手术野的目的，还有压迫止血的效果。手术后的处理，指出要用黄芩末外敷伤口，并勤换药，这不仅可以达到术后止血的目的，还可以解毒防感染。古代有这些手术步骤是难能可贵的。

痔瘘病自古以来就是人类的常见疾病，对这些疾病的处理常反映出一个时代的医疗技术水平。就文中所讨论的内容看，在先秦时期，对肛肠痔瘘病不仅有较完整的认识，而且已形成了相应的治疗方案。说明痔瘘科在先秦时期就已经取得了一定成就，特别是手术治疗的成就。它是古代劳动人民智慧的结晶，也是我们古老民族的骄傲。

（本文所引用《五十二病方》系文物出版社1979年出版。文中所注页码，均系该书中页次。）

第四篇 效方篇

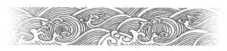

1 独步汤

【处方】黄芪、白芍各 15 g，当归、川芎、独活、桑寄生、牛膝、杜仲、秦艽各 10 g，桂枝、甘草各 5 g。

【功能】补益肝肾，益气养血，散寒通痹。

【主治】各类痹病如类风湿关节炎、骨关节炎、颈肩综合征、腰椎病、风湿寒性关节痛、产后风湿症等属风寒湿痹日久，肝肾不足者。

【用法】水煎（2 次，将药液混合），每日 1 剂，分 2～3 次温服，温身勿冷也。

【方解】本方乃独活寄生汤加减而来，治疗风寒湿邪痹着日久，肝肾不足，气血两虚。《成方便读》在论述独活寄生汤时曰："此亦肝肾虚而三气乘袭也。故以牛膝、杜仲、寄生补肝益肾，壮骨强筋，归芍、川芎和营养血。"可谓深得治痹之旨。旷师认为，此型多见阴血亏虚，《本草经疏》有"诸病血虚痉急"不宜用防风，故去之。患者久病，且多经西药治疗，损伤肝肾功能，细辛对肾脏有一定毒性，亦去之，并以益气利水之黄芪易参苓，四物去滋腻之熟地黄，加虫类药物，搜风通络、逐瘀散结，再根据患者偏症进行加减，临床适用于各种痹证肝肾不足患者。全方以祛风寒湿邪为主，辅以补肝肾、益气血之品，邪正兼顾，祛邪不伤正，扶正不留邪。

方中独活辛苦微温，长于祛深伏骨节之风寒湿邪，《本草正义》认为：独活为祛风通络之主药；桑寄生补肝肾，强筋骨，祛风湿，通经络，二者共为君药。秦艽辛散苦燥，可祛风除湿，和血舒筋。《神农本草经》曰：秦艽，主寒热邪气，寒湿风痹，肢节痛，下水，利小便；杜仲、牛膝补肝肾、强筋骨，通络止痛，三者共为臣药。其中，秦艽可助独活祛风散寒除湿，杜仲、牛膝可助桑寄生补益肝肾，强壮筋骨。黄芪、当归、川芎、白芍为佐。黄芪与当归共用，取当归补血汤之意，当归补血汤出自《内外伤辨惑论》，原用于血虚发热证，在此取大补气血之功。黄芪大补脾肺元气，以资气血生化之源，当归甘辛而温，养血和营，阳生阴长，气旺血生。《本草会编》认为黄芪补中，益元气，温三焦，壮脾胃……生血生肌，气能生血，血充则肉生。《本草备要》曰：当归可甘温和血，辛温散寒，苦温助心散寒。治虚劳寒热，咳逆上气，血和则气降。川芎、白芍与当归共用取四物汤之意，四物汤出自《仙授理伤续断秘方》，可补血和血。本方去熟地黄之滋腻，既补血又行血，补血而不滞血，和血而不伤血。桂枝有温通经脉、散寒止痛之效，用于寒凝血滞诸痛证，亦为佐药。甘草为使，调和诸药。诸药相伍，使肝肾得补，风寒湿邪俱除，气血得充，痹痛得以缓解，诸证向愈。

【加减】临床可根据证型灵活加减，如关节肿痛，局部灼热，口干不欲饮，痰多者，加黄柏、姜黄、薏苡仁、忍冬藤等清热燥湿；伴有游走性关节疼痛，肢冷畏寒者加桑枝、威灵仙祛风通络；关节肿痛，局部发热，口干欲饮，去桂枝，加用生地黄、知母清热滋阴；伴有潮热盗汗，消瘦，手足心热者加秦艽、鳖甲，除风湿兼退虚热；如关节肿痛畸形，活动不利，或伴有结节者，加用全蝎、乌梢蛇、土鳖虫、蜈蚣等攻毒散结、化痰通络；伴关节肿痛，痛处固定，舌暗者，加乳香、没药、延胡索等，化痰通络、活血止痛；乏力气短，肢体酸痛者，倍当归，加鸡血藤、阿胶；四肢畏寒疼痛重者，加附子、川乌、安痛藤等。根据不同疼痛部位再加入不同引经药，使药力直达病所，如上肢疼痛加姜黄、桑枝；下肢疼痛加牛膝、杜仲、木瓜；痛处固定，女性月经量少则加桃仁、红花、三七花等；如便秘则加虎杖等。

【结语】本方是旷惠桃教授临床经验方，常用方之一，由

《备急千金要方》独活寄生汤加减而来。痹病患者病程长，久病体气亏虚，传变及肝肾，也必然耗损肾之阴阳，加之长期服药，后期临床常表现为全身多关节肌肉疼痛，伴僵硬变形，屈伸不利，腰膝酸软无力，畏寒喜暖。旷师曾提出尪痹当属本虚标实之证，本虚以气血亏虚，肝肾不足为主，标实为风寒湿毒邪侵袭，导致邪气阻滞经络，气血瘀阻，湿郁化浊，血运不通而发为诸症。《金匮要略·中风历节脉证》曰："寸口脉沉而弱，沉即主骨，弱即主筋，沉即为肾，弱即为肝。"痹病俗称"筋骨病"，肝主筋，肾主骨，肝肾不足，筋骨失养，则筋骨关节疼痛，温养肝肾乃痹病治本。旷师认为此当培补肝肾，提出"尪痹后期培养肾阳"的观点，认为肾中真阳乃生命活动的生化之源，能温养脏腑，煦煦百骸。本方临床使用范围广泛，各类痹病有肝肾不足之症，临证灵活加减，用之疗效良好。

2 养血通痹汤

【处方】黄芪 30 g，当归、白芍、川芎、天仙藤、威灵仙、桂枝各 10 g，细辛 3 g，通草、甘草各 5 g。

【功能】益气养血，温经散寒，活血化瘀，祛湿通络。

【主治】各类痹病如类风湿关节炎、系统性硬化病、筋膜炎、肩颈综合征、雷诺综合征、骨性关节炎、坐骨神经痛等属于血虚寒湿痹阻证。

【用法】水煎（2 次，将药液混合）趁温口服，每日 1 剂，分 2～3 次口服（每次服药前需加温后服用）。药渣煎水泡手足，每日 1 次。

【方解】本方由《伤寒论》当归四逆汤加黄芪、川芎、天仙藤、威灵仙而成。《伤寒论》第 351 条："手足厥寒，脉细欲绝者，当归四逆汤主之。"当归四逆汤功效周扬俊曰："全以养血通脉起见。"成无己曰："此汤复阳生阴。"《医宗金鉴》曰："此方取桂枝汤君以当归者，厥阴主肝为血室也；佐细辛味极辛能达三阴，外温经而内温脏；通草其性极通，善开关节，内通窍外通营；倍加大枣，即建中加饴用甘之法。"养血通痹汤在该方基础上，加川芎配归芍有四物汤（未用熟地黄恐滋腻恋湿）补血行血之意，体现了中医"治风先治血，血行风自灭"之旨。加黄芪，有当归补血汤、黄芪桂枝五物汤益气补血，温阳通脉行痹之力。加天仙藤，《本草汇言》曰："流气活血，治一切诸痛之药也。"《本草求真》曰："活血通道，而使水无不利，风无不除，血无不活，痛与肿均无不治也。"有活血化瘀，祛湿消肿之功。威灵仙，善驱周身之寒湿，寒湿去，经络通，诸症自除。一方寓四方之效用，集益气养血、温阳散寒、活血化瘀、祛湿通络于一炉。再根据不同疼痛部位而加入不同引经药，使药力直达病所，以取捷效。

方中重用黄芪与当归为君药，有当归补血汤之意，当归补血汤出自《内外伤辨惑论》，原用于血虚发热证，在此取大补气血之功。黄芪大补脾肺元气，以资气血生化之源，当归甘辛而温，养血和营，气旺血充，筋骨得养。《本草会编》曰："黄芪补中，益元气，温三焦，壮脾胃……气能生血，血充则筋骨得养。"《本草备要》曰："当归可甘温和血，辛温散寒，苦温助心散寒。"川芎、白芍为臣，与当归共用取四物汤之意，可补血行血；桂枝、细辛、通草、天仙藤、威灵仙为佐，温通经脉，散寒止痛，活血行血，祛湿通络，通则不痛；甘草为使，调和诸药。总之，全方有补气养血，温经散寒，活血化瘀，祛湿通络之功。且具扶正祛邪，标本兼治，温而不燥，补而不腻，药性平和，不伤脾胃，价格低廉等特点，适宜痹病日久需长期服药者。

【加减】临床可据证灵活加减：如痹病兼外寒侵袭，见畏寒寒战，关节冷痛甚者，加麻黄、附子伍方中细辛为麻附细辛汤有发表散寒，温经止痛之效；如痹病日久体虚，感冒频发且畏风者，加白术、防风伍方中黄芪为玉屏风散增益气固表之功；雷诺病则加仙茅、淫羊藿（二仙汤）、鹿衔草温和而不燥；骨关节炎则加骨碎补、巴戟天补肾以强骨；如关节肿痛，痛处固定，或女性月经量少有块则加桃仁、红花增活血祛瘀之效；经期腹痛则加吴茱萸、生姜温经以止痛；关节疼痛痛处灼热，加秦艽、鳖甲清热止痛；关节痛处见风湿结节，久不消散者加白芥子、王不留行以化痰散结；脾胃不和易腹泻者加藿香、苍术，大便干结者加虎杖、栀子；上肢疼痛加桑枝、姜黄；下肢疼痛加牛膝、安痛藤、木瓜；肩背疼痛则加羌活、独活；腰部疼痛加杜仲、续断；周身关节肌肉疼痛甚至麻木加鸡血藤、豨莶草；刺痛难忍者则加乳香、没药，该两味以活血化瘀、止痛之功见长；病程日久，痰瘀阻络，关节畸形则加全蝎、蜈蚣、乌梢蛇、土鳖虫，虫类药功能熄风止痉，攻毒散结，化痰通络止痛，用于风湿顽痹，痰瘀阻滞之证效果良佳。

【结语】《内经》曰："痛者寒气多也，有寒故痛，不通则痛。"又曰："寒者温之。"《诸病源候论》曰："由血气虚，则受风湿，而成此病。"验之临床，痹证属血虚寒凝者多见。温运气血，养血活血乃治痹基本法则，温养气血，驱寒通痹之养血通痹汤为基本方。临证根据病情随症加减，其效良佳。刘炳凡《奇效验案》载：长沙名医刘克醇常以当归四逆汤"治风湿日久，身体虚弱而不任攻伐者，常收获意外之效"，常作垫底之方。可见经方之妙，每每如是。

3　温阳通痹汤

【处方】黄芪30 g，红参、附片、桂枝、当归、白芍、白术、川芎各10 g，细辛3 g，通草、干姜、甘草各5 g。

【功能】益气温阳，散寒通痹。

【主治】各类痹病如类风湿关节炎、骨关节炎、颈肩综合征、腰椎病、风湿寒性关节痛、产后风湿症等见畏寒肢冷，少汗或无汗，胸背部冷感，辨证属阳虚寒盛者。

【用法】水煎（2次，将药液混合，加蜜1勺），每日1剂，分2～3次温服，温身勿冷也。

【方解】基础方为《伤寒论》之四逆汤、当归四逆汤，及《内外伤辨惑论》之当归补血汤。本方经组合后，以附片、干姜、桂枝、细辛温阳驱寒为君，黄芪、当归、川芎、白芍补血活血为臣，通草搜剔通经为佐，甘草调和诸药为使。诸药合用，化凝寒、逐瘀阻，畅通气血，达到温阳通经、化瘀活血、消肿止痛的目的。全方配伍较严密，在温阳化气补血的基础上逐瘀血、散凝寒，故能取得临床治疗顽痹的良好效果。

方中附子大辛大热，温肾壮阳，祛寒救逆，干姜辛温，守而不救逆，振奋一身之阳，与桂枝、细辛相配，可增强温阳散寒通经之功，佐以蜜，并能缓和姜附桂辛燥热之性；黄芪与当归共用，取当归补血汤之意，当归补血汤出自《内外伤辨惑论》，原用于血虚发热证，在此取大补气血之功。黄芪大补脾肺元气，红参大补阳气，以资气血生化之源，当归甘辛而温，养血和营，阳生阴长，气旺血生。《本草会编》认为黄芪补中，益元气，温三焦，壮脾胃……生血生肌，气能生血，血充则肉生。《本草备要》曰：当归可甘温和血，辛温散寒，苦温助心散寒。治虚劳寒热，咳逆上气，血和则气降。川芎、白芍与当归共用取四物汤之意，四物汤出自《仙授理伤续断秘方》，可补血和血。本方去熟地黄之滋腻，既补血又行血，补血而不滞血，和血而不伤血。甘草为使，调和诸药。诸药相伍，使阳气得复，风寒湿邪俱除，气血得充，痹痛得以缓解，诸证向愈。

【加减】本方辛温发散，温阳之力著，阴虚湿热、气血亏虚体质应慎用。临床可根据证型灵活加减，如伴有游走性关节疼痛者，加桑枝、威灵仙、姜黄祛风通络；如关节肿痛畸形，活动不利，或伴有结节者，加用全蝎、乌梢蛇、土鳖虫、蜈蚣等攻毒散结、化痰通络；伴关节肿痛，痛处固定，舌暗者，加乳香、没药、延胡索等，化痰通络、活血止痛；乏力气短，肢体酸痛者，倍黄芪、当归，加鸡血藤、阿胶；伴胃寒恶心欲呕者，干姜改生姜，加吴茱萸；四肢畏寒寒战者，加麻黄、苍术等；四肢腰部畏冷同时关节局部发热者，加薏苡仁、白芍、知母佐清热利湿养阴。待肢冷畏寒症状改善，及时调整方药，避免温燥太过，损伤人体肾精元阴。

【结语】《素问·举痛论》曰："因重中于寒，则痛久矣。"《素问·逆调论篇》曰："是人多痹气也，阳气少，阴气多，故身寒如从水中出。"这些亦说明：痹病见疼痛持久不愈，显然是凝寒客居于经络脉道之中，气血不得流通。当人体阳气旺盛时，机体内的环境处于温暖状态，阳气所具有的推动作用能使气血运行流利，经脉络道通畅，即便有寒湿、痰饮、瘀血之类阻滞，也容易被推动或化除，恢复经脉气血的通畅。痹病日久，无论是痰浊瘀血，还是毒邪凝寒，大都属于阴邪范畴。阴邪在阴盛的环境中，其阻滞瘀塞的特性容易形成胶固黏腻之势，既不容易推动，更不容易化除。此期主要治疗方法，当是首先改变人体阳虚寒凝的状态，温养人体阳气，使人体内的环境恢复温暖温热的状态。阳气具有足够的能量去温通经脉，恢复气血运行的流利通畅，为化除寒凝打下基础。旷师多年临床治疗用药心得，痹证患者多以阳虚为主，治疗运用附子、川乌、桂枝等温阳之品，疗效良好。

4 强脊汤

【处方】生地黄、熟地黄、鸡血藤各15 g，淫羊藿、补骨脂、黄芪、鹿角霜、仙茅、肉苁蓉、延胡索、乌梢蛇、骨碎补各10 g，穿山甲5 g。

【功能】益肾壮督、蠲痹通络。

【主治】强直性脊柱炎属肾督亏损、脉络不利。

【用法】水煎（2次，将药液混合）趁温口服，每日1剂，分2～3次口服（每次服药前需加温后服用）。

【方解】本方参考朱良春教授治疗强直性脊柱炎的用药经验加减自拟而成，方中以补骨脂、骨碎补、鹿角霜补益肝肾，益肾强督；黄芪、生地黄、熟地黄滋阴益气养血；鸡血藤活血行筋，补血镇痛；乌梢蛇益肾壮督、蠲痹通络；穿山甲散瘀通络止痛；仙茅、延胡索、肉苁蓉既能祛风除湿，通经散寒，又能补肾益精。全方以培元固本，补益肝肾为主，辅以祛风除湿活血之品，做到邪正兼顾，标本兼治，扶正不留邪，祛邪不伤正。

【加减】临证加减：如伴有低热持续不退，手足心热，腰脊酸痛，或髋痛，舌苔黄腻等阴虚湿热证为主者，加秦艽、鳖甲、黄柏、知母清虚热；形寒肢冷、腰背冷痛或酸胀痛遇冷加重者，加制川乌、附子、巴戟天等；湿重者加薏苡仁、苍术等；关节强直者加僵蚕、皂角刺等；气血虚弱者重用黄芪至60 g，久病者加胆南星、红花等。

【结语】强直性脊柱炎是一种慢性自身免疫性疾病，西医尚无特效针对性疗法及安全性较好的药物，而中医药治疗本病在临床疗效和安全性上具有明显的优势。旷师博究本草，熟谙药性，处方用药常自出新意，别具一格，旷师参考朱良春教授治疗强直性脊柱炎的用药经验加减自拟强脊汤，方中重用骨碎补、补骨脂等补肾助阳药物。但助阳药物过多恐有助热伤阴之虑，治疗时应根据患者个体情况，遵阴中求阳之意，加用养阴益血之药，如生地黄、熟地黄等以达阴阳平调的效果。另外旷师在补肾强督的同时，十分重视补血活血，或加黄芪以补气健脾生血，或用兼有补益和活血之功的鸡血藤以补中寓通，每获良效。

5　燥痹汤

【处方】南沙参、石斛、菊花各 10 g，枸杞子、麦冬、白芍、生地黄、土茯苓、寒水石各 15 g，金银花、穿山甲、川贝母、甘草各 5 g。

【功能】养阴清热，润燥生津。

【主治】干燥综合征等属于痹病之气阴亏虚证。

【用法】水煎（2 次，将药液混合）趁热口服，每日 1 剂，分 2～3 次口服（每次服药前需加温后服用）。

【方解】本方取《温病条辨》之益胃汤以及刘渡舟之养津益胃汤之精髓而成。《温病条辨·中焦篇》曰："阳明温病，下后汗出，当复其阴，益胃汤主之。"燥痹汤重用生地黄、麦冬，配伍南沙参。再取养津益胃汤之石斛、白芍组成主方，取养阴润燥生津之功效。

方中生地黄养阴生津，该品质润多液能养阴，味甘性寒能生津，有养阴润燥生津作用。改北沙参为南沙参，取其清补之功，有养阴生津的功效，补肺胃之阴，清肺胃之热。《本草纲目》中谓石斛"强阴益精"，方中麦冬与石斛同取滋养胃阴，生津止渴之效。枸杞子能滋补肝肾之阴，平补肾精肝血。白芍养血敛阴。川贝母润肺化燥。穿山甲活血消癥，治风湿痹痛，关节不利。甘草调和诸药。

【加减】临床可据证灵活加减：如燥痹症见口咽干燥甚、咽喉肿痛或口腔溃疡，加射干、蝉蜕、木蝴蝶清热利咽。寒水石清泻胃火以止渴。加菊花、金银花、土茯苓清热解毒。如肌肉关节疼痛，舌暗边有瘀斑点，加穿山甲活血消癥，治风湿痹痛，关节不利。皮肤有红疹瘙痒，可加白鲜皮清热燥湿治疗湿疹疮毒。病久乏力，属气阴亏虚，加灵芝补气安神。如有四肢畏寒等阳虚之象，加骨碎补、巴戟天、仙茅、淫羊藿补肾阳，滋阴药中稍加温阳之品。

【结语】本方是旷师根据《温病条辨》之益胃汤以及刘渡舟之养津益胃汤加减而成的经验方。旷师几十年临床发现，本病的发病本质是气阴亏虚，与肺、脾、肝、肾的脏腑密切相关。本病性质属本虚标实，以肺、脾、肝、肾等脏腑阴虚为主，以燥热瘀血互结为标。

故治疗润燥基础上兼养肺胃肝肾之阴，清热解毒利咽为治标，标本兼治，疗效显著。

6 四妙痛风汤

【处方】黄柏、萆薢、苍术、牛膝、当归、威灵仙各 10 g，玄参、土茯苓、忍冬藤各 15 g，薏苡仁 50 g，甘草 5 g。

【功能】清热利湿，化瘀降浊，通络止痛，舒筋壮骨。

【主治】各类痹证如痛风、类风湿关节炎、骨性关节炎等属于湿热瘀滞痹阻证。

【用法】水煎（连续煎 2 次，将药液混合均匀）趁热温服，每日 1 剂，每日 2～3 次。药渣煎水泡手足，每日 1 次。

【方解】本方由张秉成的《成方便读》中的四妙丸为基础方

加当归、玄参、威灵仙、土茯苓、萆薢、忍冬藤、甘草而成。四妙丸由黄柏、苍术、牛膝、薏苡仁4味药组成，四妙丸中黄柏为君，取其苦以燥湿，寒以清热，其性沉降，长于入下焦祛湿热毒邪。苍术为臣，辛散枯燥，长于燥湿健脾。《脾胃论》曰："肝火旺，则挟火势，无所畏惧而妄行也。故脾胃先受之，身体沉重走痉疼痛。盖湿热相搏，而风热郁而不得伸，附着于有形也，宜苍术，黄柏之类。"牛膝活血通经，补肝肾，强筋骨，引血（火）下行，使湿热之邪有出路，同时为佐、使药，薏苡仁渗湿泄浊，舒筋缓急，导湿热于小便出，为佐药，苍术和薏苡仁配伍，强化健脾利湿化痰之功，断湿热之源。药仅4味，却具清热、利湿、健脾、活血之功，是治疗下肢痿弱，足膝红肿，筋骨疼痛，关节屈伸不利之良方。张秉成在《成方便读》中写道："以邪之所凑，其气必虚，若肝肾不虚湿热决不流入筋骨。牛膝补肝肾强筋骨，领苍术黄柏，入下焦而祛湿热也。再加以苡仁，为四妙丸。因《内经》有云，治痿独取阳明。阳明者，主润宗筋，宗筋主束筋骨，而利机关也。苡仁独入阳明，祛湿热而利筋脉，故四味合而用之，为治痿之妙药也。"四妙痛风汤在本方基础上加当归、玄参、甘草，有四妙勇安汤清热解毒活血止痛之功，方中当归活血补血、散寒止痛，为活血行瘀之要药，既可化瘀缓解疼痛，又可避免方中诸多祛风除湿药伤阴，在全方中起到祛邪不伤正之功。因四妙汤原方中已经有黄柏苦寒沉降，直折下焦湿热毒邪，"凡除热解毒，无过苦醇之物"，能泻火解毒，清热燥湿，为治三阴湿热之专药，玄参滋阴降火、清热凉血，故去除四妙勇安汤中的金银花，改为忍冬藤，其清热解毒功效不及金银花，以免整个汤方过于寒凉，却有疏风通络止痛之作用。再加萆薢利湿化浊、祛风除痹、通络止痛，与黄柏、忍冬藤配伍善去湿热，《神农本草经》中"主腰背痛，强骨节，风寒湿周痹，恶疮不瘳，热气"。土茯苓清热解毒利湿、消肿散结、通利关节，"健脾胃，强筋骨，祛风湿，利关节，止泄泻，治拘挛骨痛""利湿去热，能入络，搜剔湿热之蕴毒"。威灵仙祛风湿，通络止痛，辛散温通，性猛善走，通行十二经，为治风湿痹痛要药。综观全方，既可清热泻火，利湿降浊，祛风通络止痛，舒筋壮骨，又达到祛邪不伤正，标本兼顾之目的。既可祛除导致本病反复发作之湿热瘀毒，使邪从外出，又能补肾舒筋壮骨，从而达到"祛邪不伤正""扶正不留邪"、攻补兼施之目的。

【加减】临床上可随症加减，灵活运用。旷师运用四妙痛风汤治疗痛风总的治疗大法为：清热利湿，化瘀降浊，通络止痛，舒筋壮骨。关节疼痛剧烈难以忍受、不能行走者加乳香、没药活血行气止痛消肿，既入血分，又入气分，能行血中之气滞，化瘀止痛，内能宣通脏腑气血，外能透达经络，可用于一切气滞血瘀之痛症。肿痛日久，浊瘀互结，关节畸形者，常加用地龙、土鳖虫、僵蚕等性善走窜的虫类药祛风通络、逐瘀止痛，亦可再配伍少量攻下药如大黄等增强其攻逐瘀血之效。尿酸盐结晶形成痛风石者或伴有尿路结石者，加用金钱草、虎杖、炮穿山甲、王不留行、金钱草、虎杖利尿通淋、善消结石，亦可清热解毒止痛，穿山甲、王不留行性善下行，活血利尿通淋，苦泄宣通，行而不留，能行血脉，促进尿酸盐结晶、尿路结石排除。伴有前列腺炎者，加车前子、泽泻，善通利水道，清膀胱热结，又能泻肾经之虚火，宜清下焦湿热注于膀胱而致小便淋沥涩痛，小便不利者。伴有失眠、神疲又兼有咳嗽者，加用灵芝补气安神、温肺化痰、止咳平喘。伴有饮食积滞，纳差者，加用山楂、鸡矢藤，既可健脾消食化积，又可清热解毒、散瘀止痛。伴有湿疹，皮肤糜烂瘙痒者，加用苦参、荆芥、防风、蝉蜕、白鲜皮，辛散透达，疏风散邪止痒，使风去痒止，且白鲜皮兼燥湿清热之功，"治一切热毒风恶风，风疮疥癣赤烂……"，并可"通关节利九窍及血脉"。

【结语】本方是旷师在《成方便读》中四妙丸的基础上加减

而成的经验方。痛风属痹证范畴，在临床中发现属湿热瘀结者多，"大率因血受热，已自沸腾……或卧当风，寒凉外搏，热血得寒，污浊凝涩，不得运行，所以作痛"，故创造了清热利湿，化瘀降浊，通络止痛，舒筋壮骨的治法原则。在临床中灵活运用，辨证论治、随症加减，做到有的放矢，运用经典古方师古而不泥古，疗效奇佳。

7　散寒通痹汤

【处方】制川乌、细辛各3 g，附子、黄芪、干姜各10 g，麻黄、桂枝、甘草各5 g，白芍15 g。

【功能】温经散寒，通络止痛。

【主治】各类痹病如类风湿关节炎、骨关节炎、风湿寒性关节痛、颈椎病、腰椎病、肩周炎等证属寒湿痹阻证。

【用法】上药兑水浸泡30～40分钟，先用武火将制川乌、附片2药煮沸，文火煎1小时，然后将其余药物共同放入，再煎30分钟，将药液煮沸至剩余400 mL左右，早、晚各服用200 mL。由于乌头、附子有一定的毒性，所以要保证煮沸时间，且密切注意患者服药后的反应，不适随诊。药渣趁热敷其最疼痛之部位。每日1剂，10日为一疗程。

【方解】本方由《金匮要略》乌头汤加附子、干姜、细辛、桂枝而成。《金匮要略·中风历节病脉证》曰："病历节不可屈伸，疼痛，乌头汤主之。"《金匮要略心典》曰："此治寒湿历节之正法也。寒湿之邪，非麻黄、乌头不能去；而病在筋节，又非如皮毛之邪，可一汗而散者。故以黄芪之补、白芍之收、甘草之缓牵制二物，俾得深入而去留邪。如卫瓘监钟、邓入蜀，使其成功而不及于乱，乃制方之要妙也。"《成方切用》曰："历节病即行痹之属也。乃湿从下受，挟风流注，故或足肿而必发热，且更不可屈伸而疼痛，故以甘、芍和阴，麻黄、黄芪通肌肉之阳气，而借川乌之迅发，以行其痹着。"《退思集类方歌注》曰："方中余四味用水煮，乌头用蜜煎，蜜煎则乌头之性出，而乌头之气不散，正取其气味俱全，而雄人之势更壮，非徒以蜜能解乌头之毒之谓也，故以乌头名方。细剖其义，芪、芍、甘草牵制麻黄之表散，白蜜牵制乌头以温经，无非欲使寒湿之邪，从关节徐徐而解耳。"

《素问·痹论》有"风寒湿三气杂至，合而为痹"和"在脉血凝而不流"之说。寒痛是现象，阳气不足乃是疼痛的本质。阳气不充，阴寒内盛，气血凝滞不通，经脉拘急收引，故见疼痛剧烈、关节屈伸不利，当拟温经散寒治之。方中选用辛温之川乌头、附子、干姜为君。因乌头搜寒止痛的效力大，附子逐寒回阳之力猛，干姜温经散寒功力卓。且附子走而不守，为通行十二经纯阳之要药；干姜守而不走，温中逐寒，回阳通脉，两者一走一守，走守结合，相得益彰，相互制约而不生弊，共收温经散寒之效。麻黄、桂枝、细辛虽属解表之品，此方用之求其以助乌、附、姜散寒之功。《本草汇言》曰："细辛，伍姜、桂能祛脏腑之寒，伍附子能散诸疾之冷。"同时，麻黄伍黄芪能散外表之寒湿，而黄芪另有益气固表之功，可防外邪重伤。因寒而痛用乌头、附子必配白芍、甘草方可缓急止痛。甘草配干姜可振中阳，鼓舞肾气以增气血生化与先天温煦推动之功，甘草又可解乌附之毒。上述诸药为伍，共收温经散寒之功。

【加减】临床可据证灵活加减：如疼痛在上肢者，加羌活、姜黄、桑枝；在下肢者，加独活、川牛膝、杜仲；在腰椎者，加金毛狗脊、桑寄生、续断；关节拘急不利者，加伸筋草、千年健；雷诺病者，加鸡血藤、桃仁、红花；痛剧者，加乳香、没药，《医学衷中参西录》曰："乳香、没药二药同用，流通经络之要药，关节诸痛皆能治之。"

【结语】本方是旷师根据《金匮要略》乌头汤加减而成，凡临床所见有关节、肌肉表现冷痛，且遇寒加剧，得温减缓，或每逢阴雨天气或冬季频频发作者，舌淡苔白，脉迟紧者，均可临证灵活加减运用。本方虽有温经散寒止痛之功效，然乌头、附子皆为大辛大热大毒之品，应中病即止，不可久服。因辛热之品易耗伤阴液，故痛止之后，应注意气血耗伤，酌加温补肾阳之品以善后。临床用之，收效甚良。

8 皮痹汤

【处方】当归、土鳖虫、川芎各 10 g，白芍、生地黄、鸡血藤、海风藤、白花蛇舌草、萆薢各 15 g，全蝎、甘草各 5 g。

【功能】补血和营，活血化瘀，祛湿通络。

【主治】系统性硬化病中属于气血亏虚，血瘀痹络证。

【用法】水煎（2 次，将药液混合）趁温口服，每日 1 剂，分 2～3 次口服（每次服药前需加温后服用）。

【方解】本方由《太平惠民和剂局方》四物汤加鸡血藤、萆薢、白花蛇舌草、海风藤、全蝎、土鳖虫、甘草而成。《太平惠民和剂局方·论妇人诸疾》曰："论月经诸疾皆因月经不调，或前或后，或多或少，或淋沥不止，或闭塞不通，肢体倦怠，困乏少力，饮食无味。常服补者，可服四物汤。"《太平惠民和剂局方》中记录四物汤主要用于治疗妇科疾患属血虚证者，但在后世发展过程中，凡属血虚血滞者均可酌情应用。《成衣便读》张秉成曰："夫人之所赖以生者，血与气耳。故一切补气诸方，皆从四君化出，一切补血之方，又当从此四物而化也。"皮痹汤在该方基础上，加鸡血藤助归芍养血活血，并荣筋通络，《本草纲目拾遗》曰："壮筋骨，已酸痛，和酒服……治老人气血亏虚、手足麻木、瘫痪等证。"加萆薢，《本草纲目》曰"萆薢之功，长于祛风湿，所以能治缓弱顽痹"，《本经》曰"主腰背痛，强骨节，风寒湿周痹"；全蝎，《玉楸药解》曰"穿筋透骨，逐湿除风"，则两者有祛风湿，强筋骨之功。加海风藤，《本草再新》曰"（海风藤）行经络，和血脉，宽中理气，下湿除风"。白花蛇舌草，清热解毒、消肿散结。土鳖虫，《本草经疏》曰"䗪虫，治跌扑损伤，续筋骨有奇效"，有破血逐瘀、续筋接骨之功。全方以补血和营为主，辅以祛风除湿，活血化瘀之品。

方中生地黄味甘，微寒，为清热凉血，养阴生津之要药，为君药。当归甘温质润，补血养肝，和血调经，既可助生地黄补血之力，又可行脉道之滞，为臣药。白芍酸甘质柔，养血敛阴，与生地黄、当归相配则滋阴养血之功益著；川芎辛散温通，上行头目，下行血海，中开郁结，旁通络脉，与当归相伍则畅达血脉之力益彰，鸡血藤、全蝎荣筋通络止痛；萆薢、海风藤共起祛风除痹；土鳖虫破血逐瘀；白花蛇舌草清热解毒消肿，共为佐药。甘草为使，调和诸药。总之，全方有补血和营，活血化瘀，祛湿通络之功。本方动静结合，刚柔相济，补而不滞，不伤脾胃，适于皮痹患者长期服用。

【加减】临床可据证灵活加减：脾虚甚者，加黄芪、白术、党参健脾益气；病久肾阳亏虚，寒重者加附子、制川乌、仙茅、淫羊藿等大补元阳，以助活血化瘀之功；局部皮肤肿胀明显者，可加猪苓、泽泻、车前子利水渗湿；皮下明显结节硬块者加桃仁、红花、穿山甲等活血而不燥之物，活血化瘀通络；皮肤肿胀灼热者加牡丹皮、贯众、大青叶等清热解毒；若痹痛以肩、肘等上肢关节为主者，可加羌活、威灵仙等祛风通络止痛；以膝、踝等下肢关节为主者，酌加独活、牛膝通经活络，祛风止痛；腰背酸痛甚者，加杜仲、桑寄生、续断补肾壮腰；兼夹湿热见关节热痛者，加黄柏、忍冬藤清热通络；舌淡，畏寒肢冷者，可酌加桂枝走表而通阳气，同时助行津液；胃阴虚出现胃脘隐隐灼痛，饥不欲食，甚至五心烦热者，加太子参、石斛、沙参、玉竹等养阴生津；痰湿壅肺，出现咳嗽，咳声重浊，痰多者，加橘红、浙贝母、百部、紫菀祛湿化痰。

【结语】本方是旷师根据《太平惠民和剂局方》四物汤加减创制而成的经验方。《诸病源候论》曰："由血气虚，则受风湿，而成此病。"《医宗必读·卷十·痹》曰："治行痹者，散风为主，御寒利湿仍不可废，大抵参以补血之剂，盖治风先治血，血行风自灭也。"旷师根据自己从事临床几十年经验，总结出皮痹多属脾肾亏虚，气血不足，寒湿、瘀血、痰浊阻络，在治疗中强调补益脾肾，益气养血是根本，同时应注意祛风除湿、温经散寒、活血化瘀，则以皮痹汤为基本方。临床根据病情、病程的不同治疗时各有侧重点，加减各有法则，每获良效。

9 滋肾清热汤

【处方】生地黄、墨旱莲、女贞子各 20 g，枸杞子、山茱萸、茯苓各 15 g，山药 30 g，牡丹皮、泽泻、知母、黄柏、连翘各 10 g。

【功能】滋养肾阴，清热利水。

【主治】慢性肾病属于肾阴亏虚，虚热内生证。

【用法】水煎（2 次，将药液混合）趁温口服，每日 1 剂，分 2 次口服（每次服药前需加温后服用）。

【方解】本方由清《医宗金鉴》知柏地黄丸改熟地黄为生地黄合明《摄生众妙方》二至丸加枸杞子、连翘而成。其中知柏地黄丸主治肾阴虚损，阴虚火旺所致各种疾病。而二至丸具有补益肝肾，滋阴止血功效。用于肝肾阴虚，眩晕耳鸣，咽干鼻燥，腰膝酸痛，月经量多。慢性肾病病程迁延，而且元·朱丹溪在其《格致余论》中有"阳常有余，阴常不足"之说，故慢性肾病多见肾阴亏虚患者，对此治疗则以滋养肾阴为主。

方中女贞子和墨旱莲补益肝肾，滋阴止血，故以"二至丸"重用为君。山茱萸补益肝肾，涩精固脱；枸杞子滋补肾阴；山药补益脾气，补肾涩精；泽泻利水消肿，共为臣药。知母清热泻火，生津润燥；黄柏清热燥湿，泻火除蒸；生地黄益阴生津，清热凉血；牡丹皮清热凉血，活血化瘀；连翘清热解毒，共为佐药。全方合用，可达滋养肾阴，清热利水之效。

　　【加减】临床可据证灵活加减：湿重，水肿明显者可加土茯苓、牛膝、车前子各 15 g，萆薢、桃仁、红花、云芝各 10 g；血尿明显者，加用白茅根、土茯苓各 15 g，侧柏炭、云芝各 10 g，黄芪 30 g；气虚乏力者可加用西洋参 5 g，白术、防风、岗梅、云芝各 10 g。

　　【结语】本方为旷师总结慢性肾病常见证候，结合知柏地黄丸和二至丸加味组方而成。经方的流传是以其效应性为基础的，经过长期的临床实践，证实了经方的组方合理性和有效性，再以旷师多年临诊经验为依托，辨证组方，符合当前的临床实际，其效颇佳，可为临床者借鉴。

10　济肾利水汤

　　【处方】制附子（先煎久煎）、牡丹皮、干姜各 10 g，牛膝、车前子、山茱萸各 15 g，牵牛子 3 g，炒白术、泽泻各 20 g，黄芪 50 g，山药、薏苡仁各 30 g。

　　【功能】温补脾肾，行气利水。

　　【主治】慢性肾病属于阳虚水泛证。

　　【用法】水煎（2 次，将药液混合）趁温口服，每日 1 剂，分 2 次口服（每次服药前需加温后服用）。

　　【方解】本方由宋《济生方》济生肾气丸加减而成。对于阳虚水泛而出现水肿的慢性肾病患者，治疗首当温阳，阳气复则可推动水液运行流畅，水利湿除，则肿得以消。《丹溪心法·水肿》曰："若遍身肿，不烦渴，大便溏，不干涩，此属阴水。"《类证治裁·肿胀》曰："因肺脾肾虚致水溢者，为阴水。"由此可见，温补脾肾，利水消肿是对阳虚水肿的主要处置方法，济生肾气丸正合此意。故慢性肾病阳虚水泛患者，治疗则以温肾行气利水为主。

方中附子功能温补脾肾，散寒止痛，温阳逐寒；黄芪健脾益气，利水消肿，此二药方中重用为君。山茱萸补益肝肾，涩精固脱；山药补脾养胃，生津益肺，补肾涩精；泽泻利水消肿；炒白术健脾渗湿；薏苡仁健脾渗湿消肿，共为臣药。干姜温补中焦；牛膝补脾肾，引药下行；车前子、牵牛子利水消肿共为佐药。全方合用，可达温补脾肾，行气利水之效。

【加减】临床可据证灵活加减：腰肿明显，尿少者可加用泽兰、地龙、灵芝各 10 g，丹参 15 g；血尿明显者加用侧柏炭 10 g，蒲黄 15 g，白茅根 30 g；气虚乏力者可加用西洋参 5 g，岗梅、云芝各 10 g。

【结语】本方为旷师总结慢性肾病常见证候，以济生肾气丸为基础温补脾肾，利尿消肿。肾阳亏虚，水湿泛滥，溢于肌表，发为水肿，阴寒内盛，治当温补肾阳，阳旺则可气化水湿，肿自消退。济生肾气丸组方充分体现了这一治疗思路，方中加用车前子、牵牛子，则利水消肿之力倍增，加用干姜则温中焦、化水湿之力更强。

11 产后痹方

【处方】黄芪 30 g，茯苓、白芍各 15 g，当归、川芎、白术、秦艽、防风、羌活、桑枝各 10 g，桂枝、甘草各 5 g。

【功能】益气养血，散寒除湿，通络止痛。

【主治】各类痹病如产后身痛、类风湿关节炎、骨关节炎、系统性硬化病、雷诺综合征、颈椎病、腰椎间盘突出症、腰椎管狭窄症、肩周炎、坐骨神经痛等属于气血亏虚，寒湿痹阻证。

【用法】水煎（2 次，将药液混合）趁温口服，每日 1 剂，分 2 次口服（每次服药前需加温后服用）。药渣煎水泡手足，每日 1 次。

【方解】本方由《金匮要略》黄芪桂枝五物汤加减化裁而来，《金匮要略》曰："夫尊荣人，骨弱肌肤盛，重困疲劳，汗出，卧不时动摇，加被微风……""血痹，阴阳俱微，寸口关上微，尺中小紧，外证身体不仁，如风痹状。"由黄芪、芍药、桂枝、生姜、大枣 5 味药组成，主要是治疗营卫气血不足的血痹重证。产后痹方在该方的基础上去大枣、生姜，重用黄芪，加当归，有当归补血汤补气生血之功。加当归、川芎配伍白芍有四物汤（去熟地黄恐滋腻恋湿）补血行血之意，体现了中医"治风先治血，血行风自灭"之旨。加防风、白术配伍黄芪有玉屏风散之意，增强益气固表之功。《医学启源》曰："白术除湿益燥，和中益气，温中，去脾胃中湿，除胃热，强脾胃。"《本草通玄》曰："补脾胃之药，更无出其右者……故患痰饮者，肿满者，湿痹者皆赖之也。"白术补气健脾燥湿，茯苓健脾利水渗湿，两者配伍，除湿运脾之效彰。秦艽祛风湿，止痹痛，用于筋脉拘挛，骨节酸痛。羌活善祛上部风湿，《药性论》曰："治贼风、失音不语，多痒血癫，手足不遂，口面㖞邪，遍身顽痹。"《珍珠囊》曰："太阳经头痛，去诸骨节疼痛。"桑枝祛风湿，利关节，行水气，治风寒湿痹，四肢拘挛，尤益于上肢痹痛。一方寓四方之功效，有益气养血，温阳散寒，祛风除湿，通络止痛之效。

方中重用黄芪为君，补中益气、益卫固表、升举清阳，能走肌表输布津液，得桂枝则固表而不留邪。桂枝解肌祛风，温通经脉，助阳化气，与黄芪相互配合，可向外祛散邪气而不损害卫之正气，补中有通，进一步增强其通脉温阳之力。白芍养血和营，柔肝敛阴，是治风先治血，血行风自灭之意，与桂枝相配，和营通痹，调和营卫而和表里，共为臣药。黄芪配伍当归有当归补血汤之意，原用于血虚发热证，在此取大补气血之功。川芎、秦艽、防风、羌活、桑枝祛风除湿止痹痛，白术、茯苓健脾渗湿。此8味药共为佐药。甘草性味平和为使药，调和诸药。全方共奏益气养血，温阳散寒，祛风除湿，通络止痛之功。

【加减】临床可据证灵活加减：如关节痛重者，加海桐皮、丹参；周身关节筋挛急、麻木者，加伸筋草、木瓜；上肢疼痛者，加威灵仙、片姜黄；下肢疼痛者，去桑枝、羌活，加独活、防己、车前草；膝关节疼痛者，去秦艽、羌活，加松节、地龙、伸筋草、海桐皮；偏于瘀者，可加红花、鸡血藤以增加活血行瘀，宣络止痛之效；湿重者，加薏苡仁、苍术；风盛者，加僵蚕、白花蛇舌草；寒重者，加制川乌、麻黄；关节红肿疼痛者，加忍冬藤、木通、生地黄；周身酸楚者，加西河柳、豨莶草；腰膝酸软无力者，加桑寄生、牛膝；口干喜饮者，加麦冬、玉竹；盗汗者，加浮小麦、生龙骨、生牡蛎；耳鸣甚者，加珍珠母。

【结语】本方是旷师根据《金匮要略》黄芪桂枝五物汤加减而来的经验方。《妇人大全良方·产后中风筋脉四肢挛急方论》曰："为风邪冷气初客于皮肤经络，则令人顽痹不仁，羸乏少气，风气入经脉，挟寒则拘急也。"《诸病源候论》曰："……产则劳伤肾气，损伤胞络，虚未平复，而风冷客之。"《陈素庵妇科补解》曰："产后遍身疼痛，因产时损动，气血升降失常而留滞关节，筋脉引，是以身疼痛也。然即遍身作痛，则风寒瘀血十有五六。"旷师几十年临床发现，产后痹以气血亏损为其主要原因，产后气血俱虚、虚损未复之时，防护不慎，风寒湿邪易引发本病。益气养血，散寒除湿，通络止痛乃治疗产后痹的基本法则，产后痹方为基本方。临证根据病情随症加减，其效更佳。

12 滋阴清热解毒汤

【处方】熟地黄、枸杞子各 15 g，山茱萸、山药、牡丹皮、茯苓、泽泻、知母、黄柏、栀子、地骨皮、青蒿、胡黄连各 10 g。

【功能】滋阴清热，解毒化瘀。

【主治】系统性红斑狼疮、狼疮肾炎、干燥综合征、反应性关节炎、糖尿病、围绝经期综合征、慢性特发性血小板减少性紫癜及骨质疏松等属于阴虚内热证。

【用法】水煎（2 次，将药液混合）趁温口服，每日 1 剂，分 2 次口服（每次服药前需加温后服用）。药渣煎水泡手足，每日 1 次。

【方解】本方由《医方考》中的知柏地黄丸加减化裁而来，知柏地黄丸是由补肾阴经典代表方剂六味地黄丸加知母、黄柏而成，其中六味地黄丸出自《小儿药证直诀》，主治肾阴虚证，围绕肾虚精亏，虚火内扰这一基本病机，且以阴虚为本，火动为标，治宜滋补肾阴，正所谓"壮水之主，以制阳光"。再配以知母清上焦烦热、配以黄柏泻中下焦之火。加强了滋肾阴基础上清利三焦之火、泄湿热的作用，补益中兼具清利，临床常应用于阴虚火旺，潮热盗汗，口干咽痛，耳鸣遗精，小便短赤等症。滋肾清热汤是在该方的基础上，加栀子、枸杞子。栀子泻火除烦、清热利湿、凉血解毒，枸杞子补肝肾、益精血。全方共奏滋阴清热，解毒化瘀之功。

方中熟地黄滋阴补肾，益精填髓，为君药。山茱萸滋补肝肾，秘涩精气。山药主入脾经，《景岳全书》曰："健脾补虚，涩精固肾"，补后天以滋养先天，且助熟地黄滋肾补阴；知母甘、寒，质润，清虚热、滋肾阴；黄柏苦、寒，泻虚火、坚真阴，配合熟地黄以滋阴降火，诸药合为臣药。肾虚每致水浊内停，故以泽泻利湿泻浊，并防熟地黄之滋腻恋邪；牡丹皮清泻相火，并制山茱萸之温；茯苓淡渗脾湿，既助泽泻以泄肾浊，又助山药之健运以充养后天之本。加之栀子清热利湿、凉血解毒，枸杞子补肝肾、益精血。上5味共为佐药。全方中有补有泻，补中有泻，补而不腻，泻不伤正，药性平和。

【加减】临床可据证灵活加减：若肾阴亏虚，瘀毒内蕴，正邪交争，低热不退者，酌加地骨皮、青蒿、银柴胡、胡黄连，取青蒿鳖甲汤之意，以清阴分伏热；兼见气虚者，加党参、麦冬、五味子益气养阴；兼见口眼干涩者，加夏枯草、野菊花清肝明目；兼见口腔溃疡者，加生地黄、生甘草、黄连滋阴降火；脱发明显者，加制何首乌、墨旱莲、侧柏叶补肾固发；兼腰膝酸软者，加杜仲、狗脊、川牛膝强筋健骨；盗汗明显者，加黄芪、五倍子、浮小麦固表止汗；若瘀热侵袭肌肤，颜面、肢端或皮肤红斑，面赤，可配以青蒿、水牛角、生石膏、连翘、凌霄花、紫草、蝉蜕清热凉血解毒，牡丹皮、赤芍、桃仁凉血化瘀通络；瘀热蕴结日久成血癥者，加鳖甲、全蝎、蜈蚣等有情之品，缓消癥块；因郁而为瘀者，加香附子、佛手、郁金、延胡索疏肝解郁，行气活血；关节疼痛明显者，可配以威灵仙、防风、秦艽祛风止痛。

【结语】本方是旷师根据《医方考》中的知柏地黄丸加减创制的经验方。旷师几十年临床发现，本病辨证属阴虚内热证者多见，本证多见于系统性红斑狼疮的早期、慢性活动期或服用激素类药后，而病情尚未控制的患者，是系统性红斑狼疮临床最多见的证型。滋阴清热，解毒化瘀乃是治疗系统性红斑狼疮的基本法则，以滋阴清热汤为基本方，临证根据病情随症加减，其效良佳。

13 三虎丸

【处方】蜈蚣、全蝎、乌梢蛇各等份。

【功能】活血化瘀，搜风通络，消肿止痛。

【主治】骨性关节炎、类风湿关节炎。

【用法】上药共为细末，炼蜜为小丸，含中药 8 g/10 g 生药，每次 5 g，每日 3 次。

【方解】全蝎辛平有毒，熄风止痉，通络止痛；蜈蚣辛温有毒，熄风止痉，活血散结，通络止痛；乌梢蛇性味甘平，祛风除湿，通络止痛。类风湿关节炎属中医学"顽痹""尫痹"范畴，多因痹病日久，邪气久稽，深入经隧骨骱，气血凝滞不行，湿痰瘀浊胶固，经络闭塞不通所致。此等顽痹非草木制品所能宣达，必借虫蚁之类搜剔窜透，方能浊去凝开，经行络畅，邪去正复。上药合用共达活血化瘀，搜风通络，消肿止痛之效。

【临床应用】主要用于治疗类风湿关节炎。曾观察治疗 60 例类风湿关节炎患者，结果表明，三虎丸有缓解关节肌肉疼痛、肿胀的作用，其改善关节功能的积分显著高于对照组。三虎丸组治疗前后 IgG、IgM 及 ESR 的差值也显著高于对照组。这些均表明，三虎丸具有调节免疫和抗炎等多种药理作用。三虎丸的主要成分是治疗类风湿关节炎的有效方药，为历代医家所推崇。该方已批准制成院内制剂，年销量达 60 余万元。曾发表论文多篇（三虎丸治疗类风湿关节炎的临床研究，本文原载于《中国中医药科技》1999 年 5 期；三虎丸治疗类风湿关节炎的实验研究，本文原载于《中国中医药信息》1998 年 11 期）。

14 痛风克颗粒剂

【处方】防己、栀子、蚕沙、萆薢各 10 g，土茯苓、川牛膝、威灵仙各 15 g，山慈菇 6 g。

【功能】清热利湿，祛瘀化浊，通利经络，消肿止痛。

【主治】急性痛风性关节炎。

【用法】上药共为细末，制成冲剂，每包 10 g，每日 3 包；后为了患者服药方便进行剂型改革，用上药加水共煎，提取浓缩后制成颗粒剂，每包 10 g，每次 1 包，开水冲服，每日 2～3 次。

【方解】防己祛风除湿，消肿止痛；萆薢分利湿浊，通利关节；土茯苓利湿化浊解毒；蚕沙利湿化浊，祛风湿，缓痉挛；栀子清热解毒利湿；威灵仙祛风湿通经络；川牛膝活血化瘀，通络止痛性善下行，消肿止痛之山慈菇合用则血分中湿热浊瘀可除，经络得通。全方共奏清热利湿，活血通络，消肿止痛之效。现代药理研究表明：防己所含之汉防己总碱及甲、乙、丙素均有镇痛作用，牛膝有抗炎、镇痛、利尿作用，连翘能明显抑制渗出、水肿及解热、抗感染作用，山慈菇含秋水仙碱，有明显抗炎、镇痛作用。

【临床应用】本方主要用于治疗急性痛风性关节炎。曾用本制剂治疗痛风性关节炎 44 例，临床治愈 14 例，显效 15 例，有效 12 例，无效 3 例。证明本方有清热解毒，利湿化浊，消肿止痛的作用。本方已批准制成我院院内制剂，由于效果良佳，每年销售达 100 万元以上，曾发表论文多篇。

【病案举例】罗某，男，44 岁。2005 年 11 月 7 日初诊。双踝、双膝关节、左足跖趾关节肿胀、疼痛反复发作 9 年余，加重 1 个月。9 年前开始出现双踝关节肿痛。2000 年出现双膝关节肿痛，左侧尤甚，曾在外院治疗，查血尿酸增高，确诊为"痛风"。

经服西药秋水仙碱，别嘌醇片等，症状有所缓解，近 1 个月来复发双踝关节肿痛，左足跖趾关节疼痛，自服西药后不能缓解，故求中医治疗。现症：左足跖趾关节疼痛，左侧踝关节肿痛，双膝关节酸胀，劳累后加重，口干，无口苦。纳可，寐欠佳，二便调。苔微黄腻，脉细弦。诊断：痛风，辨证：风湿热郁，痹阻经络。治法：清热利湿，祛风通络。方药：宣痹汤合四妙丸加减。

处方：黄柏、连翘、苍术、虎杖、甘草、牛膝、防己、蚕沙各 10 g，薏苡仁、滑石各 30 g，栀子仁 20 g，威灵仙、车前子、土茯苓各 15 g，全蝎 5 g。10 剂。

二诊：患者服上药后病情好转，左跖趾、踝关节肿痛已平，但关节内仍有轻度热感，活动尚可。口干，纳少，寐安，二便调。舌质淡红，苔略黄腻，脉滑略数。考虑余邪未尽，故仍用清热化湿，活血通络之法。上方加桃仁、鸡内金各 10 g。7 剂。

三诊：患者踝关节无明显疼痛，精神转佳，但感左踝关节无力，酸胀，伴口干，无头晕眼胀、耳鸣等，舌淡红，苔略薄黄，脉濡。患者持续口干，考虑兼有热伤阴津，肝肾亏虚之证，予知柏地黄丸加味。

处方：生地黄、茯苓各 15 g，山茱萸、山药、牡丹皮、泽泻、知母、黄柏、牛膝、车前子、杜仲、骨碎补、神曲、威灵仙各 10 g，生大黄 6 g，全蝎 5 g。14 剂。

四诊：患者左足跖趾关节无明显肿胀，但疼痛偶作，活动尚可，微咳，无寒热，无口干，二便自调。舌淡红，苔薄黄，脉弦细数。疼痛时有发作，舌脉呈现热象。因需出差外地，服煎药不便，故用自制痛风克颗粒剂治疗 1 周。

五诊：患者双足跖趾关节疼痛已止，因昨晚休息欠佳，今晨感头昏，乏力，头胀痛，以太阳穴为甚，偶感心悸，口渴欲饮，无口苦，纳可，二便调。舌苔黄稍腻，脉弦数。血压 160/100 mmHg。证属阴虚阳亢，兼夹湿热。治拟滋阴清热平肝，方用知柏地黄丸合天麻钩藤饮加减。

处方：知母、黄柏、麦冬、川芎、牡丹皮、丹参、泽泻、牛膝各 10 g，土茯苓、车前子、生地黄、枣皮、山药、何首乌各 15 g，石决明 30 g。14 剂。

六诊：患者病情好转。关节痛、头痛均已平，仍口渴欲饮，余可。

上方去何首乌、丹参，加鸡内金、金钱草各 10 g。14 剂。

治疗分析：痛风是尿酸盐在关节周围组织沉积引起的炎症反应，中医学亦称痛风，急性发作期多表现为湿热郁阻之证。患者以关节疼痛、口干就诊，苔微黄腻。辨为湿热郁滞，痹阻经络，方用宣痹汤合四妙丸加减，病症日减，为便于患者外出时服用，研制成药痛风克颗粒剂。痛风克颗粒剂由防己、栀子、连翘、地龙、土茯苓、蚕沙、薏苡仁、萆薢、川牛膝、威灵仙、山慈菇等组成。实验发现该制剂可明显降低血尿酸，改善关节腔滑膜炎症浸润。方中防己功能祛风除湿，消肿止痛；薏苡仁淡渗利湿，主利下焦之湿热；萆薢苦平微寒，分利湿浊；土茯苓"为阳明本药，能健脾胃，强筋骨，去风湿，利关节"。蚕沙燥能胜风去湿；威灵仙"性猛烈，善走而不守""牛膝屈而能达""痿弱痹著，骨痛痉挛诸证，皆不可一日无此也"。有研究发现粉防己碱的作用与可的松相似，强于水杨酸钠；连翘能明显抑制炎性渗出、水肿，还有解热、抗感染作用；山慈菇含秋水仙碱，有明显抗炎、镇痛作用。薏苡仁所含的薏苡内酯对中枢有镇静作用，并有一定抗炎作用。诸药合用，共奏清热利湿，通络止痛之功效。

第五篇 传承篇

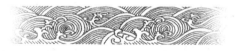

1 对顽痹的施治策略

"顽痹"与现代医学中"类风湿关节炎"的表述相似。其病变特点为滑膜炎，以及由此造成的关节软骨和骨质破坏，最终可导致关节畸形，活动障碍，而治疗效果也不尽人意。旷惠桃教授悬壶 40 载，长期致力于风湿免疫系统疾病的治疗，积累了大量临床经验，现将其治疗策略简介如下。

策略一　复发期——注重温通宣散以祛其邪

"顽痹"常常反复发作，复发之时，就其病因病机，《素问·痹论》曰："风寒湿三气杂至，合而为痹也。其风气胜者为行痹，寒气胜者为痛痹，湿气胜者为着痹也。"清·陈念祖曰："深究起源，自当以寒与湿为主。盖风为阳邪，寒与湿为阴邪，阴主闭，闭则郁滞而为痛。是痹不外寒与湿，而寒与湿亦必假风以为帅，寒曰风寒，湿曰风湿，此三气杂合之谈也。"故其发病常因感受风寒湿邪，困郁肌表，阳气被郁，痹而不通，可出现关节疼痛，伴恶寒发热、无汗或汗出不畅。此时只有通过开腠发汗，宣散肌表之风寒湿邪，使阳郁得通，气血畅行，痹痛方止。旷惠桃教授提出治疗此期当以温阳（经）散寒为要，而温经散寒之药，首推乌头、附子，大辛大热，气性雄烈，逐寒止痛之力最强。

临证举例：患者，女，42 岁。于 2012 年 11 月 20 日因全身反复冷痛 4 年，复发加重 1 个月来院就诊。就诊时以左上肢，左大腿冷痛明显，天气变冷时痛剧，晨起全身皮肤刺痛，全身乏力、易出汗，头晕，纳差，寐欠佳，二便可，舌暗苔白，脉沉细涩。诊断：顽痹，证属阳虚寒痹。治拟温阳益气，散寒除湿法，施以乌头汤合三附子汤合玉屏风汤加味。制川乌 6 g，麻黄、全

蝎各 5 g，黄芪 30 g，白芍、附子、白术、防风、西洋参、威灵
仙、安痛藤、土鳖虫、甘草（炙）各 10 g，7 剂，加蜜冲服；同
时以桂枝、羌活、独活、紫苏梗各 20 g，草乌 9 g，川乌 12 g，
红花、麻黄、艾叶各 10 g，7 剂，煎水外洗和外敷左上肢和左大
腿。1 周后症状减轻，但感背部冷痛，行经期冷痛，纳可，二便
调，舌苔白，脉沉细。上方加吴茱萸 5 g，桂枝 10 g，又 14 剂，
同时继以上外洗方煎水泡澡。2 周后肢腿冷痛明显减轻，亦无行
经期冷痛感，上方去川乌、麻黄、全蝎，再服 6 周，无痛感。

按： 顽痹之发生，常与风寒湿邪郁厄经络关节，气血不行，
经络不畅有关，故处方用药当以温通宣散为要。附子、乌头为辛
温散寒之良药，上例所用之三附子汤合乌头汤使温经散寒，助阳
除湿之功倍增，再以补脾实卫，益气固表之玉屏风汤含于其内，
更加祛湿搜风通络的虫药入方，则全方刚柔并济，温散宣通；达
邪外出，且不伤正。

策略二　缓解期——注重温补脾肾以扶其正

"顽痹"之病，迁延反复，"急则治其标，缓则治其本"。"顽
痹"处于缓解期时，本虚标实是其病机特点，临床仍可见关节肿
胀，屈伸不利，偶有疼痛。本病日久，气血不足，肝肾亏虚，风
寒湿邪痹阻脉络，更困厄脾阳，流注关节，此期治疗当注重温补
脾肾以扶其正，补肝疏肝以祛其邪。旷惠桃教授认为独活寄生汤
具有上述基本作用，并在此基础上临证加减，可以取得较好
疗效。

临证举例：患者，男，60 岁。2012 年 10 月 31 日因周身关
节肌肉疼痛，伴畏寒，反复发作 30 余年来院就诊。就诊时全身
肌肉关节酸痛，畏寒，胸闷，稍感气促，神疲困倦，多梦，头昏
沉，纳可，夜尿颇多（5～6 次），大便可，舌淡，苔薄白，脉细
弦。诊断："顽痹"，证属肝肾亏虚，脾阳不振，治拟补肝肾，温

脾阳，施以独活寄生汤加味。黄芪、熟地黄、茯苓各20 g，肉桂3 g，白芍、杜仲、独活、川芎、牛膝、丹参各15 g，山药、桑寄生各30 g，防风、当归、制附子、威灵仙、仙茅各10 g，14剂后胸闷气促、头昏沉等症消失，周身疼痛较前减轻，但仍畏寒，夜尿1～2次/晚，舌淡苔薄白，脉细涩。上方去茯苓、制附子、丹参、仙茅，加姜黄10 g，安痛藤30 g，加重黄芪至30 g，14剂后诉已无明显畏寒感，周身疼痛明显缓解，继续自服后方。

按："顽痹"经久不愈，即使处于缓解状态下，但肝肾已亏，脾虚不运，内外之邪伺机而动，治疗当以扶助正气为主，兼以祛邪。独活寄生汤出自《备急千金要方》，其功能主治肝肾两亏，气血不足，风寒湿邪内蕴所致关节屈伸不利，冷痹日久不愈。方中各药联用，本已标本兼顾，扶正祛邪，旷惠桃教授在此基础上再加强温补脾阳，使固本祛邪之力更强，久病得舒。

策略三　合并病——注意标本缓急处理得当

"顽痹"病程迁延，常兼夹他病发生，而合并病和本病的处理是否妥当则关系到患者的病情控制与否。因此，妥善处理合并病与本病的标本缓急也就是控制和改善病情的一个策略问题。旷惠桃教授正是从标本缓急着眼，合理制定治疗策略，才能在患者出现合并病的时候给予妥善处理，最大限度上解除患者的痛苦。

临证举例：患者，男，61岁。2013年3月12日因四肢关节疼痛肿胀4年，再发加重4日来院就诊。就诊时全身多关节肿痛，屈伸受限，发热，胃脘疼痛，反酸，矢气多，咳嗽，咳少量黄痰，气促，稍胸闷，胸部灼热，神疲乏力，头昏沉，夜寐差，舌红苔黄，脉细弦。体格检查：双手手指多处关节畸形，RF 54.87 IU/mL，抗CCP（＋），ESR 52 mm/h，胸片示：双肺纹理增多，肺野内出现网状阴影，未见纵隔肿块征，双膈面光滑。诊：**"顽痹，肺热病"**，证属痰热内蕴，瘀血阻络，治拟先治痰热之标，再治瘀阻之本，故先予蒿芩清胆汤加味清理痰湿，兼夹祛风止痛中药。青蒿、黄芩、陈皮、法半夏、地龙、羌活、白芷各 10 g，枳壳、竹茹各 12 g，茯苓、威灵仙各 15 g，安痛藤 20 g，碧玉散（包）9 g，7 剂。复诊时咳嗽咳痰好转，但仍感全身关节肿痛，痛处灼热，压痛明显，活动受限，晨僵，腹胀纳少，舌红苔黄，脉细涩。予自拟方祛瘀化痰，通络止痛。桃仁、红花、乳香、没药、川芎、黄柏、神曲、苍术、制天南星、羌活、白芷各 10 g，威灵仙 15 g，安痛藤、忍冬藤各 30 g，土鳖虫 6 g，桂枝、甘草各 5 g，14 剂后痛止。

按：《黄帝内经·下卷·灵枢篇·病本第十五》中明确指出："……病发而有余，本而标之，先治其本，后治其标；病发而不足，标而本之，先治其标，后治其本，谨详察间甚，以意调之……"针对合并病的处理，旷惠桃教授按照"急则治标，缓则治本"的治疗策略，妥善处理好合并病和本病的治疗顺序，达到较满意疗效。

策略四　畸形期——注意配合使用动物类药物

"顽痹"常有关节畸形表现，多因风、寒、湿邪留注经络，日久气血损伤，化为败瘀凝痰，壅阻经络所致。治疗当以散结通络为要，旷惠桃教授研究发现一般驱风除湿之品均难奏效时，必须用虫类药透骨搜风，方有效验。

临证举例：患者，女，57 岁。2013 年 3 月 7 日因双上肢关节反复肿胀疼痛 6 年，右手指关节变形 1 年，复发加重 1 周来院就诊。就诊时双上肢关节僵硬疼痛，屈伸不利，麻木，双手晨僵，夜间及受凉后明显，右手中指关节呈梭形肿胀，周身酸胀，胁肋不适，伴感乏力腿软，尿频，色淡黄，大便 1 次/2d，舌淡苔白稍腻，脉细涩。门诊检查：RF 82.7 IU/mL，CRP 22.0 mg/L，抗"O"487 IU/mL，ESR 89 mm/h，双手 X 线摄片提示"类风湿关节炎改变"。诊断"顽痹",证属肝肾亏虚,寒湿阻络,治拟补肝益肾,驱寒除湿通络,施以自拟方:独活、忍冬藤、白芍、桑寄生、牛膝、杜仲各 15 g,秦艽、当归、川芎、鳖甲、威灵仙、乌梢蛇、虎杖、姜黄、制川乌各 10 g,黄芪 30 g,甘草、桂枝各 5 g。7 剂后诉胁肋不适、肩手疼痛、双手晨僵、乏力腿软、尿频及苔腻等症状明显好转。但觉双膝、双足跟疼痛,不肿,行走胀痛,双下肢酸软无力,双肩稍痛,手麻,偶有潮热汗出,喜冷饮,纳可,寐欠安,二便调,舌红苔白,脉细弦。门诊检查:RF 47.4 IU/mL,CRP 12.0 mg/L,抗"O" 364 IU/mL,ESR 51 mm/h。以上方去虎杖、忍冬藤、姜黄、制川乌,加骨碎补 15 g,天麻、青蒿、僵蚕各 10 g,海风藤 20 g,全蝎 3 g。14 剂后诉周身关节已无明显疼痛,活动自如,仅遇天凉稍感晨僵,未见明显潮热盗汗。

按:顽痹之关节畸形,多为痰瘀痹阻关节经络,损骨伤筋所致,其痼结根深非单独草木之品所能奏效,而虫类药性偏辛咸,辛能通络,咸能软坚,擅长搜剔脉络当中风寒湿邪,有驱寒蠲痹、攻坚破积之效,用于痰瘀痹阻,凝滞不除,迁延日久的顽痹,可获良效。旷惠桃教授等研究表明,主要由蜈蚣、全蝎、乌梢蛇等药物组成的三虎丸能降低佐剂性关节炎大鼠血清 CH_{50}、CIC 含量,具有良好的免疫调节作用。但虫类药性燥,有破气耗血伤阴之虞,故配以益气养血之品,既可引药入血,又能矫其燥血之弊。本方中重用黄芪,就可补气走表,引药直达病所,而当归、白芍可养血活血,防血燥妄行。

策略五 急重症——中西医结合,尽快控制患者痛苦

"顽痹"发生急重症时,应该运用一切手段,尽快控制患者的痛苦。旷惠桃教授指出:中西医治疗风湿性疾病各有所长,西药针对性较强,起效较快,但毒副作用较大,患者依从性较差;

中药能够显著改善患者自觉症状，作用持久，容易被患者接受，但起效较慢。中西医结合，能快速持久地控制患者痛苦，改善急重症状。

临证举例：患者，女，49岁。2013年1月13日因周身关节疼痛3年，复发加重半月余来院就诊。就诊时左手中指、无名指关节肿痛剧烈，活动受限，晨僵大于1小时，左膝关节冷痛，乏力，精神差，舌暗淡，边有齿痕，苔薄白，脉弦缓。门诊检查：UA 87 μmol/L，RF 117.32 IU/mL，抗"O" 462 IU/mL，CRP 27.00 mg/L，ESR 47 mm/h，WBC 10.35×10^9/L。诊断："顽痹"，证属气血亏虚，瘀血阻络，治拟补益气血，祛瘀通络，施予自拟方：黄芪30 g，当归、白芍、牛膝、熟地黄、威灵仙、乌梢蛇各15 g，川芎、桂枝、粉葛、桑枝各10 g，全蝎、通草各5 g，细辛3 g，甘草6 g。14剂，同时予甲氨蝶呤7.5 mg，每周1次，双氯芬酸钠缓释片0.1 g，每日1次；2周后患者关节肿痛减轻，关节僵直感明显好转，亦无明显乏力感，嘱其继服甲氨蝶呤3个月，双氯芬酸钠缓释片1周，原方去全蝎，加骨碎补15 g，白芥子10 g。服药9周后，诸症缓解，已无明显晨僵，四肢关节肿痛消失，生活如常人。

按："顽痹"日久，发病缓急交错，发生急重症时，采取中西医结合的策略来治疗，有取长补短，优势互补，相得益彰之效。

"顽痹"为病，痼结根深，经久不愈，可突发急重表现，令患者痛苦不堪；而合并病发生时，患者和医师均难以应付。总之，古往今来，对"顽痹"治法虽多，但仁者见仁，智者见智，疗效也参差不齐。旷惠桃教授熟读经典，博采众方，同时又注重与现代医学结合，经过多年临床，逐渐形成对"顽痹"的一系列治疗策略，本文略作总结，与同道共飨。

② 应用养血通痹汤治疗痹证经验

旷师从医近 40 年，临床长期专攻风湿类疾病，善于活用经方治疗各种顽痹，主张"温养治痹"，自创养血通痹汤治疗多种风湿类疾病及某些杂病，疗效显著，现将其经验介绍如下。

一、组方意义

养血通痹汤乃旷师多年临床经验方，由当归四逆汤加黄芪、威灵仙、川芎、熟地黄而成。当归四逆汤方出《伤寒论》第 351 条："手足厥寒，脉细欲绝者，当归四逆汤主之。"由当归、白芍、通草、桂枝、细辛、大枣、甘草 7 味药组成。当归四逆汤之功效，清·周扬俊曰："全以养血通脉起见。"成无己曰："此汤复阳生阴。"《医宗金鉴》曰："此方取桂枝汤君以当归者，厥阴主肝为血室也；佐细辛味极辛能达三阴，外温经而内温脏；通草其性极通，善开关节，内通窍外通营；倍加大枣，即建中加饴用甘之法。"本方养血通脉，温阳（经）散寒之力著，更加川芎、熟地黄，有四物补血之意；加黄芪，有黄芪桂枝五物汤益气温阳、通脉行痹之力；加威灵仙善通周身之关节经络。一方寓三方之效用，熔益气养血、温阳散寒、疏风通络于一炉，攻补兼施，邪正兼顾，再根据不同疼痛部位而加入相应的引经药，使药力直达病所，以取捷效。

临床适用于各种寒痹证，本类证候多由阳气不足，阴血亦虚，外寒入侵，凝滞经脉，而致血脉不利。经脉中流动之物不外乎血与气，而气可以推动血行，血可运载阳气，以温运营养四肢。今营血亏虚，四末不得濡养，如寒邪乘虚入脉，血脉流行不利，故手足厥寒，脉细；寒凝经脉，不通则痛，故见腰、腿、足疼痛；其舌淡苔白，为营血亏虚而有寒之象。临床多表现为关节、肌肉冷痛，四肢不温，头痛，舌淡苔白，脉缓或细者。旷师临证常以此方灵活加减治疗，取得良好临床疗效。

二、临床应用

1. 类风湿关节炎（尪痹）　　后某，女，48 岁。2011 年 9 月 29 日就诊。患者多关节反复疼痛 3 年，近 1 个月因天气变化疼痛加重，以双手近端指间关节、肘关节、膝关节尤甚，畏寒，天冷时明显，近热处可缓解，晨僵大于 1 小时，关节局部肿胀，色稍暗，僵直感，活动受限。舌暗淡，有齿痕，苔薄白，脉弦缓。门诊检查：血常规 WBC 11.25×10^9/L，肾功能正常，风湿全套 RF 156.61 IU/mL、抗"O" 469 IU/mL、CRP 17.0 mg/L、ESR 47 mm/h。诊断：尪痹，证属寒湿痹阻。方药组成：黄芪 30 g，当归、赤芍、熟地黄各 15 g，川芎、桂枝、粉葛、桑枝、牛膝、威灵仙、乌梢蛇各 10 g，全蝎 5 g，甘草、通草各 6 g，细辛 3 g。14 剂。半个月后复诊，患者关节肿痛减轻，关节僵直感亦明显好转，因其为慢性病，故嘱其坚持服药，并随症加减，疼痛减轻去延胡索、乌梢蛇，加骨碎补、白芥子，补肝肾，化顽痰。服药 10 周后，诸症均有所缓解，已无明显晨僵，2012 年 3 月 12 日来诊，复查各项指标正常，病情控制良好，四肢关节肿痛消失，日常生活如常人。

按： 旷师认为，类风湿关节炎属于中医学"尪痹"范畴，其病因为"正虚、邪侵、痰浊瘀阻"3 个方面。营卫不和，气血亏虚，脏腑虚弱，阴阳失调曰正虚，风、寒、湿三气杂至曰邪实，阻滞经脉气血运行，则肢节肿痛变形。患者中年女性，肝肾渐亏，加之久病，长期服用西药，损伤人体正气，使虚者更虚。且久病多瘀、多痰，而成气血肝肾不足，痰湿痹阻经络之证。治用养血通痹汤加味，温阳养血，散寒通络。加桑枝、葛根散寒祛湿；牛膝补肝肾，强腰膝；加全蝎、乌梢蛇祛风通络止痛。临床获得良效。

2. 阳虚身痛（痛痹） 伍某，女，29岁。2012年8月23日就诊。患者畏寒身痛反复6年余，素来怕冷，遇冷身痛，得温痛减。今年夏天出现吹风扇、冷空调后全身肢体酸胀、冷痛，恶风，背部酸痛，双膝酸胀冷如风吹之状，且行走时酸软无力。纳可，寐安，二便调，经带正常，面色㿠白，舌红苔薄白，脉细弱。诊断：阳虚身痛，证属阳气亏虚兼夹寒湿。方用养血通痹汤合玉屏风散加减。方药组成：黄芪30 g，白芍15 g，甘草、桂枝、小通草各5 g，细辛3 g，威灵仙、仙茅、淫羊藿、当归、牛膝、杜仲、白术、防风、附子各10 g。7剂。1周后复诊，患者全身酸胀冷痛明显好转，怕冷恶风减轻，仍感双膝关节酸胀。原方去附子，再服7剂，诸症缓解。

按：《素问·举痛论》曰："寒气入经而稽迟，泣而不行，客于脉外则血少，客于脉中则气不通，故卒然而痛。"治以养血通痹汤合玉屏风散加减。方中"防风，治风之仙药，上清头面七窍，内除骨节痛痹、四肢挛急，为风药中之润剂。黄芪无汗能发、有汗能止，功同桂枝，是补剂中之风药也。白术健脾胃，温分肉，培土即以宁风也。夫以防风之善驱风，得黄芪以固表，则外有所卫，得白术以固里，则内有所据，风邪去而不复来"。（《古今名医方论》）另加仙茅、淫羊藿、附子温阳驱寒；加杜仲、牛膝祛风湿，补肝肾，强腰膝。全方共奏养血温阳、温经散寒、除湿通痹之效。

3. 颈肩综合征（肩痹） 曹某，女，53岁。2011年12月1日就诊。左颈肩部肌肉疼痛5年余，加重1个月。每久坐则致颈肩背部肌肉筋脉疼痛，酸痛，近月来遇冷，左肩关节及同侧颈部疼痛加重，肩臂活动受限，形寒肢冷，纳可，小便清长，大便正常，舌苔白，脉细涩。颈椎照片无明显异常。诊断：肩痹，证属气血亏虚，寒湿痹阻。方药组成：黄芪30 g，桂枝、小通草各5 g，细辛3 g，威灵仙、桃仁、当归、红花、姜黄、伸筋草、桑枝各10 g，制川乌6 g，白芍、葛根各15 g。14剂。二诊：颈肩肌肉疼痛明显减轻，关节怕冷亦好转。上方去桃仁、红花，加络石藤，再服7剂，诸症消失。

按：患者年过半百，气血多虚，且经常久坐，颈部筋肉慢性劳损，加之风寒湿邪夹杂侵袭颈部筋肉，使颈肩部筋脉气血凝滞，经络闭阻，使筋肉拘急而痛。治疗当以养血活血，温阳散寒。予养血通痹汤加桃仁、红花活血止痛；川乌散寒止痛；姜黄、桑枝、葛根、伸筋草祛风湿、通经络；葛根还具有疏通督脉阳气的作用，与桂枝同为督脉引经药。二诊去桃仁、红花，加络石藤祛风通络。

4. **雷诺综合征（脉痹）**　丁某，女，34岁。2011年10月27日就诊。1年前产第二胎后调养不慎，出现全身多关节游走性疼痛（双肩、颈项、双腕、双肘、双手指远端指间关节、双膝、双踝关节），双手手指遇冷变白变紫，麻木疼痛，抚之冰凉，双足彻夜难温。易疲劳，思睡，睡眠多梦。月经量少，面色萎白无华。纳可，二便调。舌淡红苔薄白，脉细涩。外院检查风湿全套、血沉等未见异常。诊断：脉痹，证属血虚寒厥。方药组成：黄芪30 g，白芍15 g，桂枝、小通草各5 g，细辛3 g，威灵仙、仙茅、淫羊藿、当归、附子、安痛藤、鹿衔草各10 g。30剂。嘱每晚药渣熬水泡脚30分钟。1个月后复诊，双手指冷痛减轻，四肢关节仍稍疼痛，痛呈阵发性、游走性。原方去附子，加杜仲、牛膝、羌活，1个月后复诊，关节疼痛缓解，双手遇冷变紫好转。

按：妇女分娩，气血亏耗，气血互存互生，不足则卫外不固，腠理疏松。如调养不慎，风寒湿邪侵袭，则血气凝滞不通，留滞关节四肢。旷师认为该病病因为血虚寒厥，气血瘀滞，治疗以养血益气，温阳散寒，化瘀通络。养血通痹汤加附子以增强温阳散寒之力，仙茅、淫羊藿补肾温阳，再伍以安痛藤、鹿衔草等祛风通络之品，相辅相成。二诊去附子，加杜仲、牛膝补肝肾，强筋骨；羌活祛风除湿，更嘱夜间药渣泡脚温通经络。内外并治，药力更佳。

5. 骨关节炎（骨痹）　陈某，女，55 岁。2012 年 7 月 12 日就诊。双手远端指间关节反复疼痛 1 年余，痛处灼热，变形，晨僵，左膝关节疼痛，上下楼梯痛甚，颈项胀痛，夜间疼痛，遇天气变冷症状加重，纳寐一般，大便结，小便可，舌红苔薄黄，脉细涩。诊断：骨痹，证属肝肾亏虚，寒湿痹阻。方药组成：黄芪 30 g，白芍、安痛藤各 15 g，桂枝、小通草各 5 g，细辛 3 g，威灵仙、牛膝、杜仲、当归、骨碎补、巴戟天、虎杖、土鳖虫各 10 g，全蝎 6 g。7 剂。1 周后复诊，患者双手关节、双膝关节疼痛减轻，关节灼热感好转，大便正常。原方去安痛藤再服 14 剂，诸关节疼痛缓解。

按：《素问·长刺节论》曰："病在骨，骨重不可举，寒气至，骨髓酸痛……名曰骨痹。"旷师认为，人过半百，肝肾精血渐亏；气血不足，肾虚不能主骨，肝虚无以养筋，致筋骨失养。外感风寒邪气，导致局部气血运行阻滞，邪郁化热。其本质仍为肝肾亏虚，治宜补益肝肾，养血通络。予以养血通痹汤加杜仲、牛膝、骨碎补、巴戟天以补肾、强筋骨；虎杖、安痛藤以祛风利湿、清热止痛；土鳖虫、全蝎涤痰祛风。

三、结语

《素问·痹论篇》曰："痛者，寒气多也，有寒故痛也。"《诸病源候论》曰："由血气虚，则受风湿，而成此病。"验之临床，旷师在多年临床中发现痹证属血虚寒凝者多见。长沙名医刘克醇常以当归四逆汤"治风湿日久，身体虚弱而不任攻伐者，常收获意外之效"（刘炳凡主编《奇效验案》），旷师数十年来亦屡试屡效，证明经方只要辨证准确，用之必获良效。

旷师认为，痹者，虽风寒湿三气合而为病，但属寒湿者居多。《内经》曰："寒者温之"，温法可散寒驱湿达邪于外以治其标；又可振奋机体阳气以培其本，而温运气血、养血活血亦是治痹的基本法则。综上各例，旷师均用温养气血、驱寒通痹之养血通痹汤为基本方，虽根据其病因不同分别加以温经散寒、健脾渗湿、活血化瘀、滋补肝肾、搜风通络或引经之品等，但均不离"寒者温之"之旨。其"温养治痹"的学术思想，给人颇多启发，值得借鉴。

3 分型论治难治性类风湿关节炎经验

类风湿关节炎属于中医学"顽痹""尪痹"等范畴，临床治疗效果欠佳。若经正规足疗程治疗病情仍不能缓解或反复发作，出现进行性关节破坏的类风湿关节炎患者，临床通常称为难治性类风湿关节炎，治疗更为棘手。旷惠桃教授从事风湿病研究与临床近 40 年，在治疗类风湿关节炎方面有独到经验。旷教授对难治性类风湿关节炎分型论治，采取治寒、治瘀、治郁、补虚（补肝肾气血）等法，分别用经方、时方加减组成基本方，配合全蝎、土鳖虫等虫类药治疗，疗效较为显著。现将其治验心得介绍如下。

一、寒湿痹阻型

本型在旷教授门诊所诊治的类风湿患者中约占 12%。表现为四肢关节肿胀疼痛，呈冷痛，晨僵，屈伸不利，遇寒则痛甚，得热则痛减，局部畏寒怕冷，皮肤不红，触之不热，舌淡红、苔薄白，脉弦紧。方选乌头汤合三附子汤（桂枝附子汤、白术附子汤、甘草附子汤）。药用：黄芪30 g，白芍15 g，制川乌6 g，麻黄、炙甘草、桂枝、白术、制附子（先煎）各10 g。水煎取汁后加白蜜1勺内服。

例1：刘某，女，41岁。2011年9月1日初诊。主诉：四肢关节游走性疼痛8年，加重3日。患者为冷饮售货员，受寒起病，反复双手指、双肩、双膝、足趾关节冷痛，服西药不能控制，停药则病情加重。3日前因感受风寒，四肢大小关节肿胀冷痛，其痛彻骨，其冷如铁，稍遇冷水则加重，得温热则痛减，左侧上下肢体均弯曲不能伸，不能行走。现右足跖趾关节疼痛肿胀尤甚，双手浮肿，晨僵1小时以上，全身冷感。纳可，寐欠安，大便溏，每日2～3次，小便可。舌苔白，脉细弦。门诊检查：血常规，WBC 3.7×10⁹/L，风湿全套，RF 44.45 IU/mL，抗核抗体（＋）。证属寒湿痹阻。治以祛湿散寒通络。拟方乌头汤合三附子汤加味，处方：黄芪30 g，白芍、炙甘草、桂枝、白术、制附子（先煎）、防风、安痛藤各10 g，雪莲花、制川乌各6 g，麻黄、全蝎各5 g。每日1剂，水煎取汁，蜂蜜1勺兑服。服完7剂，患者四肢关节疼痛减轻，右肘关节已能伸，关节肿胀及关节内冷感消失，晨僵时间缩短0.5小时左右，大便每日2次，已成形。舌红、苔薄白，脉细涩。上方加威灵仙10 g，兑蜂蜜继服14剂。复诊时已能行走，右膝、右肘关节仍稍疼痛，不能完全伸直，右足跟疼痛，行走后痛甚，昼轻夜重，皮肤痛痒，纳可，寐一般，二便调，舌苔白，脉细涩。以益气活血汤、补肾强督汤调治月余，病情继续好转。但患者再度感寒，又复右肘关节冷痛，右足跟稍疼痛，活动后明显，大便溏，舌苔白，脉细涩。复查：WBC 4.2×10⁹/L，ESR 31 mm/h，RF 62.59 IU/m L，抗"O" 315 IU/m L。拟用阳和汤加味温阳补血、散寒通滞继续治疗，处方：熟地黄15 g，麻黄、鹿角胶、白芥子（炒）、甘草、制附子

（先煎）、姜黄、羌活、骨碎补、雪莲花各 10 g，肉桂 3 g，炮姜炭 5 g。14 剂。服后余症即缓解。

按：乌头汤主治寒湿痹证，症见关节剧痛、不可屈伸、畏寒喜热、舌苔薄白、脉沉弦者。该方乌头大辛大热，驱寒逐湿止痛为君药；麻黄辛温，通阳行痹为臣药；白芍、甘草、蜂蜜酸甘养阴，缓急止痛，又能降低乌头峻猛之性；黄芪益气固表，且防麻黄发散太过，共为使佐药。加桂枝、附子、白术，即有三附子汤（桂枝附子汤、白术附子汤、甘草附子汤）之意；加防风又有玉屏风散之义，用全蝎通络止痛。旷教授常在辨证论治的基础上加用 1～2 味虫类药治疗顽痹，多收佳效。全方有发有收，有刚有柔，攻补相宜，制方严谨，共奏发汗散寒、驱风祛湿、温经止痛之效。患者服后，诸症显著好转。类风湿多本虚标实，就本例而言，寒湿痹阻经络是其标，气血肝肾亏虚是其本。《内经》曰："正气存内，邪不可干。"故后以养血通痹汤、补肾强督汤加减益气养血、补益肝肾固其本，病情继续好转。调理月余，患者再度感寒，故再从寒湿论治。因其病程较长，湿郁日久多变生痰浊，改用阳和汤温化寒痰，散寒通滞，其效立显。旷教授用附子至 10 g 以上时，嘱患者先煎 0.5 小时，并于服用时加蜜 1 勺，此宗张仲景蜜煎附子一法，旨在减轻毒性。用附子有时达 15 g，从未发生不良反应。

二、气虚血瘀型

本型约占旷教授门诊所诊治类风湿患者的 16%。主要表现为关节疼痛，日久不愈，时轻时重，关节僵硬变形，屈伸不利，关节周围皮色暗滞，疼痛较剧且部位不移，面黄少华，心悸乏力，短气自汗，食少便溏，舌淡暗或者有瘀斑，脉沉细弦或细涩。方选益气活血汤。药用：黄芪 30 g，党参、赤芍、川芎、当归、地龙、桃仁各 10 g，红花 5 g。

例2：张某，女，35 岁。2011 年 7 月 11 日初诊。主诉：反复发作四肢大小关节疼痛 6 年半，加重半个月。诊见：双手手指关节疼痛，无明显肿胀，局部皮色暗滞，双手近端指间关节轻度变形，右颈肩部疼痛，活动受限，遇冷加重，双目干涩，纳、寐一般，二便调，经带正常，面黄体弱，舌淡暗、苔白，脉细涩。外院诊断：类风湿关节炎；干燥综合征。门诊检查：Hb 92 mg/L，RF 516 IU/mL，ESR 64 mm/h。肝肾功能，总蛋白 94.9 g/L，球蛋白 49.6 g/L，清蛋白/球蛋白比值 0.91，高密度脂蛋白胆固醇 0.85 mmol/L，Cr 39.1 mmol/L。中医诊断：尪痹，气虚血瘀型。治以益气活血汤加葛根 15 g，姜黄、桑枝、丹参、威灵仙、雪莲花、伸筋草各 10 g。14 剂，每日 1 剂，水煎服。药后病情明显好转，已无关节疼痛，仍双目干涩，目蒙，自觉眼部发热，纳可，寐差，二便调，舌暗红、苔白，脉细数。辨为气虚血瘀夹热。方用益气活血汤加秦艽、知母、杜仲、牛膝、土鳖虫、菊花各 10 g，白花蛇舌草、全蝎、枸杞子各 15 g，酸枣仁 30 g。14 剂。服 7 剂月经来潮，四肢关节疼痛复作，肿胀明显并灼热，活动不利，伴心悸、心慌。行经结束好转。纳、寐可，二便调，目已不干但稍蒙，舌淡暗、苔白腻，脉细数。辨为气虚血瘀夹湿热。方用益气活血汤加虎杖、泽兰、泽泻、威灵仙、牛膝、杜仲、枸杞子各 10 g，酸枣仁 30 g。14 剂，服后诸症若失。

按：益气活血汤由补阳还五汤加党参而成，以党参增强益气之力。名方补阳还五汤本用于中风半身不遂证属气虚血瘀者，当今临床已多有发挥，近年来开始被应用于类风湿关节炎的治疗，但报道较少。彭全利以补阳还五汤治疗类风湿关节炎 36 例，并根据辨证酌加药味，收效颇佳。叶益丰以此方（其中黄芪 100 g）加全蝎、蜈蚣、豨莶草等，治疗类风湿属正虚邪恋、气血瘀阻者，也收佳效。旷教授用黄芪 30 g 加党参，其意与彭、叶重用黄芪不谋而合。此例是较为典型的气虚血瘀型类风湿关节炎患者，已中西医辗转治疗6年余未获控制。"治风先治血，血行风自灭。"治疗外风（或内风）通过"治血"促使气血流通，各种致病因子及病理产物尤其是风邪随血的运行而解除。旷教授所用益气活血汤中，黄芪、党参、当归益气养血，川芎、丹参、红花、桃仁活血，赤芍凉血，蕴含"治风先治血"之意。初诊随症酌加几味祛风除湿药，14剂疼痛即止，取效甚捷。二诊据患者眼热、脉数等症状，加秦艽、知母、白花蛇舌草清热，枸杞子、菊花清肝明目，服后目干得平。经期出现关节疼痛肿胀，现代研究认为与水盐代谢紊乱有关，故三诊加虎杖、泽兰、泽泻等祛湿利水取效。

三、湿热蕴结型

本型约占旷教授门诊所诊治类风湿患者中的5%。表现为关节红肿，疼痛如火燎，按之痛甚，晨僵，活动受限，得冷稍舒，兼有发热，口渴，烦闷不安，舌质红、苔黄腻，脉弦数。方选自拟上中下痛痹方。药用：黄柏、苍术、防己、羌活、制天南星、桃仁、红花、川芎、乳香、没药、威灵仙、白芷、鳖甲、安痛藤、神曲各10 g，龙胆、桂枝、甘草各5 g。

例3：张某，男，44岁。2011年10月12日初诊。主诉：四肢小关节反复疼痛5年。外院诊断为类风湿关节炎，服用甲氨蝶呤、来氟米特、激素等药物有一定疗效，但停药后病情加重。诊见：四肢关节红肿胀痛甚剧，得冷稍舒，关节活动受限，口干渴喜饮冷，烦躁不安，易疲劳，纳可，夜寐欠安，二便尚调，舌红、苔黄腻，脉弦数。门诊检查：RF 557 IU/m L，CRP 13.04 mg/L，ESR 13 mm/h，肾功能正常。诊断：尪痹，湿热蕴结型。予上中下痛痹方加全蝎6 g，每日1剂，水煎服。服7剂关节肿痛等症明显减轻，仍四肢关节稍痛，腰部酸胀，易疲劳，纳、寐可，二便调，舌苔白，脉细涩。治拟补益肝肾，兼清余热，用独活寄生汤加减。处方：黄芪 30 g，当归、川芎、独活、桑寄生、牛膝、杜仲、骨碎补、土鳖虫、威灵仙、安痛藤、秦艽、虎杖、白花蛇舌草各 10 g，白芍 15 g，全蝎 6 g，桂枝、甘草各 5 g。继服 14 剂后关节疼痛已不明显，腰酸疲乏显减。去虎杖，加淫羊藿 10 g 温补肾阳，再服 14 剂善后。

按：朱丹溪根据"六郁"理论创制治痹上中下通用痛风方，全方兼顾风、寒、湿、热、痰、瘀、食各方面，重点不在止痛而在治本，乃辨因论治的代表方。旷教授根据尪痹病程长，形成机制复杂，与"六郁"关系密切的特点，在本方基础上加乳香、没药、安痛藤、鳖甲、甘草等名为"上中下痛痹方"。方中羌活驱风；桂枝散寒，防己、白芷、威灵仙祛湿，上 5 味均走经络而向外；苍术、黄柏、龙胆清热燥湿而驱内；更以桃仁、红花、川芎活血；制天南星化痰；神曲化食；恐热邪日久伤阴，加鳖甲坚阴清热；全蝎通络止痛；甘草调和诸药。旷教授所加 5 味药，乳香、没药、安痛藤符合原方义，旨在强化药力，加强止痛之效。而加鳖甲则是根据多年临床经验，患者证属湿热蕴结，日久伤阴，若加鳖甲，则较单纯清热祛湿法退热更快，且鳖甲有抑制结缔组织增生、增强体液免疫的作用。丹溪方味苦，加甘草既调和药性，也调和药味。二诊腰酸疲乏，脉细涩，关节稍疼痛。此时，类风湿关节炎肝肾亏虚、气血不足的本虚证显现。缓则治其本，故拟独活寄生汤加减。三诊热象已不明显，故去虎杖，加淫羊藿寒温平调。

四、肝肾亏虚型

本型约占旷教授门诊所诊治类风湿患者中的 60%。表现为病程日久，关节肿胀变形僵直，屈伸不利，头昏目眩，腰膝酸软或自汗，舌淡、苔薄白，脉沉细数。方选补肾强督汤。药用：黄芪 30 g，当归、川芎、独活、桑寄生、牛膝、杜仲、秦艽各

10 g，白芍 15 g，桂枝、甘草各 5 g。

例4：杨某，女，40 岁。2011 年 11 月 17 日初诊。主诉：反复发作四肢多关节疼痛 10 年。外院确诊为类风湿关节炎。诊见：双手手指、双腕、双肩、双膝等多处关节疼痛，晨僵，关节屈伸不利，右手近端指间关节变形，纳可，夜寐梦多，二便调，舌淡、苔白、脉沉细数。今年以来只行经 2 次，现停经 3 个月。辨为肝肾不足，气血亏虚。予补肾强督汤加桃仁、红花、威灵仙、全蝎、土鳖虫各 10 g。14 剂，每日 1 剂，水煎服。药后得效，自行再服原方 7 剂。二诊：关节疼痛明显减轻，月经复至。现四肢关节已能屈伸自如，但仍酸痛，伴腰酸膝软，疲乏无力，有时腹胀，纳食减少，二便尚调，舌苔白，脉细涩。上方加紫苏梗 10 g 理气宽中，继进 14 剂。

按：痹病俗称筋骨病，尪痹尤其肝肾多虚。肝主筋，肾主骨，肝肾亏虚筋骨失养，故多见肢体关节筋骨疼痛不已。本型在类风湿关节炎后期多见，补肾强督汤正为此而设。本方乃独活寄生汤加减而来，治疗风寒湿邪痹着日久，肝肾不足，气血两虚。《成方便读》在论述独活寄生汤时曰："此亦肝肾虚而三气乘袭也。故以牛膝、杜仲、寄生补肝益肾，壮骨强筋，归芍、川芎和营养血。"可谓深得治痹之旨。旷师还认为，本型多见阴血亏虚，《本草经疏》有"诸病血虚痉急"不宜用防风，故去之。患者久病，且多经西药治疗，损伤肝肾功能，细辛对肾脏有一定毒性，亦去之，并以益气利水之黄芪易参苓，四物去滋腻之熟地黄，重加全蝎、土鳖虫搜风通络、逐瘀散结，桃红活血化瘀通经，威灵仙祛风湿、通经络。气血得充，不治经停而月经自至。此见病不治病而审证求因以治人也。

五、讨论

旷教授认为，中医学治病关键在辨证论治、整体调理。难治性类风湿关节炎患者多迭经中西医治疗，病情反复难愈，但其主要病机不外正气内虚复感风寒湿邪。正气可以理解为气血阴阳的平衡状态，辨证分型论治，一是针对正气之内虚，恢复患者气血阴阳的平衡，即所谓补虚（补肝肾气血）；二是祛邪外出，治寒、治瘀、治郁（湿热蕴结）。治疗过程中，旷教授虽将患者作一初步分型，但从不拘泥于一型一方，总是随病情变化灵活转变切入点，如例1初诊辨为寒湿痹阻，继从气血肝肾亏虚论治，再从寒痰凝滞治之，其过程如同打仗，进攻，休整，再进攻；例2先予益气活血，续加清热之法，再行祛湿利水……随机应变，唯辨证论治的宗旨不变。

虫类药的运用贯穿治疗始终。痹证日久，可致"血停为瘀，湿凝为痰"，且"久病入络"。病久邪深者，叶天士曰："必借虫蚁之类……方能浊去凝开，经行络畅，邪除正复。"旷教授对此有深刻的体会，认为类风湿关节炎这样的顽固痹证应着力于祛瘀血痰浊，主张用虫类药搜剔攻通，认为若以祛邪而论，虫类药是治疗本病较具特殊作用的药物，在缓解关节肌肉疼痛、肿胀，改善关节功能方面有较显著的作用。故每遇关节畸形、屈伸不利、痰郁痹阻者，常用到三虎丸中药味，尤其是全蝎、土鳖虫这药对。全蝎熄风镇痉，攻毒散结，通络止痛；善治风湿顽痹，土鳖虫则功能逐瘀、破积、通络、理伤。全蝎虽为有毒之品，用量5～10 g，临床并未见毒副作用。

4 论治风湿病整体观赏析

风湿病是以累及骨、关节及其周围组织，如肌肉、肌腱、滑囊、筋膜、韧带、神经等部位，以疼痛为主要临床表现的一大类疾病的总称。在现代医学中，归属风湿病范畴的病种有8类近百种，临床最常见的风湿类疾病约 15 种，包括类风湿关节炎、系统性红斑狼疮、风湿热等。风湿病在中医学属于"痹证"范畴，亦是属于亚种较多的疾病。按病因分有风痹、寒痹、湿痹、热痹、气痹等；按部位分有骨痹、筋痹、脉痹、肌痹、皮痹等。风湿病病因复杂，病程迁延，致残率高，令医家棘手，患者忧心。湖南省名中医、湖南省中西医结合学会风湿免疫病专业委员会主任委员旷惠桃教授，对治疗风湿类疾病颇有心得。研读旷惠桃教授论文和医案，其过人之处，在于治学方法和临证策略都贯穿一种思维灵动的整体观，因而在辨析和治疗风湿病方面表现出不凡的见地和显著的疗效。

一、识病整体观

中医临证，望闻问切。在这个过程中，不论是否借助现代医学检验，患者病态中所表现的症状是诊断的重要依据，症状的改变，则是判别疗效的直接依据。以症识病，见症治病，往往成为医、患的共同诉求。旷惠桃教授则是以更大的视野，无论对病类、病种以及治疗方药，均从理论认识的纵向沿革，到现代研究的横向综述，全面认识和整体把握，探究症状起因和传变的内在机制。如对风湿病的认识，她纵览历代中医文献，历数风湿病之渊源。"风湿病"之名，自古有之。长沙出土的《五十二病方》中就有"风湿"记载，《神农本草经》中记载"风湿"有 26 处之多，《内经》除痹论篇外，以"风湿"单独出现者有 17 处，汉张仲景《金匮要略》首次以"风湿"作为病名。旷惠桃教授认为，对痹病发病原因的研究，自《内经》以来，诸家探讨颇为深刻，涉及范围甚广。从发病学角度看，可将其概括为"正虚""邪侵""痰浊瘀阻" 3 个方面。"正虚"为首因，正气不足是发病的内因，起决定性的作用。旷惠桃教授认为，风湿的发病机制则有 4 种可能：邪随虚转，证分寒热；邪致痰瘀，痹阻不通；邪气交争，正虚邪实；虚瘀相搏，交结难解。风湿病的传化途径主要有3条，一为五体间传变，二为表里相传，三为脏腑间传变，并都引经据典，予以论证。如论及风湿病因，先引《素问·痹论》曰："风寒湿三气杂至，合而为痹也。"《医门法律》曰："风寒湿三痹之邪，每借入胸中痰为相援。"《类证治裁·痹论》曰："必有湿痰致血瘀滞经络。"《医林改错》有"瘀血致痹"说。继而分析认为"而导致痰浊瘀血的直接原因多为饮食所伤，湿聚化痰；情志郁结、气滞血瘀或跌仆伤致瘀血阻滞"。对疾病有了如此由表及里，从古到今的全面考究，其治疗方略则能游刃有余。

二、辨病整体观

如果说病类适于提纲挈领地整体认识和把握，对具体病种，旷教授同样穷究病因、通识传变，在先贤同道认识的基础上提出自己的见解。如类风湿关节炎（Rheumatoid Arthritis，RA），虽然业内通常按痹证病机论述，但疗效不尽人意。旷教授着意于澄清其类属以利切中病机，从而提升临床疗效，分别从"风湿四病"（风湿寒性关节痛、风湿性关节炎、类风湿关节炎和强直性脊柱炎）的分类、临床表现、发病机制、风湿性关节炎的病因性质和病机特点、风湿性关节炎名家治验等诸多方面探索分析，通过名家临证所得，如朱良春认为"非草木之品所能宣达"，张沛虬认为"用一般祛风寒化湿药效果不显"，任继学认为"久痹不愈，绝不能用羌、防、独活之类祛风药治之"。旷惠桃教授认为，从这些当代名家的认识与临床用药也不难看出，类风湿关节炎的病理根本，即在于瘀血痰浊为患，只是尚未见文献明确指出阳虚而瘀痰为患是类风湿关节炎的基本病机而已，并认为"类风湿关节炎不应以风、湿、寒、热来论其基本病因病机，而应以阳虚气弱、四末失温为基础，瘀血痰浊凝聚关节为基本病机来认识。与一般风湿寒痹不同，故于类风湿关节炎治疗应步步顾及到阳虚与瘀痰"。旷教授借鉴名医的论述和经验，拟制虫类药经验方：30％全蝎，30％蜈蚣，30％乌梢蛇，10％地龙，共为细末，炼蜜为小蜜丸，用于治疗类风湿关节炎 30 例，每次 5～10 g，每日 3 次，1 个月为一疗程，观察治疗 1～3 个疗程。临床观察结果，总有效率为 96.7％，并观察到改善关节疼痛和关节肿胀有显著作用。旷教授特别指出："治疗期间观察，尽管全蝎、蜈蚣均为有毒之品，但未见毒副作用，可见虫药治疗类风湿关节炎很有前景。"

旷惠桃教授多用虫药的处方经验，与中医名家路志正教授不谋而合，路老认为，对病因复杂的风湿病，"治疗当伏其所主，先其所因，灵活而施以通络活血、搜风走窜虫蚁之品"。无独有偶，中医名家朱良春教授认为"一般治疗痹证中药都喜选用大队祛风燥湿、温经通络之品。但风药多燥，易于伤阴耗液，损伤正气""虫类药既能极大提高疗效，又具有其他药物不能替代的作用"。

三、病程分析整体观

旷教授长于全面深刻认识疾病的本质，注意借鉴名家临床经验，每每获得较好的转归和稳定的疗效。如 2010 年 2 月 26 日诊治 1 例类风湿关节炎（尪痹），现介绍如下。

李某，女，66 岁。长年从事繁重的体力劳动，居住条件潮湿，四肢关节疼痛 20 余年，双手指近端关节肿痛变形 5 年余，曾于多家医院诊断为类风湿关节炎，行中西医间断治疗，效果不佳。现症：四肢大小关节疼痛，每于气候变化阴雨连绵时则疼痛难忍，遇寒冷加剧，得温稍减，双手手指关节疼痛肿胀尤甚，呈梭形肿大，因畸形严重，活动受限，梳头穿衣等均需他人帮助，疼痛入夜较甚，苔白稍厚，脉沉而无力。辨证：气血亏虚，寒凝经脉。治法：养血散寒，温经通脉。选方：当归四逆汤合黄芪桂枝五物汤加减。处方：黄芪 30 g，桂枝、白芍、当归各 15 g，通草 5 g，细辛 3 g，制川乌、独活、桑寄生、秦艽、牛膝、杜仲、甘草各 10 g。每日 1 剂，水煎取汁，另以全蝎、乌梢蛇、土鳖虫各 10 g，蜈蚣 2 条共为细末，兑入药液中内服。14 剂。二诊、三诊均见明显好转，守原方。四诊：服药已 56 剂，关节疼痛基本消失。故去虫类搜剔之品，加温补肝肾之续断、仙茅、淫羊藿、骨碎补、巴戟天之类，再服 14 剂。疗效：除手足关节变形外，一切如常人。

旷教授分析此类医案：一则病程长，且多长期用西药治疗，肝肾功能多有损害，病至后期，患者多有骨质疏松、肌肉萎缩等，非得用"血肉有情之品"才能恢复；二则风寒湿邪外袭，日久化热，生瘀生痰，风寒湿热瘀交阻，营卫气血受阻不通，故疼痛难忍，一般驱风除湿之品均难奏效时，必须用虫类药透骨搜风，方有效验。实践证明，虫类药擅长搜剔络中风寒湿邪，驱寒蠲痹，对于痰瘀痹阻，凝滞不除，迁延日久的重症类风湿，若坚持治疗，也能每获良效。

四、遣方用药整体观

辨证是合理治疗的第一步，制方得当，是实现疗效的必要手段。旷教授无论处方立意和药物选用，也都思路开阔、博采众长，对历代名方深究用意，又凸显个人见解，在药物的功效利弊上，用配伍制衡实现扬长避短，故而疗效过人。2007 年冬治愈一例风湿性关节炎（寒湿痹证）患者，介绍如下。

彭某，女，56 岁。5 年多来，周身关节疼痛反复发作，曾多次到医院进行风湿全套等检查，均未见明显异常，故未引起重视。近年来，疼痛逐渐加重，经常关节、肌肉酸痛，夜间辗转不能安卧。近 10 日，因气候寒冷，经常用冷水洗菜且劳累过度，病情突然加重。现症：周身关节、肌肉疼痛沉重，疼痛彻骨，夜间辗转难卧，关节冷痛，手足厥冷，犹如冰块，活动屈伸不利，时伴恶寒咳嗽，甚则寒战，周身无汗。自觉肚脐周围潮湿，发冷，头盖骨冷痛，呈抽掣样疼痛，遇风寒尤甚。就诊时身穿4件毛衣、2件鸭绒棉袄（1长1短），戴着大棉帽、口罩、皮手套。舌苔白，脉浮紧。辨证：寒湿痹证。治法：温阳散寒祛湿。选方：乌头汤加味。处方：黄芪30 g，白芍15 g，制川乌6 g，麻黄、炙甘草、桂枝、杏仁、白术、附子、干姜、羌活、独活各10 g。每日1剂，水煎取汁后加白蜜1勺内服。7剂。

二诊：上方服1剂后，患者周身微汗出，自觉全身轻松，疼痛稍减。7剂尽，天气依然寒冷，但外面的鸭绒大衣已去，口罩已脱下，精神好转，恶寒寒战已止，咳嗽已平，周身骨关节、肌肉和头部冷痛均明显减轻，全身已较前轻松许多。但骨关节冷痛仍存，肚脐周围仍潮湿，且自觉头晕。甘草附子汤方后有曰："三服都尽，其人如冒状（头眩），勿怪，即时术、附并走皮中，逐水气，未得除故尔。"于是击鼓再进，上方加薏苡仁30 g，继服7剂。

三诊：头晕好转，关节冷痛明显减轻，手足已转温。以独活寄生汤加减，30剂，终获痊愈。

旷教授自评此案：本案用乌头汤加味治疗，全方发汗散寒，温经祛湿止痛。方中乌头大辛大热，驱寒逐湿止痛为君药；麻黄辛温，通阳行痹为臣药；芍药、甘草、白蜜酸甘养阴，缓急止痛，又能降低乌头峻猛之性（因乌头剂量不大，未按原书用白蜜煎煮乌头，而是在煎好的药汁中加兑白蜜，既制乌头毒性又能和胃）。黄芪益气固表，且防麻黄发散过度，共为佐使药。加入桂枝、杏仁、白术即麻黄加术汤发汗散寒祛湿，麻黄配白术虽发汗而不致过汗，并可行表里之湿。加附子一味方中即有桂枝附子汤、白术附子汤、甘草附子汤之意，既能温经散寒，又能助阳除湿；加干姜是因患者脐周湿冷，"脐乃神阙"，位于中焦，取肾着病"腹重如带五千钱"用甘姜苓术汤温中散寒祛湿之意；加羌活、独活意在加强祛湿力量（因患者身重甚乃湿重之故）；力尚不及，药后出现头晕（如冒状）之症，故二诊时加薏苡仁取麻杏薏甘汤之意以加强除湿力量，果然头晕及关节冷痛、头部冷痛等症能较快好转。

五、治疗策略整体观

旷惠桃教授深究病因的研究力度，决定了她追求病因治疗的临床特点。尽快解除症状，是患者的直接愿望，也是旷教授实施病因治疗所需要的前提条件。因此，她主张中西医结合治疗风湿病。她认为风湿类疾病是一类慢性疾病。无论是西药治疗，还是中药治疗均需要一定的时间才能起效。对于疼痛较重的患者，为了减轻患者的痛苦，使用缓解疼痛起效较快的非甾体消炎药（NSARDs）是必要的，也是伦理学的要求。在中医辨证治疗基础上合并使用非甾体消炎药疗效较肯定。因为非甾体消炎药治疗风湿类疾病主要是改善症状，但疗效不能持久，不能控制病情的进展，而且不能改善体质，对风湿类疾病引起的免疫反应不发生根本影响。而中医辨证治疗既能控制症状，又能根据体质用药，许多中药能增强体质，提高机体免疫力，而且药效持久。两者合用能收到疗效互补，甚至疗效叠加的效果。

旷教授总结了中西医结合治疗风湿病的主要用药思路以及用药模式，如治疗寒痹用乌头汤加非甾体消炎药；热痹用白虎加桂枝汤加非甾体消炎药；湿痹用薏苡仁汤加非甾体消炎药；寒热错杂证用桂枝芍药知母汤加泼尼松；虚痹用三痹汤加免疫抑制剂等。

有专家观察到少量在国外使用生物制剂无效者，在加用补肾活血等中药后，其症状仍可获部分缓解。

六、同类研究佐证旷惠桃教授辨治风湿病整体观的合理性

旷惠桃教授对风湿性疾病的理论认识和临床治疗思路及方药，无不蕴含中医学理论体系的整体观和方法学。旷教授对风湿性疾病的整体观，来自她对中医学治疗理念的解读，认为两种医学的着眼点是两个途径：西医学着眼于病原体，中医学着眼于病原体滋生的环境；西医学看到的是病原体繁殖产生的疾病，中医学看到的是人体内环境被干扰产生的各种改变；西医学以消灭病原体见长，中医学以清理病原体滋生的环境见长。旷惠桃教授所推崇的通过改善身体内环境实现病因治疗的方法，从其他同类研究可以得到合理性佐证。如：路志正教授体悟自己 70 年的行医历程，总结出"持中央、运四旁、怡情志、调升降、顾润燥、纳化常"调理脾胃的学术思想，在临床工作中以此为指导治疗风湿性疾病，往获良效。"四旁"者，首见于《素问·玉机真脏论篇》曰："脾为孤脏，中央土以灌四旁。""四旁"是一个相对的概念，脾属土位于中央，为气血津液的生化之源，长养四脏，故上焦之心肺与下焦之肝肾可合称为"四旁"。

风湿病学科所研究的并不是局限于某个具体解剖意义的系统或器官的疾病，风湿性疾病也往往为多系统累及，临床表现复杂，同时风湿病学的临床知识又往往与基础免疫学或分子生物学联系紧密，许多风湿病的病因及发病机制还不明确，各种新的知识点不断涌现，各种疾病诊断标准的治疗的专家共识和指南更新频繁，大量的国际临床多中心实验结果不断发表，风湿病的多元复杂性和医学对其已有认识的局限性，无疑可以说明旷惠桃教授论治风湿病之整体观是合理的。

5 三虎丸治疗类风湿关节炎的临床研究

类风湿关节炎（RA）是一种常见病、多发病，以关节受累为特征，早期有游走性关节疼痛和功能障碍，晚期则表现为关节僵硬变形，甚至丧失劳动力终至残废。以三虎丸治疗 RA 60 例，并以非甾体消炎药阿司匹林为对照组，以单盲随机法进行观察，获得较为满意的疗效。

一、临床资料

1. 病例资料　90 例 RA 患者均为湖南中医学院附二院 RA 专科门诊、住院患者，随机分为治疗组 60 例与对照组 30 例，其中男性 48 例，女性 42 例，平均年龄（46.25±15.42）岁。

2. 诊断标准　西医诊断标准按 1987 年美国风湿病协会修正的标准，RA 的中医诊断标准按《新药（中药）临床研究指导原则》中辨证符合瘀血阻络证的诊断标准。

3. 纳入标准　凡符合西医 RA 诊断及中医辨证为瘀血阻络者（面色暗黧，肌肤干燥、无光泽，口干不欲饮，舌质紫暗有瘀斑，脉沉涩）可纳入观察病例。

4. 排除病例标准　①虽为本病，但长期服用西药或其他药物者必须停用，否则排除。②晚期畸形、残废丧失劳动力者。③年龄在 18 岁以下或 65 岁以上者。④妊娠或哺乳期妇女、对本药过敏者。⑤合并心血管、肝、肾和造血系统严重并发症及原发性疾病、精神病患者。⑥不符合纳入标准，未按规定用药，无法判断疗效或资料不全，影响疗效判断者。

二、治疗观察方法

确定观察对象后，治疗组口服三虎丸，由蜈蚣、全蝎、乌梢蛇等组成，由湖南中医学院附二院药剂科制成蜜丸，含中药 8 g/10 g 生药，每次服蜜丸 5 g，每日 3 次，1 个月为一疗程，对照组服用阿司匹林，0.15 g/（kg·d），分 3 次服用，观察治疗 1~3 个疗程，治疗期间不服用其他治疗风湿的中西药物。

治疗开始前，对患者进行全面系统的体检，包括系统体格检查：关节肌肉疼痛，关节肌肉肿胀，关节功能障碍程度，关节畸形及肌肉萎缩程度。实验室检查包括血沉（ESR），类风湿因子（RF），血清免疫球蛋白 IgA、IgG、IgM。治疗开始每周记录 1 次病情，每月进行 1 次全面检查，治疗前后各做 1 次实验室检查，治疗结束后行疗效评定。

三、结果

1. 疗效标准 临床治愈：症状全部消失，功能活动恢复正常，主要西医理化指标正常；显效：全部症状或主要症状消除，关节功能基本恢复，能参加正常工作和劳动，理化指标基本正常；有效：主要症状基本消除，主要关节功能基本恢复，或有明显进步，生活不能自理转为能够自理，或者失去工作和劳动能力转为劳动能力和工作能力有所恢复，主要理化指标有所改善；无效：和治疗前比较，各方面均无进步。

2. 疗效 治疗组 60 例，痊愈 10 例，显效 19 例，有效 28 例，无效 3 例，有效率 95.0%；对照组 30 例，显效 3 例，有效 23 例，无效 4 例，有效率 86.7%，治疗组显著优于对照组（$P < 0.01$）。

3. 治疗前后各项指标的变化 从表 5-5-1 可以看出，治疗组与对照组均可显著缓解关节肌肉疼痛及肿胀症状，治疗后症状积分显著下降（$P < 0.01$），治疗后两组关节功能均有显著改善（$P < 0.01$），三虎丸治疗组缓解关节肌肉疼痛及肿胀，改善关节功能的积分显著高于对照组（$P < 0.01$）。

表 5-5-1　　　　两组症状积分比较（$\bar{x} \pm s$）

项目	n	治疗组		
		治疗前	治疗后	差　值
关节肌肉疼痛	60	3.233±0.621	1.083±0.824△	2.150±0.988*
关节肌肉肿胀	60	3.116±0.761	0.824±0.737△	2.292±1.017*
关 节 功 能	60	2.630±0.843	1.117±0.733△	1.513±0.925*
关 节 畸 形	37	1.783±1.391	1.425±1.311	
肌 肉 萎 缩	49	1.100±1.272	0.891±0.743	

项目	n	对照组		
		治疗前	治疗后	差　值
关节肌肉疼痛	30	3.067±0.365	1.833±0.531△	1.234±0.379
关节肌肉肿胀	30	2.700±0.534	1.583±0.588△	1.117±0.449
关 节 功 能	30	1.967±0.414	1.233±0.430△	0.734±0.449
关 节 畸 形	13	1.367±0.718	1.300±0.738	
肌 肉 萎 缩	12	1.100±0.109	1.000±0.008	

注：t 检验，组内前后相比△$P<0.01$，与对照组相比 * $P<0.01$。

4. 治疗前后实验室各项指标的变化　见表 5-5-2。

表 5-5-2　　　　两组实验变化指标比较（$\bar{x} \pm s$）

组别	n	IgG(g/L)		IgM(g/L)	
		治疗前	治疗后	治疗前	治疗后
治疗组	60	17.062±1.476	13.860±2.099△*	2.096±0.604	1.639±0.410△*
对照组	30	17.306±0.780	16.083±1.264△	2.331±0.753	1.948±0.573△

组别	n	IgA(g/L)		ESR(mm/h)	
		治疗前	治疗后	治疗前	治疗后
治疗组	60	3.829±1.084	2.896±0.841	45.650±15.409	21.917±10.149△
对照组	30	3.916±0.906	3.413±0.748△	42.167±8.251	33.400±10.829#

t 检验，组内治疗前后相比 # $P<0.05$，△$P<0.01$；与对照组相比 * $P<0.01$。

四、讨论

类风湿关节炎是一种常见病。这种系统性慢性炎症性疾病，以非化脓性坏死性滑膜炎为特点，逐渐导致关节软骨的破坏，造成关节功能的障碍，严重者可致残。RA 是一种免疫复合物病。目前认为 RA 患者由于多克隆 B 淋巴细胞的激活，产生大量自身抗体（类风湿因子，RF）及高浓度免疫球蛋白，免疫复合物的形成并沉积在关节局部，引起迁延不愈的滑膜炎及软骨的破坏。近年研究表明，RA 存在多种细胞免疫功能紊乱，导致上述体液学改变的发生。细胞免疫的发生（即 T 细胞活化）需要两种信号的刺激，即外来抗原及 MHC II 型抗原。RA 活动期，HLA-DR 阳性细胞数增高最为明显，由于这种细胞增多，抑制性 T 细胞分泌大量淋巴因子，导致多克隆 B 细胞活化，产生自身抗体。有人观察到 RA 中，T_4 总数无变化，但 TH 增多，Ti 不但数量减少而且功能受损，致使 T_8 细胞功能减低，不能抑制 B 细胞过度增长及自身抗体的产生。

RA 的晚期表现为关节僵硬、变形，肢体残废乃至丧失劳动力，常给患者造成长期的折磨和巨大的痛苦。目前治疗 RA 的药物虽多，但疗效却不理想，且药物副作用大，安全性差，因此寻找安全有效的药物是当今医学界共同关注的重要问题。三虎丸是赵尚久教授数十年治疗 RA 的有效方剂，制成蜜丸后治疗 RA 有效率高达 95.0%，其疗效显著优于阿司匹林。临床观察表明，三虎丸有缓解关节肌肉疼痛、肿胀，改善关节功能的积分显著高于对照组。三虎丸治疗前后 IgG、IgM 及 ESR 的差值也显著高于对照组，这些均表明三虎丸具有调节免疫和抗炎等多种药理作用，其功效显著优于对照组。

RA 属于中医学"历节""尪痹""顽痹"等范畴。中医学认为尪痹主要病机是正气内虚复感风寒湿邪，风寒湿三者合而为痹。痹证日久，可致"血停为瘀，湿凝为痰"，叶天士对此又提出"久病入络"的理论。由于病久邪深，非一般辛温宣通之剂可效，故叶氏提出："新邪宜急散，宿邪宜缓攻。"攻逐之法，当推"搜剔动药"。因为痹证日久，邪气久羁，深入经隧骨骱，气血凝滞不行，湿痰瘀浊胶固，经络闭塞不通，非草木之品所能宣达，必借虫蚁之类搜剔窜透，方能浊去凝开，经行络畅，邪除正复。张寿颐曰："全蝎能治风者，盖以善于走窜之故，则风湿可祛，而湿痹可利。"张锡纯曰："蜈蚣走窜之力最速，内而脏腑，外而经络，凡气血凝聚之病，皆能开之。"乌梢蛇搜风通络，强壮身体，合用则有通络行痹，消肿止痛之功。可见三虎丸的主要成分，是中医学治疗 RA 的有效方药，为历代医家所推崇。我们的研究工作亦进一步证明：三虎丸治疗 RA 具有广阔的前景，值得进一步研究与开发。

6　养血通痹汤加蜂针治疗类风湿关节炎(顽痹)32 例临床观察

　　类风湿关节炎（RA）是一种以关节滑膜炎症为特征的全身性自身免疫性疾病，为世界公认的临床常见的难治病症。约 1/3 患者会发展为残疾。迄今尚无特效疗法，特别是病程较长，久治不愈之顽痹疗效更差。笔者采用自拟养血通痹汤内服，外加蜂针治疗 RA 患者 48 例，临床取得良好的疗效且副作用少，现总结报告如下。

一、临床资料

　　1. 一般资料　全部病例均为我院门诊或住院患者。48 例患者随机分为两组：治疗组 32 例，其中男 11 例，女 21 例；门诊患者 22 例，住院患者 10 例；年龄 23～60 岁，平均年龄（45±11.6）岁；病程 2～30 年，平均病程（7.2±6.8）年。对照组16 例，其中男 6 例，女 10 例；门诊患者 10 例，住院患者 6 例；年龄 19～60 岁，平均年龄（44.6±13.7）岁；病程 1 年 8 个月～29 年，平均病程（6.6±6.2）年。两组患者性别、年龄、病程经统计学处理，差异无显著性意义（P＞0.05），具有可比性。

2. 诊断标准

（1）西医诊断标准：根据美国 RA 诊断标准具备以下各项中4 项者即可确诊：①3 个或 3 个以上关节肿胀至少 6 周。②关节炎症呈对称性。③每日晨僵持续 1 小时以上，时间超过 6 周。④腕、掌指关节、近端指间关节肿胀超过 6 周。⑤手 X 线摄片检查符合类风湿关节炎改变。⑥血清类风湿因子阳性；滴定度＞1：32。⑦皮下结节。

（2）中医诊断标准：依据《中药新药治疗类风湿关节炎的临床指导原则》中有关标准新拟定。

二、治疗方法

1. 治疗组

（1）内服养血通痹汤：药物组成：当归 15 g，黄芪 30 g，白芍、川芎、丹参各 20 g，桂枝、桃仁、红花各 10 g，细辛 3 g，通草、甘草各 6 g。随症加减：偏血虚者加熟地黄；偏气虚者加党参；上肢痛甚者加姜黄、桑枝；下肢痛甚者加牛膝、安痛藤；颈项痛甚者加羌活、粉葛；全身关节均痛者加威灵仙；寒盛冷痛者加川乌；刺痛难忍者加乳香、没药（合用蜂疗时不用虫类药）。每日 1 剂，分 2 次服。由本院制剂室煎制。治疗期间停用其他各种抗风湿类药物，已用激素者，视病情按激素减量原则逐渐减量至维持量。

（2）外用蜂针治疗：根据患者发病部位，以分部取穴（阿是穴，局部经穴）为主，配合远端的足三里、阳陵泉、肾俞、曲池、肩髃等穴。选用意大利蜂进行治疗。患者接受蜂针治疗前，均需进行蜂毒试验。方法是用乙醇穴位消毒后，用镊子夹一只意蜂直接蜇刺在穴位上，并立即将蜂针拔出，15分钟后观察其反应情况。若局部红肿半径小于2 cm，且无全身其他不适反应者为皮试阴性，方可进行治疗。治疗时，常规消毒穴位皮肤后，用镊子夹住蜜蜂的腹部，将其尾针蜇刺到选定的穴位上，并让蜂针留在穴位上10～20分钟，然后才拔出蜂针。这时穴位处可见黄豆大小的丘疹出现，有的患者局部发热、微痒，无须特殊处理。蜂量一般以1～2只开始，每次增加1～2只，以后所用蜂量视患者病情和体质而定，平均每次5～10只，前3日1日1次，以后隔1～2日1次，20次为一疗程，每疗程之间休息5日。

2. 对照组单纯以西药治疗，以非甾体消炎镇痛药及激素为主，视病情选择用药剂量。两组均以30日为一疗程，2个疗程后评定疗效。

3. 观察指标及方法

（1）主要症状、体征指标：①关节疼痛度（0级：无痛；1级：轻度痛，可耐受，不影响睡眠；2级：中度痛，常影响睡眠；3级：重度痛，日夜持续难忍。4级分别计0、1、2、3分）。②晨僵时间。③关节疼痛数。④关节肿胀度。⑤关节肿胀数。⑥关节压痛度。⑦关节功能分级。⑧双手握力。⑨20m步行时间。后②～⑨共8项指标按张进玉方法进行计分（不换算成百分率）。

（2）实验室指标：血沉（ESR）、C反应蛋白（CRP）、类风湿因子（RF）、免疫学指标补体C_3、IgA、IgG、IgM。以上指标均由本院检验科测定完成。

4. 统计方法　以上数据均采用SPSS10.0统计软件进行统

计处理，计数资料用 χ^2 检验，计量资料用 t 检验。

三、治疗结果

1. **疗效标准** 依据《中药新药治疗类风湿关节炎的临床指导原则》中有关标准。显效：主要症状、体征整体改善率≥75％。血沉及 C 反应蛋白及其他实验室指标正常或明显改善或接近正常。进步：主要症状、体征整体改善率≥50％。血沉及 C 反应蛋白及其他实验室指标有改善。有效：主要症状、体征整体改善率≥30％。血沉及 C 反应蛋白及其他实验室指标有改善或无改善。无效：主要症状、体征整体改善率＜30％。血沉及 C 反应蛋白及其他实验室指标无改善。〔附注：主要症状、体征是指关节压痛数、关节肿胀数、晨僵时间（分钟）、双手平均握力（kPa）。整体改善率是指以上百分率即〔（治疗前值－治疗后值）/治疗前值×100％〕相加后求其平均值。〕

2. **结果**

（1）两组疗效的比较：治疗组总有效率为 87.5％，显效为 25％，进步为 43.75％，有效为 18.75％；对照组总有效率为 81.2％，显效为 12.5％，进步为 37.5％，有效为 18.75％。经 χ^2 检验，两组疗效差异无显著性意义（$P>0.05$）。（表 5-6-1）

表 5-6-1　两组疗效比较　　　　　　　例

组别	n	显效	进步	有效	无效	总有效率
治疗组	32	8	14	6	4	87.5％
对照组	16	4	6	3	3	81.2％

注：经 χ^2 检验，两组疗效差异无显著性意义（$P>0.05$）。

（2）两组治疗前后症状、体征改善情况比较：两组患者治疗后症状、体征较治疗前均有显著性改善（$P<0.01$）。而治疗组对关节疼痛度、关节压痛度和关节功能分数改善较对照组明显

（$P<0.05$）。（表5-6-2）

（3）两组治疗前后实验室指标的比较：治疗组治疗后 ESR、CRP、RF、IgG、IgA、IgM 及补体 C_3 均较治疗前有明显改变（$P<0.01$），对照组治疗后 ESR、CRP、RF 均较治疗前有明显改善（$P<0.01$），但 IgG、IgA、IgM 及补体 C_3 较治疗前无明显改变（$P>0.05$）。（表5-6-3）

表5-6-2 两组治疗前后症状、体征改善情况比较（$\bar{x}\pm s$）

项目	治疗组（32例）		对照组（16例）	
	治疗前	治疗后	治疗前	治疗后
关节疼痛度	2.18±0.67	0.92±0.48*△	2.14±0.49	1.27±0.54*
晨僵时间（分钟）	59.14±16.28	19.72±12.83*	57.94±15.43	21.35±14.91*
关节疼痛数	7.15±1.24	2.43±1.32*	6.95±1.37	2.44±1.29*
关节肿胀度	8.64±3.41	3.37±2.84*	8.71±3.10	3.41±2.57*
关节肿胀数	5.11±1.62	2.49±1.50*	5.03±1.75	2.43±1.61*
关节压痛度	12.28±2.76	3.38±1.96*△	12.31±3.08	4.97±2.04*
关节功能分数	18.69±5.06	5.56±3.37*△	18.62±4.92	6.72±3.42*
双手握力（kPa）	10.10±2.64	17.26±2.97*	10.05±2.49	16.82±3.07*
20 m步行时间（分钟）	25.16±4.38	16.26±3.72*	24.55±4.47	16.74±3.49*

注：与本组治疗前比较，* $P<0.01$；与对照组后比较，△$P>0.05$。

表5-6-3 两组治疗前后实验室指标的比较（$\bar{x}\pm s$）

项目	治疗组（32例）		对照组（16例）	
	治疗前	治疗后	治疗前	治疗后
ESR(mm/h)	61.72±15.36	24.23±12.74*	59.76±15.64	24.57±13.32*
CRP(mg/L)	34.51±6.17	14.62±4.43*	31.02±5.49	14.35±4.41*
RF(mg/L)	56.43±8.41	31.46±6.72*	57.25±7.38	32.42±6.49*
IgG(g/L)	22.64±5.25	17.32±4.34*	21.18±5.10	20.21±5.47▲
IgA(g/L)	3.51±2.52	2.20±1.94*	3.43±2.45	3.46±2.41▲
IgM(g/L)	2.28±1.76	1.62±1.34*	2.31±1.07	2.46±1.11▲
C_3(g/L)	0.69±0.46	1.06±0.38*	0.64±0.30	0.73±0.32▲

注：与本组治疗前比较，* $P<0.01$；对照组治疗前后比较，▲$P>0.05$。

四、讨论

类风湿关节炎是一种以关节病变为主的慢性全身免疫系统疾病，属于中医学"痹病"中之"顽痹""尪痹""历节"范畴。究其发病，可概括为"正虚""邪侵""痰浊瘀血"3个方面。正虚，则主要体现为营卫不和，气血亏虚，脏腑虚弱，阴阳失调；邪侵，是痹病发生的重要外因，《素问·痹论》曰："风寒湿三气杂至，合而为痹也。"又曰："不与风寒湿气合，故不为痹。"正虚邪侵，正邪交争，则会形成正虚邪实的病理状态。阴阳气血不足，筋脉骨节失养，则见肢体关节酸软无力，面色萎黄，身体消瘦，四肢不温等"不荣"之症；寒湿入侵，阻滞经脉，气血闭阻，运行不畅，瘀血阻络，故又见肢节疼痛、肿胀，甚至畸形等"不通"之症。而RA患者病程长者，多耗伤气血，加之来中医院就诊者，多是久服西药（多为停停服服，不规则服药）未见效者，更是虚实夹杂，病情复杂者。验之临床上多以正虚邪恋，血虚寒凝者多见。养血通痹汤正为此症而设。此方乃《伤寒论》当归四逆汤加味而成。当归四逆汤之功效，周扬俊曰："全以养血通脉起见。"成无己曰："此汤复阳生阴。"本方养血通脉，温阳（经）散寒之力著，更加川芎、丹参、熟地黄，有四物补血之意，体现了中医学"治风先治血，血行风自灭"之旨；加黄芪，有黄芪桂枝五物汤益气温阳，通脉行痹之力；加桃仁、红花又有桃红四物汤活血化瘀通络之功，以收"通则不痛"之效。一方寓四方之效用，集养血益气、温阳散寒、化瘀通络于一炉，攻补兼施，邪正兼顾，再根据不同疼痛部位而加入不同引经药，使药力直达病所，以取捷效。临床配合外用具有针、灸、药三结合之功效的蜂针刺激疗法，有祛风除湿，活血散瘀，解热镇痛之效，内外合治，相得益彰。本研究不但证实了采用养血通痹汤合蜂疗对于RA患者症状、体征及RA的特异性指标ESR、CRP、RF有明显改善作用，还发现采用养血通痹汤合蜂疗治疗 RA 患者时，患者体内 IgG、IgA、IgM 较治疗前明显下降，而补体 C_3 则升高，说明本治法可在一定程度上调节体内免疫功能。统计表明，中医内外合治组症状、体征比较疗效优于单纯西药组，且治疗组无西药组出现的胃痛、胃胀，全身乏力，身体消瘦等体质下降的副作用。养血通痹汤与蜂疗合用是治疗 RA 的有效方法。

7　论治痛风病经验撷要

痛风是由于嘌呤代谢紊乱，血尿酸增高，导致尿酸结晶沉积在关节及皮下组织而致的一种疾病。临床上以高尿酸血症、特征性急性关节炎反复发作、痛风结石形成为特点，严重者可致关节畸形及功能障碍、急性梗阻性肾病或痛风性肾病。近年来，我国痛风发病率逐年升高。旷惠桃教授是湖南省著名的风湿病专家，对痛风病的辨治有丰富的经验，笔者有幸跟师学习，所获颇多，现总结如下。

一、似痹非痹——"痛风"乃中西医共同病名

痛风的中医病名归属，历代医家意见不尽一致。有谓属"历节病"者，认为《金匮要略》中的"历节病"的症状特点"疼痛如掣""脚肿如脱""不可屈伸"与痛风性关节炎极为相似。由于痛风病最常见的临床症状是关节疼痛，尤其是痛风急性发作期，主要表现是关节局部和周围红肿热痛，其症状颇似痹证中之"热痹"，故临床大多数医家将其归属于"痹证"范畴。此外，由于痛风除关节症状外，最重要的是肾脏损害和结石，故又有人认为当属于淋证中之"热淋""石淋"或"腰痛""虚劳""水肿"等。其实，痛风之名，始于金元，朱丹溪在《丹溪心法》中明确指

出："痛风者，四肢百节走痛。"这是中医学第一次提出"痛风"之名。根据其描述的症状及病因病机，中医学所称的"痛风"主要是指现代医学中的痛风性关节炎。迨至明清有学者又将痛风称为"箭风"，如风毒肿溃称之为"箭袋"者。随着对痛风认识的逐步深入，中医学对痛风病名也趋于规范。国家标准《中医临床诊疗术语》以及中华人民共和国中医药行业标准《中医病证诊断疗效标准》均将其直接命名为"痛风"。因此，旷师认为，痛风似"痹"而非"痹"，"痛风"乃中西医之共同病名。

二、似风非风——"浊毒流注"乃痛风病主要病机

由于痛风病是一种急性关节肿痛性疾病，特点是"来去突然，疾如风雨"，有"风性善行速变"之特点，故临床多认为其发病乃风邪夹邪为主所致，并统施以风门套法治之。验之临床，往往对痛风性关节炎有近效而无远功，尤其对因高尿酸血症及其诸多并发症之功效甚微。究其原因，乃对痛风的基础病理——嘌呤代谢失常引起的高尿酸血症缺乏本质的辨识。

痛风性关节炎是痛风病最常见的并发症，其临床表现与中医痹证有着某些相似之处。由于中医亦有属于痹证范畴的痛风病名，故人们论及现代医学痛风病时，往往顾名思义，混淆中西医有关概念，在病因上误认为风邪为患，病机上误认为"痹"。此乃缺乏标本深层次辨识之误。其实，痛风性关节炎的临床表现似风非风，似痹非痹，为病之标象；其病变本质是嘌呤代谢紊乱。至于其他并发病症，就更不能以痹证来概括了。

痛风性关节炎的多发部位为四肢（尤以下肢多见）远端关节，急性发作期可见关节红、肿、热、痛，日久可见痛风石形成，溃流脂浊，关节僵硬畸形。旷师认为此乃浊毒流注关节，瘀阻经络，或寒化或热化为患，非一般风邪所致。浊毒之邪，非受自于外，而主生于内。一般痛风患者多发于中老年形体丰腴之

人，此类患者平素过食肥甘厚味，或饮酒无度，或多食海鲜、乳酪等物，久之损伤脏腑功能，尤其损害脾肾清浊代谢功能最为突出。脾失健运之功，升清降浊无权，肾失气化之能，分清别浊失司，水谷不归正化，浊毒内生，滞留血中，随血行散布，则可发生一系列病变。痛风性关节炎仅是其中常见的一种病理改变。痛风性关节炎等病证是病之标象，嘌呤代谢（脾肾清浊代谢）失常才是病之根本。尿酸浊毒是病变的中间病理产物，并由此而产生痛风性关节炎、痛风性肾病、痛风性心血管病变等一系列病理改变。这才是痛风较为完整、较为本质的病理关键。

旷师认为，在痛风的不同发展阶段其病理机转又各不相同，在痛风性关节炎急性期，由于尿酸盐沉积引起的局部非特异性炎症反应，临床表现为关节红肿热痛，中医辨证为湿热痹证；间歇期多表现为脾虚湿困证；慢性关节炎期，由于多见骨质侵蚀缺损及周围组织纤维化，关节发生僵硬畸形，此期多辨为脾肾亏虚，痰湿瘀阻；痛风长期不愈发展至后期，约 1/3 患者伴有肾脏损害，痛风性肾病主要因尿酸盐结晶沉积于肾间质及肾小管引起的肾小管-间质病变。此期可分肝肾阴虚和脾肾气虚两类，但日久则阴虚及气，气虚及阴，气阴两虚较为多见。但尿酸浊毒这一基本病理则贯穿于痛风整个病变发展过程的始终。

三、治分缓急——"标本兼顾"是治疗痛风的基本原则

1. 急性关节炎发作期——中西医结合"治其标"　痛风急性发作时，关节局部和周围红肿热痛，尤其是疼痛剧烈，有如刀割或撕筋裂骨般痛苦，一般持续数小时乃至数日或更久。此期治疗，旷师认为当尽快控制急性关节炎的发作，消炎镇痛，以减轻患者痛苦。旷师认为中、西医治疗都以"治标"为主。西药常用秋水仙碱，是治疗痛风性关节炎的首选药。但由于其治疗剂量与中毒剂量很接近，且有较明显的胃肠道刺激、白细胞降低及脱发

等副作用，而有肾功能不全者秋水仙碱排泄非常慢。故使用该药时一要注意中病即止，只要症状缓解或出现恶心、呕吐、腹泻等胃肠道症状时即停药；二要注意有肾功能不全者则宜减少剂量。一般由该药说明书每2小时1片改为每次1片，每日2次。且同时加服非甾体消炎药，如塞来昔布胶囊、美洛昔康片、洛索洛芬钠片、尼美舒利片、双氯芬酸钠缓释胶囊等任选一种配合使用。为了增加尿酸的溶解度，可同时服用碳酸氢钠（苏打片）。

中医学认为痛风急性期多因湿热蕴结所致者，治疗多用清热解毒利湿之四妙汤合宣痹汤加减，药用黄柏、苍术、牛膝、薏苡仁、草薢、蚕沙、栀子、连翘、土茯苓、虎杖、木通等。旷师主持研制的"痛风克颗粒剂"即是以此方加减而成，临床疗效好。如因瘀热阻滞所致者，可用桃红饮加味治疗，药用当归、生地黄、赤芍、川芎、桃仁、红花、地龙、威灵仙、穿山甲、全蝎等。还可配合用如意金黄散以麻油调匀外敷局部或中药煎水外洗等。中西医结合治疗，既可在最短的时间内控制症状，缓解患者痛苦；同时，在西药被迫停用后，中药还可持续发挥作用；临床研究还发现，服用中药时可减少西药用量，并有降低西药不良反应的作用。

2. 缓解期（间歇期）——标本兼顾防复发　经过1～2周的治疗，痛风急性关节炎一般都能被控制，患者除病变皮肤区色泽变暗外，症状基本消失，从而进入缓解期或间歇期。不同患者间歇期长短不一，多数患者1年内复发，此后每年发作数次，而且愈发愈频，受累关节越来越多，病情也越来越难控制。旷师认为，急性关节炎缓解后，局部炎症虽然消除，但嘌呤代谢障碍并未解除，血尿酸依然升高，故间歇期仍需坚持治疗，而标本同治可延长患者间歇期，减少发作次数，减轻患者痛苦。所谓"标"指病邪，"本"指正气。急性期重在治标，间歇期当注意标本结合，即标本同治。临床可根据患者的病情变化，采取西药治标，中药治本，或中药扶正祛邪，标本同治之法。如患者服用西药丙磺舒、痛风利仙和别嘌醇等，此类药主要是促进尿酸排出或抑制尿酸合成，通过"祛邪"（排出尿酸）而降低高尿酸血症。但此类药毒副作用大，如有不同程度的皮疹、胃肠道刺激、肝肾功能损害甚至肾绞痛等。此时可根据患者体质以及西药所产生的副作用，处以补血祛风、健脾和胃、补益肝肾等中药以"扶正"，并降低西药的毒副作用。如果患者担心西药副作用影响身体，亦可单用中药治疗，但也要注意标本兼治，邪正兼顾。如间歇期脾虚湿困者多见，常用参苓白术散健脾益气扶正的同时，加防己、滑石、土茯苓、萆薢等利尿渗湿之品以祛邪；如属肝肾亏虚，痰瘀阻络之证，多用独活寄生汤和四妙散加桃仁、红花、全蝎等，在补益肝肾的同时，兼以利湿化痰祛瘀以祛邪；又如肝肾阴虚者用杞菊地黄汤，脾肾气虚者用大补元煎治疗时，还须根据所夹湿热、寒湿、瘀血之邪而加以清化湿热、温寒祛湿、活血化瘀等祛邪之品。标本兼治之法，既可逐邪外出，又可增强体质，提高抵抗力，抵御外邪如寒湿入侵，增强对过度疲劳、情绪紧张等痛风诱发因素的耐受力，从而延长间歇期，减少痛风复发。

四、养治结合——控制痛风复发的重要措施

旷师认为痛风急性发作稳定后，在坚持药物治疗的同时，一个很重要的方面就是要注意调养。养治结合，同样可以达到预防复发，甚至完全控制复发的目的。调养的方法很多，主要有以下几种。①饮食调养（这是所有调养方法中最重要的）：严格控制饮食，禁食肥甘厚味、辛辣刺激之品，尤其避免进食富含高嘌呤食物，如动物内脏、沙丁鱼、豆类及发酵食物等；严格禁酒，尤其是啤酒；多饮水，每日饮水 2000 mL 以上；食物的三大营养素要按照高糖类、中等蛋白、低脂肪的分配原则进行搭配；鼓励多吃富含维生素与纤维素的蔬菜水果，适量食用富含蛋白类的食

品如鱼、鸡蛋、牛奶等。②心理调节：尽量克服因疼痛和运动受限而出现的焦虑不安、急躁易怒、烦闷失眠等情况，正确对待疾病，保持良好的心境。③适度锻炼：适度的体育锻炼如散步、慢跑、骑自行车、游泳、打太极拳等有氧运动。④生活起居调养：防止过度疲劳，有规律的生活习惯；适度控制性生活，特别是老年痛风患者或伴有肾功能损害者；同时注意尽量避免外伤等。只要坚持治疗，调养得当，就能促进病情好转与身体康复。

五、本病与并病同治——预防互相影响的最佳手段

据统计，20％～40％的痛风患者伴有肾脏病变，同时还多伴发或并发高血压、糖尿病、冠心病、高血脂、肥胖症等疾病。因此，旷师认为，在治疗痛风的同时，还要积极治疗其并发病，以防止本病与并病相互影响，造成恶性循环。中药治疗，既要注意不使用关木通、广防己、天仙藤、青木香、朱砂藤等含马兜铃酸的药物，以免产生马兜铃肾病；还要注意在辨证论治的基础上使用一些护肾之品，特别是间歇期和恢复期，当标本同治，治本为主，尤须注重补益肾气或肾阴。如用西药治疗，更重要的是要注意其副作用对痛风的影响。如痛风合并高血压，在使用降压药时，噻嗪类利尿药、利尿酸、呋塞米、氨苯蝶啶、螺内酯等均具有降低尿酸的排泄，甚至使血尿酸明显升高而导致关节炎复发，故不宜使用；血管紧张素转化酶抑制剂药如卡托普利等口服后，大部分患者特别是老年患者出现血尿酸升高，故亦当慎用。而在降低血压同时又可降低血尿酸的血管紧张受体阻滞药如氯沙坦钾片、氯沙坦钾氢氯噻嗪片、缬沙坦胶囊等可作为痛风合并高血压的首选药物。又如常用于治疗动脉硬化、冠心病及心肌梗死的β肾上腺能受体阻滞药和钙拮抗药虽能扩张血管，但因其使肾血流量减少，不利于尿酸排泄，故痛风患者最好不用。可选用扩张血管作用持久，副作用少的复方丹参滴丸、地奥心血康等药。其他

并发病症的治疗，也要充分考虑药物的副作用，以免顾此失彼，加重病情。必须强调的是，在治疗痛风并发病症时，尤其要注意控制饮食、减轻体重、适度运动及改变不良生活习惯（如戒烟、戒酒、熬夜等）。若如此，则能控制痛风少发作乃至不发作，不断提高对痛风的治疗水平。

8　论治糖尿病肾病经验

糖尿病肾病是糖尿病肾小球硬化症，它是与糖代谢异常有关的糖尿病所特有的肾脏合并症，也是糖尿病最主要的微血管并发症之一。中医学称为"消渴病肾病"，亦属"消渴""水肿"范畴。由于属于继发性肾脏病，目前尚缺乏有效治疗手段而导致治疗困难，预后差。进入终末期需替代治疗的患者逐年增多，已成为目前肾脏病临床治疗面临的一大难题。中医学治疗本病，若辨证准确，用药得当对早中期患者可取得较好疗效，对晚期患者亦可起到改善症状，减少透析并发症的良好作用，从而成为深受该病患者青睐的有效治疗手段。

旷师对《伤寒论》《金匮要略》研究颇深，临床上擅长治疗内科疑难病症，对风湿病、肾脏病诊治尤有专长，疗效显著。笔者有幸成为其学术继承人之一，跟师学习，收益颇丰。现将旷师论治糖尿病肾病的经验整理成文，以就正于同道。

一、"消渴失治，阴津耗损，阴损及阳"为本病主要病理机转

消渴病肾病必从消渴病发展而来。临床以糖尿病症状加蛋白尿和（或）水肿为主要表现。消渴之病，本系阴虚燥热，若迁延日久，治不得法，或失治误治，则阴津愈耗，阴伤耗气，阴损及阳是其基本的病理机转和发展趋势。且消渴病多禀赋亏损，《灵

枢·五变》曰"五脏皆柔弱者，善病消瘅"，而"五脏之伤，穷必及肾"，若肾阴不足，肝失所养，常致肝肾阴虚，阴虚火旺之证；阴伤不止，同时耗气，则成气阴两伤之候；气虚失摄，精微外泄，则出现尿多尿浊；久则阴损及阳，阴阳两虚，精微外泄增多，水湿气化不利，水液潴留，泛溢肌肤，从而尿浊浮肿并见；若病情继续发展，肾体劳衰，肾气失司，气血俱伤，血脉瘀阻，浊毒内停，则诸证迭起，最终导致肾气衰败，五脏受损，三焦阻滞，升降失常，水湿浊毒泛滥，转为气机逆乱之"关格""肾衰"。

二、"虚多实少，补虚为主，泻实为辅"为本病的辨治原则

糖尿病肾病多发生于消渴病的中后期，消渴病的基本病机是阴虚为本，燥热为标，据笔者观察，糖尿病肾病患者其阴愈虚，且阴虚气耗，甚则阴损及阳，燥热或湿毒之邪亦多兼见之，总之以虚证多见，虚多邪少。故治疗多以补虚为主，泻实为辅。权威肾病学著作亦多从虚证论治（《现代中医肾脏病学》王钢等主编；《实用中医肾病学》戴京璋主编）。临床当根据不同的病程阶段，予以不同的治疗方法。糖尿病肾病早期，多为气阴两虚，燥热夹瘀证，多见神疲乏力，口干咽燥，手足心热，烦渴多饮，多食消瘦，尿频清长，腰酸乏力，舌质暗红苔干，脉细稍数，治宜滋阴益气，清热活血，用知柏地黄汤加丹参、桃仁等；如系肝肾阴虚，气虚夹瘀证，多见双目干涩，五心烦热，口干苦饮，腰酸腰痛，大便干结，舌红少苔，脉沉细数，治宜滋养肝肾，益气活血，用左归饮或一贯煎或杞菊地黄丸加当归、丹参、鬼箭羽等；若系脾肾气虚，瘀浊内蕴证，多见其短气乏力，纳少腹胀，四肢不温，腰膝酸软，夜尿清长，舌体胖大，质淡齿痕，脉虚弱，治宜补益脾肾，益气活血，用济生肾气丸合四君子汤加当归、川芎等；若系脾肾阳虚，瘀浊内阻证，多见畏寒肢冷，少气懒言，口

淡不渴，高度浮肿，脘腹胀满，时有呕吐，尿少，大便秘结，舌淡胖，脉沉弦，治宜温肾利水，化瘀泄浊，用温脾汤合金匮肾气丸加减。上述各证，均以正虚为主，邪实次之，故均以补益之法为主，祛邪为辅。

三、"肝脾肾同补，独重补肾；阴阳均补，偏重滋阴"为本病治疗要点

消渴病发病的病理关键当首责之于脾，脾为病变启动病位。主要由于患者嗜食肥甘厚味、烟酒炙煿，及劳倦内伤等，导致脾胃受损，《素问·通评虚实论》曰：此"肥贵人，则膏粱之疾也"；而过度情志刺激，导致肝气郁结，郁而化火，消灼浸液，亦引发消渴。正如《灵枢·五变篇》曰："怒则气上逆，胸中积热，血气逆流……转而为热，热则消肌肤，故为消瘅。"而"五脏之伤，穷必及肾"，肾失固摄封藏，精微外泄，日久精元流失，阴损及阳，水饮内聚，浊毒内生，而成为"关格""肾衰"之危候。故消渴病肾病多责之肝、脾、肾。治疗时当据证或偏补一脏，或二脏、三脏同补。但三脏之中，独重补肾，《圣济总录》曰："消渴病久，肾气受伤。"故临床多用六味地黄汤为主加味治疗，即体现治疗该病当以补肾为首务。但肾乃水火之脏，藏真阴而寓元阳，故治疗或补其阴，或助其阳，或阴阳并补，但临床偏重滋补其阴。上述所言知柏地黄汤、左归饮、一贯煎、杞菊地黄丸、济生肾气丸均是以滋补肾阴为主，即便是温补肾阳之金匮肾气丸亦是六味地黄汤加附桂而成，体现"善补阳者必于阴中求阳，则阳得阴助而生化无穷"之旨。

四、"结合西医研究成果，坚持活血化瘀抗凝"是本病治疗重要环节

现代医学认为糖尿病肾病是因多种原因引起的肾小球微血管

病变，最终导致肾小球硬化，抗凝、改善肾小球血流动力学是其主要治疗原则。中医学认为，消渴病日久，必然元气大伤，气阴两虚，气虚则运血无力，阴虚者血行艰涩而成久病及肾，久病入络之血瘀证候。近年迅速发展的各项检测手段，有利于从微观角度对瘀血证作出判断，如凝血、抗凝、纤溶、血小板功能和血液流变学检查等。治疗当补攻并行，祛邪当注意除湿、清热、化浊、解毒，旷师认为尤其要重视活血化瘀原则在本病治疗中的应用。因补益之品多有壅满胀腻之弊，故治疗糖尿病肾病在补益气血阴阳，或补养肝脾肾等脏的同时，当配以活血祛瘀药物，既可使补益药物无壅腻之弊，又能使补益之力得以充分发挥。常用药物有当归、丹参、牡丹皮、川芎、桃仁、红花、三七、赤芍、郁金、地龙、水蛭、三棱、莪术、酒大黄、毛冬青、益母草、鬼箭羽等。治疗糖尿病肾病时将活血化瘀法贯穿始终，可使益气养阴温阳药物之疗效相得益彰。

五、典型病例

吴某，男，68岁。2005年10月初诊。患糖尿病10余年，长期服西药降血糖治疗，现"三多"症状已不明显。近1年来反复出现下肢水肿，重时按之凹陷没指，甚则行走困难，夜尿频，量少不利，足趾麻木，间有针刺感，伴见畏寒肢冷，气短乏力，精神不振，少言淡漠，腰酸膝软，纳食尚可，舌边齿痕，舌质淡红、苔薄白，脉沉细无力，血压：130/80 mmHg。实验室检查：尿蛋白（＋＋＋＋），24小时尿蛋白定量4.8 g，BUN 6.50 mmol/L，Cr 180μmmol/L，TCHO 7.60 mmol/L，空腹GLU 8.7 mmol/L，TP 70.4 mmol/L，ALB 40.2 mmol/L。诊断为2型糖尿病合并糖尿病肾病，辨为阴阳两虚，兼气虚血瘀证。治法拟温肾益气，滋阴化瘀，利水消肿，方以金匮肾气丸加减：制附子6 g，肉桂5 g，巴戟天10 g，黄芪、山药、茯苓、车前子各30 g，淫羊藿、何首乌、黄精、熟地黄、泽兰、芡实、益智、丹参、鬼箭羽各15 g。每日1剂；配合西药阿卡波糖片50 mg，每日3次，福辛普利钠片4 mg，每日1次，以及金水宝等，服药7剂后，诸症即见明显改善，随症稍有加减，共服20余剂，诸症悉除。复查尿蛋白（＋），血糖6.2 mmol/L，血肌酐130μmmol/L，目前仍在门诊随诊及治疗中。

旷师认为，该病证属阴阳两虚，兼气虚血瘀，故治疗用金匮肾气丸加味治疗。肾气丸乃六味地黄汤加附桂而成，附桂用量较少，在于微微生化肾气以助阳，是"阴中求阳"之代表方剂，功能滋阴助阳，温肾利水。加黄精则滋阴之力添；加黄芪则益气之力增；加淫羊藿、巴戟天则助阳之力尤著且无温燥伤阴之嫌；加芡实、益智仁有益肾固涩之效而无恋邪之弊，更加泽兰、丹参、鬼箭羽活血利水，化瘀抗凝。全方滋阴温阳，补肾益气，化瘀利水，邪正兼顾，标本兼治，故临床症状很快消除，各项实验室指标也大有改善，收效良佳。临证中尚需注意，糖尿病肾病虚多邪少，但湿、热、瘀、水、毒等标实之邪在各期中均可夹见，阶段不同，主次不等，程度各异。早期以热、瘀、湿等为主，在治疗中多选用黄连、知母、牛蒡子、半枝莲等；活血化瘀则多选用川芎、赤芍、丹参、益母草、鬼箭羽、泽兰等；中后期水饮、浊毒渐成主要矛盾，利水多用茯苓、猪苓、车前子、冬葵子，尤可选用有双效作用的黑豆健脾利水，泽兰、王不留行化瘀利水，桑寄生补肾利水等；祛湿浊毒邪则选用土茯苓、虎杖、生大黄、茵陈、蒲公英、紫苏叶等。尿中蛋白为水谷精微化生，大量蛋白从尿中排泄，正气日益耗损，脾肾更见亏虚，遂形成恶性循环。故如何尽量减少尿蛋白排出量也是糖尿病肾病治疗的重要环节，可酌情选加草薢、芡实、益智、覆盆子、桑螵蛸、金樱子、玉米须等，选药得当，疗效尤佳。

9　治疗过敏性紫癜肾炎经验总结

　　旷师在治疗过敏性紫癜肾炎方面积累了丰富经验，以消风散为基础，根据病情所处不同阶段，随证加减，疗效显著。

　　过敏性紫癜是一种毛细血管和微血管变态反应性疾病，病因可能与感染（最常见是呼吸道感染），药物和食物过敏引起的变态性反应有关。本病是一种免疫复合物病，其发病机制中 IgA 起重要作用。约有 40％的患者有肾小球损害，多于紫癜后 8 周出现，也可发生于 2 年后，甚或在出疹之前。过敏性紫癜肾炎的肾损害特征为血尿，可伴有蛋白尿，临床上表现如下。①急性肾炎综合征：约占 30％。②急进性肾炎综合征：较少见，几周内进展至无尿期。③无症状血尿和蛋白尿综合征：约占本病的 50％。④肾病综合征：成人约占 10％，儿童多见。⑤部分患者可发展为慢性肾炎综合征。

一、临床资料

　　本组 20 例，均为 2003 年 12 月～2004 年 12 月于我院住院及门诊患者，其中男 12 例，女 8 例；年龄 18～30 岁 11 例，31～60 岁 9 例；病程最长者 6 年，最短者 2 个月。所有患者均为经激素、细胞毒性药物治疗后，未控制病情或出现明显毒副作用而转为中医治疗者，均符合紫癜肾炎诊断标准：①患者下肢或四肢有对称性紫癜，有时伴有腹痛和关节症状，血小板正常。②病中或紫癜消失后，出现血尿或伴有蛋白尿和管型。

二、治疗方法

　　本组 20 例均采用消风散加减治疗，风热犯表型以消风散合银翘散加减，药物组成：薄荷 8 g，连翘、荆芥、苦参、蝉蜕、防风、牛蒡子各 10 g，当归、金银花、川芎、芦根、白茅根各 15 g。临证加减：血热妄行型以消风散合清营汤加减：水牛角 30 g，连翘、牡丹皮、川芎、蝉蜕各 10 g，生地黄、麦冬、当归、金银花、苦参各 15 g，红花 6 g。脾不摄血型以消风散合参芪地黄汤加减并重用黄芪：黄芪、薏苡仁各 30 g，熟地黄、当归、茯苓、泽泻各 15 g，山茱萸、牡丹皮、荆芥、人参、防风、蝉蜕、川芎、苦参各 10 g。

治疗期间除激素仍用维持量外，其他药一律停用，2 周为一疗程，连续服用 2 个疗程后观察疗效。

三、疗效观察

1. 疗效标准　无水肿者参照《中医病证诊疗标准与方剂选用》中关于紫癜的疗效评定标准。有水肿者参照水肿的疗效评定标准。

（1）紫癜：治愈：紫癜紫点及全身症状消失，实验室指标恢复正常。好转：紫癜紫点明显好转，实验室指标有所改善。未愈：紫癜紫点及全身症状存在，实验室指标无变化。

（2）水肿：治愈：水肿全部消失，其他症状消失，实验室指标恢复正常。好转：水肿及其他症状减轻，实验室指标有所改善。未愈：水肿及全身症状存在，实验室指标无变化。

2. 治疗结果　本组 20 例中，治愈 13 例，好转 4 例，未愈 3 例，总有效率为 85％。

四、典型病例

陈某，男，16 岁。2003 年 4 月因反复皮肤紫癜 1 个月，腰痛，伴洗肉水样小便 10 日入院。入院前于 2003 年 2 月 28 日四肢及胸背部大小不等紫癜，此起彼伏，遇热加重，稍感冒尤甚，外院以维生素 C 静脉滴注，并口服止血药、抗过敏药（具体不详）后症状好转。2003 年 3 月 14 日起，腰部胀痛，小便如洗肉水样，并皮肤再次出现紫癜。刻诊：口干，饮水不多，发热，微恶寒，舌尖红，苔薄黄微腻。实验室检查：尿常规示，红细胞（＋＋＋＋），尿蛋白（＋＋），旷师诊为"肌衄、尿血"，证属风湿热犯表，络损血溢，予以消风散合银翘散加减。处方：荆芥、防风、淡竹叶、蝉蜕、川芎各 10 g，人参、当归、金银花、芦根、连翘各 15 g，薄荷 6 g，白茅根 20 g。3 剂则小便色转清，无明显腰痛，皮肤紫癜消失，共服 10 剂，随访半年未复发，化验结果均正常。

刘某，男，36 岁。2002 年 6 月因反复皮肤紫癜伴小便多量泡沫 3 年入院。患者自 1999 年 4 月起无明显诱因四肢出现大小不等紫癜，大如铜钱、小如针尖，此起彼伏，稍受凉即发，紫癜色暗，腰部酸软乏力，时觉胀痛，小便颜色较深，伴大量泡沫，小便量可，24 小时约 1500 mL，畏寒喜暖，着衣多于常人，头晕、口淡，食纳不佳，饮水较多，大便先干后稀，血压 160/100 mmHg，腹部移动性浊音（－），双下肢轻度凹陷性水肿，血常规示 Hb 9.0 g/L，尿常规隐血试验（＋＋），尿蛋白（＋＋＋），24 小时尿蛋白总量 4.0 g。Cr 270 mmol/L，BUN 11 mmol/L，于外院以泼尼松口服 60 mg，每日 1 次，8 周后渐减，现以 5 mg，每日 1 次，维持。旷师诊后，中医诊断：血证（肌衄、尿血）、水肿（阴水），外邪入里，痰瘀阻络，脾肾亏虚。分析病因病机，初起为风、湿、热困表日久伤正，湿热困脾，脾气不运，伤及脾阳，浊阴不运，下入于肾，肾气不化，脾肾亏虚，化为水肿。治以温阳益肾，活血化瘀，兼清湿热，祛风邪，方拟消风散合参芪地黄汤加减。处方：荆芥、防风、山药、蝉蜕、山茱萸、牡丹皮、川芎、苦参、泽兰各 10 g，黄芪、薏苡仁各 30 g，党参、熟地黄、茯苓、当归、泽泻各 15 g，制附子 6 g。上方服

5 剂后，水肿渐退，15 剂后，小便化验正常，此后，再服 30 剂，并口服金匮肾气丸、补中益气丸各 9 g，每日 3 次，长期口服，随访 2 年，未见复发，多次复查尿常规，肾功能均无异常。

五、讨论

过敏性紫癜肾炎主要表现为系膜增生性肾小球肾炎，病变部位常可见到坏死。分级如下。1 度：轻微病损；2 度：系膜增生；3 度：①局灶性。②弥漫性系膜增生，新月体形成<50%。4 度：①局灶性。②弥漫性系膜增生，50%～70%新月体形成。5 度：①局灶性。②弥漫性系膜增生，伴>75%新月体形成。6 度：膜增生性病变。

其发病机制为蛋白质及其他大分子变应原作为抗原，刺激人体产生抗体，后者与抗原结合成抗原-抗体复合物，沉积于血管内膜，激活补体，导致中性粒细胞的游走、趋化及一系列炎症介质的释放，引起血管炎症反应。此种炎症反应可累及肾脏，即为肾型过敏性紫癜肾炎，实验检查出凝血时间、血小板等无异常变化。

中医学根据"紫癜、血尿、水肿"为主要表现，当归属于中医学"肌衄""尿血""水肿"范畴。《内经》曰："胞热移于膀胱，则病溺血。"《诸病源候论·患斑毒病候》述其曰："斑毒之病，是热气入胃，胃主肌肉，其热挟毒而蕴于胃，毒气熏发于肌肉，状如蚊蚤所啮，亦斑起，周身遍体。"指出病机为热。《医宗金鉴》曰：青紫斑点其色反淡，久则令人虚羸。指出紫癜日久，病又以气阴两亏为本，郁热为标。

旷惠桃教授在临床中观察，本病初则感受风湿热之邪，正邪相搏，毒热伤络，迫血妄行，血溢于脉外，渗于肌肤发为紫斑，循经下侵于膀胱，损伤脉络，则为尿血，血热搏结，灼伤阴血，离经之血化为瘀血，滞于脉中之血者亦化为瘀血，日久不愈，又耗伤气血，损及脾肾，而热邪未去，正气已伤之虚实夹杂证，故初起病为风湿热袭表灼血，中期为血分湿热灼伤津血化为瘀血，后期为气阴两虚，脾肾不足，湿热之邪蕴结。纵观全程，外邪、风湿夹热是重要的致病因素。瘀血为气阴亏虚，脾肾不足而使外邪侵袭所致之病理产物。依照"治病必求其本""实则泻之""虚则补之"的原则，初期祛风清热利湿，祛邪以扶正；中期疏风利湿，凉血化斑，兼疏风利湿。因消风散可祛风清热，养血活血，将原方化加减，初期重用祛邪药，中期祛邪扶正并用，后期重以扶正，兼以祛邪，故疗效显著。

方中防风、荆芥、蝉蜕祛风清热，荆芥更可止血。紫癜初期即斑疹鲜红，突发或时隐时现，类似于中医之"风"，这种表现往往贯穿患病全程，另辨证结合辨病，过敏性紫癜所伴之肾损害，约1/4患者与鱼虾过敏或预防注射有关，还有大部分患者与病毒、细菌所致变态反应有关。现代药理学研究表明，防风、荆芥、蝉蜕一类祛风药均有抗过敏作用。苦参一药，清热燥湿，李时珍曰："热生风，湿生虫，故能治风杀虫。"当归可补血，活血，用于各种血虚血滞。《景岳全书·本草正》曰："当归，其味甘而重，故专能补血，其气轻而辛，故又能行血，补中有动，行中有补，诚血中气药，亦血中之圣药也。"现代药理学研究证实，当归有抗血小板凝集和抗血栓作用，并能促血红蛋白及红细胞生成。川芎活血行气，祛风止痛，《本草汇言》曰："芎䓖，上行头目，下调经水，中开郁结，血中气经，尝为当归所使，非第治血有功，而治气亦神验也……味辛性阳，气善走窜而无阴凝黏滞之态，虽入血分，又能去一切风，调一切气。"现代药理学证实川芎可降低血小板表面活性，抑制血小板聚集，可预防血栓形成。以上6味药为基本方，共奏养血活血、祛风解表、清热利湿，祛邪而不伤正，扶正而不留邪之功。初期合银翘散加减，清热解表，增强祛邪之效；中期合清营汤，清热凉血，养阴清营；后期合参芪地黄汤侧重健脾益肾而不忘活血祛风，清热燥湿，故疗效显著值得推广。

10　益肾颗粒剂治疗狼疮肾炎 20 例

系统性红斑狼疮（SLE）是一种累及多个脏器的自身免疫性炎症性结缔组织疾病，其中最易受累的是肾脏，即狼疮肾炎（Lupus nephritis，LN）。狼疮肾炎多发于育龄期妇女，患者可出现大量蛋白尿、血尿、管型尿、氮质血症、水肿等症状。本病属于中医学"水肿""虚劳""尿血"等范畴。笔者采用益肾颗粒剂治疗狼疮肾炎 20 例，取得良好效果。

一、临床资料

本组 20 例均为我院 2001 年 9 月～2003 年 1 月的住院患者。其中男 1 例，女 19 例；年龄 18～30 岁 17 例，31～60 岁 3 例；病程最长 12 年，最短 6 个月。所有患者均为经激素、细胞毒等药物治疗后未控制病情或出现明显的毒副作用而转中医治疗者。且符合 1982 年美国风湿病学会修订的 SLE 的诊断标准，均有持续性蛋白尿、镜下血尿、管型尿或（和）肾功能衰退。辨证分型参照《中药新药治疗系统性红斑狼疮的临床研究指导原则》中有关肝肾阴虚型的标准拟定。临床上主要表现为不发热或偶有低热，局部斑疹黯褐，腰酸腿痛，月经不调或闭经，或头晕目眩，耳鸣，口燥咽干，浮肿，小便黄，大便偏干，舌质红少津，苔薄黄，脉细数。

二、治疗方法

本组 20 例均采用益肾颗粒剂治疗。药物组成：黄芪、熟地黄、益母草、半边莲、山药、茯苓、泽泻、山茱萸、牡丹皮、蝉蜕、连翘等。并由我院制剂室制成颗粒剂，9 g/包，每次 1 包，每日 3 次，口服。治疗期间除激素递减至停药外，其他西药一律停用。以 8 周为一疗程，连续服用一疗程后观察疗效。

三、治疗结果

1. 疗效标准　参照中华人民共和国卫生部制定的《中药新药治疗系统性红斑狼疮临床研究指导原则》拟定。显效：治疗后主症好转，主要化验指标趋于正常；有效：治疗后主症有所改善，主要化验指标有所下降；无效：未达到有效标准者。

2. 治疗结果　本组 20 例中，显效 11 例，有效 6 例，无效 3 例，总有效率为 85%。

四、讨论

现代医学认为，狼疮肾炎是一种免疫复合物介导性肾炎，与遗传、环境、内分泌、饮食、免疫等多种因素有关。但狼疮肾炎的发病机制尚未完全明了，西医对本病的治疗主要采用免疫抑制方案，激素和环磷酰胺联合用药，虽取得了较好疗效，但治疗过程中药物的副作用、合并症以及患者对治疗耐受性等问题均十分突出。中医学认为本病多因先天禀赋不足，肾精亏虚，复受外邪侵袭，邪郁化热，导致热毒血瘀、火热内炽而诱发。正所谓"至虚之处，便是容邪之所""邪之所凑，其气必虚"。"虚"是本病之本，急性期病情突出表现为毒热的标象，从根本上看还是虚中夹实，本虚标实，而慢性期更是久病多虚，虚象更著。其基本病机为本虚标实，肝肾阴虚为本，湿热火毒为标。依照"治病必求其本"和"虚则补之"的原则，以滋补肝肾、益气养阴之益肾颗粒剂治之，故疗效明显。方中以滋阴补肾、填精益髓之熟地黄和补气摄血、利尿消肿之黄芪为君药，《本草纲目》曰熟地黄能"填骨髓，长肌肉，生精血，补五脏内伤之不足，通血脉"。《珍珠囊》曰:"黄芪甘温纯阳,其用有补诸虚不足,益元气,去肌热……"两药合用,气阴并补,气血得以充足,阴阳得以调和;山药、山茱萸补益肝脾达补肾之效;益母草活血化瘀,利尿消肿;连翘、半边莲清热解毒;茯苓、泽泻利水消肿;牡丹皮活血散瘀,退虚热,以防阴虚生热,阴虚火旺;蝉蜕疏散风热。诸药配伍,共奏益肾精、补肾气、清热活血、利尿消肿之效。现代药理学研究证明,黄芪具有增强机体免疫功能、利尿、消除尿蛋白和降血压等作用;熟地黄具有利尿、增强免疫功能等作用;牡丹皮、益母草等活血药能降低毛细血管通透性,改善微循环及肾血流量,对抗血小板凝聚,调节机体免疫。由于本药紧扣病机,疗效肯定,且未发现任何副作用,故有进一步研究推广的价值。

11　中西医结合治疗肾病综合征 45 例临床观察

肾病综合征(Nephrotic syndrome,NS)是一个概括多种肾脏病理损害而致的严重蛋白尿,及其相应的一组临床表现的名称。其典型临床表现为大量蛋白尿(≥3.5 g/d)、低白蛋白血症(血浆白蛋白<30 g/L)、水肿和伴有高脂血症。因此它不是一个独立的疾病。其不同病理改变引起的后果不一,有的类型易发展为肾衰竭,所以强调早期治疗。2004 年 1 月~2005 年 12 月收集门诊及住院肾病综合征患者 45 例,采用中西医结合治疗,取得了良好的临床效果。

一、临床资料

1. 所有观察病例随机分为治疗组和对照组。治疗组 45 例,其中男 25 例,女 20 例;年龄 11~39 岁,平均 20.6 岁;病程 3 个月~5 年,平均 1.6 年;其中初治患者 39 例,复治患者 6 例。对照组 30 例，男 18 例，女 12 例；年龄 9～41 岁，平均 19.5 岁；病程 2 个月～5 年，平均 1.56 年；其中初治患者 21 例，复治患者 9 例。两组患者差异无统计学意义（$P > 0.05$），具有可比性。

2. 入选标准：①尿蛋白超过 3.5 g/d。②血浆白蛋白低于 30 g/L。③水肿。④血脂升高。⑤不伴有其他活动性疾病。⑥临床及实验室检查不存在肾衰竭。其中前两项为诊断必需条件，大多数病例均未做肾脏活检病理分型。

二、治疗方法

1. 对照组泼尼松 1～2 mg/(kg·d)，每日晨起顿服，服用 8 周尿蛋白转阴后开始减量，每 7～10 日减 5 mg。

2. 治疗组西药治疗的用法、用量同对照组。中药以我院肾内科使用多年的经验方益肾汤，主要药物组成：黄芪 30 g，熟地黄、茯苓、半边莲、山茱萸、丹参、山药各 15 g，牡丹皮、泽泻、连翘、益母草各 10 g，紫苏叶 6 g 等。并根据病情随证加减：如水肿明显则加利水消肿之品：车前子、大腹皮、牵牛子等；瘀血证重者合用活血化瘀药：泽兰、川芎、桃仁、红花等；如阴虚火旺证明显则加滋阴降火之品：知母、生地黄、女贞子、墨旱莲、枸杞子等；热毒内生者加清热解毒之品：金银花、白花蛇舌草等；胃气不和者，加藿香、佩兰、砂仁等和胃化湿之品等。15 日为一疗程，连续用药 4 个疗程后观察疗效。

三、疗效观察

1. 观察项目　治疗前后症状、体征变化及 24 小时尿蛋白量、血清蛋白、总蛋白及肌酐、胆固醇、甘油三酯检测。

2. 疗效标准　参照"肾脏病诊断与治疗及疗效标准专题讨论纪要"。完全缓解（CR）：多次测定尿蛋白阴性，定量≤0.2 g/24h，血清蛋白正常或接近正常（血清蛋白＞35 g/L），肾功能正常，肾病综合征临床表现完全消失；显著缓解（SR）：多次测定尿蛋白定量≤1 g/24 h，血白蛋白显著改善，肾功能正常或接近正常；部分缓解（PR）：多次测定尿蛋白有所减轻，定量≤3 g/24h，血白蛋白有所改善，肾功能好转；无效（NR）：尿蛋白与血白蛋白与治疗前比较无大改变，肾病综合征临床表现未消除，肾功能无好转；复发（RE）：已获临床缓解的患者尿蛋白上升≥3.5 g/d。

3. 统计学方法　计数资料采用（$\bar{x} \pm s$）表示，治疗前后各项指标采用配对 t 检验。

4. 结果

（1）两组疗效比较：治疗组中完全缓解率和总有效率分别为24.4%和93.3%。均显著高于对照组的13.3%和63.3%。经统计学处理 $\chi^2 = 10.2$，$P < 0.05$。治疗组明显优于对照组。（表5-11-1）

表 5 - 11 - 1　　　　　两组治疗效果比较　　　　　　　　例

组别	n	完全缓解	显著缓解	部分缓解	无效	总有效率（%）
治疗组	45	11(24.4)	19(42.2)	12(26.7)	3(6.7)	93.3
对照组	30	4(13.3)	10(33.3)	5(16.7)	11(36.7)	63.3

（2）两组主要生化检测结果比较：两组主要生化检测发现，治疗组和对照组对尿蛋白量、总蛋白、甘油三酯和血清肌酐均有明显改善（$P < 0.01$ 或 $P < 0.05$），而对于尿蛋白量、总蛋白和甘油三酯的改善，治疗组优于对照组（$P < 0.05$）。（表 5 - 11 - 2）

表 5 - 11 - 2　　两组主要生化检查结果比较（$\bar{x} \pm s$）

组别	n	时间	尿蛋白量（g/24h）	血白蛋白（g/L）	血总蛋白（g/L）	胆固醇（mmol/L）	甘油三酯（mmol/L）	血清肌肝（mmol/L）
治疗组	45	治疗前	5.6±1.8	18.5±6.7	41.4±20.9	12.1±6.4	5.1±3.8	151.3±78.5
		治疗后	2.3±1.6[ab]	28.2±7.1[a]	54.1±25.4[ac]	10.3±6.4	4.5±3.4[bc]	127.2±67.4[a]
对照组	30	治疗前	5.6±2.5	18.2±7.0	40.1±18.7	12.8±6.5	5.8±3.3	155.2±72.6
		治疗后	3.9±2.4[a]	22.1±7.2	47.3±28.3[b]	10.8±5.6	5.1±2.4[b]	135.5±70.6[b]

注：治疗前后比较，[a]$P < 0.01$，[b]$P < 0.5$；治疗后两组比较，[c]$P < 0.5$。

随访中西医结合治疗组随访 1 年以上 45 例，复发 5 例，复发率 11.1%；对照组随访 30 例，复发 9 例，复发率 30%，并有 8 例患者有痤疮和（或）消化道症状，复发患者的诱因有 5 例为上呼吸道感染，2 例为劳累，2 例为受寒。

四、讨论

肾病综合征主要是由各种原发肾小球疾病引起。由于肾小球毛细血管壁对血浆蛋白的通透性明显增高，导致大量血浆蛋白从尿中流失，故出现蛋白尿、低蛋白血症；血浆胶体渗透压下降，肾性水钠潴留，常导致明显水肿。肝脏合成蛋白增加的同时胆固醇、脂蛋白合成也明显增加，从而引起高脂血症。同时患者常存在高凝状态，这与肾病综合征时凝血、抗凝及纤溶因子的变化有关，并常伴有凝血功能异常致病情加重，肾功能恶化，甚至诱发其他部位栓塞。加之肾病综合征时低蛋白血症、高脂血症的存在引起血液浓缩、血液黏度增加，利尿药及大量糖皮质激素使用，又加重了这一倾向，从而容易诱发各种深静脉血栓形成、肾小球内凝血。目前西医学治疗本病主要依靠激素，但糖皮质激素长期应用剂量偏大，副作用和并发症多，停药后易"反跳"，且复发率高。中西医结合治疗既可提高临床疗效，改善患者体质，又能减轻或消除激素的副作用。

本病在国家标准《中医临床诊疗术语》中归属于中医学"水肿"中"肾水"范畴。《诸病源候论·水中候》曰："肾者主水。"《景岳全书·水肿论治》曰："凡水肿等证，乃肺脾肾三脏相干之病……而病本皆归于肾。"临床症状虽有偏肺、脾、肾之不同，但其病本在肾。特别是由于激素在临床的广泛运用，导致肾之气阴亏虚，热毒血瘀内阻者极为多见。我们运用补肾益气，清热活血之益肾汤加减治疗肾病综合征，方中以滋阴补肾、填精益髓之熟地黄和补气摄血、利尿消肿之黄芪为君药，而采用中西医结合治疗的方法，中药方中黄芪、党参、白术、山药、熟地黄具有健脾益肾、固护正气作用；丹参、川芎、益母草可活血化瘀，降低血液黏稠度，改善微循环，减少微血栓形成，降低血液中自由基对肾小球的损害，改善肾小管的重吸收作用，促进肾功能恢复；茯苓、泽泻健脾利湿，金银花清热解毒。治疗结果表明，肾病综合征患者在西药治疗基础上采用扶正祛邪、健脾益肾、活血利湿等中药治疗可起到协同作用，能增加激素效应，保护肾上腺皮质功能，有利于激素的逐步撤减，减少激素的副作用，提高疗效，减少复发。通过本组病例的临床治疗效果观察，采用中西医结合治疗，可互补其短。发挥各自优势，是一条有效的治疗途径。

12 治疗疑难杂症验案举隅

旷师从事风湿疾病临床、教学、科研工作 40 余年，学验俱丰。旷师认为"正虚"是风湿疾病的内在病理基础，正虚是指人体精、气、血、津液等物质不足及脏腑组织等功能低下和失调。"邪侵"是该类疾病发生的重要外因，外邪主要包括风、寒、湿等；而"痰浊瘀阻"是该类疾病在发生发展过程中所形成的病理产物，这些病理产物或直接或间接作用于人体，从而导致风湿类疾病的发生。笔者有幸侍诊其侧，获益良多，兹将旷师临床治疗几则风湿类疑难杂症的验案介绍如下。

一、补肾强督、通痹散寒治脊痹

成某，男，19 岁。2008 年 7 月 14 日初诊。2 个月前因腰部酸痛至长沙某医院就诊，门诊检查：ESR 66.7 mm/h，HLA-B27（＋）、CRP 35.5 mg/L，并进行骨盆 X 线摄片等相关检查，诊为"强直性脊柱炎"，予甲氨蝶呤、叶酸、柳氮磺吡啶、塞来昔布胶囊、复方雪莲胶囊等治疗。用药后自觉症状无改善，求诊于旷师。刻诊：两侧腰部酸痛，活动受限，晨起明显，活动后减轻，小便黄，舌淡红，苔薄白，脉细涩。既往有外伤史。体格检查：右下肢大腿周径较对侧小，双下肢4字试验（＋），双下肢直腿抬高试验（±），胸椎下部压痛（＋），腰椎压痛（－），击右侧骶髋关节（±），双下肢肌力无明显减退。中医诊断：脊痹。西医诊断：强直性脊柱炎。处方：自拟补肾强督汤加减。当归、威灵仙、生地黄、白芍各15 g，川芎、独活、桑寄生、羌活、杜仲、牛膝、续断、桂枝、狗脊、骨碎补各10 g，甘草6 g。14剂，每日1剂，水煎服。趁热服下，盖被取热得微汗。7月28日二诊：腰痛明显减轻，腰部活动改善，双膝关节疼痛减轻，唯骶部肌肉紧痛，纳可，眠一般，二便调，夜间汗出。舌淡红，苔白腻，脉细涩。上方加松节、仙茅各10 g，黄芪30 g。14剂，每日1剂，水煎服。8月12日三诊：病情稳定，症状好转。诉昨日因劳累过度，自觉右侧腰痛，并伴疲乏无力，纳可，睡眠一般，二便调。舌红苔白腻，脉细涩。处方：黄芪30 g，当归、骨碎补、生地黄各12 g，川芎、独活、桑寄生、杜仲、续断、延胡索、狗脊各10 g，白芍、威灵仙各15 g，甘草6 g。14剂，每日1剂，水煎服。诸症已平，病情稳定，自行停药。四诊：近因活动后出现两侧腰部疼痛，晨起明显，活动受限，纳寐可，二便调。舌质淡红，苔薄白，脉细涩。处方：当归、生地黄、白芍、威灵仙、川芎各15 g，独活、桑寄生、羌活、桂枝、牛膝各10 g，杜仲、续断、狗脊、骨碎补各12 g，甘草6 g。14剂，每日1剂，水煎服。服药后诸症悉平，复查血沉及CRP均在正常范围，随访半年，未见复发。

按：强直性脊柱炎属于中医学"脊痹"范畴，多发于青少年，男性多见，发无规律，与个人体质、生活环境有一定关系。如天气变化或身处寒湿环境中则出现腰骶酸痛，行动受限，晨僵等。旷师临床上常以独活寄生汤为主方，方中桑寄生、杜仲、牛膝、狗脊、续断合用滋补肝肾，补先天之不足；独活、川芎、延胡索、威灵仙合用，奏祛风散寒、除湿止痛之效。同时佐以四物汤，补血养血；或辅以二仙汤化裁，补肾温阳。辨证施治，每获良效。

二、清泻脾火、解毒除湿治狐惑

管某某，男，25岁。2011年6月9日初诊。口腔溃疡反复发作7年，近1个月出现双下肢及背部毛囊炎，4日前出现龟头处溃疡，皮肤针刺试验（＋），纳可，寐欠安，二便调。舌苔黄腻，脉滑数。中医诊断：狐惑病。西医诊断：白塞病。处方：自拟白塞汤（土茯苓、百合、忍冬藤、石膏各15g，淡竹叶、栀子、防风、当归、藿香、金银花各10g，甘草5g）加玄参15g，莪术、鱼腥草、败酱草各10g。14剂，每日1剂，水煎服。6月24日二诊：口腔溃疡明显好转，外阴溃疡已平。目下口唇周围痒疹，灼痛，纳可，大便干，舌苔白，脉滑数。处方：自拟白塞汤加黄连、牡丹皮各10g，生地黄、土茯苓、玄参各15g。14剂，每日1剂，水煎服。7月9日三诊：溃疡较前明显好转。目下已盗汗、自汗10日，伴口干。口稍苦，纳可，寐安，大便稍结，小便可。舌苔白，脉细涩。处方：自拟白塞汤加土茯苓、白花蛇舌草各15g，浮小麦30g，虎杖、黄连各10g。14剂，水煎服。2012年1月25日四诊：服上诊方后口唇疱疹溃疡消失，自觉已无不适，故自行停药。近因考研紧张，口周及头额有少许皮疹，纳寐可，二便调。舌苔白，脉细涩。处方：自拟白塞汤加藿香、白芷、僵蚕、白鲜皮、皂角刺各10g。14剂，每日1剂，水煎服。3个月后随访，病情平稳，未见复发。

按： 白塞病属于中医学"狐惑病"范畴，证属脾经湿热。多伴有脾胃虚弱，治疗上切勿轻拟攻下和过投苦寒。旷师自拟白塞汤实乃取钱乙泻黄散之意，既清泻脾中伏热，又振复脾胃气机，使脾火清泻而正气无伤。方名泻黄，而方中诸药，并无攻实泻下之品，乃取其"不清之清，不泻之泻"之妙。辅百合以清泄肺胃之热；土茯苓以益脾胃，通肝肾，解邪毒，除湿毒；忍冬藤以清热解毒，祛风湿，消肿痛。现代药理学证明土茯苓具有良好的抗炎、抗病毒、抗菌的作用，诸药合用，共奏清脾泻热、解毒除湿之效。

三、补肾健脾、养血通络治肌痹

杜某，男，34岁。2011年10月10日初诊。2011年3月起无明显诱因出现四肢无力，前往省某医院就诊，诊断为"多肌炎"，前后于长沙某医院住院治疗3次，并往北京多家医院求治，经常规西医治疗以及长期激素治疗，疗效不稳定。最严重时生活不能自理，稍行走即因双下肢无力而蹲地，无法出门，无性欲。目下仍感四肢无力，行走艰难，双膝冷，满月脸，纳少，寐安，二便尚调。舌苔白，脉沉细。中医诊断：肌痹。西医诊断：多发性肌炎。处方：自拟皮肌炎方（白芍、生地黄、鸡血藤、忍冬藤、白花蛇舌草各15 g，当归、川芎、土鳖虫、草薢、海风藤各10 g，全蝎、甘草各5 g）加黄芪50 g，白术20 g，豨莶草15 g，防风、牛蒡子、威灵仙、西洋参各10 g。14剂，每日1剂，水煎服。药尽剂，感觉疗效佳，遂自行以原方续服15剂。2011年11月9日二诊：四肢无力较前好转，仍行走乏力，双膝冷，纳少，二便调。处方：皮肌炎经验方加黄芪30 g，西洋参、淫羊藿、仙茅、骨碎补、牛膝、杜仲、土鳖虫各10 g，全蝎6 g。40剂，每日1剂，水煎服。2011年12月28日三诊：四肢乏力明显改善，精神好转。自觉已好50%以上，能生活自理，肢体肌肉力量明显增强。现症见上下楼梯时尚需借助外力，但已经可以独自上街，下蹲后能不借助外力站起来，双手已能握20 kg握力圈，恢复上班。但全身皮肤出现小红疹，不痛不痒，双下肢稍浮肿，易流泪，纳可，寐安，二便调。舌苔白，脉沉细。处方：皮肌炎方加黄芪 30 g，西洋参、骨碎补、牛蒡子、白鲜皮、牛膝、杜仲各 10 g，益智、车前子各 15 g。15 剂，每日 1 剂，水煎服。后以此方制成丸剂继服。2012 年 7 月来电告之，已基本痊愈，妻子已有孕两月余。

按：本病属于中医学"痿证""痹证"范畴。脾为后天之本，脾气亏虚，肌肉失养，故四肢乏力。肾主一身之阳，元阳亏虚，故下肢冷，无性欲。本例以四物汤为主方，辨证加减，重用黄芪、白术以益气健脾，配伍全蝎、土鳖虫搜剔经络。植物中药中藤类药如同人体经络，取类比象，但在选择枝藤类药时也应结合药性辨证选用，如鸡血藤养血通络，海风藤祛风通络，忍冬藤清热通络。随病证逐渐缓解，治疗需注重病之根本，固护肾阳，故加淫羊藿、仙茅，药证相符，故病速愈。

四、清热解毒、凉血消肿治瓜藤缠

肖某，女，23 岁。2011 年 11 月 3 日初诊。有结节性红斑病史 1 年半。症见双下肢仍有结节，结节处皮肤色紫，结节压痛。左踝关节肿痛，局部略发热，大便干结，三日一行，身冷，就诊时气温 23℃，患者已穿棉皮鞋，口腔溃疡，咽痛，面白。舌苔黄，脉弦数。因泌乳素高，现服溴隐亭。中医诊断：瓜藤缠。西医诊断：结节性红斑；咽炎；口腔溃疡。处方：金银花、玄参各 90 g，当归 60 g，甘草 30 g，虎杖、乳香、没药、威灵仙、安痛藤各 10 g。14 剂，每日 1 剂，水煎服。11 月 17 日二诊：左踝肿痛好转，但仍四肢关节疼痛，双下肢一红斑，红斑处按之疼痛，已变紫色，稍痒，纳可，口渴欲饮，大便干，2~3 日一行，双膝肿痛。血常规：Hb 101 g/L，ESR 103 mm/h。肝肾功能（－）。风湿全套：CRP 94.17 mg/L，抗 CCP 216.45 RU/mL。

舌苔白，脉弦数。处方：水牛角30 g，生地黄15 g，牡丹皮、赤芍、玄参、当归、忍冬藤、紫草、牛膝、虎杖、泽兰、泽泻、甘草各10 g。14剂，每日1剂，水煎服。11月28日三诊：关节肿痛好转，红斑已消。目下双下肢肌肉酸胀，双膝关节疼痛，关节内作响，左肘处风湿结节，按之疼痛，口稍渴，大便干，气臭，每日一行，本月月经推后11日。舌红苔白，脉弦数。处方：上方加络石藤、桃仁、红花各10 g，益母草15 g。7剂，每日1剂，水煎服。12月5日四诊：双下肢肌肉酸胀好转，月经已行。目下左膝关节稍疼痛，关节内稍灼热，气候变化时疼痛明显，纳可，唇干，大便溏，每日1~2次，小便调。舌苔薄黄，脉细数。处方：黄芪30 g，白芍15 g，当归、川芎、生地黄、独活、桑寄生、牛膝、杜仲、秦艽、忍冬藤、云芝、安痛藤各10 g，全蝎、土鳖虫各6 g，桂枝、甘草各5 g。7剂，每日1剂，水煎服。已基本痊愈，并复学。

按： 结节性红斑属于中医学"瓜藤缠"范畴。《医宗金鉴》曰："此证生于腿胫，流行不定，或发一、二处，疮顶形似牛眼，根脚漫肿……日久肿痛。"此病初起关节肿痛，局部略发热，伴咽痛，口腔溃疡，可见体内火毒内盛，以四妙勇安汤加味以清热解毒，化瘀止痛，服药后左踝肿痛好转，但下肢仍有红斑，仍口渴、大便干。血分有热，须凉血散血，故用犀角地黄汤清热解毒，凉血消斑。待红斑消失后，遂将治疗重点逐步转入通经活络为主，兼顾调经。调治月余，已基本痊愈，可见治疗中应遵循药随证方，方能病随药愈。

第六篇 养生篇

1 中医保健法　世界将风行

为实现"2000 年人人享有卫生保健"的战略目标，联合国卫生组织最近向全世界推广一种保健手段——自然疗法。

所谓自然疗法是国外对非药物（指西药），非手术疗法采用的一个现代术语，是指"通过自然环境疗法治疗调理以康复人的自然之疾，以正确的饮食方法以恢复人的自然之习，用心理精神的调和以达到自然之情，以针灸、按摩、推拿恢复人体自身的气化，用适当的运动行为以畅达自然疗力，以合理的作息起居以符合自然节律等诸种康复方法"。

自然疗法实际上采用中医的理论，诸如"天人相应"的整体观，"阴平阳秘"的平衡论，"扶正祛邪"的治疗观，"杂合以治"的综合调理康复法以及"治未病"的预防医学观。自然疗法是力求将养生和治病相统一的人类保健医疗技术。它主张养治结合，养治并重，从而将中医学治未病和治已病融为一体。

所谓治未病即养生，是传统中医在人体控制技术方面的技术优势。其重要意义早在两千多年前就得以强调。中医经典《素问》曰："圣人不治已病治未病，不治已乱治未乱……夫病已成而后药之，乱已成而后治之，譬犹渴而穿井，斗而铸兵，不亦晚乎。"注重养生保健，控制疾病发生，这是医疗卫生工作的根本任务之一。自然疗法充分拓展了这个技术领域，主张用食物、中药、气功、心理、娱乐、运动以及针灸按摩等养生法。养生得法，疾病安生？

所谓治已病是注重既病后的治疗。在医疗工作中，随着化学药品的大量应用，药源性疾病的大量增加，"回归自然"已成为世界人民的强烈呼声。自然疗法尊重人之本体及自身调节平衡机能，崇尚"人来之于自然受之于自然"的整体系统观，在治疗中遵从于自然规律和方法的纯朴性，避免了现代医学对许多病症的治疗局限性和副作用，能以其独特的"自然"特色为人类的健康提供最佳服务。如气功等自然疗法技术就是一种依靠自我调整，自我平衡来获取"高水平健康"的方法。由于自然疗法取法于自然，顺乎自然，且疗效独特，应用广泛，安全可靠，副作用少，从而乐于为人们所接受，并将成为世界医学发展的新潮流。

目前，我国的中医中药、针灸、按摩已传播到 100 多个国家。1990 年，经德国卫生部批准，已在德国建立起第一个现代化中医院，世界卫生组织还在我国建立了七个传统医学合作中心，标志着中医逐步国际化。中医在防病治病方面将成为全人类共同接受的科学手段。中医保健法，世界将风行。

2　春暖花开话养生

春季，是指从立春之日起，到立夏之日止，包括了立春、雨水、惊蛰、春分、清明、谷雨等六个节气的三个月时段。

《内经》曰："春三月，此谓发陈。天地俱生，万物以荣。"春三月，经过隆冬的秘藏，阳气已由弱而旺，自然界阳气当令，催动万物复苏，进而或使植被怒芽勃发，绿茵遍地，花团锦簇；或使动物情愫萌动，春情潮涌，交配繁衍；或见气候和风习习，春雨绵绵，艳阳高悬，一派蓬勃向上，生机盎然的景象。与自然界相应，人体肝胆之气通于少阳春生之气。因此，春季的养生原则，应当顺应自然界阳气生发，天地万物发芽生长的趋向，扶助机体阳气，调畅肝胆气机，规避春季各种致病因素等。

一、春季起居活动养生

1. "舒缓"以助阳气生长　春天的一切起居活动都要以生发舒畅阳气，消除压抑束缚为原则。《素问·四气调神大论》篇要求"夜卧早起，广步于庭，被发缓形"，认为春季保健阳气的方法，应当稍迟些睡觉，在保证基本睡眠的前提下尽可能早起，进行一些室外活动，呼吸点新鲜空气；把头发披散开来，不要约束；衣服保持宽松舒适，身体要尽量舒缓自然。尽可能使身心没有任何压抑与束缚，以促进阳气生发与生长。

按照现代的生活方式，清早要早起，在空气清新的环境中去进行一些适当的运动。保持强度不大而舒缓的活动，使机体尽可能地处于一种条达舒畅的状态，则人体阳气逐渐旺盛从而充满勃勃生机。

2. "春捂"以避"虚邪贼风"　"春捂秋冻"的养生之道是长期以来的养生经验总结。"春捂"，是指春季尽可能迟地卸减冬装，"捂"住身体的热气，以保证阳气生发的体内环境。春季阳气刚升而未盛，寒气将去而未衰，气候"乍暖还寒"，而且经常出现"倒春寒"，人体必须具备应对这种变幻不测气候的能力——阳气。

春天的阳气称之为少阳，此时的阳气还不够旺盛，主要的责任是生长，不能过度分身去抗寒。寒温冷热不时，过早地脱去棉衣，风寒邪气会乘虚而入。"春捂"得宜，阳气生长势头一旺，旺即所以正气盛，"虚邪贼风"就很难侵袭人体。"春捂"在一定条件下可应对天气变化对人体的影响，在气候瞬息转变时，可避开"虚邪贼风"的侵袭。那么，春季常发的流感、脑炎等疾病就可防之于未然。

二、春季情志调养

人们经过漫长冬季的郁积，在春天生发之时，情志也处于一种开放宣达、生发疏泄的状态，情绪易变，易被激惹，精神性疾患较多，故有"菜花黄，痴子忙"之说。因此春季要重视情志调养：

1. 开朗乐观，生发志意　使志意生发应是春气养生的重要概念。《素问·四气调神大论》认为要在"夜卧早起，广步于庭，披发缓形"的状态下才能"以使志生"。实际上就是要求一种宽松舒缓，气畅神和，恬愉旷达的内在环境，做到心胸开阔，乐观愉快，不使情绪抑郁，让情志生机盎然，以保持机体生机勃勃，意气风发的精神状态。

2. 喜怒有节，以养肝气　肝胆主司人体少阳之气，在四时与春气相应，故《素问·藏气法时论》曰："肝主春，足厥阴少阳主治。"在五脏中，肝气与情志的关系最为密切，情志调养应重在养肝气。养肝气一是要保持心情舒畅豁达，心情舒畅而不过于悲喜，人体气机畅通，气血运行和缓则肝气得养。二是要忍急戒怒，肝性刚而易躁急，躁急或忿怒之时，情志偏激，肝气因而横逆上冲，使气血逆乱，甚而郁极生火，耗气伤血，使肝脏受伤，故说"怒伤肝"。《老老恒言·戒怒》曰："所忌最是怒，怒气一发，则气逆而不顺，窒而不舒，伤我气，即足以伤我身。"三是适时运用药物或食物调养肝脏，从脏腑机能的角度保持肝脏的活动正常。总之保持良好情绪，可使肝气得养，以保心身健康。

三、春季饮食调养

唐·孙思邈《备急千金要方》曰："安身之本，必资于食……不知食宜者，不足以存身也。"因而，饮食调养是养生中至为关键的环节。春季的饮食调摄的原则如下。

1. 温补阳气，助阳升发　春季饮食调养要遵守"春夏养阳"的原则。春天人体的阳气应该与自然界的阳气一同升发，故在饮食方面，宜适当多吃些既能温补阳气又能帮助阳气升发的食物。根据性味原理，应吃一些味辛性温，入肺经的食物。温能补阳，辛能发阳，入肺经又可以使皮毛的汗孔打开（因为肺主皮毛），有助郁热发散。而且初春多风寒，辛温的食物能解除、驱散体表的风寒邪气，更有助于人体阳气的生发。李时珍《本草纲目》主张"以葱、蒜、韭、蓼、蒿、芥等辛嫩之菜，杂和而食"。因此，可选用谷、果、菜蔬中具辛温性质者配合而食。

2. 清解郁热，补充津液　明代养生家高濂《遵生八笺·四时调摄笺》曰："去冬以来，拥炉薰衣，啗炙炊饮，成积至春，因而发泄，致体热头昏，拥隔涎嗽，四肢倦怠，腰脚无力，尽冬所积之疾也。"意思是说，在漫长的冬季，人们为了躲避严寒的侵袭，喜欢睡暖床，盖厚被，吃热气腾腾的饭菜，有的人还喜欢喝些酒来御寒，体内蓄积了较多的郁热，轻者会头昏，烦闷，咳嗽，痰多，四肢重滞；严重者会得温病，甚至形成内脏的疾病。怎么办呢？对策就是到了春季，宜饮食清淡，多食果蔬。如山药、莴笋、葱、韭菜、蒜、豌豆、荠菜、荸荠、菠菜、芹菜、香椿、马齿苋、马兰头、油菜、樱桃等。可以吃些低能量、高植物蛋白、低脂肪的食物，如豆制品、鱼肉等。多吃些辛温的食物或者多运动发汗，促进体内血液循环、新陈代谢以散热。

3. 护肝养颜，少酸增甘　在春天，肝气本来就偏旺，中医认为，五味入五脏，酸味入肝，此时若多吃酸味食品，就会更加增强肝气的升发，使本来就偏盛的肝气变得亢盛而损伤脾的功能。所以，春季要少吃酸味的食物，多吃些甘味的食物。因为甘味的食品入脾，能补益脾气。

4. 春季不宜食肝脏　高濂的《遵生八笺·四时调摄笺》有

"春不食肝，为肝气旺，脾气败；若食肝，则又补肝，脾气尤败甚，不可救。又肝旺之时，不可以死气入肝，恐伤魂也"之说。因为春季本来肝气偏旺，若食肝，则肝得补，肝气更旺，脾受克必更甚而弱，且肝旺之时食肝，不但伤脾，而且因死气入肝而伤魂（根据五行的对应，魂出于肝）。在春天，肝的功能尤其活跃，必定会有大量的尚未分解的有毒物质，所以春季还是少食肝为妙。而且，动物肝脏的胆固醇含量很高，食后会使血脂升高，高血脂的人更应该少吃或不吃肝。

四、春季运动养生

1. 少守舍，多户外　根据每个人体质的不同状态，制定不同的运动方法，采用适宜的运动强度。总的原则是尽量少守舍，多进行户外活动，多接触大自然，以呼吸自然界的清新空气，感受万物生发的盎然生机，悦情适性，陶冶心境，舒缓筋骨，吐故纳新。特别是年老体弱、行动不便者，乘风日融和，春光明媚，可在园林亭阁舒畅之处，凭栏远眺，谈天说地，也会情趣盎然，愉悦身心，畅发生机，加速新陈代谢的进程，提高适应气候变化，抵抗疾病的能力。

2. 小运动，渐进行　由于冬季天寒地冻，运动相对少些，春天开始锻炼时，就要循序渐进。可根据个人喜好任意选择散步、爬山、打球、跑步、做操、打太极拳等，最好从小运动开始，观察1周左右，适应后再逐渐增加运动量，增加一些负荷量如延长跑步的距离和时间等。总以舒畅、开扩、畅达为要。运动开始要做准备活动，活动各关节和肌群，提高体温，增加弹性和活动范围，逐渐提高心率，以适应将要进行的活动，防止发生意外和损伤。

3. 多梳头，益秀发　《养生论》曰："春三月，每朝梳头一二百下。"春天是大自然阳气萌生、升发的季节，人体的阳气也顺应自然，有向上、向外升发的特点，表现为毛孔逐渐舒展，循环系统功能加强，代谢旺盛，生长迅速。故春天多梳头符合春季养生强身的要求，能通达阳气，疏通气血，起到滋养头发、健脑聪耳、散风明目、防止头痛以及壮健身体的作用。

现代研究表明，头是五官和中枢神经所在，经常梳头能加强对头皮的摩擦，疏通血脉，改善头部血液循环，使头发得到滋养，乌黑光润，牢固发根，防止脱发和白发；能聪耳明目，缓解头痛，预防感冒；能促进大脑和脑神经的血液供应，有助于降低血压，预防脑出血等疾病的发生；还能健脑提神，解除疲劳，防止大脑老化，延缓脑衰老。

养生梳头有什么讲究？就是要全头梳，不论梳中间还是两侧，都应该从额头的发际起一直梳到颈后的发根处。每个部位起码应梳 50 次以上方有功效，梳理次数的上限以自己感觉舒服为准。梳头时间以早晨最佳，因为早上是人的阳气升发之时。梳子则以牛角梳、玉梳、木梳为好。

有一种手指梳头法，有近似按摩头皮的功能，能使气血流畅，头皮光润，可防治脱发、白发。其方法是每日早、中、晚运动或练功后，以双手十指自额上发际开始由前向后梳拢头发至颈后发际，动作要缓慢柔和，边梳边揉搓头皮，每次 10 分钟左右。

"一年之计在于春"，在春光无限的时候，养生也应当有一个良好的开端。春日善养生，将使你一年生机勃勃，精力旺盛！

3　"倒春寒"来袭重点防"三病"

78 岁的孙爷爷有每日清晨骑单车绕湘江锻炼的习惯，春节过后南方遭遇"倒春寒"，阴雨连绵，寒风刺骨，雾霾笼罩，阴冷潮湿，他依然早早骑车外出遛弯。第 2 日，竟然出现全身关节肿痛，活动严重受限，夜晚痛甚不能成寐，故来医院就诊。其实"倒春寒"来袭，许多疾病防不胜防，中老年人需引起重视，重点注意预防以下"三病"。

一、"倒春寒"易引发三类疾病

1. 心脑血管疾病 "倒春寒"来袭，人体受到低温刺激后，会出现交感神经兴奋，全身毛细血管收缩、痉挛，血流缓慢，血液瘀滞，并导致冠状动脉供血不足、脑部缺血缺氧，并加速血栓的形成，从而诱发心肌梗死或脑梗死；血管收缩，使血压升高，这对高血压患者来说，又会引起出血性脑中风，主要症状有语言障碍、视力障碍、半身不遂等。患者及家人应高度注意中风的先兆征象，如视物昏花，哈欠频作，头痛头晕，手脚麻木无力等，发现后要尽早采取措施。

2. 呼吸道疾病 "倒春寒"期间，是急性支气管炎高发季节。寒潮前温暖的气候致使呼吸道致病性微生物活跃，突然变冷，容易引起全身受凉，呼吸道局部温度随之降低，抵抗力减弱，病毒或细菌极易入侵，原来在呼吸道寄生的病毒细菌也乘机捣乱，这样会导致支气管炎复发。加上春节后人员流动大增，增多了互相接触感染机会，春节娱乐活动较多，作息不规律，身体疲惫，抵抗力下降，受凉和过度疲劳均可削弱呼吸道的生理性防御机能，使感染有发展的机会，故容易患上流行性感冒、麻疹、水痘、风疹、流行性腮腺炎以及流行性脑脊髓膜炎等疾病。

3. 风湿性疾病 风湿病属于中医学"痹病"范畴。《内经》曰"风寒湿三气杂至，合而为痹""倒春寒"来袭，稍有不慎，如年老体弱或过早减衣，或早晚寒冷时外出锻炼，或接触冷水冷物等，极易感受风寒湿邪而发病。特别是爱俏的年轻姑娘，早早穿上薄衣短裙，女性膝关节对冷空气刺激特别敏感，遭受寒冷袭击以后，关节局部容易出现麻木、酸痛等症状，日久易发生风湿性关节炎等。

二、"五招"应对"倒春寒"

1. 适当"春捂"，重点保暖　"春捂秋冻"的养生之道是长期以来的养生经验总结。"春捂"，是指春季尽可能迟地卸减冬装，"捂"住身体的热气，以保证阳气生发的体内环境。春季阳气刚升而未盛，气候"乍暖还寒"，特别是"倒春寒"期间，人体必须具备应对这种变幻不测气候的能力——阳气。当气温骤降时，人们特别是老年人应注意添衣保暖，重点要注意手、脸（口与鼻部）、双膝的保暖，因为这些部位对寒冷刺激特别敏感。老人和女人最怕脚和腿凉。而女人相比男人更容易患风湿性疾病。

2. 适度锻炼，必待日光　春季正是万物萌发，草长花开的好时光，也是开展体育锻炼的黄金季节。春季经常参加户外锻炼，如打太极拳、做健身操、放风筝、爬山等有氧户外活动，能有效地增强机体免疫力和抗病能力，有利于抵抗"倒春寒"的侵袭，并为全年减少呼吸系统等疾病的发生打下基础。但是寒冷季节作息当适当晚起，"必待日光"，锻炼的时间必须选择太阳出来或气温较高的时段，尽量避免早晚气温低或者雨雪之时锻炼。

3. 适时开窗，保持卫生　要注意保持居室和周围环境的清洁卫生。天气寒冷，夜晚居室当门窗紧闭，以防睡梦中被寒风所袭。但不可整天关门闭户，白天需适时开窗通风换气（尽量在气温较高的时段开窗换气，每日 1～2 次，每次 30 分钟左右），保持室内的空气新鲜和阳光充足，这样各种病菌就失去了滋生的条件。

4. 调适饮食，多食辛温　春季饮食调养要遵守"春夏养阳"的原则。春天人体的阳气应该与自然界的阳气一同升发，故在饮食方面，宜适当多吃些既能温补阳气又有助于阳气升发的食物。如宜吃一些味辛性温、入肺经的食物。温能补阳，辛能发散，入肺经可以使皮毛的汗孔打开，有助寒湿之邪的发散。还可选用谷、果、菜蔬中具辛温性质者配合食用。辛温食物可促进体内血液循环、新陈代谢以散寒散热，如适量喝温热茶和姜汤。也可适当多吃些芹菜、大蒜、洋葱、蘑菇和黑木耳等，这些食物中的纤维等，有利于降低血液黏稠度，有利于预防心脏病发作和中风，有利于增强免疫力。此外节制烟酒，低盐饮食是经常要注意的。

5. 调适情绪，喜怒有节，以养肝气　人们经过漫长冬季的郁积，在春天生发之时，情志也处于一种开放宣达、生发疏泄的状态，情绪易变，易被激惹，精神性疾患较多，故有"菜花黄，痴子忙"之说。春季要重视情志调养。《素问·四气调神大论》主张"夜卧早起，广步于庭，披发缓形，以使志生"，尽量处于宽松舒缓，气畅神和，恬愉旷达的环境，保持心胸开阔，乐观愉快，生机勃勃，意气风发的精神状态。

中医学认为"肝主春"，春天尤其要注意养肝。五脏中，肝气与情志的关系最为密切，情志调养首重养肝。养肝气一是要保持心情舒畅豁达，心情舒畅而不过于悲喜，人体气机畅通，气血运行和缓则肝气得养。二是要忍急戒怒，肝性刚而易躁急，躁急或忿怒之时，情志偏激，肝气因而横逆上冲，使气血逆乱，甚而郁极生火，耗气伤血，使肝脏受伤，故说"怒伤肝"。三是适时运用药物或食物调养肝脏，从脏腑机能的角度保持肝脏的活动正常。

4　心静自然凉　酷暑贵静养

"赤日炎炎似火烧"，烈日当空，暑热蒸腾，这是夏季的气候特点。夏季暑气当令，人体心火较旺。而烈日酷暑，人体汗孔开泄，汗液外泄，中医学认为，汗为心之液，汗出则耗散心气，

"暑易伤气""暑易伤心"。故在炎热的夏季，首当重视精神的调养，尽量保持"心静"，所谓"心静自然凉"。建议广大市民尤其是中老年朋友，在繁忙的工作、劳作之余，宜尽量多多"静养"，以安度酷暑。

也许你会说我工作那么忙，时间那么紧，节奏那么快，怎么静得下来。其实，不管你怎么忙，一天当中总是会有一些空余时间。我平常就是尽量忙里偷闲，多注意以下几方面，以保持自己夏季天热而心静，体健而神安。

一、有空闭目养神

闭目可使人心平气和，思绪冷静，精神静谧，从而达到养精蓄锐，振奋精神之目的。夏季天热，心情烦躁时，我往往利用课余、诊余、会后、午休或乘车、等车、等飞机，特别是夜深人静时，静静地或端坐，或站立于一隅，晚上则尽量躺下，闭上双眼，凝神敛思，静养片刻。几分钟，十几分钟后，自觉思绪宁静，心气平和，而且暑气渐消，精力渐增。经常注意闭目养神，于健康大有裨益。近年来，国内外学者研究证明，这种自我调节使神经系统免受外界精神因素的干扰，使人体生理功能处于极佳状态，从而使发病率显著下降，并有助于益寿延年。

二、得便深深呼吸

《素问·上古天真论》曰："呼吸精气，独立守神。"深呼吸就是气功中的调息法。嵇康《养生论》认为，炎热夏季，"更宜调息静心，常如冰雪在心，炎热亦于吾心少减，不可以热为热，更生热矣"，这里指出了"心静自然凉"的夏季养生法。夏季气候炎热，心情难以平静。我平时于闲暇时段注意有意识地调整呼吸，经常用鼻深深呼吸（腹式呼吸），尽量让呼吸深长、缓慢、低微（最好自己也听不到自己的呼吸声），同时意守丹田，这样很快能让自己平静下来。深呼吸如果与闭目结合，养神效果更佳。

三、坚持午间小睡

保持午睡，是养生健身的重要方法，炎热夏日尤为重要。一则夏天昼长夜短，由于天气炎热，夜间不易入睡，而清晨天亮较早，睡眠通常不足；二则白天工作繁忙，酷暑难耐，出汗较多，体力消耗大，极易疲劳。故夏天午睡，既能补充夜间睡眠的不足，又能使工作消耗得以补偿，同时还有助于降低血压、舒缓心血管系统、降低身体紧张度，从而使心情宁静，精神得养。多项研究发现，即便是 20 分钟的午睡也比早上多睡 20 分钟的休息效果更好。

四、特别不要生气

夏季是一年中阳气最旺盛的阶段，而此时人体的阳气也进入了极盛阶段，由于内外夹热，人的心情也比较烦躁，火气较大，稍不如意就可能生气发火。因此夏季相对其他季节，更要保持心情冷静，心态平和，切忌暴躁。中医学认为怒伤肝，大怒不止，肝气上逆，血随气而上溢，则面红耳赤，青筋暴露，可至吐血、呕血，甚至昏厥猝倒。孔明三气周瑜喷血而死即是其例。所谓"静则神藏，燥则消亡"，心静则心火消降，心静则精神得养。如果实在要发泄一下，切记：生气不过 3 分钟。

五、尽量"不妄作劳"

"不妄作劳"是中医学重要的养生原则。夏季尤其重要。不管做什么都要适度：工作强度适度，不要做力不从心和超负荷工作；加班要适度；熬夜要适度，晚上最好 11 时以前上床休息；运动强度适度，夏季尤其不能做剧烈运动，要适时（早上和傍晚）做一点有氧运动；不要做那些不必要、不值得的运动或活动，如到人多嘈杂的地方看热闹、高温下逛街、不需要购物也去逛商场、参加很勉强的聚会或聚餐以及深夜打牌、K 歌等。夏季天气炎热，动辄汗出，加上上班劳心费力，体力消耗大，要尽量"不妄作劳"。我平时把夏天要穿的衣物、家庭必需用品提早买好，到了天热时，尽量不外出，多宅在家里，多多休息，好好静养，以保健康。

六、读书习字静心

我喜欢读书，睡前必读半小时至 1 小时书。炎炎夏日，手拿一本好书，不一会就能心神宁静，暑热顿消。好的书籍不仅给人知识、增添智慧、增长才干，而且最能抚慰心灵，消除烦躁和妄念，从而使心灵平静如水。而习字画画是一种高雅的精神活动，能培养愉快和平静的情绪，有助于修性养神，益寿延年。书法和绘画要求目不旁视，心不他顾，强调心、手、笔的统一，将神、气通过笔端贯注于字里行间，静中取动，形神合一，从而使心神保持在一种特殊安静状态，能促进、调节大脑功能，故练书画能修性怡神，延年益寿。其他如雕刻、音乐、下棋、集邮、钓鱼、编织等，均有助于陶冶性情，清除烦恼，都是夏季修性宁神的有益活动。

5　盛夏谨防"人造贼风"

盛夏炎热，酷暑难当。日前张先生从工地下班回家，一身大汗淋漓，立即把空调开得冷冷的，还嫌不够，又对着电扇使劲吹，同时从冰箱拿出冷饮咕咚咕咚喝了一大杯，还用冷水冲了凉。哪知睡到半夜就开始头痛发热，鼻塞流涕，咽痛身痛，喷嚏不断，咳嗽不止，只好到医院来看病。张先生这是因"人造贼风"而致病。

《内经》曰："虚邪贼风，避之有时。""圣人避风如避矢石。"致病之"虚邪贼风"大多是气候异常变化所产生，多发生于气候与时令不相适应，表现为太过或不及即可使人致病。"人造贼风"则是人为因素导致的"虚邪贼风"，既然来自"人造"，当然可以预防。预防"人造贼风"主要注意生活细节，尽量避免出汗时吹风、入水、饮冷、露宿、久着湿衣等几方面。

一、避免"汗出当风"贼风乘袭

盛夏尤其是三伏天，身体总是有汗，特别是活动、运动后，或下班途中挤公交、骑单车、摩托甚至步行者汗出更多，此时千万注意不要贪凉，如果汗后立即把空调温度调得过低，或者"电扇对吹"，这样最容易引发"空调病"，因为此时全身皮肤的毛孔为了散热处于开放状态，如果突然接触冷风，毛孔来不及收缩，风寒之邪便会"乘虚而入"，这就是"人造贼风"。"人造贼风"不经意间就侵袭人体导致感冒、咳嗽、身体疼痛、关节炎等疾病。"医圣"张仲景于1800多年前就明确指出："风湿，此病伤于汗出当风，或久伤取冷所致也。"汗出当风，或经常贪凉，风寒湿等邪气从外侵袭则导致风湿类疾病。如果出汗时马上进空调房，因为毛孔遇冷刺激会从扩张状态突然紧急闭合，破坏皮肤的排汗功能，又会导致中暑、感冒等症状。尤其不能饮酒后汗出当风，如张仲景发现：肥胖之人"自汗出，历节痛，不可屈伸，此皆饮酒汗出当风所致"，肥胖之人，往往有余于外，不足于内，汗出则腠理空虚疏松，极易被外风侵入，加之肥人多痰湿，饮酒后当风，寒湿乘虚内侵，则风与湿邪内外相搏，则形成历节（类风湿关节炎）等病。其实酒后汗出当风还可导致咳嗽、胃痛、肝炎等多种病症。

正确方法：从室外进入室内时，要先让自己在常温下"冷却"10～20分钟，等皮肤温度下降收汗之后，再在电风扇旁边或空调房（26 ℃左右）乘凉休息。尤其注意：男士不宜赤膊，女士不宜着吊带衫、露脐装、低腰裤汗出时当风。

二、避免"汗出入水"风湿缠身

俗语曰："汗水没落，冷水莫浇。"夏日人们户外活动后，为尽快消汗除热，往往喜欢冲冷水浴或游泳来"快速冷却"。这样身体骤然遇冷水，会使开放的汗毛孔立即收缩，汗孔关闭，热量不能散发而滞留体内，可引起高热；如同时又用冷水洗头，因脑部毛细血管遇冷迅速收缩而引起供血不足，使人头痛，头晕，昏厥，甚至休克等。因汗出时毛孔大开，水湿极易从汗孔而入，侵入肌肉腠理骨关节内，还会导致风湿、寒湿身痛等症。《金匮要略》谓历节病或黄汗症是"汗出入水中，如水伤心"，或"以汗出入水中浴，水从汗孔入得之"，汗出时入水中洗浴，水湿从汗孔乘虚而入，停滞肌肤筋脉，阻碍营卫气血运行，则全身关节疼痛、浮肿，湿热交蒸，则汗出色黄。汗后入水，还极易中暑、伤暑。如夏天伤暑，出现发热身痛沉重，张仲景曰："此以夏月伤冷水，水行皮中所致也。"

正确方法：人体对温度需要一个适应过程，一下从高温到低温会使人体受到刺激，因此运动完后也不要马上入水如冲凉、游泳或淋雨等，要先休息20～30分钟，等全身汗干后再沐浴或游泳等。而热水沐浴能使身体的毛细血管扩张，有利于机体排热、排毒，并且能够补充阳气。水温一般控制在30 ℃左右为宜。亦可用热毛巾擦脸擦身，不但容易去除灰尘污垢，还能够排汗降温，使皮肤透气，让人感觉凉爽、舒适。

三、避免"汗后饮冷"寒邪伤胃

由于冰箱的普及，人们为追求口感好食冰冻食品，特别是夏天气温高，很多人喜欢吃冷饮，如冰牛奶、冰西瓜、冰激凌、冰饮料等。中医学认为"形寒饮冷多伤胃"，进入伏天后，中医称之为"长夏"，这时的天气特点是闷热难耐，如过度地贪食冷饮后，寒湿之邪最易困阻脾胃，损伤脾阳，脾失健运，易见食欲不振、腹胀、腹泻等症状。如果剧烈运动后大量汗出，又立即喝冷饮，会刺激胃肠道迅速收缩，还可能产生胃肠痉挛出现腹痛甚至胃肠出血等。

正确方法：夏日注意不可汗出时马上喝冷饮或冷水，尤其不可大量饮冷。吃冰激凌等冷饮一定要适量，且吃的时候要小口慢吃。尽量养成喝温开水的习惯，还可适当进食温性食物，俗话说，"冬吃萝卜夏吃姜，不用医生开处方"，夏天可用生姜等食物来温中散寒，把生姜、红糖一起冲泡后服用效果更好。

四、避免"贪凉露宿"湿邪侵身

炎炎夏日，汗出不断，不少人贪凉，喜欢睡地板，或者睡在高楼大厦的房顶上，地面散热快，吸收热量也快，容易吸收背部热量，极易伤人阳气。人在熟睡时全身基础代谢减慢，心跳减慢，血压下降，体温调节功能下降，身体抵抗力变弱，对冷热也不如醒的时候敏感，而夜晚气温较低，这时夜宿露天或睡地板，风寒之邪更容易进入体内，地面寒湿或湿热之气也极易侵入人体，可诱发腰背疼痛、风湿性关节炎、感冒、肠炎、面神经炎等；而睡硬地板又容易造成局部气血不畅，出现肢体麻痹等。俗语曰："千寒易除，一湿难去；湿性黏浊，如油入面。"湿为六大致病因素之一，湿与寒在一起，称为湿寒；与热在一起，被称为湿热；与风在一起，被称为风湿；与暑在一起，被称为暑湿。湿邪如不去除，可使病情迁延难愈。

因此夏天尽量避免贪凉露宿，最好不要睡地板或在潮湿的环境中停留过久。

五、避免"久着汗衣"寒湿稽留

夏天汗出不断，衣服经常是湿的，如果人一旦安静下来，汗湿的衣服会马上变得湿冷黏腻，贴在身上很难受。因为湿衣服一直在蒸发，蒸发时液体变成气体，会从身上吸收热量，把身体大量热量带走，因此感觉身体湿冷。而此时皮肤的毛孔大开，寒湿乘虚而入，也会导致风湿类疾病等。如临床常见的肾着病，张仲景曰："此身劳汗出，衣里冷湿，久久得之，腰以下冷痛。""如坐水中，形如水状。"腰部感受寒湿则导致腰背部冷痛沉重，如坐在冷水之中的感觉。要注意出大汗后及时把汗擦干，并更换干燥衣物、鞋袜。

除以上几点外，夏日尤须加强锻炼，增强体质，经常参加保健操、气功、太极拳、广播体操、散步等运动，"正气存内，邪不可干"，坚持锻炼，身体强壮，抗病能力强，可预防疾病发生。但盛夏如能避免汗出时当风、入水、饮冷、露宿、着湿衣等生活细节，就可预防"人造贼风"的伤害。晋·葛洪曾曰："治身养性谨务其细，不可以小益为不平而不修，不可以小损为无伤而不防。"此说很有道理。

---

6   炎炎夏日首当预防"热伤风"

进入夏季，由于天气炎热，人们或室外高温作业，或室内空调低温工作，加之人们大多喜冲凉饮冷，贪凉露宿，且蚊虫滋生，食物容易腐败等原因，极易导致中暑、流行性脑脊髓膜炎、流行性乙型脑炎、急性胃肠炎、痢疾等疾病发生。但是，以"热伤风"最常发，最多见。因此，夏季应首当预防"热伤风"。

一、何谓"热伤风"

通常所说的"热伤风"，就是指夏季普通感冒。感冒分为普通感冒和流行性感冒两种，"热伤风"就是炎热夏天的普通感冒。"热伤风"和秋冬季节的感冒有什么区别呢？秋冬季节的感冒主要是以感受了寒邪为主的感冒。夏季的感冒通常是体内存有内热，然后又感受了风寒等邪的感冒，且多夹有暑湿的情况。由于"热伤风"多见"内热外寒/湿，寒热错杂"，患者往往很难受，治疗也相对比较棘手。

二、"热伤风"如何分型治疗

患"热伤风"后，各人表现不尽相同，中医临床主要分4种类型进行辨证论治。

1. 风寒证　轻者主要见鼻部症状，如鼻塞、流清涕、打喷嚏，轻度咳嗽；重者畏寒，怕风，无汗，头痛，身体酸痛，舌苔薄白，脉浮紧。治法：辛温解表，宣肺散寒。用苍耳子散加味：苍耳子、辛夷、白芷、薄荷、藿香各10g，紫苏叶5g。重者用荆防败毒散加味：荆芥、防风、柴胡、前胡、薄荷、川芎、羌活、独活、枳壳、桔梗、茯苓、生姜、杏仁、甘草各10g。寒包火者用麻杏石甘汤加味。中成药可选择感冒冲剂、通宣理肺丸、小柴胡颗粒等，微汗出病即可自愈。

2. 风热证　发热或高热，微畏风寒，头痛，鼻流浊涕，口干而渴，咳嗽，痰黄黏稠，咽喉红肿疼痛，严重的可见颌下淋巴结肿痛，舌苔薄黄，脉浮数。治法：辛凉解表，清肺透邪。可选用银翘散加味：金银花、连翘、淡竹叶、荆芥、牛蒡子、薄荷、芦根、桔梗、杏仁、黄芩、板蓝根、甘草各10g。中成药可选用银翘解毒丸、桑菊感冒片、羚羊感冒片或感冒清热冲剂等。

3. 夹湿证 南方暑天不仅炎热，且多夹湿。夹表湿者多因贪凉受寒，如夜晚赤膊露宿室外，表气郁闭，患者多见发热、畏寒、无汗、头痛周身酸痛，或兼有口渴、小便黄，舌苔薄黄，脉濡数。治法：清暑祛湿解表。方用新加香薷饮加味：香薷、金银花、连翘、厚朴、白扁豆、鲜荷叶、芦根、佩兰、甘草各10 g。夹里湿者多因贪食生冷食物，如过食冰镇瓜果饮料等，脾胃受伤，多见呕吐、腹痛、腹泻者，治宜清暑化湿、解表和中。用藿香正气汤加味：藿香、紫苏叶、陈皮、茯苓、大腹皮、白术、厚朴、法半夏、神曲、白芷、桔梗、甘草各10 g。中成药可用藿香正气水或口服液。

4. 体虚感冒 中老年人或体质亏虚的人夏季尤其容易感冒，多表现为头晕，四肢倦怠，身体酸胀，食欲不振，口渴，小便黄，或有低热，舌苔白，脉虚数。治法：清暑益气养阴。选用清暑益气汤加减：西洋参、淡竹叶、知母、荷梗、石斛、黄连、麦冬、西瓜皮、甘草等。

三、五招预防"热伤风"

1. 加强锻炼，增强抵抗力和免疫力，预防"热伤风"发生，但不可疲劳过度，疲劳会令身体变得虚弱，非常容易被感冒细菌乘机入侵。

2. 保持充足的睡眠，这是最基本和最重要的保健条件。如果感觉到自己好像快要发病时，应给予充足的休息时间。

3. 注意减压，切忌积蓄压力，压力会给身体带来不良影响，保持心情愉快，患上感冒的机会也会相对地减少。

4. 调节室内温度和湿度，室内的温度应保持18 ℃～20 ℃，而湿度则以70%为最理想。室温过高会令身体对寒冷的抵抗力和免疫力减弱，因此必须注意室内温度的调整。每日定时开窗通风，保持室内空气新鲜。

5. 注意避免受冷，如运动后不要吃过多的冷饮、不洗冷水澡，晚上睡觉不能贪凉，空调温度不宜开得太低，室内外温差不能过大。白天空调的温度应控制在 24 ℃以上，晚上控制在 28 ℃并伴有除湿状态，尤其睡觉时不要直接吹风扇及空调等。

四、防治"热伤风"的食疗方

1. 清暑祛湿茶　鲜野菊花、鲜荷叶、鲜薄荷叶各 10 g。先将荷叶切成细丝，与野菊花、薄荷置入容器内，加水 500 mL，煎成浓汁，加适量冰糖，代茶饮用。

2. 西瓜汁　将西瓜去子取瓤，纱布绞汁或榨汁机榨汁，代茶频服。

3. 三花汤　白菊花、白扁豆花各 15 g，金银花 20 g。三味放搪瓷容器内，加水煎汤代茶饮之。

4. 绿豆稀粥　绿豆 20 g，粳米 30 g。先将绿豆煮沸，待稍软后加入粳米，再煮至米熟为度，加适量冰糖食用。

7　多事之秋须防"多类"疾病

风吹一片叶，万物已惊秋。立秋之后，气温渐凉，气候多变，早晚凉风时至，秋风秋雨渐多，人体经历了夏季高温酷暑的消耗，免疫力相对低下，各种疾病容易乘虚而入，故谓"多事之秋"。此时中老年朋友须注重养生，提高健康水平，增强抗病能力。

一、秋季需预防 5 类疾病

1. 呼吸道疾病　①感冒：秋季是流行性感冒最为严重的一个季节，忽冷忽热的季节不仅让人难以适应，同时整个免疫系统也很难调整过来。"一场秋雨一场寒"，稍不注意就会受凉感冒。②变应性鼻炎：秋季天干物燥，空气污染严重，各种过敏因素增加，而变应原会刺激到鼻黏膜，所以变应性鼻炎的发病率较高。③咽炎：秋天气候干燥，人最容易上火，多见咽部干燥而痛、咽部红肿，甚至发热等咽炎症状。④支气管哮喘：哮喘属于过敏性疾病，多于夏末秋初开始发作，仲秋之后发展到高峰，有的寒冬腊月更甚。本病多因气候变化而反复发作。哮喘发作前常有先兆症状，如反复咳嗽、胸闷、连续喷嚏等，如不及时治疗，可出现急喘。因为痰黏稠，不易咳出，患者往往因呼吸困难被迫坐起，严重者可出现嘴唇及指甲青紫、四肢厥冷、出汗、心跳快等症状。发作时间从几分钟到数日不等。

2. 消化道疾病　秋季是各种水果丰收的季节，人们容易生熟不分进食。俗话说"秋瓜坏肚少吃寒"，加之进入秋季，人体的消化功能，肠道的抗病能力开始下降，所以一不小心就会有患肠胃疾病的烦恼。

3. 心脑血管疾病　秋天是心脑血管疾病的多发季节，据有关资料统计，秋末冬初时节，脑血栓、脑出血发病率远高于其他季节。由于天气变凉，皮肤和皮下组织血管收缩，周围血管阻力增大，导致血压升高。寒冷还会引起冠状动脉痉挛，直接影响心脏血液供应，诱发心绞痛或心肌梗死；中风：进入深秋时节，低气温可致体表血管弹性降低，周围阻力增加，使交感神经兴奋，肾上腺皮质激素分泌增加，从而引起小动脉收缩、血压升高，而致脑血管破裂。寒冷还能使血液纤维蛋白浓度增加，引起血液黏稠，导致血栓形成。

4. 皮肤病　秋季也是各种皮肤病高发的季节，多表现为皮肤起红疹，瘙痒难耐，搔破疼痛等症状。通常以胸腹、大腿、小腿的内侧皮肤多见，关节周围也很常见。秋季的皮肤病是阵发性的，发病的持续时间和轻重都是不一样的。

5. 抑郁症　秋风落叶，凄风苦雨，往往使人触景生情，特别是中老年人易产生垂暮之感，诱发消极情绪，严重者，终日郁郁寡欢，少语懒言，很容易患上抑郁症。有心理学家统计，秋季由于气候等变化，加之"悲秋"情绪的影响，患抑郁症等精神方面疾病的比率较其他季节大幅度提高。

二、秋季养生要点——"三适一不"

1. 适度秋冻　民间有"春捂秋冻"之说，意在"耐寒锻炼从初秋开始"，秋风虽凉，不忙添衣，过度加衣会使汗液蒸发，阴津耗伤，阳气外泄。但是秋冻要适度，过度秋冻，寒易伤肺，风寒外袭，易致感冒、咳嗽、鼻炎、咽炎、肺炎、哮喘等呼吸道疾病发生。秋季穿衣一个简单的原则是"身体略感凉意，但不感觉寒冷"。幼儿、中老年人及患有呼吸道疾病、胃肠炎、心脑血管病等慢性病患者更要随时增减衣服。

2. 适度秋练　金秋时节，天高气爽，是运动锻炼的黄金季节。此时中老年人加强体育锻炼，是秋季保健中最积极的方法。秋季机体活动随气候变化而处"收"的状态，阴精阳气处在收敛内养阶段，故秋季运动要适度，不宜过于剧烈。孙思邈《千金要方》曰："养性之道，常欲小劳，但莫大疲及强所不能堪耳。"运动健身务必循序渐进，适度锻炼，不可强度过大，时间过久。运动项目因人而异，可选择强度低、有节奏、能持续较长时间、在锻炼时可达到有氧代谢作用、方便可行、容易坚持的项目，如散步、跑步、游泳、健身舞、太极拳、健身操、秧歌等，中老年人可根据自己的兴趣和身体条件来选择其中的一两项进行锻炼。

3. 适度秋补　秋补主要指饮食补养和药物补养。俗话曰："一夏无病三分虚。"夏日炎炎，挥汗如雨，能量消耗较大，加之食欲下降，体内热量供给不足，抵抗力大多降低。进入秋季，历来有"秋冬进补，来春打虎"以及"贴秋膘"之说，人们日益重视"秋补"了。秋季食补须注意：一应遵循"养阴防燥"的原则，秋季气候干燥，秋季饮食宜食用养阴，滋润多汁之品，果蔬宜选用大白菜、菠菜、冬瓜、黄瓜、白木耳、萝卜、莲藕、甘蔗、荸荠、百合、银耳；肉类可食兔肉、鸭肉、鳖肉、龟肉、乌骨鸡、猪肺、青鱼等；可适当吃一些酸味的食品，如广柑、山楂、香蕉、梨、蜂蜜等润肺生津、养阴清燥的食物；体质、脾胃虚弱的中老年人和慢性病患者，晨起可以粥食为主，如百合莲子粥、银耳冰片粥、黑芝麻粥等。二应避免生冷果物，秋天吃冷水果，一不小心就会患腹痛、腹泻等消化道疾病，这是由于秋季气温下降，人体脾胃阳气不足，如多食寒性水果、蔬菜等，自然是雪上加霜，导致阳气不振而腹泻、腹痛。因此，秋季不要吃太寒凉的食物，以保护脾胃。

秋季药补：一是要针对体质进补。分清阴、阳、气、血之虚，对症服药方能补益身体，否则适得其反。注意适度进补，切忌大补峻补。从临床实际看，秋季以阴虚为主，因此，药补的基本原则应以滋阴为主。常用的药物有西洋参、沙参、芡实、玉竹、天冬、麦冬、百合、女贞子、亚麻子、干地黄等。二是重在养肺。秋气内应于肺。肺是人体重要的呼吸器官，是人体真气之源。秋季气候干燥，极易伤及肺阴，导致鼻干喉痛、咳嗽胸痛等呼吸疾病，所以药物补养重在养肺。宜多吃些滋阴润肺之品，如百合、枸杞子、银耳、燕窝、蜂蜜、橄榄、芝麻、核桃等。此外还可适当食用一些药膳，如：参麦炖团鱼、蜂蜜蒸百合等。总之秋季进食一些补益之品，有助于增强体力，提高机体抵抗力并为进入寒冷冬季储备能量。也有益于健身祛病，延年益寿。

4. 不要"悲秋"　"悲秋"情怀其实也是一种心身性疾病，女性多于男性，原因为女性思维敏锐，多愁善感，对外界环境变化反应迅速，易触景生情，浮想联翩，导致种种不良的负性情绪。秋季是阳消阴长的过渡阶段，花木凋零，秋风萧瑟，人也很容易触景生情，往往会出现凄凉、忧郁、悲秋等伤感情绪，特别是中老年人心中最易引起衰落、颓废、苦闷与垂暮等伤感情绪。因此在秋季要特别注意心理养生，保持良好状态和快乐情绪。可适当看些喜剧片，让笑口常开。中医学认为常笑宣肺，还可锻炼肺活量。预防"悲秋"最有效的方法是心理调节，运动、美食、娱乐都是不错的方法。

8　秋燥时节防"燥病"

时光如矢，秋季将至。中医学认为，秋季的主气为燥，故称"秋燥"。秋季常久晴不雨、气候干燥，常易导致燥邪为患。燥邪伤人，易伤人体津液，所谓"燥胜则干"，津液既耗，必现一派"燥象"，常见口干、唇干、鼻干、咽干、舌干少津、大便干结、皮肤干甚至皲裂，脱发等症。常见疾病的防治方法如下。

一、干燥综合征

干燥综合征中医诊断为"燥痹""燥证"。多因素体阴虚，或感染风、暑、燥、火等阳热之邪，邪热伤津灼液，致使阴血亏虚，津液枯燥，清窍、关节等失其濡养，以口鼻干燥，眼干及涩痛、异物感等为主要表现的虚弱性疾病。

1. 辨证论治

（1）燥伤清窍证：症见两目干涩、少泪，鼻燥或鼻出血，干咳少痰或咯血，咽干喉痒，皮肤干燥，大便干结。舌干少津，脉细或浮。治宜滋阴润燥，药用增液汤加减：玄参、麦冬、生地黄、沙参各 15 g，桑叶 10 g，芦根 30 g，甘草 6 g。

（2）津液亏虚证：症见口燥咽干，食难咽下，皮肤干燥不润，小便短少，大便干结。舌红少津，脉细数无力。治宜生津润燥，药用沙参麦门冬汤加减：沙参12 g，麦冬15 g，玉竹、天花粉、桑叶、白扁豆、石斛各10 g，甘草6 g。

（3）阴虚内热证：症见口干咽燥，皮肤干燥，低热不退或为蒸热盗汗，小便短黄，大便干结，两颧潮红。舌红少津，脉细数。治宜滋阴清热，药用一阴煎加减：麦冬、生地黄、熟地黄、丹参各15 g，白芍、知母、黄柏、鳖甲、秦艽各10 g，甘草6 g。

（4）气阴两虚证：症见咽干口燥，皮肤干燥，神疲乏力，气短懒言。舌红少苔，脉细弱。治宜益气养阴，药用三才汤加味：天冬、生地黄各15 g，白参、玉竹、山药、山茱萸、桑叶各10 g，甘草6 g。

2. 单方验方　黄精15 g，玉竹10 g，五味子3 g，重楼6 g。水煎服。

3. 中成药　①六味地黄丸：10 g/次，3次/d，口服。②雷公藤片：1～2片/次，3次/d，口服。有抗炎及免疫抑制作用。

4. 药膳食疗

（1）百合猪肺汤：百合、沙参、猪肺各100 g。功能补益肝肾，养阴生津。适用于肺肾阴虚型干燥综合征。

（2）双耳汤：银耳、黑木耳各10 g，冰糖20 g。功能补益肝肾，养阴生津。适用于肝肾阴虚型干燥综合征。

（3）百合生地黄粳米粥：百合50 g，生地黄30 g，粳米100 g。功能补益肝肾，养胃生津。适用于肝肾胃阴亏虚型干燥综合征。

（4）知母雪梨汤：新鲜雪梨1个，知母10 g，胖大海5枚，冰糖30 g。功能补益肝肾，养阴生津。适用于肺肾阴虚型干燥综合征。

（5）沙参茅根杏仁绿豆汤：沙参20 g，茅根250 g，杏仁15 g，绿豆200 g，猪瘦肉200 g。功能清热生津，养血润燥。适用于燥热内蕴型干燥综合征。

（6）润肤饮：雪梨汁、甘蔗汁各 100 mL，牛奶 150 mL，稠蜂蜜 20 mL。功能清热生津，养血润燥。适用于燥热内蕴型干燥综合征。

二、便秘

便秘是指大便秘结不通，排便时间延长或粪质坚燥、欲便不得、艰涩不畅的病证。秋天气候干燥，而燥伤津液，肠道干涩，从而易引起便秘。

辨证论治：热结津亏型，症见小便黄、口臭、苔黄、脉弦滑，治宜清热滋阴，药用增液承气汤加减：玄参、麦冬、生地黄各 15 g，大黄、女贞子、火麻仁各 10 g；血虚肠燥型，症见头晕心悸、唇舌淡、脉细，药用麻子仁汤加减：生地黄 12 g，当归 9 g，火麻仁、桃仁、柏子仁各 10 g；气机阻滞型，症见嗳气频频、欲便不得、腹中胀满、脉弦者，药用四磨汤加减：木香 10 g，沉香、槟榔、火麻仁各 9 g，枳实 6 g；浊阴凝结型，症见四肢不温，小便清长，脉沉迟无力，药用半夏、桂枝、肉苁蓉、锁阳各 10 g。除方药外，一些中成药亦可采用，如润肠丸、麻仁滋脾丸、清宁丸、更衣丸等。

饮食宜忌：注意饮食有节，蔬菜、水果及含油脂多的食物，多能润肠通便，可适当多食；辛辣干涩之品，多能加重便秘，则应少用。

三、慢性咽炎

秋天之所以要特别重视对咽喉炎的防治，是由于秋天多晴少雨、气候干燥。咽喉炎若在急性期得不到彻底治疗，就会成为慢性咽炎。慢性咽炎为咽部黏膜、黏膜下及淋巴组织的弥漫性炎症，常为上呼吸道慢性炎症的一部分，为耳鼻咽喉科常见病。慢性咽炎的主要症状是咽部干燥而痛、咽部暗红，多由阴虚津伤、虚火上炎所致，治宜滋阴清热，清利咽喉，药用：薄荷10 g，生地黄、胖大海各12 g，麦冬、牡丹皮、贝母各9 g，玄参、甘草、青果、白芍各6 g。亦可用甘草1.5 g，麦冬、金银花、乌梅、青果各3 g，以开水泡，经常服用。饮食注意：应常吃绿豆饮或雪梨浆。绿豆饮以绿豆、青果、乌梅煮汤加蜜经常服用；雪梨浆以大碗盛清冷甘泉，将梨、荸荠、白萝卜切片，浸入水中，经常服用。或以梨、荸荠、白萝卜取汁服用。

四、脱发

之所以要强调在秋季防止脱发，原因是秋天气候干燥，人们若保养不当，易伤肺气。按中医学理论，肺主皮毛，肺气虚则卫外不足、毛发不固。故金秋时节，不仅头发干枯，脱发也常见，这时如果不注意保养，或盲目用药，将会使脱发加重。

引起脱发不外乎先天遗传的因素与后天的因素。后天的因素很多，所以要尽可能纠正一些不良的习惯以预防脱发。一要保持精神愉快，避免紧张，每日要保证足够的睡眠和休息时间。用脑过度和长期失眠者，容易过早脱发；二要少食油腻、辛辣等带有刺激性的食品，如咖啡、烟、酒等。避免服药过量及服食有毒物质；三应注意对头发的护理，每隔3～5日洗发1次，使头发常处于清洁的环境中，少用热水及碱性肥皂洗涤，也少用含氯量高的自来水洗头；四是平时多做头部的保健按摩，晚上临睡前用头刷将头发刷30下，这样可将头发所黏附的尘垢刷掉，并可以促进头皮的血液循环，有利于生发、固发和增加头发的光泽。

若已患脱发，当及时治疗。若属血热风燥型，症见头发干燥、疏稀脱落、头皮燥痒、舌红、脉数，可用凉血消风散加减：生地黄、当归、白蒺藜各12 g，荆芥、蝉蜕、羌活、苦参各6 g，菟丝子、女贞子、墨旱莲各10 g。若属脾胃湿热型，症见头发潮湿、状如擦油或水浸、疏稀脱落、苔黄腻，可用健脾养发汤加减：炒白术、泽泻、猪苓、白鲜皮各 12 g，生地黄、何首乌、赤石脂、苍术各 10 g，羌活、川芎各 3 g，山楂 18 g，虎杖 15 g。

9 "贴秋膘""冬进补"当心诱发痛风

时光如矢，夏去秋来，冬日将近。经受数月来烈日炙烤，挥汗如雨之后的人们，在凉风徐来，秋高气爽之日，心情极佳，胃口大开。有的迫不及待开始"贴秋膘"，有的准备冬天"好好补补"。对于大多数人来说，适当"贴贴秋膘""冬日补补"，对提高体质，增强免疫力是有好处的。但是对于痛风、高尿酸血症以及高血压、高血脂、糖尿病等患者来说，鸡鸭鱼肉、秋日蟹黄等膏粱厚味，很有可能诱发痛风等疾病发作，务须慎之又慎。

一、什么是痛风

痛风是由于嘌呤代谢紊乱所致的风湿病。临床上以高尿酸血症伴痛风性急性关节炎反复发作、痛风石沉积、痛风性慢性关节炎和关节畸形、肾小球和肾小管实质性病变和尿酸结石形成为主要特点。本病病程漫长，后期可并发肾功能不全、动脉硬化、冠心病、脑血管意外等。痛风好发于中老年人，发病高峰为 30～50 岁，约 95％为男性，5％的女性常为绝经期后发病。男女发病率约为 20：1。

二、痛风的临床表现

痛风临床一般分为 4 期，即无症状高尿酸血症期、急性期、间歇期、慢性期。临床表现如下：

1. 急性痛风性关节炎（"痛得下不得地"）　多数患者发作前无明显征兆，或仅有疲乏、全身不适和关节刺痛等。典型发作常于深夜因关节痛而惊醒，疼痛进行性加剧，在 12 小时左右达高峰，呈撕裂样、刀割样或咬噬样，难以忍受（长沙话"痛得下不得地"就是本病真实写照）。受累关节及周围组织红、肿、热、痛和功能受限。首次发作多侵犯单关节，部分以上发生在第一跖趾关节，在以后的病程中，部分患者累及该部位。其次为足背、足跟、踝、膝、腕和肘等关节，肩、髋、脊柱和颞颌等关节少受累，可同时累及多个关节，表现为多关节炎。部分患者可有发热、寒战、头痛、心悸和恶心等全身症状，可伴白细胞计数升高、红细胞沉降率增快和 C 反应蛋白增高等。疼痛多可于数日或 2 周内自行缓解。

2. 间歇发作期（疼痛反复，越发越频）　　痛风发作持续数日至数周缓解后，一般无明显后遗症状，以后进入无症状的间歇期，历时数月、数年或十余年后复发，多数患者 1 年内复发，越发越频，受累关节越来越多，症状持续时间越来越长。受累关节一般从下肢向上肢、从远端小关节向大关节发展，出现指、腕和肘等关节受累，少数患者可影响到肩、髋、骶髂、胸锁或脊柱关节，也可累及关节周围滑囊、肌腱和腱鞘等部位，症状趋于不典型。

3. 慢性痛风石病变期（关节畸形，结石累累）　　皮下痛风石和慢性痛风石性关节炎是长期显著的高尿酸血症，大量单钠尿酸盐晶体沉积于皮下、关节滑膜、软骨、骨质及关节周围软组织的结果。皮下痛风石发生的典型部位是耳郭，也常见于反复发作的关节周围及鹰嘴、跟腱和髌骨滑囊等部位。外观为皮下隆起的大小不一的黄白色赘生物，皮肤表面菲薄，破溃后排出白色粉状或糊状物，经久不愈。皮下痛风石常与慢性痛风石性关节炎并存。关节内大量沉积的痛风石可造成关节骨质破坏、关节周围组织纤维化和继发退行性改变等。临床表现为持续关节肿痛、压痛、畸形及功能障碍。慢性期症状相对缓和，但也可有急性发作。

4. **肾脏病变**

(1)**慢性尿酸盐肾病**：尿酸盐晶体沉积于肾间质，导致慢性肾小管-间质性肾炎。临床表现为尿浓缩功能下降，出现夜尿增多、低相对密度尿、小分子蛋白尿、白细胞尿、轻度血尿及管型尿等。晚期可致肾小球滤过功能下降，出现肾功能不全。

(2)**尿酸性尿路结石**：尿中尿酸浓度增高呈过饱和状态，在泌尿系统沉积并形成结石。在痛风患者中的发生率为20%以上，且可能出现于痛风关节炎发生之前。结石较小者呈砂砾状随尿排出，可无症状；较大者可阻塞尿路，引起肾绞痛、血尿、排尿困难、泌尿系感染、肾盂扩张和积水等。

(3)**急性尿酸性肾病**：血及尿中尿酸水平急骤升高，大量尿酸结晶沉积于肾小管、集合管等处，造成急性尿路梗阻。临床表现为少尿、无尿，急性肾衰竭；尿中可见大量尿酸晶体。多由恶性肿瘤及其放射治疗、化学治疗（即肿瘤溶解综合征）等继发原因引起。

三、哪类人群多发痛风？诱因有哪些？为何发病呈年轻化趋势

1. **高发人群** ①肥胖人群：研究发现，痛风患者的平均体重超过标准体重17.8%，人体表面积越大，血清尿酸水平越高。②高脂血症人群：临床发现，有将近80%的痛风患者有高脂血症。③高血压人群：25%~50%的痛风患者伴有高血压；未经治疗的高血压患者中，血尿酸增高者有58%。④动脉硬化和糖尿病患者也多并发痛风。

2. **诱因** 主要诱因是饮食不节，食用高嘌呤食物如海鲜、啤酒、动物内脏、豆制品等；此外外感风寒湿热、情绪过度激动、性生活过度、过度疲劳、手术、外伤、关节扭伤等也易诱发痛风。

3. 发病越来越年轻化　笔者在临床上接诊的最年轻的痛风患者只有 15 岁，而且起病已经 2 年了。由于现代生活方式的改变，年轻人大多工作繁忙、生活压力也大，有些人则有一些不良生活习惯：如食必膏粱厚味、动辄海鲜啤酒等（如现在很多年轻人聚餐喝啤酒不是以瓶计算，而是一箱一箱喝）。作息不规律：白天工作，晚上上网，应酬较多，常吃夜宵，尤其抵不住诱惑，性生活过于频繁等，都是导致痛风发病呈年轻化趋势的诱因。

四、痛风的治疗方法

治疗痛风的目的：①迅速控制急性发作。②预防复发。③纠正高尿酸血症，预防尿酸盐沉积造成的关节破坏及肾脏损害。④手术剔除痛风石，对毁损关节进行矫形手术，提高生活质量。

1. 西医治疗　急性痛风性关节炎期，主要是选用非甾体消炎药、秋水仙碱、糖皮质激素以迅速缓解急性痛风症状；间歇期和慢性期，临床应用抑制尿酸生成药和促进尿酸排泄药。抑制尿酸生成药为黄嘌呤氧化酶抑制剂；促尿酸排泄药主要通过抑制肾小管对尿酸的重吸收，降低血尿酸。有丙磺舒、磺吡酮、苯溴马隆等。碱性药物如碳酸氢钠溶液。

2. 中医治疗痛风有独到优势　笔者认为：急性关节炎发作期当中西医结合治其标。痛风急性发作时，应尽快控制急性关节炎的发作，消炎镇痛，以减轻患者痛苦。中、西医治疗都以治"标"为主，用药要注意中病即止。中医学认为痛风急性期多因湿热蕴结所致者，治疗多用清热解毒利湿之四妙汤合宣痹汤加减，药用黄柏、苍术、牛膝、薏苡仁、萆薢、蚕沙、栀子、连翘、土茯苓、虎杖、木通等。笔者主持研制的"痛风克颗粒剂"即是以此方加减而成，临床疗效好。如因瘀热阻滞所致者，可用桃红饮加味治疗，药用当归、生地黄、赤芍、川芎、桃仁、红花、地龙、威灵仙、穿山甲、全蝎等。还可配合用如意金黄散以麻油调匀外敷局部或中药煎水外洗等。

缓解期（间歇期）当标本兼顾，预防复发。采取西药治标，中药治本，或中药扶正祛邪，标本同治之法。如间歇期脾虚湿困者多见，常用参苓白术散健脾益气扶正的同时，加防己、滑石、土茯苓、草薢等利尿渗湿之品以祛邪；如属肝肾亏虚，痰瘀阻络之证，多用独活寄生汤和四妙散加桃仁、红花、全蝎等，在补益肝肾的同时，兼以利湿化痰祛瘀以祛邪；又如肝肾阴虚者用杞菊地黄汤，脾肾气虚者用大补元煎治疗时，还须根据所夹湿热、寒湿、瘀血之邪而加以清化湿热、温寒祛湿、活血化瘀等祛邪之品。

五、预防与调养

1. 饮食调养（这是所有调养方法中最重要的）　严格控制饮食，禁食肥甘厚味、辛辣刺激之品，尤其避免进食富含高嘌呤食物，如动物内脏、沙丁鱼、豆类及发酵食物等；严格禁酒，尤其是啤酒；多饮水，每日饮水 2000 mL 以上；食物的三大营养素要按照高糖类、中等蛋白、低脂肪的分配原则进行搭配；鼓励多吃富含维生素与纤维素的蔬菜水果，适量食用富含蛋白类的食品如鱼、鸡蛋、牛奶等。

2. 心理调节　尽量克服因疼痛和运动受限而出现的焦虑不安、急躁易怒、烦闷失眠等情况，正确对待疾病，保持情绪平和、心情舒畅、精神乐观，积极配合医师治疗，树立战胜疾病的信心。

3. 适度锻炼　适度的体育锻炼如散步、慢跑、骑自行车、游泳、打太极拳等有氧运动，既可调整呼吸、循环及神经系统功能，缓解患者的紧张、焦虑、忧伤、恐惧等情绪；又可增强机体的免疫功能，提高机体对外界环境的适应能力，减少感染和其他应急反应对人体的损害，避免痛风复发或加重；还能锻炼肌肉、骨骼、关节，有利于痛风的治疗和康复。

4. 生活起居调养　防止过度疲劳，不熬夜、不参加过度劳累及剧烈的体力活动，保持劳逸结合，张弛有度，有规律的生活习惯；适度控制性生活，特别是老年痛风患者或伴有肾功能损害者更要注意节制；同时注意尽量避免外伤等。只要坚持治疗，调养得当，就能促进病情好转与身体康复。

5. 积极治疗其并发病，以防止本病并病相互影响，恶性循环。如原发性高血压、冠心病、糖尿病、肾病等。

10　寒冬多风湿　预防重细节

寒冬来临，气温骤降，天气阴冷而潮湿，风湿病患者剧增。王奶奶上周因早上晨练没及时添衣，类风湿关节炎又复发了，周身关节肌肉疼痛不已前来就诊。风湿病是以肌肉、关节疼痛为主的一类疾病，中医称风湿为痹病。风湿病对患者造成的危害很大，对患者来说首先要了解其发病原因。笔者几十年临床发现，风湿病的原因往往与生活中的小细节有关。

一、风湿病的病因

1. 预防不当，感受风寒　《素问·痹论》中精辟地指出："风寒湿三气杂至，合而为痹。"天气变化，气温下降，未及时添加衣物，特别是爱美姑娘寒风刺骨依然薄衣短裙，肚脐、腰腹、美腿外露，风寒湿邪乘虚入内，风寒湿等邪气阻塞经络和关节，不通则引发关节肿胀疼痛，久之多患风湿类疾病。中医认为风湿病就是指一种感受风、寒、湿邪气侵入人体引发的疾病。风气较胜者为行痹，寒气胜者是痛痹，湿气胜者为着痹。

2. 环境不佳，寒湿入侵　如工作或居处环境条件较差，长期在潮湿的环境中工作或生活，寒湿入侵；或劳累过度、精神创伤、营养不良、外伤等亦常为本病的诱发因素。有统计表明，上述因素中以寒冷和潮湿诱发者占绝大多数。各种环境因素导致机体内环境平衡失调，分泌炎性细胞因子增多，引起炎性反应，诱发风湿；长期工作紧张劳累亦为诱发风湿的重要因素，因为人体在长期紧张状态之下会出现内分泌功能失调，各种代谢产物对风湿病的发病和演变产生影响。

3. 不良生活习惯　如外出不带雨具常遭风吹，雨淋；或经常冒雨涉水，水中作业无防护；或骑摩托、单车不备挡风衣物；或久坐潮湿地或凉地；或湿地睡觉或吹电扇、空调；或疲劳和热身运动后大汗时吹空调、电扇；或大汗时洗澡游泳；或洗头洗澡后不及时穿戴擦干，导致寒湿之邪侵入，形成各种疼痛证候。汗后机体毛孔大开，极易受凉受湿，寒湿之气入内，阻碍气血运行，导致肌肉关节疼痛等证候；此外经常贪食冷饮冷食，内伤脾胃，湿邪内生，均可致患风湿病。临床发现吸烟会使男性患类风湿关节炎的危险增加。

4. 体质虚弱，感受寒湿　中老年人、病后患者、产后妇女和平时不注意锻炼的人，体质相对虚弱一些，中医认为"邪之所凑，其气必虚"，体质虚弱的人更容易感受风寒湿邪。中医重视营卫气血，营行脉中、卫行脉外，阴阳相贯，气调血畅，营养四肢百骸脏腑经络。营卫和调，卫气在外保护人的体表，防御邪气侵入身体，体虚之人营卫不和，邪气则乘虚而入，故营卫失调是导致风湿病的原因之一。此外体虚者五脏虚弱，特别是肝肾虚弱之人易患风湿病，肝主筋，肾主骨，肝肾不足筋骨失养，极易出现筋骨疼痛等病症。

二、风湿病预防重细节

1. **添加衣物，注重保暖**　寒冬时节，注意及时添加衣物，避免风寒湿等外邪侵袭。特别是寒性体质的朋友，平时就怕冷、怕风，手足冰冷，天气寒冷必须及时添加衣物，外出穿戴严实，最好戴帽子、口罩、手套，避免寒湿入侵；尽量不穿短衣短裤，女士少穿裙服等。产妇尤其要做好产后保养，注意保暖避免受凉，以免发生产后风湿病。

2. **忌食生冷，少洗凉水**　尽量不吃冷食、冷饮、冷水果；尽量少用冷水洗脸、洗手、洗澡等，中老年人尽量少冬泳。避免寒湿伤及脾胃、内脏和机体阳气，内脏受伤或机体阳气不足，导致寒湿、痰浊与瘀血之邪内生，这些病理性产物所致风湿病大多呈慢性进行，久久难愈。

3. **择时锻炼，必待日光**　经常锻炼可提高体质，增强抵抗力和免疫能力，"正气存内，邪不可干"。但寒冬季节最佳锻炼时间最好选择在上午9～11时，下午3～5时，于天气晴朗，太阳高照时进行，早晚寒冷之时尽量少外出。可选择如散步、慢跑、打太极拳、跳保健体操、做广播体操等有氧运动。并注意多晒太阳，补充身体的阳气。

4. **重点护足，日踮晚泡**　俗话曰："寒从脚起"，人体的脚部不能受凉，因为脚部脂肪少，而且许多穴位与人的内脏相对应，脚部受凉就会引起许多脏腑不适乃至风湿病。寒冬季节一定要注意脚部锻炼和暖足。白天可随时踮脚，尽量在户外进行：双脚并拢站直，踮起脚后跟，脚掌、脚趾着地，以较快的速度和较大的步幅甩臂行走，每日20分钟左右；雨天可在室内原地踮足反复20次左右，以不疲劳为度。注意循序渐进，刚开始时间不要太长。睡前用苏梗桂枝生姜汤泡脚：紫苏梗、桂枝各30 g，生姜10 g，加水半盆煮开5分钟，趁热泡脚，泡手25～30分钟，有散寒除湿，温通经络作用。擦干后用双手对双脚脚底进行揉、拍、打，效果会更好。注意一旦发生风湿病要及时治疗，延误治疗，有可能导致病情加重甚至严重到残疾或是瘫痪。不要错过最佳治疗时间。

三、风湿病防治药膳三款

1. 黑豆筒骨汤　组成：筒骨200 g，黑豆90 g，大枣、生姜各少许。制法：把全部用料洗净一齐放入瓦锅内，加水适量，文火煮2～3小时，至豆熟烂，加盐等调味，食肉喝汤。功效：强筋壮骨，通络除湿。适用于风湿、类风湿、骨性关节炎、强直性脊柱炎、坐骨神经痛等属肝肾不足，气血亏虚者。

2. 黄芪桂枝蛇肉汤　组成：蛇1条，生黄芪60 g，当归12 g，桂枝、生姜各10 g。制法：蛇去其头、皮、内脏；黄芪、当归、桂枝、生姜洗净。把全部用料一齐放入瓦锅内，加清水适量，文火煮2小时，至蛇肉酥烂为度，去掉药物，调味即可，食肉喝汤。功效：补气活血、祛风逐寒。适用于风湿、类风湿、骨性关节炎，强直性脊柱炎等属风寒痹阻，气血两虚者。

3. 附子鸡肉汤　组成：鸡肉100 g，熟附子10 g，生姜、大枣各少许。制法：把全部用料一齐放入瓦锅内，加清水适量，文火煮2～3小时，至汤水入口无麻辣感为度，去掉附子，食肉喝汤。功效：温肾逐寒，祛湿止痛。适用于各种风湿病属阳气不足，寒湿痹阻证。

11　体虚感冒简便防治法

湖北读者杨女士问：

我二舅今年58岁，这五六年来经常感冒，基本一个月感冒一次，然后就嗓子疼、出汗多、浑身没劲。一感冒就吃感冒药和输液。以前有过脑梗死，现在治愈；甲状腺有小结节；有结肠息肉。每年做全身体检，其他没什么问题。请问经常感冒是什么问题？中医要怎么调理？

杨女士好！你舅舅属于体虚感冒。所谓体虚感冒就是在体质下降，机体抵抗力下降时所发生的感冒。患者同时具有感冒（伤风）和某些"正气虚弱"的表现。老年人、小儿、先天体弱和病后体虚者多见，而且反反复复，不易痊愈。用中医方法防治，效果良佳。

一、简便食疗方

1. 生姜苏叶茶　取生姜 15 g，紫苏叶 10 g，红糖适量。将生姜切成小片，与紫苏叶、红糖一同用开水冲泡 5 分钟以上。可趁热代茶频饮，每日 1 剂。该方适合风寒感冒。

2. 生姜葱白粥　取生姜 30 g，葱白 50 g，粳米 100 g。将生姜、葱白切成细丝；再将粳米加水煮粥，待粥将熟时放入姜丝和葱丝一同煮沸即可。每日 1 剂，分 2 次趁热服下。该方适合风寒感冒。

3. 桑菊茶　取桑叶、菊花、薄荷各 10 g，麦冬 15 g。将上药一起加水煎煮后去渣取汁，代茶频饮，每日 1 剂。该方适合风热感冒。

4. 黄芪粥　取黄芪 15 g，大枣 10 枚，粳米 50 g。先将黄芪煎水取汁，然后用此药汁与粳米和大枣一起煮粥。每日 1 剂，分 2 次服食。

二、辨证论治

1. 气虚感冒　患者平素易感冒，症见恶寒，发热或壮热，或自觉发热但体温不高，无汗或自汗，体倦乏力，气短懒言，或有头痛头晕，两眼憋胀，或咳嗽，咳痰无力。舌淡或边有齿痕，苔薄，脉浮无力。治以益气解表，扶正败毒。方选玉屏风散、参苏饮、人参败毒散加减。

2. 阳虚感冒　患者平素自汗怕冷，易感冒（天寒尤甚）。症见恶风寒，不发热或低热，头身疼痛，甚则骨节酸楚，或头晕目胀，无汗或自汗，面色㿠白，喷嚏流涕，咳嗽痰稀而白。舌淡胖，苔薄，脉沉细弱。治宜扶阳解表，散寒疏邪。以麻黄附子细辛汤合玉屏风散加减。

3. 血虚感冒　多见于素体血虚和产后、失血之人。症见身热，微恶风寒，面色无泽，头晕痛，无汗或汗少，唇甲色淡，心悸多梦，气怯声微，或有咳嗽，或口渴咽干。舌淡苔少，脉细弱。女性患者平素月经量少，色淡。治宜养血解表，疏风散寒，用葱白七味饮、荆防四物汤加减。

4. 阴虚感冒　症见身热微恶风寒，头痛头晕或头昏沉，汗少心烦，咳嗽，痰稠难咳，或痰中带血，咽干口渴，大便或干，或有手足心热，盗汗，舌光红或苔少，脉细或细数。治宜滋阴解表，疏风宣肺，用葳蕤汤合玉屏风散加减。

三、中成药

1. 风寒感冒，可选用感冒清热颗粒、参苏感冒片或正柴胡饮颗粒、保济丸、藿香正气液。

2. 风热感冒，可选用银翘解毒软胶囊、维 C 银翘片。

3. 风燥感冒，可选用桑菊感冒颗粒（片）、强力枇杷露、蜜炼川贝枇杷膏等。

此外加强锻炼，注意防寒保暖，经常按摩头面部太阳、迎香、风池、风府穴等有很好的治疗和预防效果。

中医养生长寿之道系列

调神摄生 安度百年

养生保健方法千万种，调神摄生最重要。"人是要有点精神的。"调神摄生即现代医学所谓心理卫生，是保护和增强人的心理和形体健康的重要原则和方法。中医学对此历来十分重视，强调调神与强身的统一，认为调神摄生对于增强人体健康以及益寿延年有着极其重要的作用。善于调神摄生，定可安度百年。其具体措施主要有以下 4 条。

（一）清静养神

神是一切生命活动的主宰，是生命存亡的根本。《黄帝内经》曰："得神者昌，失神者亡。"清代著名中医学者曹庭栋曰："养静为摄生首务。"

"清静"即静心也。是指精神情志保持淡泊宁静的状态，这是调神摄生的主要方法。

调神摄生，首贵静养，这种思想，源于古代道家学说。《庄子·刻意》曰："平易恬淡，则忧患不能入，邪气不能袭。"《内经》则更明确指出："恬淡虚无，真气从之，精神内守，病安从来？"又曰："清静则肉腠闭拒，虽有大风苛毒，弗之能害。"就是说思想上宁静无虑，不仅能使人精气内藏，意志平和，还能使人体正气充盈，肌腠固密，即使有很强的致病因素作用，也不能侵害人体。可见精神宁静之人，具有抵御外邪，预防疾病发生的作用。

保持思想"清静"的重要方法是凝神敛思。《医钞类编》曰："养心则凝神，神凝则气聚，气聚则神全。若日逐攘扰烦，神不守舍，则易于衰老。"凝神敛思，精神静谧，不仅有利于工作和学习，而且可以排除杂念，驱逐烦扰，使机体处于正常的生理状态。反之，"多思则神殆，多念则志散，多欲则志昏，多事则形劳……"（《千金要方·道林养性》），"百忧感其心，万事劳其形，有动乎中，必摇其精"（欧阳修《阳声赋》）。

静心养神必须减少名利欲望。《素问·上古天真论》曰：若能"志闲而少欲，心安而不惧，形劳而不倦，气从以顺，各从其欲，皆得所愿"，就可"年皆度百岁而动作不衰"。如果一个人斤斤计较，患得患失，孜孜汲汲，唯名利是务，为获一官半职或一己私利，想入非非，费尽心机，久而久之，必会损伤心神，影响健康。

此外，"眼为心灵之窗户"，生活中注意利用一切机会闭目养神，有利心静神凝。《类经·摄生类》曰："目者，精神之所注也，心神既朴，则嗜欲不能劳其目，目视不妄，则淫邪焉能惑其心。"又曰："心能役神，神亦役心，眼者神游之宅，神游于眼而役于心，心欲求静，必先制眼，抑之于眼，使归于心，则心静而神亦静矣。"在现实生活中，许多思虑妄念均是通过眼的视觉而产生的。因此制眼与保持心神宁静，有着密切的关系。如在精神紧张，情绪激动，心身疲劳的情况下闭目静养片刻，能使人心平气和，思绪静谧，坦然舒畅，从而达到养精蓄锐，振奋精神的目的。

《素问·上古天真论》介绍圣人养生之道，一是"无恚嗔之心"，二是"无思想之患"，三是"以恬愉为务"。因此，有计划地进行修身养性之道，用豁达、微笑对待一切不称心的人和事，是我们应具备的涵养，是推迟心理衰老，进行调神摄生的重要措施。

近年来，静心养神与人体健康的关系，受到了国内外学者的重视与研究。实验已证明，这种自我调节使神经系统免受外界精神因素的干扰，使人体生理功能处于极佳状态，从而使发病率显著下降，并有助于益寿延年。

（二）适时调神

适时调神就是根据一年四季，一日四时中阴阳之气的变化，有意识地采取相应的调摄保养方式，以利健康的养生方法。

人生活在自然界，自然界的运动变化常常直接或间接地影响着人体。因此，中医学从天人整体观出发，认为人体身心健康与自然界的变化息息相关，《素问·四气调神大论》曰："阴阳四时者，万物之终始也，死生之本也，逆之则灾害生，从之则苛疾不起。"《素问·六微旨大论》亦曰："从其气则和，违其气则病。"所以，养生保健，祛病延年，必须取法自然，适应自然。

适应自然规律以调神的基本精神，是根据春、夏、秋、冬四时气候来调摄保养精神意志。因为四时气候的变化对人体的神志活动有着很大的影响，如《素问·阴阳应象大论》认为：春"在志为怒"，夏"在志为喜"，长夏"在志为思"，秋"在志为忧"，冬"在志为恐"。就是说机体的情志变化，会因季节气候的变化而变化。

《素问·四气调神大论》专门讨论了如何适时调神的问题，指出："春三月……夜卧早起，广步于庭，被（披）发缓形，以使志生""夏三月……夜卧早起，无厌于日，使志无怒""秋三月……早卧早起，与鸡俱兴，使志安宁""冬三月……早卧早起……必待日光，使志若伏若匿"。这里提出了四时不同的调神方法：春天万物复苏，生机勃勃，人的情志也要与生长之机相适应，意气风发，舒展条达；夏天万物茂盛，开花结实，人的情志应充沛饱满，处于外向状态；秋天万物平定，肃杀之气降临，人的情志也应随之收敛，安定平静；冬天万物闭藏，寒气笼罩，人的情志更应处于内向状态，伏藏而不外露。显然，"以使志生""使志无怒""使志安宁""使志若伏若匿"等，都是调神的关键。

此外，还有根据每日时间的顺序而调理精神及生活起居的措施。如《素问·生气通天论》曰："阳气者，一日而主外，平旦人气生，日中而阳气隆，日西而阳气已虚，气门乃闭，是故暮而收拒，无扰筋骨，无见雾露，反此三时，形乃困薄。"一日四时，人体阳气随之而有出入盛衰之别。一日之中，阳气的这种变化与四时生、长、收、藏的规律是相符的。因此，每日调神的方法与四时调摄一样，应以阴阳的变化作指导，早上及上午阳气旺盛，故人的精神宜振奋向外，朝气蓬勃；暮晚阴气旺盛，阳气收敛，则人宜休整、静息。

（三）气功练神

气功是一种防病治病，强身延年的好方法。气功能够养神。清·潘霨所辑《内功图说·十二段锦总诀》注曰："盘腿而坐，紧闭双目，冥亡心中杂念……静思者，静息思虑而存神也。"气功主要是通过排除杂念，意守丹田和入静的方法，由意念引导"内气"，使之按正常经络循行路线循环，以调整阴阳，更新气血，保全真气，养神练神，达到强身保健、祛病延年的目的。如《素问·上古天真论》曰："呼吸精气，独立守神，肌肉若一，故能寿敝天地，无有终时，此其道生。"

气功分静功与动功。静功并非静止，乃是人体机能活动中的一种特殊运动状态，即所谓"外静内动"。"外静"只是在特定的条件下进行锻炼的一种手段，"内动"才是锻炼的目的。

动功如五禽戏、太极拳、八段锦之类，这些练功方法，亦很重视内气的活动，注重调神练气，并配合柔和的肢体活动，以达到动中求静的目的，故亦是调神摄生的好方法。

练气功必须掌握调身、调息、调心3个环节。调身就是摆好姿势，这是练功的第一步。自然、放松的姿势是练气功的先决条件。只有身体的放松，才能诱导精神的放松。调息即调节呼吸，是在姿势摆好后就开始的。调心就是静神，这是气功最基本的功夫，也是决定气功疗效的重要因素。在调身的前提下调息和调心，两者之间关系很密切，前人所谓"心息相依"，即是此意。总之，调身、调息、调心这三者在气功锻炼过程中，是一个不可分割的整体，都是在意念活动的主导下进行的。通过各种特定意念活动的定向性和定位性的自我锻炼，能动地诱导入静，改善和增强人体的生理功能，以达到治病强身的目的。

（四）修性怡神

所谓"性"，即言人的性格和情操。人的性格豁达与否，情操高尚与否，直接影响着人的情绪变化及生理活动。因而，加强性格修养，培养良好的品德情操，也是调神摄生的内容之一。

现实生活中，高寿的人大多性格开朗，情绪乐观。相反，急躁、焦虑、忧郁和愤怒的性格，常常是产生疾病的土壤，甚或是早夭的原因。因此，中医学重视修性养生的作用。

修性养生的主要方法是寻找自己的精神寄托。美好的信念能产生自觉的意志行动和积极的感情，所以精神寄托是心理健康的重要因素之一。

生活中有许多活动均有助于修性养神，益寿延年。如书画是一种创造性的精神活动，它能培养愉快和平静的情绪和积极向上的精神。书法和绘画都有着形象美，可以寄托情怀，且是一种高尚的艺术享受。故宋·欧阳修曾以"学书为乐"。元·黄公望也"以画为寄，以画为乐"。这种美好的欢悦心情，无疑有益于心身健康。同时，书法和绘画要求目不旁视，心不他顾，强调心、手、笔的统一，将神、气通过笔端贯注于字里行间，静中取动，形神合一，从而使心神保持在一种特殊安静状态，能促进、调节大脑功能，故练书画能修性怡神，延年益寿。

其他如雕刻、音乐、下棋、集邮、钓鱼、旅游、编织等，均有助于陶冶性情，清除烦恼，都是修性怡神的有益活动。

饮食养生保安康 "四宜四少"最重要

饮食是人体摄取食物，转化成水谷精微及气血，维持脏腑正常功能的最基本条件，是防病治病，抗衰老，延年益寿的一个最主要方面。中医学历来十分重视饮食养生，认为"饮食是生民之天，活人之本"，《备急千金要方》曰："凡饮食滋味以养于生，悦情爽志以资气血。"《素问·脏气法时论》曰："毒药攻邪，五谷为养，五果为助，五畜为益，五菜为充，气味合而服之，以补益精气。"饮食养生是健康长寿的必要前提。中医学认为饮食养生要尽量做到"四宜四少"。

（一）宜饮食清淡，少肥甘厚味

饮食清淡是指中老年人在膳食中应多吃一些富含营养的清淡食品，配菜以素食为主，荤素搭配。调味偏淡为宜，不过甜过咸；烹调以蒸、煮、炖、汆为好，少用油炸煎炒。素食主要是指水果、蔬菜、粗粮、豆类、植物油等植物食品；荤食主要是指肉、鱼、蛋等动物食品。清淡饮食以素食为主，荤素搭配，有助于营养互补，便于吸收，防止脂肪堆积和高糖高盐，有利于防止疾病，促进身心健康，达到延年益寿的目的。

《素问·生气通天论》曰："膏粱之变，足生大丁。"过食肥甘厚味，致湿热内生，气血郁滞，不仅可引起痈疽疮疖等皮肤病，还可致其他严重的全身性疾病，如高血压、冠心病、糖尿病、痛风等患者，饮食尤以清淡为佳。少油甘厚味主要是要少食"三高"和"三过"食品：即高脂肪、高胆固醇、高热量，如肝、心、脑、肾等动物内脏，肥肉、动物油、骨髓、蛋黄、鱼子等，过辣、过甜、过辛等刺激性强的食品，如酒、辣椒、咖啡等。

（二）宜温熟松软，少生冷黏硬

温是指食物宜温而不可过热过冷，掌握比较适合人体的温度，才不会对口腔黏膜、食管、胃肠等产生不良刺激，吃后才会感到舒服。

平时经常可听到"趁热吃，才好吃"；冬天天气寒冷，吃个热气腾腾的火锅，可以说是一种享受。但要注意，热的食品从火锅取出时，要放在碗内"退热"一下再吃，以免食物过热烫伤口腔、食管黏膜。中医学认为饮食不可过热、过凉。如烫得像火一样灼人，或凉得像冰块一样，吃下去反伤人脾胃，亦易伤肺。《灵枢·师传篇》曰："食饮者，热无灼灼，寒无沧沧。"又曰："形寒饮冷则伤肺（胃）。"

熟是指食物要煮熟，煮熟是为了消除有害成分。注意既要将食物煮熟，又要保持食物中营养成分，这就要注意科学的烹调技巧。如鸡、鸭、鱼、肉等动物食品，最好用炖、煮、蒸的方法烹调，用急火烧开后再改慢火，炖的时间要久，让食物熟烂为好；要爆炒、涮、炸，就要切成薄片或丝或丁，再用旺火炒；一般绿叶蔬菜宜用急火热油快炒，或用开水、滚汤烫熟后才食用。松软是指食物结构，人们比较容易理解，主要是老年人比较容易咀嚼。

生冷黏硬的食品老年人不容易消化。如脾胃虚寒的中老年人吃水果可以加热一下再吃，空腹不宜吃水果，宜在饭后或进食一点温热食物后再吃。硬的食品，老年人食用时，要先打碎和磨细；黏性食物主要是会产生吞咽困难，如曾有位老人因吃年糕而咽了气。因此，要提醒老年人，特别是咀嚼困难的人要少吃或不吃黏性食物。

（三）宜三餐合理，少暴饮暴食

三餐如何合理安排，历来是养生学所重视的内容。中老年人每日膳食以 3 个正餐为主。《吕氏春秋》曰："食能以时，身必无灾。"严格按时进食，一日三餐；病时少量多餐，或加 1~2 次餐间点心。

养生者一般提倡"早餐好，午餐饱，晚餐少"。

早餐宜好：人体在一日之中需要营养最多的时间是上午。早餐的营养价值宜高一些，容量（食量）可少一些，热量要高一些。这类食物如粥类有燕麦粥、小米粥、大米粥、黑米粥，其他如豆奶、牛奶、馒头、面包、鸡蛋、香肠、肉松等，早餐以精而干稀搭配为佳。习惯不吃早餐的人，其早死率高达 40%。

午餐宜饱：午餐应保持足够的热量，要求食物中含有大量的蛋白质和一定的脂肪。如米饭、馒头配鸡、鸭、肉、鱼、豆制品、新鲜蔬菜等。餐后休息后可补充一些水果。午餐宜饱，但不可过饱，提倡七八分饱就好，以免肠胃负担过重。

晚餐宜少："日入而息"，晚上以休息为主，晚餐食量要少，可选择吃一些含纤维丰富的蔬菜，喝一些热量不高的热汤。有人研究表明，患糖尿病、高血压、冠心病、高血脂等病，晚餐过饱是一重要诱因。对中老年人来说，节制晚餐确实是很重要的保健措施。

少暴饮暴食：一般人都知道暴饮暴食不好，但在大鱼大肉、美酒佳肴面前，往往挡不住诱惑，图一时口福，暴饮暴食者并不少见。中医学早就告知人们"饮食自倍，肠胃乃伤"。暴饮暴食后，大量食物可造成腹部高度膨胀，甚至会出现腹痛、呕吐、胃出血、急性胃穿孔、胆囊炎、急性胰腺炎等，这在门诊急诊室经常可以遇到。

（四）宜细嚼慢吞，少五味偏嗜

细嚼慢吞可将食物与唾液充分混合，唾液中的淀粉酶和脂肪酶能对食物进行初步消化，而溶菌酶能杀灭食物中的细菌，可减少从外界进入胃肠的细菌。同时唾液中的弱碱性可中和口腔细菌的酸性产物，从而起到保护牙齿的作用。食物细嚼后有利于吞咽。特别是中老年人，味觉已稍迟钝，牙齿开始松动，舌头灵活性减弱，吞咽协调动作变得迟钝，更应细嚼慢吞。

食物的酸、苦、甘、辛、咸五味代表食物的性质，某种功能和作用，五味调和，有益健康，五味过偏，易生疾病。如过食酸味导致胃液过量分泌，使消化道受损，易发生消化性溃疡；过食苦味，可出现皮肤干燥毛发脱落；过食辛味，可见爪甲干枯不荣，筋脉拘急不利等症。故《素问·生气通天论》曰："谨和五味，骨正筋柔，气血以流，腠理以密，如是则骨气以精，谨道如法，长有天命。"

总之，我们主张饮食"四宜四少"，主要是提倡养成良好的饮食习惯，改变不科学的饮食习惯，达到饮食有节，健脾补胃，促进健康长寿的目的。

运动健身遵"三贵"　强身健体又增寿

"生命在于运动"已成为世界公认的健康格言。运动养生指运用各种体育活动方式进行锻炼，从而达到增强体质，延年益寿的一种养生方法。《吕氏春秋》曰："流水不腐，户枢不蠹。"只有经常运动，才能使气血通畅，筋骨强劲，使形体和精神面貌不致过早衰败。青春常驻的奥秘在于运动。

运动健身要遵循"三贵"原则。

（一）贵在有恒

有恒，就是要持之以恒，坚持不懈。一位老同志深有体会地说："老当益壮，延年益寿，都要靠运动。老有所养，除生活待遇外，运动也是老有所养；老有所为，力所能及地发挥作用，力量从哪里来，靠运动锻炼；老有所学，要学新东西，必须有健康的身体；老有所乐，在运动中有娱乐，参加体育锻炼，心情舒畅，身心健康，要实现这些愿望都要进行体育运动。"

体育运动分为竞技性体育运动和锻炼性体育运动。竞技性体育运动是为了争夺名次，对抗性强，速度要求快，耐力要求强，运动剧烈，体力消耗大，不适合中老年人。适合中老年人锻炼的运动，是有氧耐力性运动（即有氧代谢运动），是以增强人体吸人、输送以及使用氧气能力的耐久运动。绝大多数中老年人可选择步行、慢跑、太极拳、气功、跳健身舞等运动。有慢性病的人，最好在医师的指导下参加适合自己的体育运动，并注意掌握适宜的运动量。

体育运动要达到健身之效，贵在坚持。选择好运动项目后，制定好每周的运动时间表，并坚持按制定的方案进行锻炼。只有这样才能使身体结构和功能发生有益的变化，达到增强体质的目的。美国加利福尼亚州退休协会200多名57～87岁的人员参加了一项包括日常慢行、柔软体操及伸展运动在内的保健活动，仅6周他们的血压下降了，体内脂肪减少了，肺活量最大值增大了，神经与肌肉的紧张迹象消失了。

（二）贵在有序

有序，就是循序渐进。最好从小运动开始，观察1周左右，适应后再逐渐增加运动量，增加一些负荷量，如延长跑步的距离和时间等。开始运动要做准备活动，活动各关节和肌群，提高体温，增加弹性和活动范围，逐渐提高心率，以适应将要进行的活动，防止发生意外和损伤。如慢跑运动，一般准备活动做5～10分钟后开始慢跑，进行有氧代谢运动，也就是说要使本次运动达到锻炼身体的目的，使质和量得到充分的保证，这是整个运动的核心，大约需要20分钟。经过有氧代谢运动后要放松整理，不要突然停止运动或坐或躺，这是十分有害的。因为肌肉突然停止运动会妨碍血液回流心脏，从而造成大脑缺血，引起头晕，甚至失去知觉。放松整理就是放慢运动速度，继续运动3～5分钟，同时做一些上肢运动，让心率慢慢降下来。有序的运动一般3～5次就可以了，各人可根据自身情况确定运动量和运动时间。

（三）贵在有度

有度，就是适度运动。首先，尽可能到医院做一次健康体检，听取医师的建议：你适合参加哪种运动？每周运动几次？运动多少年等。其次，运动时，尽量将有氧代谢运动的度控制在"有效心率"范围：即"极限心跳"次数（极限心跳＝220－年龄）的60%～80%之内。例如60岁的人其极限心跳次数为每分钟220－60＝160次，有效心率范围每分钟160次的60%～80%，即每分钟96～128次。实践证明，运动心率在极限心跳的50%以下是健身效果不明显，要达到健身效果，运动心率应达到极限心跳的60%以上，但最好不要超过85%。每个人都要根据自己的年龄和身体情况选择适宜的运动，达到有效心率，使运动达到健身效果。老年人或慢性病患者做有氧代谢运动时，有效心率应控制在极限心跳次数的60%～70%为宜。一般每次有氧代谢运动要达到20分钟以上，每周3～5次，不必天天练。要注意循序渐进，千万不要搞突击。

孙思邈在《千金要方》中指出："养性之道，常欲小劳，但莫大疲及强所不能堪耳。"西方一家保险公司调查了5000名已故运动员的生前健康状况后发现，其中有些人40～50岁就患了心脏病，许多人的寿命竟比普通人短。这是因为剧烈运动会破坏人体内外运动平衡，加速某些器官的磨损和生理功能的失调，结果缩短生命进程，出现早衰和早夭。所以，运动健身务必循序渐进，注意适量的锻炼，不可强度过大，时间过久。

（四）适合中老年人的运动

认识到体育运动的重要性，并选择适合自己的运动项目，就能收到锻炼的效果。运动项目因人而异，可选择强度低、有节奏、能持续较长时间、在锻炼时可达到有氧代谢作用、方便可行、容易坚持的项目，如散步、跑步、游泳、跳健身舞、打太极拳、做健身操、扭秧歌等，中老年人可根据自己的兴趣和身体条件来选择其中的一两项进行锻炼。

中老年人的运动种类：

1. 散步、慢跑　人类花了100万年，从猿到人，整个的身体结构就是为步行设计的。经过大量的科学研究，1992 年世界卫生组织提出："最好的运动是步行。"步行有疏通经络、运行气血、调和五脏、强壮筋骨的作用。

民间有"饭后百步走，能活九十九"之说。在奥林匹克运动的故乡古希腊爱琴海边山上的岩石上刻了这样的话："你想变得健康吗？你就跑步吧；你想变得聪明吗？你就跑步吧；你想变得养丽吗？你就跑步吧。"跑步或快走确能使人健康。

2. 太极拳　太极拳是一种特殊的运动，它刚柔相济，动静结合，阴阳协调。《养性延命录》曰："能动能静，所以长生。"美国老年协会观察研究：分两组老年人，一组使用健身房的器械，天天练肌肉；一组打太极拳。结果下来，练拳的这组平衡功能好，脑子好，走路不摔跤，摔跤骨折减少 50％。美国人不得不佩服东方人的智慧。国家体委编的"简化太极拳"很适合中老年人练习。

其他如骑车、游泳、登楼或登山、跳健身舞、做健身操、扭秧歌、溜旱冰及各种球类运动等，均可根据自己的兴趣选择。

中老年人还应根据自己的体质和患病情况的差异，制定出适合自己的运动处方，以适应健身和疗疾的不同需要。如调整睡眠，治疗失眠、多梦的处方，为早晨慢跑、打太极拳，睡前散步、摩擦脚心；调整呼吸和治疗肺病的处方，是晨起深呼吸，拉长声音喊嗓子；预防和治疗阿尔茨海默病（老年性痴呆）的处方，是双手反叉腰倒步走，把大拇指按在双侧肾俞穴上，一边有节奏地走，一边左右扭转颈项等。这些做法既有利于健康者的健身，也有利于患病者身体素质的增强，又能对药物治疗起到积极的辅助作用。

总之，运动的种类非常多，坚持适合自己的一二种，特别是散步或慢跑，持之以恒，坚持不懈地锻炼，都能起到畅通气血，增强体质，提高抗病能力，延年益寿的作用。

13　我的简易摩圈健身法

养生保健是一门保养生命的学问，是我国人民几千年来防病保健、增强体质、延缓衰老的经验总结。作为医者，看到患者的痛苦，看到死亡的悲切比常人多得多，因此更应懂得健康的重要，更应重视平时的预防和保健。

根据中医学理论，人体内的经络像一个纵横交错的交通网，联系着各大脏腑，沟通周身气血。每日做一点按摩小动作，按摩机体重要部位和经络腧穴，既可预防疾病发生，又有益寿延年之效。笔者平时除注意心态平衡、合理饮食、坚持运动、生活规律、劳逸结合外，尽量忙里偷闲，选择一些重要部位或穴位，坚持做一些简易按摩（尽量环绕重要部位和穴位摩圈）健身小动作。

一、擦面摩圈

双手搓热，以热手轻轻贴住面颊，从下往上，从内往外搓摩，摩圈50～60次，以面部发热微红即可。摩面既可提振精神，更可光润皮肤，悦泽容颜。

二、头皮摩圈

用手指在头皮上摩圈，即双手十指自然分开，用指腹或指端从额前发际向头顶百会穴，再从后发际、两侧向头顶百会穴做环状揉动按摩，用力均匀，反复做60次，至头皮微热为度。可与梳头结合进行，由前向后，再由后向前；由左向右，再由右向左，如此循环往复，梳头数十次，最后整理头发。

现代研究指出，勤按摩头皮、梳理头发，有五大好处：一能疏通血脉，改进头部的血液循环。二能使头发得到滋养，头发光润，发根牢固，防止脱发和早生白发。三能明目，缓解头痛，预防感冒。四有助于降低血压，预防脑血管病发生。五能振奋阳气，健脑提神，解除疲劳。

三、双目摩圈

双手掌摩擦至热，在睁目时，两手掌心分别轻捂两目，使其热气煦熨两目珠，同时用手心轻轻环形揉摩双目，稍冷再熨再摩，如此反复3～5遍；再用双手指尖，按摩眼部上下眶周围穴位，从目内眦开始，至睛明、攒竹、目外眦、目下眶最后再到目内眦，每次转圈按摩3～5圈；之后大拇指按住太阳穴，双手示指围绕上下眼眶从内向外刮按10圈。转圈摩眼有温通阳气，明目提神，提高视力，预防老花眼的作用。

运睛转目、运目，即眼珠自身运转。先闭目，眼球先按顺时针，再逆时针各转圈10次；然后睁目坐定，眼睛依次再按顺时针、逆时针方向转动，反复10次。此法通过眼珠自身运转按摩，既能增强眼珠光泽和灵敏性，又能祛除内障外翳，有纠正近视和远视，保护眼睛，增强视力的作用。

四、鼻部摩圈

围绕鼻部做擦鼻、刮鼻、摩鼻尖3个动作。用两手大拇指的指背中间一节，相互擦热后，摩擦鼻梁两侧20次；用示指刮鼻梁，从上向下20次；再分别用两手手指摩擦鼻尖两侧迎香穴及鼻周各20次。本法可增强鼻腔局部气血流通，使鼻部皮肤津润光泽、润肺、预防感冒。

五、口周摩圈

揉搓口唇：将口唇闭合，用右手四指并拢，轻轻在口唇周围按顺时针和逆时针方向揉摩，直至局部微热发红为止。其作用是促进口腔和牙龈的血液循环，健齿固齿，防治牙齿疾病，且有颜面美容保健作用。

六、耳轮摩圈

摩耳法可分部进行。①按摩耳根：用两手示指按摩两耳根前后各 20 次。②按摩耳轮：以两手按摩耳轮，一上一下围绕耳轮按摩 20 次。③摇拉两耳：以两手拇示两指摇拉两耳郭各 20 次，但拉时不要太用力。④鸣天鼓：以两手掌捂住两耳孔，五指置于脑后，用两手中间的三指轻轻叩击后脑部 20 次，然后两手掌环形揉按耳道并连续开合 10 次。此法使耳道鼓气，以使耳膜震动，称之为"鸣天鼓"。耳部按摩可增强耳部气血流通，润泽外耳肤色，抗耳膜老化，预防冻耳，防治耳病。

七、循环叩齿

尽量排除杂念、思想放松，口唇轻闭，先叩臼齿 50 下，次叩门牙 50 下，再错牙叩大齿部位 50 下。将全口牙齿循环叩遍。利用上下牙相互叩击，达到按摩牙齿以及牙龈的作用。齿宜常叩，自古以来，很多长寿者，都重视和受益于叩齿保健，尤其清晨叩齿意义更大。晋代葛洪《抱朴子》曰："清晨叩齿三百过者，永不动摇。"《诸病源候论》曰："鸡鸣时，常叩齿，三十六下，长行之，齿不蠹虫，令人齿牢。"

八、转舌咽津

每于叩齿后，让舌在口腔内转圈：以舌舔上、下腭，或将舌伸到上、下颌牙齿外侧，上下转圈搅动，然后伸向里侧，再上下左右搅动。古人称其为"赤龙搅天池"，含津液满口，频频咽下，意送至丹田。此法有滋阴降火，固齿益精，补肾壮骨作用。

九、腹部摩圈

先搓热双手，将双手相重叠，再将手心置于腹部肚脐穴，用掌心绕脐沿顺时针方向由小到大转圈按摩 60 周，再逆时针方向由大到小绕脐按摩 60 周。古人称此为"摩脐腹"或"摩生门"。腹部摩圈有增加胃肠蠕动，理气消滞，增强消化功能和防治胃肠疾病等作用。摩腹是历代养生家一致提倡的保健方法之一，尤宜于食后进行。

十、腰部摩圈

端坐或站立，两手搓热，用热掌环形摩擦精门即背下腰软处肾俞穴 60 次；亦可腰部按摩与转胯运腰结合进行：取站立姿势，双手叉腰，拇指在前其余四指在后，中指按在肾俞穴上，吸气时，将胯由左向右摆动，呼气时，由右向左摆动，一呼一吸为一次，可连续做 30 次。"腰为肾之府"，为人体运动的枢纽，经常按摩摇动腰部，能够健腰强肾，生精固阳，疏通气血，缓解腰痛。中国传统武功十分强调"以腰为轴"，把腰部活动看作生命活动之本。

十一、膝部摩圈

平坐位，可用双手手指分别按摩膝关节周围穴位，如内膝眼、外膝眼、血海、阴陵泉、阳陵泉、足三里、鹤顶、梁丘等穴位。边揉边按，再用手掌绕膝摩圈揉擦至热。亦可结合扭膝运动法：两脚平行靠拢，屈膝微向下蹲，双手掌置于膝上，膝部向前后左右做圆周运动，先左转，后右转，各 20 次。该法可增强膝关节及整个下肢功能，关节运动灵活，防治下肢乏力、关节疼痛、小腿抽筋、麻木不遂等。

十二、足部摩圈

一般于睡前用温水（常用紫苏梗、生姜煮水）泡脚 20～30 分钟，同时用手按摩足部重要穴位，尤其是用手心劳宫穴对应足心涌泉穴等穴位做环形揉擦按摩 60 次，以热为度，两脚轮流进行。谚曰"睡前一盆汤，保你永健康"。本法具有固真元、暖肾气、交通心肾、强足健步、防治足疾等作用。现代研究认为，五脏六腑在脚上都有相应投影，脚上又有大量神经末梢，经常按摩可促进血液循环，对心脏、肾脏及睡眠都有益处。泡脚和按摩同时进行，效果更好。

上述各种按摩小动作，可根据个人具体情况，每日做 1～2 次，最好早晚各 1 次，每次 15～20 分钟。特别是 1～9 节，头面部、五官及腹部按摩，均可在起床前和睡前进行，即平躺在床上就可以完成。这样不受天气和场地变化的影响，不管你在哪里，不管气候多么恶劣，也不管你多忙，反正每日必须睡觉休息。而腰部、膝部和足部（10～12 节）的按摩则可在白天工作之余，或者晚上看电视时进行，如边看电视边按摩腰部、膝部，或者边看电视边泡脚摩足。因为有电视节目吸引，不知不觉就按摩或者泡足半小时甚至更久。两者同时进行，不仅不会互相影响，还可节约时间，事半功倍，又能增加乐趣，利于持之以恒。

人体的衰老是一个不可抗拒的自然规律，长生不老是不现实的。一般说，人出生后经过童年、青年和壮年期，就逐步进入老年阶段。衰老是人类生理过程的必然归宿。在这一生命过程中，有的人能"尽终其天年，度百岁乃去"；而有的则未老先衰，甚至英年早逝。究其原因，是人们对养生的不同态度而造成截然相反的两种结果。善养生者，能自己主宰自己的健康，故可享尽天年；不善养生者，因受不良生活方式的影响，其生命常被病魔主宰，故难登寿域。

每个人都要对自己的健康负责，要注重强身保健，注意利用一切可以利用的时间和机会做一些对身体有益的运动。自身按摩是最省时、省力、省钱、便于持久进行的保健运动。笔者多年体会，对自身的一些重要部位和穴位揉按摩圈，使用的是活力，而不是硬按（死力），便于激发身体的这些部位和穴位的潜能，延缓其衰老退化，达到强身健体，益寿延年的目的。晋·葛洪曾曰："治身养性谨务其细，不可以小益为不平而不修，不可以小损为无伤而不防。"摩圈小动作，健身有大用。

——为纪念本书出版，谨总结本人简易摩圈健身法，献给各位亲爱的读者和所有注重养生保健的朋友，期望对大家有所帮助。

第七篇　验案篇

1　类风湿关节炎

验案一

解某某，女，23 岁。2015 年 1 月 20 日初诊。

【主诉】四肢关节反复肿胀疼痛 1 年余，加重 1 个月。

【现病史】患者 1 年前，无明显诱因出现双手掌指关节肿痛，后出现肿痛关节增多，持续性疼痛，晨僵，1 个月前出现上症加重，见双手手指关节、双足跖趾关节、双膝关节反复肿痛，局部发热，屈伸不利，晨僵持续时间 2 小时余，畏寒，遇天气变冷或阴雨天症状加重，月经先期，纳可，小便调，大便溏，每日 2～3 次。

【体格检查】舌淡苔白，脉细涩。

【辅助检查】肝、肾功能正常。风湿全套：RF 156.6 IU/mL，抗 "O" 469 IU/mL，CRP 27.0 mg/L，ESR 47 mm/h。

【中医诊断】尪痹。

【西医诊断】类风湿关节炎。

【辨证】寒热错杂，寒湿夹热。

【治法】祛湿散寒，清热通络。

【方药】桂枝芍药知母汤加味：桂枝、防风、安痛藤、苍术、附子、白芍、知母各 10 g，麻黄、甘草、全蝎各 5 g，黄芪 30 g。每剂加蜂蜜 10 mL 兑服，14 剂。

【二诊】2015 年 2 月 5 日。患者关节疼痛症状好转，双膝红肿疼痛减轻，晨僵时间缩短，诉夜间右肩关节疼痛，颈项胀痛，僵硬感。舌淡，苔白，脉弦。上方去附子，加川芎 10 g，桑枝 15 g，葛根 20 g。30 剂。

【三诊】2015 年 3 月 6 日。患者四肢疼痛明显减轻，关节活动灵活，肢体麻木好转。舌淡，苔薄白，脉细。改以独步汤加减：黄芪、桑枝、白芍各 15 g，当归、川芎、独活、桑寄生、牛膝、杜仲、秦艽、土鳖虫、威灵仙各 10 g，桂枝、甘草各 5 g，全蝎 6 g。30 剂。

【四诊】2015 年 5 月 7 日。复诊症状明显缓解。复查风湿全套：RF 56.6 IU/mL，抗"O"阴性，CRP 5.3 mg/L，ESR 21 mm/h。

【按语】尪痹早期患者风寒湿痹阻于表，阻于肌表经络之间，肢体关节疼痛，重着，或有肿胀，皮色不红，关节屈伸不利，关节拘急，遇冷或阴雨天痛甚，畏寒肢冷，可伴痛处游走不定，旷师认为此为表实证，当立祛风散寒除湿法，邪去则正安。因阳气被郁，邪气痹阻于关节肌肉，痹而不通，此时需通过开腠发汗，宣散肌表之风寒湿邪，使阳郁得通，气血畅行，痹痛方止。开腠发汗，首推麻黄、桂枝。麻黄发汗，能解邪气之闭郁，桂枝解肌发表，温通经脉，《金匮要略·痉湿暍病》曰："湿家，身烦疼，可与麻黄加术汤，发其汗为宜。"此方为治疗风寒湿痹阻证之基础方，方中麻黄、桂枝、附子温经散寒，外除寒湿，内振阳气，使气血周流，疼痛乃止，寒湿侵入日久，有渐次化热之象，加白芍、知母清热利湿养阴，防温燥太过，加黄芪益气固表，安痛藤疏风祛湿，少佐蜂蜜减轻附子毒性，全方共奏祛风除湿，通阳散寒，佐以清热之效。14 剂后患者疼痛明显减轻，去附子，加入桑枝、葛根、川芎加强祛风除湿，活血止痛之功。连服 10 周后症状明显好转，外邪已祛，改从补益肝肾论治，临床收获良效。

验案二

刘某，女，41 岁。2015 年 9 月 1 日初诊。
【主诉】四肢关节游走性疼痛 8 年，加重 3 日。

【现病史】患者为冷饮售货员，受寒起病，反复双手指、双肩、双膝、足趾关节冷痛，服西药不能控制，停药则病情加重。3日前因感受风寒，四肢大小关节肿胀冷痛，其痛彻骨，其冷如铁，稍遇冷水则加重，得温热则痛减，左侧上下肢体均弯曲不能伸，不能行走。现右足跖趾关节疼痛肿胀尤甚，双手浮肿，晨僵1小时以上，全身冷感。纳可，寐欠安，大便溏，每日2～3次，小便可。

【体格检查】舌苔白，脉细弦。

【辅助检查】血常规：WBC 3.7×10^9/L；风湿全套：RF 44.45 IU/mL，抗 CCP 抗体（＋），ESR 35 mm/h。

【中医诊断】尪痹。

【西医诊断】类风湿关节炎。

【辨证】寒湿痹阻证。

【治法】祛湿散寒，通络止痛。

【方药】乌头汤合三附子汤加味：黄芪30 g，白芍、炙甘草、桂枝、白术、制附子（先煎）、防风、安痛藤各10 g，雪莲花、制川乌各6 g，麻黄、全蝎各5 g。每日1剂，水煎取汁，蜂蜜1勺兑服，7剂。

【二诊】2015年9月8日。患者四肢关节疼痛减轻，右肘关节已能伸，关节肿胀及关节内冷感消失，晨僵时间缩短半小时左右，大便每日2次，已成形。舌红、苔薄白，脉细涩。上方加威灵仙10 g，兑蜂蜜继服，14剂。

【三诊】2015年9月23日。复诊时患者已能行走，右膝、右肘关节仍稍疼痛，不能完全伸直，右足跟疼痛，行走后痛甚，昼轻夜重，皮肤痛痒。纳可，寐一般，二便调。舌苔白，脉细涩。以益气活血汤、补肾强督汤调治月余，病情继续好转。

【四诊】2015年11月15日。患者再度感寒，又复右肘关节冷痛，右足跟稍疼痛，活动后明显，大便溏，舌苔白，脉细涩。

复查：WBC 4.2×10^9/L，ESR 26 mm/h，RF 42.59 IU/mL。拟用阳和汤加味温阳补血、散寒通滞继续治疗，处方：熟地黄15 g，麻黄、鹿角胶、白芥子（炒）、甘草、制附子（先煎）、姜黄、羌活、骨碎补各10 g，肉桂3 g，炮姜炭5 g。14剂。服后余症即缓解。

【按语】乌头汤主治寒湿痹证，症见关节剧痛、不可屈伸、畏寒喜热、舌苔薄白、脉沉弦者。该方乌头大辛大热，驱寒逐湿止痛为君药；麻黄辛温，通阳行痹为臣药；白芍、甘草、蜂蜜酸甘养阴，缓急止痛，又能降低乌头峻猛之性；黄芪益气固表，且防麻黄发散太过，共为佐使药。加桂枝、附子、白术，即有三附子汤（桂枝附子汤、白术附子汤、甘草附子汤）之意；加防风又有玉屏风散之义，用全蝎通络止痛。旷师常在辨证论治的基础上加用1~2味虫类药治疗顽痹，多收佳效。全方有发有收，有刚有柔，攻补相宜，制方严谨，共奏发汗散寒、驱风祛湿、温经止痛之效。患者服后，诸症显著好转。类风湿多本虚标实，就本例而言，寒湿痹阻经络是其标，气血肝肾亏虚是其本。《黄帝内经》曰："正气存内，邪不可干。"故后以养血通痹汤、补肾强督汤加减益气养血、补益肝肾固其本，病情继续好转。调理月余，患者再度感寒，故再从寒湿论治。因其病程较长，湿郁日久多变生痰浊，改用阳和汤温化寒痰，散寒通滞，其效立显。旷师用附子至10 g以上时，嘱患者先煎30分钟，并于服用时加蜂蜜1勺，此宗张仲景蜜煎附子一法，旨在减轻毒性。用附子有时达15 g，从未发生不良反应。

验案三

张某某，女，35岁。2014年7月11日初诊。

【主诉】反复发作四肢大小关节疼痛6年半，加重半个月。

【现病史】6年前开始出现双手近端指间关节肿胀疼痛，呈游走性，伴双手关节活动受限，于外院诊断为类风湿关节炎，未系统诊治，间断服用止痛药物，症状反复并逐渐出现双手畸形，现双手近端指间关节疼痛，无明显肿胀，局部皮色暗滞，双手近端指间关节轻度变形，右颈肩部疼痛，活动受限，遇冷加重，双目干涩。纳、寐一般，二便调，经带正常，面黄体弱。

【体格检查】舌淡暗、苔白，脉细涩。

【辅助检查】Hb 92 mg/L，RF 516 IU/mL，ESR 64 mm/h。肝肾功能：总蛋白 94.9 g/L，球蛋白 49.6 g/L，抗 CCP 阳性，抗 SSA、抗 SSB 阳性。

【中医诊断】尪痹，燥痹。

【西医诊断】类风湿关节炎，干燥综合征。

【辨证】气虚血瘀型。

【治法】祛湿散寒，清热通络。

【方药】益气活血汤加味：黄芪 30 g，葛根 15 g，当归、赤芍、川芎、桃仁、红花、党参、地龙、姜黄、桑枝、丹参、威灵仙、伸筋草各 10 g。14 剂。

【二诊】2014 年 7 月 25 日。患者服药后病情明显好转，已无关节疼痛，仍双目干涩，目蒙，自觉眼部发热，纳可，寐差，二便调，舌暗红、苔白，脉细数。辨为气虚血瘀夹热。方用益气活血汤加秦艽、知母、杜仲、牛膝、土鳖虫、菊花各 10 g，白花蛇舌草、全蝎、枸杞子各 15 g，酸枣仁 30 g。14 剂。

【三诊】2014 年 8 月 10 日。患者上方服 7 剂月经来潮，四肢关节疼痛复作，肿胀明显并灼热，活动不利，伴心悸、心慌。行经结束好转。纳、寐可，二便调，目已不干但稍蒙，舌淡暗、苔白腻，脉细数。辨为气虚血瘀夹湿热。方用益气活血汤加虎杖、泽兰、泽泻、威灵仙、牛膝、杜仲、枸杞子各 10 g，酸枣仁 30 g。14 剂，服后诸症若失。

【按语】益气活血汤由补阳还五汤加党参而成，以党参增强益气之力。名方补阳还五汤本用于中风半身不遂证属气虚血瘀者，当今临床已多有发挥，近年来开始被应用于类风湿关节炎的治疗，但报道较少。旷师用黄芪 30 g 加党参，其意与彭、叶重用黄芪不谋而合。此例是较为典型的气虚血瘀型类风湿关节炎患者，已中西医辗转治疗 6 年余未获控制。"治风先治血，血行风自灭。"治疗外风（或内风）通过"治血"促使气血流通，各种致病因子及病理产物尤其是风邪随血的运行而解除。旷师所用益气活血汤中，黄芪、党参、当归益气养血，川芎、丹参、红花、桃仁活血，赤芍凉血，蕴含"治风先治血"之意。初诊随症酌加几味祛风除湿药，14 剂疼痛即止，取效甚捷。二诊据患者眼热、脉数等症状，加秦艽、知母、白花蛇舌草清热，枸杞子、菊花清肝明目，服后目干得平。经期出现关节疼痛肿胀，现代研究认为与水钠代谢紊乱有关，故三诊加虎杖、泽兰、泽泻等祛湿利水取效。

验案四

张某某，男，44 岁。2015 年 10 月 12 日初诊。

【主诉】四肢小关节反复疼痛 5 年，加重半个月。

【现病史】5 年前出现右腕关节肿痛，后出现双手及双足小关节肿痛，伴有晨僵，持续时间大于 2 小时，外院诊断为类风湿关节炎，间断服用甲氨蝶呤、来氟米特、激素等药物有疗效，自行停药后病情加重。现症见：四肢关节红肿胀痛甚剧，得冷稍舒，关节活动受限，口干渴喜饮冷，烦躁不安，易疲劳。纳可，夜寐欠安，二便尚调。

【体格检查】舌红、苔黄腻，脉弦数。

【辅助检查】RF 557 IU/mL，CRP 13.04 mg/L，ESR 23 mm/h，肾功能正常。

【中医诊断】尪痹。

【西医诊断】类风湿关节炎。

【辨证】湿热蕴结证。

【治法】清热祛湿。

【方药】上中下痛痹方加味：黄柏、苍术、制天南星、桃仁、白芷、防己、威灵仙、红花、羌活、川芎、乳香、没药、鳖甲、安痛藤各 10 g，桂枝、甘草、龙胆各 5 g，全蝎 6 g。7 剂。

【二诊】2015 年 10 月 19 日。患者服药后关节肿痛等症明显减轻，仍四肢关节稍痛，腰部酸胀，易疲劳，纳、寐可，二便调，舌苔白，脉细涩。治拟补益肝肾，兼清余热，用独活寄生汤加减：黄芪 30 g，当归、川芎、独活、桑寄生、牛膝、杜仲、骨碎补、土鳖虫、威灵仙、安痛藤、秦艽、虎杖、白花蛇舌草各 10 g，白芍 15 g，全蝎 6 g，桂枝、甘草各 5 g。14 剂。

【三诊】2015 年 11 月 6 日。患者服药后关节疼痛已不明显，腰酸疲乏显减。上方去虎杖，加淫羊藿 10 g，温补肾阳，再服 14 剂善后。

【按语】朱丹溪根据"六郁"理论创制治痹上中下通用痛风方，全方兼顾风、寒、湿、热、痰、瘀、食各方面，重点不在止痛而在治本，乃辨因论治的代表方。旷师根据尪痹病程长，形成机制复杂，与"六郁"关系密切的特点，在本方基础上加乳香、没药、安痛藤、鳖甲、甘草等，名为"上中下痛痹方"。方中羌活驱风；桂枝散寒，防己、白芷、威灵仙祛湿，上 5 味均走经络而向外；苍术、黄柏、龙胆清热燥湿而驱内；更以桃仁、红花、川芎活血；制天南星化痰；恐热邪日久伤阴，加鳖甲坚阴清热；全蝎通络止痛；甘草调和诸药。旷师所加 5 味药，乳香、没药、安痛藤符合原方义，旨在强化药力，加强止痛之效。而加鳖甲则是根据多年临床经验，患者证属湿热蕴结，日久伤阴，若加鳖甲，则较单纯清热祛湿法退热更快，且鳖甲有抑制结缔组织增生、增强体液免疫的作用。丹溪方味苦，加甘草既调和药性，也调和药味。二诊腰酸疲乏，脉细涩，关节稍疼痛。此时，类风湿肝肾亏虚、气血不足的本虚证显现。缓则治其本，故拟独活寄生汤加减。三诊热象已不明显，故去虎杖，加淫羊藿寒温平调。

验案五

后某某，女，48 岁。2014 年 9 月 29 日初诊。

【主诉】反复多关节肿痛 3 年余，加重 1 个月。

【现病史】患者 3 年前出现全身多关节肿痛，四肢大小关节均肿痛，伴活动不利，外院诊断为类风湿关节炎，长期服用激素控制症状，近 1 个月因天气变化疼痛加重，以双手近端指间关节、肘关节、膝关节尤甚，畏寒，天冷时明显，近热处可缓解，晨僵大于 1 小时，关节局部肿胀，色稍暗，僵直感，活动受限，头晕，肢体乏力。

【体格检查】舌暗淡，有齿痕，苔薄白，脉弦缓。

【辅助检查】血常规：WBC $11.25 \times 10^9/L$，肾功能正常；风湿全套：RF 156.61 IU/mL，抗"O"469 IU/mL，CRP 17.0 mg/L，ESR 47 mm/h。

【中医诊断】尪痹。

【西医诊断】类风湿关节炎。

【辨证】气血两虚，寒湿痹阻证。

【治法】益气补血，散寒通痹。

【方药】养血通痹汤加减：黄芪 30 g，当归、赤芍、熟地黄各 15 g，川芎、桂枝、粉葛、桑枝、牛膝、威灵仙、乌梢蛇各 10 g，全蝎 5 g，甘草、通草各 6 g，细辛 3 g。14 剂。

【二诊】2014 年 10 月 15 日。患者关节肿痛减轻，关节僵直感亦明显好转，因其为慢性病，故嘱其坚持服药，并随症加减，疼痛减轻去乌梢蛇，加骨碎补、白芥子，补肝肾，化顽痰。服药 10 周后，诸症均有所缓解，已无明显晨僵。

【三诊】2015年3月16日。复查各项指标正常，病情控制良好，四肢关节肿痛消失，日常生活如常人。

【按语】本病属于中医学"尪痹"，其病因为"正虚，邪侵，痰浊瘀阻"3个方面。营卫不和，气血亏虚，脏腑虚弱，阴阳失调曰正虚，风寒湿三气杂至曰邪实，阻滞经脉气血运行，则肢节肿痛变形。中老年女性患者，肝肾渐亏，加之久病，长期服用西药，损伤人体正气，使虚者更虚。且久病多瘀，久病多痰，而成气血肝肾不足，痰湿痹阻经络之证，治用养血通痹汤加味，温阳养血，散寒通络，加桑枝、葛根散寒祛湿，牛膝补肝肾，强腰膝，加全蝎、乌梢蛇，祛风通络止痛。临床获得良效。

2　　强直性脊柱炎

强直性脊柱炎（ankylosing spondylitis，AS）是一种以中轴关节慢性炎症为主，可累及内脏及其他组织的慢性进展性风湿病，有较强的致残性。其主要病理表现为侵犯骶髂关节、脊柱骨突、脊柱旁软组织及外周关节，并可伴发关节外表现，严重者可发生脊柱畸形和强直，造成患者终身残废。本病属于中医学"痹证"中的"脊痹"范畴，古人又称其为"骨痹""肾痹""大偻"等。临床上多见于青年男性，其病因不明，一般认为是以一定遗传易感因素为基础，在外界环境的触发下发病。

验案一

厉某某，男，28岁。2015年10月9日初诊。

【主诉】反复腰背疼痛7年余。

【现病史】患者7年前无明显诱因出现下腰部疼痛，伴有腰背僵硬，活动后减轻，休息后加重，自行服用止痛药控制病情，现腰背僵硬，腰椎活动受限，疼痛，有冷感，翻身不便，气候变化时疼痛加重，喷嚏多，纳可，二便调。

【体格检查】舌苔白，脉细涩。

【辅助检查】CRP：6.67 mg/L，ESR 7.91 mm/h，HLA-B27（＋），血常规、肝、肾功能均正常。阅 X 线摄片：腰椎生理曲度消失，椎间隙改变，L2/L3 椎体融合，正位片呈竹节样改变。

【中医诊断】脊痹。

【西医诊断】强直性脊柱炎。

【辨证】寒湿痹阻，痰阻脉络。

【治法】散寒祛湿，化痰通络。

【方药】强脊汤加减：生地黄、熟地黄、鸡血藤各 15 g，淫羊藿、补骨脂、黄芪、鹿角霜、仙茅、肉苁蓉、延胡索、乌梢蛇、骨碎补、土鳖虫、巴戟天、威灵仙、王不留行各 10 g，麻黄、全蝎各 6 g，穿山甲 5 g。每日 1 剂，加水 1000 mL，煎至 400 mL，分早、晚 2 次温服，14 剂。

【二诊】2015 年 11 月 6 日。患者服上药后喷嚏止，疼痛已平。仍有背部僵硬，久坐后腰部亦有僵硬，活动后减轻，纳可，二便调，胃脘不适，胃气较重。舌苔白，脉细涩。效不更方，守方续进。上方去麻黄加僵蚕 10 g，苍术 20 g。每日 1 剂，加水 1000 mL，煎至 400 mL，分早、晚 2 次温服，14 剂。

【三诊】2015 年 11 月 23 日。诸证减轻，继予上方加减调理善后。

【按语】本病属于中医学"脊痹"，现代医学尚无特效药物，主要以"对症支持治疗"为主，需常服药物，毒副作用明显，故很多患者依从性较低。但中医治疗本病有悠久的历史与较好的疗效，如《医宗必读·痹》高度概括了痹证的治疗原则："治外者，散邪为急；治脏者，养正为先。治行痹者散风为主，御寒利湿，仍不可废，大抵参以补血之剂，盖治风先治血，血行风自灭也。治痛痹者散寒为主，散风燥湿，似不可缺，大抵参以补火之剂，非大辛大温，不能释其凝寒之害也。治着痹者利湿为主，祛风解寒实不可缺，大抵参以补脾气之剂，盖土强可以胜湿，而气足自无顽麻也。"因此，旷师临诊时治疗该类疾病亦以补益肝肾、散邪祛风、活血通络为基本大法，本方参考朱良春教授治疗强直性脊柱炎的用药经验加减自拟而来，方中以补骨脂、骨碎补、鹿角霜补益肝肾，益肾强督；黄芪、生地黄、熟地黄滋阴益气养血；鸡血藤活血行筋，补血镇痛；乌梢蛇益肾壮督、蠲痹通络；穿山甲散瘀通络止痛；仙茅、延胡索、肉苁蓉既能祛风除湿，通经散寒，又能补肾益精。全方以培元固本，补益肝肾，滋养气血为主，益加温补肾阳之巴戟天，及活血通络、祛风散邪之品，做到邪正兼顾，标本兼治，扶正不留邪，祛邪不伤正。

验案二

胡某某，女，52 岁。2015 年 9 月 28 日初诊。

【主诉】腰痛 10 年余，周身关节疼痛加重 1 月余。

【现病史】患者述已在外院确诊为"强直性脊柱炎"10 余年，间断服用中西药物治疗，1 个月前因起居不当诱发加重，在当地医院住院 10 余日，仍未见明显好转。现症见：腰痛，左髋关节疼痛明显，四肢肌肉疼痛，昼夜无明显差别，气候变化时、咳嗽及活动后疼痛加重，自觉身热、手足心热，身冷，纳少，二便调，口干不欲饮，右腹股沟疼痛。

【体格检查】舌苔白燥黄，脉细涩。

【辅助检查】MR：腰椎退变，双髋关节正常，C3/C4/C5 椎间盘轻度膨出，抗"O" 258 IU/mL；CRP 30.23 mg/L；人类白细胞抗原 B27（阳性）；ESR：53 mm/h。

【中医诊断】脊痹。

【西医诊断】强直性脊柱炎。

【辨证】湿热内蕴，痰瘀阻络。

【治法】利湿清热，化痰祛瘀。

【方药】当归拈痛汤加减：当归、羌活、防风、白术、苍术、知母、苦参、黄芩、猪苓、泽泻、狗脊、青蒿、鳖甲、苍术、威灵仙、全蝎、乌梢蛇、延胡索、甘草各10 g，葛根、茵陈各15 g，升麻5 g。每日1剂，加水1000 mL，煎至400 mL，分早、晚2次温服，14剂。

【二诊】2015年10月9日。患者腰痛、身痛减轻。现症见：左侧腰部、髋关节及下肢外侧筋脉仍有疼痛，冷痛，畏风寒，纳可，二便调。舌苔白，脉细涩。独步汤加减：黄芪、白芍各15 g，当归、川芎、独活、桑寄生、牛膝、杜仲、秦艽、骨碎补、巴戟天、威灵仙、附子、干姜、红参、路路通各10 g，细辛3 g，桂枝、甘草各5 g。每日1剂，加水1000 mL，煎至400 mL，分早、晚2次温服，14剂。

【三诊】2015年11月15日。患者左髋关节疼痛减轻，现症见：颈部、尾骶部稍有疼痛，双大腿处肌肉筋脉偶有疼痛，气候变化时疼痛加重，纳可，二便调。舌苔白，脉细涩。养血通痹汤加减：黄芪、白芍各15 g，桂枝、小通草、甘草各5 g，细辛、威灵仙、天仙藤、当归、姜黄、桑枝、牛膝、杜仲、骨碎补、巴戟天、红参、络石藤各10 g。每日1剂，加水1000 mL，煎至400 mL，分早、晚2次温服，14剂。

【按语】本患者乃"脊痹"日久，复加调护不当，外邪内干，阻滞脉络，湿热相搏，临床症见周身肌肉疼痛，五心有热，肌肤却冷，舌苔白燥黄，此乃湿热内蕴，邪干脉络之征象，故旷师选用对症之当归拈痛汤再加祛邪通络之品治之，虑其脉细涩实乃久病气血不足之征，不得久攻而溃正，一诊取效之后迅速施以补益肝肾为主之独步汤加味治疗；经两诊治疗后，患者症状明显缓解，旷师加强扶正之品，以养血通痹汤加味，更加补益肝肾，强筋壮骨之品以养正缓图而收功。

3　干燥综合征

干燥综合征（Sjogren's syndrome，SS）是一种以外分泌腺灶性淋巴细胞浸润为特征，累及多器官、多系统的全身性自身免疫性疾病，也是唾液腺最具代表性的自身免疫性疾病。临床分为原发性干燥综合征（primary SS，pSS）和继发性干燥综合征（secondary SS，sSS）两类。前者指不与任何其他结缔组织病并存的单纯干燥综合征，后者指合并有某肯定的结缔组织病或内科疾病，如类风湿关节炎（RA）、系统性红斑狼疮（SLE）、系统性硬化病（SD）、混合性结缔组织病（MCTD）、慢性淋巴细胞性甲状腺炎及慢性肝炎等。本病女性多见，发病年龄多在40～50岁，也见于儿童。干燥综合征因其发病隐匿，临床往往容易误诊，又因其症状表现多样，病情复杂，侵害的系统范围广泛，故患者生活质量明显下降。西医学对其病因及发病机制尚不清楚，无根治方法，主要采用替代和对症处理（皮质类固醇激素和免疫调节剂），但其副作用多且疗效不肯定。

本病归属于中医学"燥痹""燥证"范畴。本病的病因为先天禀赋不足，肝肾阴精亏虚，精血不足，阴津亏耗，不能濡润脏腑、四肢百骸；或因情志失调，肝郁化火，火热伤津成燥；也有因反复感受燥邪或过多服用燥热药物，积热酿毒，灼伤津液，化燥而成。阴虚燥热，久则燥瘀搏结，继而燥胜成毒，燥、瘀、毒互结为患，阻于经络关节，则关节肿痛，甚或变形、僵硬。日久阴血不足，血行失畅，瘀血阻络，累及皮肤黏膜、肌肉关节，病久损及胃、脾、肝、肾等脏腑，而生本病。

验案一

罗某某，女，53岁。2015年9月29日初诊。

【主诉】口咽干涩2年余。

【现病史】患者2年多前开始出现口咽干涩，于外院诊断为"干燥综合征"，服用羟氯喹每次200 mg，茴三硫25 mg，每日3次，白芍总苷胶囊600 mg，每日3次。服用第1个月后有好转，以后症状又有反复，症见：口咽干涩，唇干裂，眼睛干涩，声音嘶哑，四肢关节疼痛（以双膝、双肘为主），皮肤有红疹，呈游走性，伴瘙痒抓痕，但无明显渗出物，可自愈。易饥，少食，易疲乏，白昼思睡，夜寐较差并伴有心慌，大便可，夜尿频多。

【体格检查】牙齿枯损脱落，臼齿已脱落4颗。舌红，苔少，脉细数。

【辅助检查】CCP（－）；ANA1：160（＋）着丝点型；抗着丝点抗体（＋＋＋），RNP/Sm，Sm，SS-A，Ro-52，SS-B，SCl-B，SCl-70，PM-SCl，Jo-l，PCNA，dsDNA等均为阴性。

【中医诊断】燥痹。

【西医诊断】干燥综合征。

【辨证】肺胃亏虚。

【治法】滋养肺胃，养阴润燥。

【方药】燥痹汤加减：南沙参、石斛、菊花各10 g，枸杞子、麦冬、生地黄、白芍、土茯苓、寒水石各15 g，金银花、穿山甲、川贝母、甘草各5 g。加射干、蝉蜕、木蝴蝶、白鲜皮各10 g，灵芝5 g。每日1剂，加水1000 mL，煎至400 mL，分早、晚2次温服，14剂。

【二诊】2015年10月14日。患者服上药后口咽干涩稍有好转，仍有声音嘶哑，双膝关节疼痛，纳少，吞之难下，口唇干裂，大便稍溏，心慌。舌红，苔少，脉细数。仍用上方减白鲜皮，加牛膝、栀子各 10 g。每日 1 剂，加水 1000 mL，煎至 400 mL，分早、晚 2 次温服，14 剂。

【三诊】2015 年 11 月 2 日。患者服上药后口咽干涩好转，喝水次数减少，吞咽不适减轻，双膝关节稍有疼痛，夜寐安。患者阴虚津亏之象已经改善，嘱继服方药调理。

【按语】本案患者反复感受燥邪或过多服用燥热药物，积热酿毒，灼伤津液，化燥而成。燥邪日盛，蕴久成毒，煎灼阴津，清窍失于濡养，故口咽干涩，吞咽困难；日久阴血不足，血行失畅，瘀血阻络，累及皮肤黏膜、肌肉关节，则四肢关节疼痛、皮肤红疹、瘙痒，病久损及胃、脾、肺等脏腑。治用滋养肺胃、养阴润燥之法。方中生地黄养阴生津，本品质润多液能养阴，味甘性寒能生津，有养阴润燥生津作用。南沙参为清补之品，有养阴生津的功效，补肺胃之阴，清肺胃之热。《本草纲目》中谓石斛"强阴益精"，方中麦冬与石斛同取滋养胃阴，生津止渴之效。枸杞子能滋补肝肾之阴，平补肾精肝血。菊花、金银花、土茯苓清热解毒。寒水石清泻胃火以止渴。白芍养血敛阴。川贝母润肺化燥。穿山甲活血消癥，治风湿痹痛，关节不利。射干、蝉蜕、木蝴蝶清热利咽。少加一味白鲜皮清热燥湿治疗湿疹疮毒。灵芝补气安神。甘草调和诸药。本病病久损伤胃、脾、肺，综观本方，润燥基础上兼养肺胃肝肾之阴，清热解毒利咽为治标，标本兼治，疗效显著。

验案二

李某某，女，38 岁。2014 年 10 月 13 日初诊。

【主诉】口干、牙齿损坏 2 年余。

【现病史】患者 2 年多前开始出现口咽干涩，后逐渐出现牙齿损坏，关节疼痛（以双腕关节为甚），眼干涩，月经量少，易燥热汗出，纳寐可，小便调，大便时干时稀。在外院确诊为"干燥综合征"。

【体格检查】牙齿枯损脱落。舌红，苔白，脉细涩。

【中医诊断】燥痹。

【西医诊断】干燥综合征。

【辨证】肝肾阴虚。

【治法】滋补肝肾，养阴润燥。

【方药】滋肾清热汤加减：生地黄、枸杞子各15 g，山茱萸、山药、牡丹皮、茯苓、泽泻、知母、黄柏、栀子、菊花、骨碎补、玉竹、天花粉、灵芝各10 g，白芷20 g。每日1剂，加水1000 mL，煎至400 mL，分早、晚2次温服，14剂。

【二诊】2014年10月27日。患者服药后纳食、夜寐稍有好转。患者口干，牙龈疼痛，傍晚为甚，牙齿有损坏。纳寐可，小便可，大便稍有干结。舌红，苔白，脉细涩。仍用上方加连翘10 g，每日1剂，加水1000 mL，煎至400 mL，分早、晚2次温服，14剂。

【三诊】2014年11月17日。患者牙痛已平，仍有口干、鼻干。月经量少，时有燥热，伴有身冷，心慌。舌红，苔白，脉细涩。患者肝肾亏虚，阴血受损，肝体失养，疏泄濡养失常，肝肾阴虚，虚火内生故致月经量少，时有燥热，调整方药一贯煎加玉竹、天花粉、骨碎补、白芷、石斛、仙茅、淫羊藿各10 g，灵芝5 g，酸枣仁30 g。每日1剂，加水1000 mL，煎至400 mL，分早、晚2次温服，30剂。

【四诊】2015年2月2日。患者身冷好转，口唇干燥，双目干涩，牙齿稀疏、疼痛，门牙有两颗已经坏死，纳少，口渴欲饮，二便尚调。月经量少。舌红，苔白，脉细数。虚热之象已平，而肾主骨，生髓，齿乃骨之余，故调整用滋肾清热汤加补肾之品。加味：骨碎补、巴戟天、白芷、灵芝、藿香各10 g，黄芪30 g，土茯苓15 g。每日1剂，加水1000 mL，煎至400 mL，分早、晚 2 次温服，30 剂。

【五诊】2015 年 3 月 11 日。患者服上药后牙齿酸痛已除。仍有口干，洗头时脱发严重，纳少，二便调。舌红，苔白，脉细弦。上方减白芷，加何首乌、天麻各 10 g。30 剂。

【六诊】2015 年 5 月 18 日。患者服药后口干，双目干涩程度减轻，欲饮水，牙齿疼痛好转，二便调。舌红，苔白，脉细数。继续服用滋肾清热汤去栀子加骨碎补、巴戟天、何首乌、仙鹤草、灵芝、藿香各 10 g，土茯苓、薏苡仁各 15 g，黄芪 30 g。30 剂。

【按语】本案患者系先天禀赋不足，肝肾阴精亏虚，精血不足，阴津亏耗，不能濡润脏腑、四肢百骸；津伤成燥，燥盛伤津，燥邪日盛，蕴久成毒，煎灼阴津，清窍失于濡养，日久阴血不足，血行失畅，瘀血阻络，累及皮肤黏膜、肌肉关节，病久损及肝、肾等脏腑。方用滋肾清热汤，方中六味地黄汤熟地黄改为生地黄，取其甘寒质润养阴力强，三补三泻，肝、脾、肾三阴并补，以补肾阴为主，知母、黄柏清热滋阴泻火，栀子清热除烦，枸杞子能滋补肝肾之阴，平补肾精肝血。根据症状加减用药，玉竹、天花粉、石斛养阴生津，骨碎补、巴戟天、仙茅、淫羊藿补肾阳，滋阴药中稍加温阳之品。灵芝、黄芪益气。滋肾清热汤为主方，根据病症变化调整方药，灵活加减，疗效更佳。

4　风湿寒性关节痛

风湿寒性关节痛（简称风关痛），是指人体感受风寒湿邪引起的以肌肉、关节疼痛为主要表现的疾病，属于中医学"痹证"范畴。中国中西医结合风湿类疾病专业委员会根据大量流行病学资料及现代研究结果，认为本病是主要有风、寒、湿邪，其次是体力负荷导致的关节疼痛，命名为风湿寒性关节痛，并按中医辨证分为风重、湿重、寒重、风湿、寒湿等5种类型。

风湿寒性关节痛是一种常见的、多发的风湿性疾病。临床特点是关节反复疼痛，但缺乏客观体征，常无实验室检查和放射学改变，宏观上呈良性经过，不致残，不危及生命，很少有人系统研究，甚至连一个统一的病名都没有。中医学称之为"痹证"，一般认为痹证的发病是由于人体虚弱，阳气卫外不固，风、寒、湿乘虚而入，留于肌肉、经络、关节，引起气血痹阻，运行不畅，发生疼痛，酸麻，沉重，屈伸不利等表现。

验案一

严某某，女，67岁。2012年7月22日初诊。

【主诉】反复四肢关节疼痛5年余。

【现病史】患者自诉5年前无明显诱因出现四肢关节疼痛，活动及天气变化时明显，遇冷上述症状加重，并见四肢厥冷，伴两侧头痛，颈部胀痛，口干，纳寐可，二便调。

【体格检查】舌淡红，苔薄白，脉细涩。

【辅助检查】血常规、风湿全套、血沉均阴性。

【中医诊断】痹证。

【西医诊断】风湿寒性关节痛。

【辨证】气血亏虚，寒湿痹阻。

【治法】益气养血，散寒除湿，通络止痛。

【方药】养血通痹汤加减：黄芪30 g，白芍20 g，当归、生地黄、粉葛、威灵仙、川芎各15 g，独活、鸡血藤、羌活各12 g，桂枝10 g，细辛3 g，通草、甘草各6 g。每日1剂，加水1000 mL，煎至400 mL，分早、晚2次温服。14剂。

【二诊】2012年8月9日。复诊时患者关节疼痛明显缓解，嘱其按上方再服10剂，疼痛基本消失，随访半年未复发。

【按语】本患者为老年妇女，年过六旬，气血亏虚，阳气不足，不荣则痛；加之寒湿之邪流注关节，痹阻经脉，不通则痛。《伤寒来苏集》曰："手足厥寒，脉微欲绝者，阳之虚也，宜四逆辈，脉细欲绝者，血虚不能温于四末，并不能荣于脉也，夫脉为血之府，而阳为阴之先，故欲续其脉必益其血，欲益其血必温其经。"方用当归、白芍之润以滋之，黄芪、甘草之甘以养之，桂枝、细辛之温以行之，而尤借通草之入经通脉以续其绝而止其厥，再加川芎、鸡血藤活血舒筋，羌活、独活散寒除湿，威灵仙通络止痛，则益气养血，温通经脉，散寒除湿之效尤著。其组方精当，药专力宏，故疗效理想。

验案二

张某某，女，35岁。2011年10月20日初诊。

【主诉】全身冷痛9个月，加重1个月。

【现病史】四肢关节冷痛，以左上肢、左大腿冷痛明显，天气变冷时痛剧，全身肢体乏力，困倦易疲劳，易出汗纳差，寐欠佳，头晕，二便可。

【体格检查】舌暗苔白，脉沉细。

【辅助检查】血常规、风湿全套、血沉均阴性。

【中医诊断】痹证。

【西医诊断】风湿寒性关节痛。

【辨证】阳虚寒湿痹证。

【治法】温阳益气，散寒除湿。

【方药】附子汤合乌头汤加味：西洋参、白芍、茯苓、白术、附子、威灵仙、甘草各10 g，黄芪30 g，川乌6 g，麻黄5 g。每日1剂，加水1000 mL，煎至400 mL，分早、晚2次加蜜冲服，14剂。

【二诊】2011年11月17日。患者症状减轻，现觉左上肢、左大腿遇冷冷痛明显，背部冷痛，行经期冷痛，纳可，二便调，舌苔白，脉沉细。上方加吴茱萸 5 g，桂枝 10 g。每日 1 剂，加水 1000 mL，煎至 400 mL，分早、晚 2 次加蜜冲服，7 剂。

【三诊】2011 年 11 月 25 日。患者诸症减轻，继予上方加减调理善后。

【按语】《素问·痹论》曰："痛着，寒气多也，有寒故痛也。"《景岳全书》亦曰："然痹本阴邪，故惟寒者多而热者少。"盖患者阳衰，外寒直中伤阳，致阳气亏虚，阴寒内生，寒湿不化，浸渍于肌肉骨节，血凝气滞，不通则痛；四肢为诸阳之本，阳虚不能温煦四肢，故而手足疼痛。"少阴病，身体痛，手足寒，骨节痛脉沉者，附子汤主之"。纵观全方，附子、乌头以振奋阳气，祛除在里之寒邪，明·虞抟《医学正传》曰："附子有斩关夺将之气，能引补气药通行十二经，以追复散失之元阳……能引温暖药达下焦，以驱逐在里之寒湿。"配以桂枝、麻黄温经散寒止痛，西洋参、黄芪大补元气，白术、茯苓健脾燥湿，威灵仙通络止痛，芍药益阴和营，甘草调和诸药。诸药相合，共奏温阳散寒除湿之功。临证紧扣病机，病证相合，灵活应用，故疗效奇特。

验案三

何某某，女，24 岁。2013 年 1 月 6 日初诊。

【主诉】双膝关节交替疼痛 1 年半。

【现病史】双膝关节交替疼痛，天气寒冷时疼痛加重明显，呈隐痛，冷痛，活动可，双足麻木，伴疲乏无力，头痛，耳鸣，头晕，月经正常，纳可，二便调。

【体格检查】舌暗红，苔薄白，脉沉细。

【中医诊断】痹证。

【西医诊断】风湿寒性关节痛。

【辨证】肝肾亏虚，寒湿痹阻证。

【治法】补益肝肾，散寒除湿，活血通络。

【方药】独活寄生汤加减：独活、寄生各 10 g，当归、威灵仙、白芍各 15 g，防风、杜仲、桂枝、牛膝、茯苓各 12 g，黄芪 30 g，炮穿山甲 5 g，甘草、川芎各 6 g。每日 1 剂，加水 1000 mL，煎至 400 mL，分早、晚 2 次加蜜冲服，14 剂。

【二诊】2013 年 1 月 21 日。患者症状减轻，后守上方续服剂，症状明显改善，随访 3 个月未再加重复发。

【按语】患者年轻患病，多为先天肝肾不足，气血两虚，风寒湿痹，时已年余，痹已日久，故以风寒湿痹标本兼治之代表方独活寄生汤化裁。《素问·痹论》曰："痹在于骨则重，在于脉则血凝而不流，在于筋则屈不伸，在于肉则不仁。"《素问·逆调论》又曰："营气虚则不仁，卫气虚则不用，荣卫俱虚，则不仁且不用。"方中以独活为君，取其治伏风，祛下焦与筋骨间之风寒湿邪，《本草汇言》曰："独活，善行血分，祛风行湿散寒之药也。凡病风之证，如头项不能俯仰，腰膝不能屈伸，或痹痛难行，麻木不用，皆风与寒之所致，暑与湿之所伤也，必用独活之苦辛而温，活动气血，祛散寒邪。"伍以细辛发散阴经风寒，搜剔筋骨风湿而止痛；炮穿山甲通络止痛，《医学衷中参西录》曰："穿山甲，味淡性平，气腥而窜，其走窜之性，无微不至，故能宣通脏腑，贯彻经络，透达关窍。"防风祛风邪以胜湿，威灵仙除风湿而舒筋，寄生、杜仲、牛膝祛风湿兼补肝肾，当归、川芎、白芍养血活血，黄芪、茯苓补气健脾，桂枝温通血脉，甘草调和诸药。综合全方，祛邪扶正，标本兼顾，可使血气足而风湿除，肝肾强而痹痛愈。吾师常用炮穿山甲治疗关节疼痛甚者，疗效显著。

5 系统性红斑狼疮

系统性红斑狼疮（systemic lupus erythematosus，SLE）是自身免疫介导的，以免疫性炎症为突出表现的弥漫性结缔组织病。SLE 好发于生育年龄女性，多见于 15～45 岁年龄段，女：男为 7：1～9：1。其病因尚不清楚，目前研究认为，SLE 的发病是多种遗传因素、性激素等内源性因素与外源性因素如感染、紫外线、化学、药物等复杂的多层次的相互作用的结果。SLE 的发病机制极为复杂，远未阐明，包括免疫耐受缺损、淋巴细胞凋亡障碍、T 细胞和 B 细胞以及 NK 细胞等功能调节障碍、补体缺陷、免疫复合物清除障碍、细胞因子分泌调节障碍等。SLE 的临床表现复杂多样，累及几乎所有的系统器官，包括皮肤、关节、肾、肺、神经系统、浆膜、消化、血液和（或）其他组织器官。

中医古代文献中无确切的病名与之相应，本病以皮肤损害为主，表现为斑疹赤如丹涂之状，形如蝴蝶，当属于中医学"红蝴蝶疮""蝴蝶斑""蝶疮流注""马缨丹""茱萸丹"等范畴。此外尚有"鬼脸疮""流皮漏""阴阳毒""赤丹""丹疹""瘟毒发斑""红斑蝴蝶""猫眼疮"等病，也与本病症状相似。关节损害为主者，亦可属于中医学"痹证"范畴。根据本病可累及周身血脉、肌肉的特点称为"周痹"。本病中后期累及五脏，属于多脏器病损，又可分属"虚劳""水肿""悬饮""瘕""胁痛""心悸""喘证""血证"等不同病证范畴，历代医家以卫、气、营、血辨证，故又有"温毒发斑""热毒发斑""阴虚发斑""血热发斑"之称。本病的基本病机为素体禀赋不足，肝肾亏虚，复感六淫外感之邪，或因劳累、情志所伤等，以致真阴不足，瘀热内生，痹阻脉络，外侵肌肤，内损脏腑。本病的性质是本虚标实，脾肾阴虚血虚为本，晚期则五脏与气血阴阳俱虚。本病初期在表，四肢脉络痹阻，先表后里，由表入里，由四肢脉络受损入内损及脏腑。

验案一

陈某某，女，32岁。2015年7月24日初诊。

【主诉】发现尿蛋白阳性4年余。

【现病史】患者2011年体检时发现尿蛋白阳性，经外院确诊，未予特殊治疗。2012年产下一女，后症状加重，经激素治疗，现已停药几月，经中药调理，现症见：疲乏无力，记忆力下降，膝关节疼痛，手心发热，口干喜饮，月经调，纳可，小便黄，大便调，寐可。

【体格检查】舌红，苔薄白，脉细涩。

【辅助检查】24小时尿蛋白定量（2015年7月16日）：714 mg。ESR 36 mm/h。狼疮全套：ANA（1∶160）阳性，SS-A阳性，SS-B阳性。膝关节X线摄片：双膝关节退行性变。

【中医诊断】蝶疮流注。

【西医诊断】①系统性红斑狼疮，狼疮肾炎。②膝骨性关节炎。

【辨证】阴虚内热。

【治法】滋阴清热，解毒化瘀。

【方药】滋肾清热汤加减：山茱萸、山药、牡丹皮、茯苓、泽泻、知母、黄柏、栀子、岗梅、灵芝、大腹皮各10 g，黄芪30 g，生地黄、枸杞子、土茯苓、车前子、半枝莲各15 g。每日1剂，加水1000 mL，煎至400 mL，分早、晚2次温服，14剂。

【二诊】2015年8月7日。患者服上药后精神好转，睡眠改善，关节痛减轻，现仍手心发热，口渴欲饮，汗多，纳可，二便调，双下肢稍肿。舌红，苔薄白，脉细数。复查尿常规：尿蛋白

（＋＋）。仍用上方加地龙 10 g。每日 1 剂，加水 1000 mL，煎至 400 mL，分早、晚 2 次温服，30 剂。

【三诊】2015 年 9 月 18 日。患者服上药后精神转佳，寐安，浮肿已消。近日劳累后较疲乏，汗多，纳可，二便调。舌苔白，脉细数。复查尿常规：尿蛋白（＋＋）；肾功能（－）。水湿之邪已除，浮肿已消。仍用上方去土茯苓、大腹皮，加牛膝 10 g。每日 1 剂，加水 1000 mL，煎至 400 mL，分早、晚 2 次温服，30 剂。

【四诊】2015 年 10 月 21 日。患者病情稳定，明显好转。现症见：稍有劳累后疲乏，纳可，汗出减少，小便色暗。舌苔白，脉细涩。复查肝功能、血脂示正常。仍用上方加蝉蜕 10 g。每日 1 剂，加水 1000 mL，煎至 400 mL，分早、晚 2 次温服，30 剂。

【按语】本案患者，狼疮肾炎病史 4 年余，在产后病情加重，并且在口服激素后病情尚未控制，是 SLE 最多见的类型。患者多因先天禀赋不足，阴阳失调，肾脏阴精亏虚，复受外邪侵袭，邪郁化热，导致热毒血瘀、火热内炽而诱发。正所谓"至虚之处，便是容邪之所""邪之所凑，其气必虚"。"虚"是本病之本，急性期病情突出表现毒热的标象，从根本上看还是虚中夹实，本虚标实，而慢性期更是久病多虚，虚象更著。故以滋阴清热，解毒化瘀之滋肾清热汤治之，故疗效明显。滋肾清热汤以知柏地黄汤加味：知柏地黄汤其中六味地黄汤滋补肾阴，再配以知母清上焦烦热、配以黄柏泻中下焦之火。加栀子清热泻火凉血，枸杞子滋补肝肾，黄芪、灵芝补气摄血，半枝莲清热解毒，土茯苓解毒、除湿、通利关节，岗梅清热解毒、生津止渴，大腹皮、车前子行气利水消肿。二诊时即有明显好转，故示原法合拍，效不更方，仍以前方加地龙利尿消肿、通络止痛。三诊时水湿之邪已除，浮肿已消。仍用上方去土茯苓、大腹皮，加牛膝增强补益肝肾之功。四诊时患者病情稳定，明显好转，汗出减少，稍有劳累后疲乏，故方以原方加蝉蜕增强疏散风热之力，以此终得佳效。

验案二

岳某某，男，39 岁。2011 年 9 月 29 日初诊。

【主诉】颜面及胸背部反复红斑 2 年，关节疼痛 2 月余。

【现病史】2 年前无明显诱因出现颜面、胸背部反复环状红斑，外院诊断为 SLE，一直服用羟氯喹、白芍总苷控制病情。刻诊：颜面部、下颌部，背部环状红斑，伴瘙痒、脱屑，上半身皮肤红斑明显，下半身无红斑，左手第 4 指间关节疼痛，伴手心发热，偶上手心刺痛，纳可，口干欲饮，二便尚调，夜渴甚。

【体格检查】左手第 4 指间关节压痛，无肿胀。舌下紫暗，苔黄腻，脉细数。

【中医诊断】蝶疮流注。

【西医诊断】系统性红斑狼疮。

【辨证】瘀热痹阻。

【治法】养阴清热，活血化瘀，祛风通络。

【方药】活血汤加减：土茯苓、益母草、白芍、生地黄各 15 g，当归、川芎、桃仁、红花、丹参、白鲜皮、紫草、威灵仙、乌梢蛇、黄连、莪术、忍冬藤、鳖甲、秦艽各 10 g。每日 1 剂，加水 1000 mL，煎至 400 mL，分早、晚 2 次温服，10 剂。

【二诊】2011 年 10 月 20 日。患者服上药后症状稍有缓解，现症见：目下，下颌部，额头，背部环状红斑，不痒，有发热感，傍晚偶有风热，阵发性，手足心热，口干欲饮，纳可，二便调，寐一般，双眼肌皮下小结节，不痒不痛，舌红，苔黄腻，脉细涩。体格检查左侧颌下淋巴结肿大。方用活血汤加减：土茯苓、益母草、生地黄、白芍各 15 g，当归、川芎、桃仁、红花、丹参、白芥子、皂角刺、白鲜皮、牡丹皮、栀子、黄连、莪术、金银花、紫草各 10 g。每日 1 剂，加水 1000 mL，煎至 400 mL，分早、晚 2 次温服，10 剂。

【三诊】2011 年 11 月 17 日。患者服上药后额上红斑消退，余皮下结节呈肤色，下颌红斑消退无痕。背部红斑消失。现仍有左手无名指、双膝等处关节疼痛，双膝关节夏季痛甚，偶有发热，肩腰亦痛，久坐疼痛，面色晦暗，唇色紫。口气重。舌淡紫，苔黄腻，脉细涩。方用活血汤加减：益母草、生地黄、忍冬藤、葛根、白芍各 15 g，当归、川芎、桃仁、红花、丹参、姜黄、牛膝、杜仲、黄连、莪术、灵芝各 10 g，土茯苓 20 g。每日 1 剂，加水 1000 mL，煎至 400 mL，分早、晚 2 次温服，14 剂。

【四诊】2011 年 12 月 26 日。患者服上药后关节疼痛好转，环状红斑已消失，且未复发。左手无名指仍稍肿痛，偶灼热，屈伸不利，纳可，二便调，口渴欲饮，舌苔薄黄，脉细涩。方用益气活血汤加减：黄芪 30 g，当归、赤芍、川芎、桃仁、红花、党参、地龙、威灵仙、黄连、莪术、全蝎、灵芝各 10 g，葛根、忍冬藤、土茯苓各 15 g。每日 1 剂，加水 1000 mL，煎至 400 mL，分早、晚 2 次温服，14 剂。

【按语】患者为中年男性，处在以颜面、胸背部红斑，关节炎为主的慢性活动期，一直服用羟氯喹、白芍总苷控制病情。首诊时症见以阴虚内热，瘀血阻络，经络痹阻为主，故治以养阴清热，活血化瘀，祛风通络之法，于经验方活血汤中加用白鲜皮、黄连以清热燥湿、解毒止痒，紫草凉血活血，鳖甲滋阴潜阳，用于阴虚发热，威灵仙、乌梢蛇、土茯苓、莪术、忍冬藤、秦艽以蠲痹通络止痛。二诊时患者关节痛症状较前减轻，原方去威灵仙、乌梢蛇、忍冬藤、鳖甲、秦艽，加白芥子、皂角刺消肿散结止痛，牡丹皮、栀子清热凉血，金银花疏风散热。三诊时患者红斑消退，皮下结节颜色变浅，但多关节疼痛较前加重，遂方以活血汤加姜黄、土茯苓、莪术、川芎、忍冬藤、葛根蠲痹通络止痛，牛膝、杜仲补肝肾、强筋骨、祛风湿，黄连清热燥湿，灵芝补益气血。四诊时患者关节疼痛好转，环状红斑已消失，且未复发，改用益气活血汤以益气活血，以"补"为主，酌情添加蠲痹通络止痛之品，以此终得佳效。

6　产后风湿病

产后风湿病是指妇女在产褥期或产后（流产后、小产后）百日内以关节周围软组织酸痛不适为主要表现的一种临床常见病，可同时伴有明显的情志变化（如失眠、焦虑、敏感、易激动等）。本病与现代医学上类风湿关节炎、纤维肌痛综合征、产后坐骨神经痛、多发性肌炎、产后血栓性静脉炎、行为躯体障碍等疾病引起的关节肌肉痛相似。产后风湿病的发病原因目前尚不清楚，多与潮湿寒冷多风的外界环境变化有关，本病的发生与生理性缺钙、产褥期生理变化、抵抗力降低及感染等因素也有一定的相关性。

本病在中医古籍中多以"产后身痛""产后关节痛""产后痛风""产后中风""产后筋脉拘急""产后鸡爪风"等相称。为突出本病的发病特点，中华中医药学会风湿病分会的专家倡议将本病定名为"产后痹"。多因产后或人工流产术后机体虚弱，气血不足，肝肾亏虚，复加风寒湿等外邪侵袭，瘀血留滞所致。患者往往主诉复杂，但不能名状，主要表现为全身肌肉和肢体关节的疼痛不适，常发生于四肢关节及腰、肩、髋等部位，局部有重着肿胀、酸痛麻木或不适感，可有喜热怕冷，遇寒或阴雨天疼痛加重，还可伴有手足发凉，易汗出畏风等不适，体格检查常无关节畸形及功能障碍等阳性体征，风湿免疫和内分泌等相关实验室检查指标亦无明显异常，常伴随情志变化或产后抑郁症躯体症状，而西医无特殊治疗方案。

验案一

晏某某，女，25 岁。2011 年 12 月 26 日初诊。

【主诉】关节、肌肉疼痛 4 个月。

【现病史】患者 4 个月前分娩后因受冷出现腰肌上部持续性疼痛，诸关节游走性疼痛，冷痛，气候变化加重，活动尚可，纳可，二便调，月经未来潮。

【体格检查】双肩关节、双肘关节、腰肌压痛（＋），无关节红肿、皮温增高、活动受限。舌淡，苔白，脉细涩。

【中医诊断】产后痹。

【西医诊断】产后风湿病。

【辨证】气血不足，寒湿痹阻。

【治法】益气养血，温阳散寒。

【方药】养血通痹汤加味：黄芪、白芍各 15 g，桂枝、小通草、甘草各 5 g，细辛、威灵仙、天仙藤、当归、仙茅、淫羊藿、王不留行、姜黄、桑枝各 10 g。每日 1 剂，加水 1000 mL，煎至 400 mL，分早、晚 2 次温服，14 剂。

【二诊】2012 年 2 月 13 日。患者服上药后冷痛减轻。现症见：仍全身关节游走性疼痛，背心、双肩、双肘等上半身诸关节，肌肉仍疼痛，持续性疼痛，活动尚可，纳可，二便调，月经仍未来潮。舌淡，苔白，脉细弦。仍用养血通痹汤加羌活、独活、仙茅、淫羊藿、白芥子、鹿角胶、王不留行各 10 g，麻黄 15 g。每日 1 剂，加水 1000 mL，煎至 400 mL，分早、晚 2 次温服，14 剂。

【三诊】2012 年 4 月 9 日。患者服上药后疼痛仍存，遇寒冷痛甚，背心麻木，纳可，二便调，月经仍未来潮。舌淡，苔白，脉细涩。上方去仙茅、淫羊藿、王不留行加制乳香、制没药、土鳖虫各 10 g，全蝎 6 g。每日 1 剂，加水 1000 mL，煎至 400 mL，分早、晚 2 次温服，10 剂。

【四诊】2012 年 4 月 19 日。患者服上药后疼痛减轻，仍稍有双肩遇冷疼痛，背心脊椎冷麻感，双膝关节发冷，纳可，寐安，二便调，月经已至。舌淡，苔薄白，脉细涩。仍用养血通痹汤加白芥子、鹿角胶、干姜、牛膝各 10 g，麻黄、熟地黄各 15 g。每日 1 剂，加水 1000 mL，煎至 400 mL，分早、晚 2 次温服，14 剂。

麻黄、桂枝、制川乌、羌活、独活、透骨草、路路通、苍术各 10 g。10 剂，每日 1 剂，煎水外洗。

【按语】妇女在妊娠期间，大量气血孕育胎儿，因而易气血不足。加之分娩后失血过多，气血亏耗，关节、肌肉、脏腑等全身组织失于濡养，故月经未来潮；气虚则阳不固，血虚则阳无所附，卫外不固，腠理疏松。如调养不慎，风寒湿邪易侵袭机体，则血气凝滞不通，外邪留滞关节肌肉，导致腰肌持续性疼痛，诸关节游走性疼痛，冷痛，气候变化加重。旷师认为本病病因为气血不足，寒湿痹阻，治疗以养血益气，温阳散寒，通络止痛。养血通痹汤由当归四逆汤加黄芪、威灵仙、川芎、熟地黄而成。当归四逆汤养血通脉，温阳（经）散寒之力著，更加川芎、熟地黄，有四物汤补血之意；加黄芪，有黄芪桂枝五物汤益气温阳、通脉行痹之力；加威灵仙善通周身之关节经络，加仙茅、淫羊藿补肾温阳，姜黄、桑枝祛风除湿，治上肢痹痛，王不留行通络止痛。二诊加羌活、独活祛风除湿，麻黄、白芥子温散寒邪，鹿角胶温补肝肾，益精养血。三诊时患者仍有关节疼痛，遇寒冷痛甚，肢体麻木，考虑产后"多瘀"，上方去仙茅、淫羊藿、王不留行，改乳香、没药活血散瘀，土鳖虫、全蝎涤痰祛风。四诊时症状减轻，仍用上方加减化裁，干姜温中散寒，牛膝补肝肾，止下肢痹痛。同时中药外洗，可通过热透发挥温通经络，内外同治，药力更佳。

验案二

朱某某，女，44岁。2015年10月9日初诊。

【主诉】全身关节畏冷，关节疼痛1年余。

【现病史】患者产后调养失当，诱发上症，现症见：全身关节冷痛，恶风，腰部冷甚，右踝肿痛，经期后延。

【体格检查】右踝关节轻微肿胀，无皮色改变，无皮温增高，无明显活动受限。舌淡，苔白，脉细涩。

【辅助检查】颈椎、腰椎MR：C5/C6椎间盘突出，致使硬膜受压；颈椎退行性病变；L4/L5椎间盘突出，致使硬膜囊及双侧隐窝受压，L5/S1轻度后突，左侧神经根稍受压；腰椎退行性变。抗ANA（－）；CCP（－）；风湿全套（－）。

【中医诊断】产后痹。

【西医诊断】①产后风湿。②风湿寒性关节痛。

【辨证】气血不足，肝肾两虚，寒湿痹阻。

【治法】益气养血，补益肝肾，散寒除湿。

【方药】独步汤加味：黄芪、白芍各15 g，当归、川芎、独活、桑寄生、牛膝、杜仲、秦艽、干姜、红参、麻黄、威灵仙、鹿衔草各10 g，细辛3 g，桂枝、甘草各5 g，苍术20 g。每日1剂，加水1000 mL，煎至400 mL，分早、晚2次温服，14剂。

【二诊】2015年11月6日。患者服上药后病情缓解，畏寒减轻。昨日又因在科室吹风扇后症状反复。现症见：左踝关节红肿痛，触之又现肤冷，昼夜不分，得风寒加重；畏寒甚，双踝关节，腰背部，双肩关节尤甚。游走性皮疹发作。舌苔白，脉细涩。原法合拍，效不更方，加减续进。独步汤加减：黄芪、白芍各15 g，当归、川芎、独活、桑寄生、牛膝、杜仲、秦艽、干姜、红参、麻黄、威灵仙、白芥子、桃仁、红花各10 g，细辛3 g，桂枝、甘草各5 g，苍术20 g。每日1剂，加水1000 mL，煎至 400 mL，分早、晚 2 次温服，14 剂。

【按语】素体禀赋不足之人，妊娠期需大量气血以养胎儿，本已先虚，又因产时耗气伤血，气血亏虚更甚。加之产后调养失当，机体失养，肝肾等脏腑功能薄弱，肝肾不足，筋骨不健。风寒湿之邪乘虚而入，留滞经络关节，气血受阻，痹阻不通，筋脉、关节失养，故全身关节冷痛，恶风，腰部冷甚。湿邪偏重，气血经络痹阻不通，则水湿滞留关节则见右踝肿痛。肾虚精血亏少，营血亏虚，冲任不充，血海不能如期满溢，故则经期后延。治以益气养血，补益肝肾，散寒除湿之法。本方由独活寄生汤加减，以益气血、补肝肾治其虚，祛风散寒除湿治其实，邪正兼顾，方能痹消正复。方中黄芪健脾益气，运化水湿，脾健则气血生化充足，肝肾精血得资，筋骨得养，水湿可化。当归、川芎补血活血，配伍黄芪则为当归补血汤，有"治风先治血，血行风自灭"之意，加之红参益气摄血，白芍养血柔肝，共治气血亏虚证。桑寄生、牛膝、杜仲、鹿衔草补肝肾、强筋骨、祛风湿。独活善祛深伏骨节之风寒湿邪，并有止腰膝痹痛之长。秦艽、苍术、威灵仙祛风散寒除湿，苍术兼可燥湿健脾。麻黄发汗解表，利水消肿。桂枝、干姜、细辛散寒湿，温经脉，止痹痛。本方标本同治，攻补兼施，组方严谨。二诊时患者病情缓解，畏寒减轻。又因在科室吹风扇后症状反复。根据"产后多瘀"之论，加之脉细涩，考虑有瘀血阻滞，加桃仁、红花以增强活血行瘀，宣络止痛之功。去鹿衔草加白芥子，白芥子辛温，以增强散寒温经止痛之功，以此终得佳效。

7　颈椎病

颈椎病又称颈椎综合征，是颈椎骨关节炎、增生性颈椎炎、颈神经根综合征、颈椎间盘脱出症的总称，是一种以颈椎间盘组织退行性改变及其继发病理改变累及其周围组织结构为病理基础的疾患。主要由于颈椎长期劳损、骨质增生，或椎间盘脱出、韧带增厚，致使颈椎脊髓、神经根或椎动脉受压，出现一系列功能障碍的临床综合征。本病的发生主要与年龄和工作密切相关，长期的坐姿不正确可以明显诱发本病发生。

根据其临床表现，本病属于中医学"痹证"之"项痹""痿证""眩晕"等范畴。其发病与病情发展与体质的盛衰及生活环境、劳损、外伤等有密切关系。多由于气血不足、肝肾亏虚致使外邪流连于颈项筋骨，或者是长期外感风寒湿邪阻滞脉络为病，更有外伤或劳损等意外情况而致。临床主要表现为椎节失稳、松动；髓核突出或脱出；骨刺形成；韧带肥厚和继发的椎管狭窄等，刺激或压迫了邻近的神经根、脊髓、椎动脉及颈部交感神经等组织，引起一系列症状和体征。

验案一

陈某某，男，68 岁。2014 年 1 月 8 日初诊。

【主诉】颈部疼痛、麻木伴扭转不利 5 年余。

【现病史】患者述近 5 年来无明显诱因出现肩颈部疼痛不适，曾在外院多次服药、牵引、按摩、针灸等治疗，效果不佳，病情反复。现症见：颈部疼痛，头部扭转不利，颈肩部僵硬强直，自觉夜卧有双上肢麻木，伴有头晕目眩，偶有失眠，神疲，恶心。

【体格检查】舌体薄，舌边有瘀痕、色紫暗，舌下脉络紫暗，苔薄白，脉细弦。

【辅助检查】经颅多普勒检查提示：颈椎基底动脉供血不足。磁共振示：颈椎退变，C3/C4，C4/C5，C5/C6，C6/C7 椎间盘突出，C4/C5、C5/C6、C6/C7 椎间盘平面椎管狭窄。

【中医诊断】项痹。

【西医诊断】颈椎病。

【辨证】气虚血瘀，脉络瘀阻。

【治法】益气补虚，活血通络。

【方药】补阳还五汤加味：赤芍、白芍、川芎各 15 g，黄芪 50 g，葛根、威灵仙各 30 g，当归、地龙、白芷、桃仁、红花、天麻各 10 g，甘草 5 g。每日 1 剂，水煎，分 2 次服，7 剂。

【二诊】2014 年 1 月 15 日。患者症状明显改善，唯颈肩部仍觉僵硬、麻木，上方加千年健 15 g，白芷加至 15 g。继服 14 剂。

【三诊】2014 年 1 月 29 日。患者稍有双上肢夜卧麻木之感，余症已除，效不更方，二诊方再进 7 剂，以资巩固。

【按语】治疗气虚血瘀之代表方即是出自清·王清任《医林改错》一书的补阳还五汤，然此方本是治疗脑病的代表方剂，而旷师临证善于辨证用方，故此项痹案亦以补阳还五汤为底方化裁治之。中医学认为"无虚不能作眩"，而本案患者年近古稀，颈椎退行性病变本为正常，然其颈肩僵硬并伴有眩晕之症状，此多因气血虚弱，运行不及，故又瘀阻脉络；且又肾气虚衰，脉道不畅，血液不能上奉于脑，致脑失濡养而成眩。故用补阳还五汤益气活血，祛瘀通络，改善颈肩部之血液循环，促进机体功能恢复；同时，加葛根既可增强通络之效，又能增加益气生津之功，合威灵仙活血通经，而收满意疗效。

验案二

马某某，女，50 岁。2014 年 2 月 22 日初诊。

【主诉】颈项强痛 2 年余。

【现病史】患者既往从事收银工作，且位于空调下，近 2 年来开始出现颈项强痛，旋转不利，左上肢麻木，伴有头晕恶心，近日逐渐加重，经某医院拍片诊断为"颈椎骨质增生"。现症见：

患者颈项强痛，头部扭转不利，转动均受限，回头时尚伴有头晕，夜卧时双上肢麻木酸痛，夜寐欠佳，寐时有痛醒。月经近1年来周期开始逐渐延长，量少。

【体格检查】舌淡红，苔薄白，脉沉细。

【辅助检查】磁共振示：颈椎退行性变，C3/C4、C4/C5、C5/C6、C6/C7椎间盘变性突出。

【中医诊断】项痹。

【西医诊断】颈椎病。

【辨证】肝肾亏虚，寒湿痹阻，脉络不畅。

【治法】补肝益肾，祛风除湿，活血通络。

【方药】颈痹汤（旷师经验方）加味：桂枝、首乌藤各15 g，鸡血藤、白芍、酸枣仁各30 g，葛根50 g，络石藤20 g，姜黄、川芎、羌活、威灵仙、僵蚕、土鳖虫、墨旱莲、桑椹、女贞子、淫羊藿各10 g，甘草5 g。每日1剂，加水1000 mL，煎至400 mL，分早、晚2次温服，7剂。医嘱：多抬头，避风寒，夜卧枕头尽量垫低。

【二诊】2014年2月28日。患者服药后仍觉颈项强硬，但颈部活动度较前明显好转，未见有头晕不适，上方加海风藤15 g，白芷10 g。继服14剂。

【随访】2015年10月12日患者陪家属来医院就诊，告知服上药后诸症若失，一直未再复发，也再未从事收银工作。

【按语】旷师治疗颈背强硬为主症的颈椎病时，喜用桂枝加葛根汤化裁。其中葛根甘辛性平，入胃、脾经，能发汗解肌，是《伤寒论》中治疗"项背强几几"之要药；据现代药理分析，葛根能扩张心、脑血管，改善脑循环、冠状循环，又能缓解肌肉痉挛，故此旷师在此重用葛根。女性至50岁左右，进入更年期间，是疾病高发的一个重要时期，此时"天癸"将绝，肝肾不足，故在祛风除湿、活血通络方中伍用桑椹、女贞子、墨旱莲、淫羊藿等补肝益肾之品而达"治病求本"之目的，经过3周治疗，配合起居注意事项，患者之疾患终得解除。

颈椎由于其生理特性，退变较早，若由于平素姿势或职业原因而调养不当，易发病痛，故此药物治疗仅是其一，平素调养如：多抬头，少低头；避风寒，多扭动；夜卧尽量放低枕头等小常识亦为重要。旷师临证时常常以医嘱形式交代患者执行。

验案三

李某某，男，35岁。2014年1月13日初诊。

【主诉】头晕2年，转颈时加重。

【现病史】患者述近2年来无明显诱因出现头晕，外院诊断为"颈椎病"，常服各类中西药物，服药时症状减轻，停药即复发。现症见：头晕，转颈时加重，颈背强硬，无恶心呕吐、无头痛及意识障碍等其他特殊症状，多涎唾，口不渴，纳寐尚可，二便调。

【体格检查】舌淡红，苔薄稍腻，脉弦。

【中医诊断】眩晕。

【西医诊断】颈椎病。

【辨证】脉络不利，饮邪上干。

【治法】通经活络，温阳化气。

【方药】桂枝加葛根汤合五苓散化裁：葛根30 g，茯苓、泽泻、猪苓各15 g，黄芩、桂枝、白芍、白术、党参、姜黄、羌活、络石藤各10 g，大枣6枚，炙甘草5 g。每日1剂，加水1000 mL，煎至400 mL，分早、晚2次温服，7剂。

【按语】桂枝加葛根汤治疗颈椎病大家并不陌生，而对于运用五苓散治疗颈椎病可能会有些疑问。而旷师在本案批有《金匮要略》曰："假令瘦人脐下有悸，吐涎沫而癫眩，此水也，五苓散主之"一语。本案即属寒水之气上冲而引发的头晕。以其脉弦，弦为阳中之阴脉，弦为虚，弦亦主饮；又其有"项背强几几"之不适。乃因阳虚气化不利而饮蓄，上干则头晕眩，并见颈背经脉不利，故本案取桂枝加葛根汤合五苓散加通经活络之姜黄、羌活、络石藤而治之。

验案四

王某某，女，54 岁。2010 年 10 月 22 日初诊。

【主诉】四肢乏力伴肌肉萎缩 2 年。

【现病史】患者及家属述患者 2 年前因车祸而致"颈椎损伤"，曾在外院治疗后病情稳定出院。现症见：四肢乏力，肌肉萎缩，行动不便，拄拐棍行走较为吃力，最多走 500 m 左右，自汗较多，纳寐尚可，大便 4～5 日一行，难解，小便正常。

【体格检查】颈椎间隙压痛（＋），颈活动受限（＋），四肢肌力 4 级，肌张力大致正常，肢体深感觉、浅感觉未见明显异常。舌暗紫，苔薄白，脉沉细。

【辅助检查】磁共振示：C3/C4、C4/C5、C5/C6、C6/C7 椎间盘膨出，后纵韧带钙化。

【中医诊断】痿证。

【西医诊断】颈椎病。

【辨证】气滞血瘀。

【治法】益气活血，通腑祛瘀。

【方药】当归补血汤合桃红四物汤合调胃承气汤化裁：黄芪 30 g，生地黄 15 g，丹参 20 g，当归、川芎、桃仁、红花、赤芍、三棱、莪术、生大黄、枳壳、炙甘草各 10 g。每日 1 剂，加水 1000 mL，煎至 400 mL，分早、晚 2 次温服，14 剂。

【二诊】2010 年 11 月 5 日。患者服药后汗出减少，大便情况改善，隔日一行，余证同前。上方生大黄改为熟大黄 10 g，加白参 10 g，茯苓 15 g，薏苡仁 30 g。每日 1 剂，加水 1000 mL，煎至 400 mL，分早、晚 2 次温服，14 剂。

【三诊】2010 年 11 月 19 日。患者服药后自觉肢体乏力好转，能围着住宅小区转 1 圈（家属述，大约为 2000 m）。效不更方，上方续进。并嘱咐患者适当运动。

【按语】患者因车祸震荡，致使脊髓外伤，虽经救治，症状缓解，但未痊愈，究其根源，乃因气滞血瘀而导致筋脉失养，发为痿证。治以当归补血汤补益气血以促新生，合用桃红四物汤活血养血、祛瘀通经、祛腐生新，加用丹参、三棱、莪术、大黄活血通络；合调胃承气汤既通大便之难解，又合生地黄、当归而可增液润肠，使腑实从肠而出，瘀血从内而化。诸药合用杂而不乱，大而有据，故可取效。二诊时大便症状改善，故改用熟大黄，去性存用，并加白参、茯苓与薏苡仁以益气健脾，顾护后天之本，保证其生发有源。遣方用药，法度严谨，两年之痼疾，亦得佳效。

8　腰椎间盘突出症

腰椎间盘突出症是较为常见的疾患之一，主要是因为腰椎间盘各部分（髓核、纤维环及软骨板），尤其是髓核，有不同程度的退行性改变后，在外力因素的作用下，椎间盘的纤维环破裂，髓核组织从破裂之处突出（或脱出）于后方或椎管内，导致相邻脊神经根遭受刺激或压迫，从而产生腰部疼痛，一侧下肢或双下肢麻木、疼痛等一系列临床症状。

本病相当于中医病名国家标准的"腰痹"。腰痹是痹证中较为常见的一类疾病，临床上多发于中老年人。多因于风寒湿热等外邪痹阻，或是瘀血阻滞经络，或是因于肝肾亏虚而致，临床主要表现为腰节疼痛，直腿抬高试验阳性；甚者疼痛较重，可合下肢放射痛，患侧肌力下降及活动受限，压痛；更有严重者不能行走，患侧肢体麻木不仁，直腿抬高试验阳性，加强试验阳性等。并可以结合现代医学检测结果作出详细诊断。

验案一

陈某某，女，63岁。2012年2月27日初诊。

【主诉】右下肢关节疼痛1个月余。

【现病史】患者近1个月来无明显诱因出现右下肢关节疼痛，行走活动时疼痛明显，上下楼梯困难，活动不便，平素亦有畏寒怕冷，纳寐可，二便调。余无特殊不适。

【体格检查】直腿抬高试验（＋），右4字征（＋），髌骨研磨试验（＋）；舌淡红，苔白，脉沉细。

【辅助检查】腰部CT示：L3/L4、L4/L5椎间盘突出，并相应椎间隙变窄。右膝关节DR片：①右膝关节轻度退行性病变。②右胫骨上端内侧髁陈旧性撕脱骨折可疑。

【中医诊断】痹证：腰痹；膝痹。

【西医诊断】①腰椎间盘突出症。②膝骨性关节炎。

【辨证】肾阳不足，寒湿痹阻。

【治法】益肾温阳，散寒通络。

【方药】自拟金刚八珍汤加味：黄芪30 g，菟丝子15 g，牛膝、杜仲、肉苁蓉、天麻、附子、萆薢、木瓜、骨碎补、威灵仙、巴戟天、安痛藤、续断各10 g。每日1剂，加水1000 mL，煎至400 mL，分早、晚2次温服，14剂。

【二诊】2012年3月12日。患者病史同上，疼痛减轻。目下仍右膝、右髋关节疼痛稍酸胀痛，屈伸不利，身冷，上下楼时关节疼痛明显，走平路较前明显改善，纳可，大便稍溏。舌苔白，脉细涩。处方：菟丝子15 g，萆薢、木瓜、牛膝、杜仲、肉苁蓉、天麻、附子、续断、骨碎补、巴戟天、安痛藤、伸筋草、淫羊藿各 10 g。加水 1000 mL，煎至 400 mL，分早、晚 2 次温服，7 剂。

【三诊】2012 年 5 月 21 日。患者服药后症状明显改善，上下楼梯稍有不适，无明显畏寒怕冷。今日陪家人来医院看病，故特来门诊告知感谢。

【按语】腰椎间盘突出症是指腰椎间盘纤维环破裂致髓核突出、突入椎管，压迫硬膜囊或脊神经根，引起腰疼的一种临床常见、多发病，复发率高，严重影响患者的工作和生活；现代医学在本疾病领域做了大量有益的探索与临床工作，但往往不能取得满意的疗效。旷师引用《诸病源候论》指出："肾经虚损，风冷乘之，故腰痛也。"故临证之时，旷师多责之于肾阳虚而为患始，治亦以益肾温阳为主，根据多年临证经验，自拟金刚八珍汤（木瓜、牛膝、杜仲、菟丝子、肉苁蓉、附子、天麻、萆薢）益肾温阳以治疗腰痹之证。本例患者虽起病不久，但素为风寒，脉亦沉细，故治宜加强温阳之功，在原方基础之上加用骨碎补、巴戟天、续断以增强温补肾阳、强壮筋骨之功，伍用雪莲花以增强散寒之功，合威灵仙、安痛藤而通络止痛。二诊明显好转，效不更方，稍作调整，守方续服而竟全功。

验案二

丁某某，男，36 岁。2012 年 5 月 1 日初诊。

【主诉】右臀部疼痛 6 个月。

【现病史】患者近 6 个月来无明显诱因出现右侧臀部胀痛，久坐后右下肢发麻，右小腿稍胀痛，右肩关节疼痛，劳累后及夫妻生活后胀痛加重；并见有腰痛年余，纳可，二便调。

【体格检查】直腿抬高试验（＋），环跳穴压痛（＋）；舌红，舌下脉络暗红，苔白，脉细涩。

【辅助检查】患者自述外院 CT 示腰椎间盘突出（未见报告

与影片）。

【中医诊断】痹证：腰痹。

【西医诊断】腰椎病，坐骨神经痛。

【辨证】肝肾不足，瘀阻脉络。

【治法】补益肝肾，活血化瘀，通络止痛。

【方药】独活寄生汤加葛根 15 g，天麻、木瓜、威灵仙、络石藤、土鳖虫各 10 g。每日 1 剂，加水 1000 mL，煎至 400 mL，分早、晚 2 次温服，14 剂。

【二诊】2012 年 5 月 16 日。患者服完上方后，因就诊不便，照原方续进 14 剂后再就诊。就诊时疼痛明显减轻。现症见：右臀部稍胀痛，右肩关节稍痛，变天时双膝稍痛，纳寐可，二便调；舌苔白，舌下脉络稍显暗红，脉细弦。上方加何首乌 15 g，乌梢蛇 10 g。每日 1 剂，加水 1000 mL，煎至 400 mL，分早、晚 2 次温服，14 剂。

【按语】《医学心悟》曰："腰痛拘急，牵引腿足。"本案症状是非常典型的腰痛及足，且以胀痛为主，又兼有"劳累后及夫妻生活后胀痛加重"，故首辨为"肝肾不足"，然观其舌下脉络暗红，可知其有瘀阻脉络为患。故旷师治以独活寄生汤为底方益肝肾、补气血、祛风湿、止痹痛，加用土鳖虫、络石藤、威灵仙以增强活血化瘀通络之功。二诊时患者疼痛明显减轻，但见天气变化时症状明显，故选用乌梢蛇以增强祛风湿之力。

验案三

符某某，女，47 岁。2011 年 9 月 15 日初诊。

【主诉】双下肢乏力 2 个月余，加重 1 周。

【现病史】患者近 2 个月来双下肢无诱因出现乏力，上下楼乏力现象明显，伴见有双小腿麻木，久坐或弯腰时伴有腰部胀痛，食纳可，寐欠安，尿频，量不多，大便可，口苦，无口干，不欲饮。

【体格检查】直腿抬高试验（十）；舌淡红，苔薄白、稍腻，脉沉细。

【辅助检查】腰椎正侧位片示：腰椎退变。

【中医诊断】腰痹。

【西医诊断】腰椎病，末梢神经病变。

【辨证】肝肾不足，痰湿痹阻。

【治法】补益肝肾，除湿通络。

【方药】生黄芪30 g，当归、山茱萸、枣皮、牛膝、杜仲、巴戟天、枸杞子、木瓜、熟地黄、川芎、威灵仙各10 g，甘草6 g。每日1剂，加水1000 mL，煎至400 mL，分早、晚2次温服，7剂。

【二诊】2011年9月22日。患者症状减轻，双下肢乏力稍好转，小腿麻木好转，腰部胀痛，弯腰困难，寐欠安，夜尿多，每晚3次。舌苔白，脉细涩。上方加益智、骨碎补、天麻各10 g。每日1剂，加水1000 mL，煎至400 mL，分早、晚2次温服，14剂。

【三诊】2011年10月10日。患者病情进一步好转，腰部胀痛，双下肢乏力，小腿麻木，弯腰受限，睡眠好转，夜尿多，每晚2~3次，余可。舌苔白，脉细涩。证属气血亏虚、瘀阻脉络。治以益气活血、化瘀通络。益气活血汤加杜仲15 g，牛膝、骨碎补、木瓜、乳香、没药、天麻各10 g。每日1剂，加水1000 mL，煎至400 mL，分早、晚2次温服，7剂。

【四诊】2011年10月7日。病情好转，患者腰部胀痛，双下肢乏力酸软，昨因负重而不慎扭伤腰部，今腰部有僵硬感，夜尿较前好转，经常头皮发痒，大便可。舌苔白，脉细涩。上方加乌梢蛇10 g。每日1剂，加水1000 mL，煎至400 mL，分早、晚2次温服，14剂。

【五诊】2011年10月31日。患者自觉舒服多了，仍有轻微腰部胀痛，双下肢稍有乏力酸软，双小腿微麻木，眠欠佳，余可。舌苔白，脉细。独活寄生汤加木瓜、乌梢蛇、威灵仙、天麻各10 g。每日1剂，加水1000 mL，煎至400 mL，分早、晚2次温服，7剂。

【按语】本例患者疗程相对较长，且多次转用治法与方药，但最终取得较好的疗效。

旷师指出，《素问·刺腰痛论篇》中提到："衡络之脉令人腰痛，不可俯仰，仰则恐仆，得之举重伤腰。"本患者即属于络脉不通之腰痛，首因于痰湿阻络，次因于气滞血瘀；故治亦有先后之别，分而治之。先以补肾健腰除湿汤加味补益肝肾，除湿通络收效；次以经验方益气活血汤（黄芪，当归，赤芍，川芎，桃仁，红花，党参，熟地黄）加味补益气血，化瘀通络，守方进服而收效；最后以独活寄生汤加味补益肝肾而收功。

验案四

朱某某，女，39岁。2007年9月17日初诊。

【主诉】腰背酸胀痛1年余。

【现病史】患者近1年来无明显诱因出现腰背酸胀疼痛，未经特殊治疗。现症见：腰部及背部酸胀痛明显，冷痛，夜痛明显，弯腰可，伴见头晕。时有气短，面色少华，双下肢乏力，精神差，口干，手指末端伴见麻木感，纳可，二便调。

【既往史】患者自述早年小产次数较多。

【体格检查】舌淡，苔黄，脉沉细。

【辅助检查】2006年8月28日CT示：①L5/S1，L3/S4，L4/S5椎间盘膨出。②腰椎退变。

【中医诊断】腰痹，颈痹。

【西医诊断】腰椎病，颈椎病。

【辨证】肝血不足，肾阳虚损，脉络痹阻。

【治法】柔肝补血，益肾温阳，通络蠲痹。

【方药】黄芪 30 g，当归、白芍各 15 g，桂枝、通草、甘草各 5 g，细辛 3 g，牛膝、杜仲、川芎、淫羊藿、仙茅、骨碎补、羌活各 10 g。每日 1 剂，加水 1000 mL，煎至 400 mL，分早、晚 2 次温服，14 剂。

【二诊】2007 年 11 月 15 日。患者服药后疼痛减轻。目下仍腰背胀痛，与气候变化关系不明显，伴心慌心悸，胸闷，寐欠安，口和，纳可，二便调。舌苔白，脉细涩。处方：黄芪 30 g，川芎、白术各 10 g，太子参、茯苓、威灵仙、当归、丹参各 15 g，远志 6 g，檀香、砂仁、甘草各 5 g。每日 1 剂，加水 1000 mL，煎至 400 mL，分早、晚 2 次温服，14 剂。

【三诊】2008 年 3 月 31 日。患者病史如前，服药后腰痛未复发，今因感冒就诊。

【按语】痹证之腰痹，与现代的腰椎间盘突出症有较大的吻合之处，然中医之治法治则自有特色，自成体系，处理方案因人而异，疗效颇佳。本案患者，虽年纪尚轻，然既往小产较多，克伐肝肾，伤损冲任，又加年近"四十""阴气自半"，故见肝血不足、肾阳虚损之症状；又加小产之后，多以当时年轻无碍，调护不当，迎风受寒，致使脉络痹阻；肝血不足固有麻木酸痛伴头晕、面色少华，肾阳亏虚故见位在腰府而夜甚，脉络痹阻故见麻木疼痛。旷师治以柔肝补血、益肾温阳、通络蠲痹之法，重用黄芪、当归、白芍养血柔肝，合用桂枝、通草、细辛既有当归四逆汤之义，又有黄芪桂枝五物汤之药，更辅以牛膝、杜仲、仙茅、淫羊藿、骨碎补等温补肾阳之药味，故首诊即效，疼痛减轻。二诊之时，腰背胀痛仍存，唯有心悸心慌胸闷明显，脉亦细涩，故转为益气补血、养心通络为主而竟全功。

9   膝骨关节炎

膝骨关节炎是关节软骨退行性改变致软骨丢失、破坏，伴有关节周围骨质增生反应的疾病，又称骨关节病、退行性关节炎、增生性关节炎、肥大性关节炎、老年性关节炎。原发性膝骨关节炎的发病原因目前尚不清，可能为多因素作用的结果。主要与年龄（临床发现，本病的发生率随年龄的增长而上升，特别是到中老年期，患病率明显升高；绝经前后的妇女，由于雌激素失衡而使骨质丢失增加，易发生骨质疏松）、损伤和过度使用、肥胖、遗传等因素有关。继发性膝骨关节炎常继发于关节畸形、关节创伤和关节炎之后。

本病相当于中医病名国家标准的"骨痹"，亦称为"膝骨痹"或"膝痹"。多因年老体弱，骨失充养，骨质脆弱，复加风寒湿邪久稽所致。临床主要表现为膝关节疼痛、绞锁、功能障碍。关节疼痛在早期可仅表现活动时隐痛，随着病情发展，疼痛逐渐加重，多为胀痛，上下楼、下蹲、起立时明显，严重时在静止状态也可有疼痛发作；有的行走过程关节腔内砾轧音、关节打空、绞索；有的关节僵直；严重的膝骨关节炎患者还可伴有关节肿胀、周围水肿、肌肉萎缩等（临床表现可简单些）。

验案一

张某某，女，64 岁。2015 年 6 月 29 日初诊。

【主诉】双膝关节疼痛反复发作 10 余年，加重 2 月余。

【现病史】患者近 10 年来经常双膝关节酸痛，近 2 个月来，因劳累过度加之不慎感受外寒，出现双膝关节疼痛，酸胀痛，左膝关节疼痛尤甚，且逐日加重，疼痛时稍见关节灼热感，双膝酸软，行走不稳，疲乏无力，上下楼梯时疼痛加重，下楼时有不自主下跪感，纳呆，微有头晕，二便调。

【体格检查】双膝关节轻微肿胀，膝外翻，左侧浮髌实验（＋），右侧浮髌试验（－），左膝内侧副韧带紧张实验（＋），双膝关节抽屉试验（－）。舌苔薄白，脉细涩。

【辅助检查】ESR 33 mm/h。X 线摄片：双膝关节退行性病变。

【中医诊断】膝痹。

【西医诊断】膝骨性关节炎。

【辨证】气血不足，肝肾亏虚，寒湿痹阻。

【治法】益气养血，补益肾肝，除湿通络。

【方药】独步汤加减：黄芪30 g，当归、川芎、白芍、独活、桑寄生、桂枝、秦艽、牛膝、杜仲各10 g，甘草5 g。加苍术、骨碎补、巴戟天、虎杖、土鳖虫各10 g，全蝎3 g。每日1剂，加水1000 mL，煎至400 mL，分早、晚2次温服，14剂。

嘱药渣三煎，药水泡脚，滤渣棉布包扎热敷双膝。

【二诊】2015年7月15日。患者服上药后疼痛减轻。现症见：膝关节疼痛不显，仍有疲乏无力，纳食不香，欲呕吐，寐可，大便溏，每日3～4次，小便热。苔薄白，脉细涩。仍用上方加神曲10 g，茯苓15 g，西洋参6 g。每日1剂，加水1000 mL，煎至400 mL，分早、晚2次温服，14剂。

【三诊】2015年7月29日。患者服上药疼痛减轻，乏力好转，纳食改善，寐可，大便成形，每日1～2次，小便正常。苔薄白，脉细。脾胃之生气已复，寒湿之邪亦清除。以原方化裁调理善后。

【按语】患者因劳累过度，损伤膝部，导致膝部气血瘀滞；加之感受风寒湿邪，邪气壅滞膝部，以致膝部筋脉瘀滞，不通则痛，膝部受损则活动不利；外感风寒湿邪，停滞关节，故关节肿大；积液、瘀血、水湿留而不去，互结凝滞、黏附于关节，则关节僵硬、变形、屈伸不利。治用益气养血，补益肝肾，除湿通络之法。方中黄芪健脾益气，运化水湿，脾旺则气血生化充足，肝肾精血得资，筋骨得养，脾健则运化有力，水湿可化。《本草便读》曰："黄芪之补，善达表益卫，温分肉，肥腠理，使阳气和利，充满流行，自然生津生血，故为外科家圣药，以营卫气血太和，自无瘀滞耳。"当归、川芎补血活血，而黄芪伍用即当归补血汤，是治疗气血亏虚证的名方，有"治风先治血，血行风自灭"之意。骨碎补、巴戟天、桑寄生、牛膝、杜仲、木瓜补肝肾，强筋骨，祛风湿；全蝎、土鳖虫活血祛瘀、通经止痛；虎杖有消肿止痛之力；独活、秦艽、苍术具祛风除湿之力；白芍合甘草，乃养血和营、柔筋缓急之名方；方中牛膝既可引血下行，又可导药力下行于膝直达病所，发挥滋养膝部筋骨作用。综观本方，标本同治、攻补兼施，组方严谨，共奏益气血、补肝肾、壮筋骨、祛寒湿、通经络之功。药渣外洗热敷，既可充分利用药物资源，又可通过热透发挥作用，内外同治，弥补膝关节处血运欠丰富之不足。如此，收到良好效果就在意料之中。

验案二

彭某某，男，77岁。2015年10月12日初诊。

【主诉】右膝关节肿痛1年余。

【现病史】患者1年前劳累后诱发右膝关节肿痛，虽自主反复使用膏药外贴等治疗，但未见明显疗效。现症见：右膝隐痛绵绵，行走时疼痛加重，关节肿胀，伴有腰腿酸软不利，活动不便，口渴欲饮，头晕目眩，纳可，二便调。

【体格检查】右膝关节轻微肿胀，右膝外翻，右侧浮髌实验（＋），右膝内侧副韧带紧张实验（＋），抽屉试验（－），左侧浮髌试验（－）。舌质稍红，苔少，脉细数。

【辅助检查】X线摄片：右膝关节退行性变。

【中医诊断】骨痹、膝痹。

【西医诊断】膝骨性关节炎。

【辨证】肾精亏虚，骨络失养。

【治法】补肾益精，强腰壮骨。

【方药】六味地黄汤加味：熟地黄 30 g，白芍 15 g，山茱萸、山药各 12 g，茯苓、泽泻、牡丹皮、木瓜、骨碎补、巴戟天、桃仁、红花、威灵仙、络石藤、乌梢蛇、僵蚕、天麻各 10 g。每日 1 剂，加水 1000 mL，煎至 400 mL，分早、晚 2 次温服，14 剂。

【二诊】2015 年 10 月 26 日。患者服药后膝关节肿胀、隐痛已除，无头晕发作，唯久行或爬楼梯时仍有腰膝酸软，右膝关节隐痛；余大致同前。舌苔白，脉细。原法合拍，效不更方，加减续进。处方：熟地黄 30 g，白芍 15 g，山茱萸、山药各 12 g，茯苓、泽泻、牡丹皮、木瓜、骨碎补、巴戟天、威灵仙、络石藤、乌梢蛇、僵蚕各 10 g，桃仁、红花各 6 g。每日 1 剂，加水 1000 mL，煎至 400 mL，分早、晚 2 次温服，12 剂。

【按语】患者几近耄耋之岁，肾虚髓亏致使骨络失养，故治宜补肾益精、强腰壮骨，药以六味地黄丸加味。六味地黄汤既有"三补"可补肾填髓，而其"三泻"又可活血利水；加骨碎补、巴戟天以补益肾阳，合桃仁、红花、络石藤、乌梢蛇、威灵仙以活血化瘀通络；益加僵蚕、天麻以熄风止眩。此亦《类证治裁》之"总以补肾助真元，宣通经络，使气血流通，痹自已"之义。二诊时即有明显好转，故示原法合拍，效不更方，仍以前方加减化裁，酌减活血化瘀之品续进以巩固疗效。

验案三

宋某某，女，60 岁。2015 年 6 月 1 日初诊。

【主诉】反复膝关节疼痛 7 年余，加重半年。

【现病史】患者"绝经"后开始出现双膝关节疼痛，虽反复尝试各种偏方验方，但依旧欠效。现症见：双膝关节疼痛，下蹲起立及上下楼梯时疼痛明显加重，双下肢麻木、无力，双膝关节活动受限，伴有腰背酸痛，形寒肢冷，口淡不渴，纳寐可，大便稍有干结，小便调。

【体格检查】舌淡红，苔薄白，脉沉细。

【辅助检查】ESR 18 mm/h。抗 CCP 与抗 ANA 及肝肾功能与血常规均正常。X 线摄片：双膝关节退行性病变。

【中医诊断】膝痹。

【西医诊断】膝骨性关节炎，腰椎病。

【辨证】肝肾亏虚，骨络失养，虚寒凝滞。

【治法】补益肝肾，壮骨蠲痹，温阳祛寒。

【方药】金刚八斤汤（天麻、菟丝子、肉苁蓉、木瓜、牛膝、杜仲、萆薢各 10 g）加骨碎补、淫羊藿各 15 g，附子（先煎 30 分钟）9 g，红花 5 g，威灵仙、乌梢蛇、巴戟天、络石藤各 10 g。每日 1 剂，加水 1000 mL，煎至 400 mL，分早、晚 2 次温服，14 剂。

嘱药渣三煎，药水泡脚，滤渣棉布包扎热敷双膝。

【二诊】2015 年 6 月 15 日。患者服药后双膝关节疼痛减轻，可自由走下 3 层楼楼梯，双膝关节仍活动轻微受限，腰背酸痛已不明显，形寒肢冷减轻，纳寐可，二便调；舌淡红，苔薄白，脉细。效不更方，上方继服。14 剂。

【三诊】2015 年 6 月 29 日。患者服药后双膝关节疼痛继续缓解，双膝关节活动无明显受限，偶有关节弹响，近无形寒肢冷感；但见面色欠华，偶有腰背酸痛并双下肢肢体麻木，有心悸感，偶有神疲倦怠感，纳寐可，二便调；舌淡红，苔薄白，脉细。今查心电图示窦性心律。仍以上方加续断 10 g，丹参 15 g。每日 1 剂，加水 1000 mL，煎至 400 mL，分早、晚 2 次温服，

14剂后，面色改善，精神转佳，无腰背酸痛及肢体麻木，心悸感已除，纳寐均佳。原法有效，稍作调整，续进巩固而愈。

【按语】本案患者，病程日久，且起病于"天癸绝"后，首诊时症见以肝肾亏虚、骨络失养为主，兼见虚寒凝滞，故治以补益肝肾、壮骨蠲痹、温阳祛寒之法，于经验方金刚八斤汤中加用骨碎补、巴戟天、附子、淫羊藿等温肾阳以祛凝寒，益加威灵仙、络石藤、红花、乌梢蛇以蠲痹通络止痛；二诊时临床症状减轻，效不更方，前法迭进。三诊时患者疼痛缓解，但见面色不华、酸痛麻木、神疲倦怠等气血亏虚之征象，故方以原方加丹参以宁心安神，酌加续断以增强补益肝肾之功，以此终得佳效。

10　慢性肾病

慢性肾病（Chronic kidney disease，CKD）是指各种原发性和继发性肾系疾病迁延难愈，病程超过3个月，尿液和相关的血液指标出现异常，肾脏病理学、影像学发现异常，或肾脏的肾小球有效滤过率低于60%。慢性肾病如未能及时有效救治，导致病情恶化进展，则随病程迁延，慢性肾病患者将发展成为慢性肾功能不全、肾衰竭，最终形成尿毒症。

本病相当于中医病名国家标准的"水肿""虚劳""血尿""癃闭""关格"等范畴。本病病机总属本虚标实，本虚是以肺脾肝肾脏器受损为主，以及阴阳气血诸虚；标实为许多诱发因素及病理产物，诸如风邪、湿浊、热毒、瘀血、水毒等。虚、瘀、湿、毒，伤及肾脏，脾失健运，胃失和降，致水液输布异常，或血络受损，或溺毒内生，表现为浮肿、尿血，甚至恶心、呕吐、乏力、小便不通等。

验案一

吴某某，男，68岁。2005年10月12日初诊。

【主诉】血糖升高10余年，双下肢浮肿1年，加重1个月。

【现病史】患者10余年前发现血糖增高，经查诊为"2型糖尿病"，长期服格列齐特、二甲双胍、阿卡波糖等降血糖药治疗，现"三多"症状已不明显。1年前反复出现下肢水肿，重时按之凹陷没指，时轻时重，近1个月肿胀加重，行走困难，夜尿频，量少不利，足趾麻木，间有针刺感，伴见畏寒肢冷，气短乏力，精神不振，少言淡漠，腰酸膝软，纳食尚可，大便可。

【体格检查】血压：130/80 mmHg。颜面、周身浮肿，腰以下明显，舌边齿痕，舌质淡红，苔薄白，脉沉细无力。

【辅助检查】尿常规：尿蛋白（＋＋＋），24小时尿蛋白定量4.8 g。生化：BUN 6.50 mmol/L，Cr 180 μmol/L，TC 7.60 mmol/L，空腹 GLU 8.7 mmol/L，TP 70.4 mmol/L，ALB 40.2 mmol/L。

【中医诊断】水肿。

【西医诊断】2型糖尿病，糖尿病肾病。

【辨证】阴阳两虚，兼气虚血瘀证。

【治法】温肾益气，滋阴化瘀，利水消肿。

【方药】金匮肾气丸加减：制附子6 g，肉桂5 g，黄芪、车前子、山药、茯苓各30 g，巴戟天10 g，淫羊藿、何首乌、黄精、熟地黄、泽兰、芡实、益智、丹参、鬼箭羽各15 g。每日1剂，加水1000 mL，煎至400 mL，分早、晚2次温服，7剂。

配合西药阿卡波糖50 mg，每日3次，福辛普利4 mg，每日1次及金水宝等。

【二诊】2005年10月19日。患者服上药后诸症明显改善。现症见：双下肢轻度浮肿，冷感明显减轻，但仍觉乏力，口不干，二便可，舌淡胖，边有齿痕，苔薄白，脉弦细。上方去巴戟天、茯苓、车前子均减为 20 g。每日 1 剂，加水 1000 mL，煎至 400 mL，分早、晚 2 次温服，20 剂。

复查诸症悉除。复查尿蛋白（＋），GLU 6.2 mmol/L，Cr 30 μmol/L。

【按语】旷师认为，该病证属阴阳两虚，兼气虚血瘀，故用金匮肾气丸加味治疗。肾气丸乃六味地黄汤加附桂而成，附桂用量较少，在于微微生化肾气以助阳，是"阴中求阳"之代表方剂，功能滋阴助阳，温肾利水。加黄精则滋阴之力添；加黄芪则益气之力增；加淫羊藿、巴戟天则助阳之力尤著且无温燥伤阴之嫌；加芡实、益智有益肾固涩之效而无恋邪之弊，更加泽兰、丹参、鬼箭羽活血利水，化瘀抗凝。全方滋阴温阳，补肾益气，化瘀利水，邪正兼顾，标本兼治，故临床症状很快消除，各项实验室指标也大有改善，收效良佳。临证中尚需注意，糖尿病肾病虚多邪少，但湿、热、瘀、水、毒等标实之邪在各期中均可夹见，阶段不同，主次不等，程度各异。早期以热、瘀、湿等为主，在治疗中多选用黄连、知母、牛蒡子、半枝莲等；活血化瘀则多选用川芎、赤芍、丹参、益母草、鬼箭羽、泽兰等；中后期水饮、浊毒渐成主要矛盾，利水多用茯苓、猪苓、车前子、冬葵子，尤可选用有双效作用的黑豆健脾利水，泽兰、王不留行化瘀利水，桑寄生补肾利水等；祛湿浊毒邪则选用土茯苓、虎杖、生大黄、茵陈、蒲公英、紫苏叶等。尿中蛋白为水谷精微化生，大量蛋白从尿中排泄，正气日益耗损，脾肾更见亏虚，遂形成恶性循环。故如何尽量减少尿蛋白量也是糖尿病肾病治疗的重要环节，可酌情选加萆薢、芡实、益智、覆盆子、桑螵蛸、金樱子、玉米须等，选药得当，疗效尤佳。

验案二

刘某某，男，36 岁。2002 年 6 月 9 日初诊。

【主诉】反复皮肤紫癜伴小便多量泡沫 3 年。

【现病史】患者自 1999 年 4 月起无明显诱因四肢出现大小不等紫癜，大如铜钱、小如针尖，此起彼伏，稍受凉即发，紫癜色暗，腰部酸软乏力，时觉胀痛，小便颜色较深，伴大量泡沫，小便量可，24 小时约 1500 mL，畏寒喜暖，着衣多于常人，头晕、口淡，食纳不佳，饮水较多，大便先干后稀。于外院以泼尼松口服每次 60 mg，每日 1 次，8 周后渐减，现以每次 5 mg，每日 1 次维持。

【体格检查】血压：160/100 mmHg，腹部移动性浊音（一），双下肢轻度凹陷性水肿。舌淡白，边有齿痕，苔白，脉细涩。

【辅助检查】血常规示：Hb 9.0 g/L，尿常规隐血（＋＋），镜检 RBC 1 个/HP，尿蛋白（＋＋＋），24 小时尿蛋白总量 4.0 g，Cr 170 μmol/L，BUN 11 mmol/L。

【中医诊断】血证（肌衄、尿血）、水肿（阴水）。

【西医诊断】紫癜（紫癜肾炎）。

【辨证】外邪入里，痰瘀阻络，脾肾亏虚。

【治法】温阳益肾，活血化瘀，兼清湿热，祛风邪。

【方药】消风散合参芪地黄汤加减：荆芥、防风、蝉蜕、泽兰、川芎、苦参、山茱萸、牡丹皮各 10 g，黄芪、薏苡仁各 30 g，山药 20 g，党参、熟地黄、茯苓、当归、泽泻各 15 g，制附子 6 g。上方服 7 剂，每日 1 剂，加水 1000 mL，煎至 400 mL，分早、晚 2 次温服。

【二诊】2002 年 6 月 17 日。患者服药后水肿明显减轻，尿中泡沫减少，四肢紫癜无新发，但仍感畏寒，舌淡，边有齿痕，苔薄白，脉细涩。嘱原方去荆芥、防风、苦参，再服 14 剂，每日 1 剂，加水 1000 mL，煎至 400 mL，分早、晚 2 次温服。

【三诊】2002 年 7 月 5 日。患者水肿消退，尿中泡沫不明显，四肢紫癜尽消，已无畏寒，但感乏力，舌淡，苔薄白，脉细。小便化验正常，Cr 101 μmol/L，嘱前方去泽泻、薏苡仁、制附子。每日 1 剂，加水 1000 mL，煎至 400 mL，分早、晚 2 次温服，14 剂。并口服金匮肾气丸、补中益气丸各 9 g，每日 3 次，可长期口服。

随访 2 年，未见复发，多次复查尿常规，肾功能均无异常。

【按语】旷惠桃教授在临床中观察，本病初则感受风湿热之邪，正邪相搏，毒热伤络，迫血妄行，血溢于脉外，渗于肌肤发为紫斑，循经下侵于膀胱，损伤脉络，则为尿血，血热搏结，灼伤阴血，离经之血化为瘀血，滞于脉中之血者亦化为瘀血，日久不愈，又耗伤气血，损及脾肾，而热邪未去，正气已伤之虚实夹杂证，故初起病为风湿热袭表灼血，中期为血分湿热灼伤津血化为瘀血，后期为气阴两虚，脾肾不足，湿热之邪蕴结。纵观全程，外邪、风湿夹热是重要的致病因素。瘀血为气阴亏虚，脾肾不足而使外邪侵袭所致之病理产物。故初期祛风清热利湿，祛邪以扶正；中期疏风利湿，凉血化斑，兼疏风利湿。因消风散可祛风清热，将原方化加减，初期重用祛邪药，中期祛邪扶正并用，后期重以扶正，兼以祛邪，故疗效显著。方中防风、荆芥、蝉蜕祛风清热，荆芥更可止血。紫癜斑疹鲜红，突发或时隐时现，类似于中医之"风"，这种表现往往贯穿患病全程，故以防风、荆芥、蝉蜕一类祛风药以祛风邪。苦参一药，清热燥湿，李时珍曰："热生风，湿生虫，故能治风杀虫。"当归可补血，活血，用于各种血虚血滞。《景岳全书·本草正》曰："当归，其味甘而重，故专能补血，其气轻而辛，故又能行血，补中有动，行中有补，诚血中气药，亦血中之圣药也。"川芎活血行气，祛风止痛，

《本草汇言》曰："芎穷，上行头目，下调经水，中开郁结，血中气经，尝为当归所使，非第治血有功，而治气亦神验也，味辛性阳，气善走窜而无阴凝黏滞之态，虽入血分，又能去一切风，调一切气。"现代药理学证实可降低血小板表面活性，抑制血小板聚集，可预防血栓形成。以上6味药为基本方，共奏养血活血、祛风解表、清热利湿，祛邪而不伤正，扶正而不留邪之功；合用参芪地黄汤侧重健脾益肾而不忘活血祛风，清热燥湿。

验案三

张某某，女，33岁。2009年10月21日初诊。

【主诉】右膝腕反复胀痛3个月，伴双下肢轻度浮肿1周。

【现病史】3个月前无明显诱因感右膝腕胀痛，未重视，渐加重，烦躁，口干，乏力，腰膝酸软，脱发，口腔溃疡，伴双下肢轻度浮肿，月经色暗红，量少，夹有血块，大便干，小便黄。

【体格检查】右侧膝腕关节无红肿，但有压痛，双下肢轻度浮肿，舌暗红，苔少，脉弦细。

【辅助检查】血常规：WBC 3.8×10^9/L，RBC 3.26×10^{12}/L，HGB 119 g/L，PLT 106×10^9/L。尿常规：尿蛋白（＋＋），隐血试验（＋＋）。传染病全套：阴性。出凝血时间：PT 14.2秒，APTT 47.3秒，FIB 3.28 g/L。生化检查：球蛋白34.2 g/L，ALB 31.6 g/L，Cr 91 μmmol/L，BUN 7.47 mmol/L。风湿全套：ESR 76 mm/h，RF 8 IU/mL，CRP 11 mg/dL。ANA（＋），抗 ds DNA（＋），抗 SSm（＋），补体 C_3 0.4 g/L。

【中医诊断】痹证、肾痨。

【西医诊断】系统性红斑狼疮，狼疮肾炎。

【辨证】肝肾阴虚，瘀血阻络。

【治法】滋养肝肾，清热除瘀。

【方药】自拟方滋肾清热汤加味：生地黄、墨旱莲、女贞子各 20 g，茯苓、枸杞子、枣皮各 15 g，山药 30 g，牡丹皮、泽泻、知母、黄柏、连翘、桃仁、丹参各 10 g。每日 1 剂，加水 1000 mL，煎至 400 mL，分早、晚 2 次温服，14 剂。

同时予醋酸泼尼松片 30 mg，每日 1 次，双嘧达莫片 50 mg，每日 3 次。

【二诊】2009 年 11 月 7 日。患者右膝胀痛明显减轻，稍口干，但口腔溃疡已消，双下肢已无明显浮肿，大便稍干，小便淡黄，舌暗，苔薄，脉细。复查血常规：WBC 3.9×10^9/L，RBC 3.29×10^{12}/L，HGB 119 g/L，PLT 109×10^9/L，24 小时尿蛋白定量 0.98 g。生化检查：球蛋白 30.8 g/L，ALB 34.7 g/L，Cr 92 μmol/L，Ur 6.34 mmol/L。风湿全套：ESR 20 mm/h，RF 9 IU/mL，CRP 2.7 mg/dL。ANA（－），抗 dsDNA（－），抗 SSm（－），ACL（－），补体 C_3、C_4（－）。中药原方去泽泻、知母、连翘，加制何首乌 15 g。每日 1 剂，加水 1000 mL，煎至 400 mL，分早、晚 2 次温服，28 剂。西药维持原方案。

【三诊】2009 年 12 月 7 日。患者诸症悉除，复查血常规：WBC 4.2×10^9/L，RBC 3.32×10^{12}/L，HGB 116 g/L，PLT 111×10^9/L，24 小时尿蛋白定量 0.21 g。生化检查：球蛋白 30.3 g/L，ALB 36.7 g/L，Cr 86 μmol/L，BUN 7.16 mmol/L。风湿全套：ESR 20 mm/h，RF 9 IU/mL，CRP 0.7 mg/dL。ANA（－），抗 dsDNA（－），抗 SSm（－），ACL（－），补体 C_3、C_4（－）。中药予以生地黄、山茱萸各 15 g，墨旱莲、女贞子、黄芪、山药各 20 g，枸杞子、丹参、制何首乌、茯苓、牡丹皮各 10 g。每日 1 剂，加水 1000 mL，煎至 400 mL，分早、晚 2 次温服，30 剂。醋酸泼尼松片减至 20 mg，每日 1 次，停用双嘧达莫片。

【按语】本例患者较为典型，符合狼疮肾炎诊断标准，中医诊断为痹证、肾痨。中药为天然药物，符合"天人合一"规律，对人体毒副作用较少。辨证组方施药能有效改善症状。本例患者一诊辨为肝肾阴虚，瘀血阻络，中药予以滋养肝肾之阴，去除瘀血浊毒；二诊患者阴虚浊毒减轻，尿蛋白减少，故原方去知母、泽泻、连翘，但加制何首乌滋养先天之本；三诊则各项指标基本正常，症状消除，中药以培本为主。整个治疗过程充分体现了病证结合，整体辨证，分期组方，使机体达到"阴平阳秘"，气血阴阳得以平衡。

11　呼吸系统疾病

一、咳嗽

验案一

咳嗽是指外感或内伤等因素，导致肺失宣肃，肺气上逆，冲击气道，发出咳声或伴咳痰为临床特征的一种病证。历代将有声无痰称为咳，有痰无声称为嗽，有痰有声谓之咳嗽。临床上多为痰声并见，很难截然分开，故以咳嗽并称。肺气不清，失于宣肃，上逆作声而引起咳嗽为其证候特征。《医学三字经》曰："肺为脏腑之华盖，呼之则虚，吸之则满，只受得本脏之正气，受不得外来之客气，客气干之则呛而咳矣；亦只受得脏腑之清气，受不得脏腑之病气，病气干之，亦呛而咳矣。"对应现代医学的上呼吸道感染、支气管炎、支气管扩张、肺炎、慢性阻塞性肺疾病等以咳嗽为主症者。

陈某某，男，63岁。2015年3月12日初诊。

【主诉】慢性支气管炎10余年，加重5日。

【现病史】患者每至冬季咳嗽、咳痰、气喘，闭门不出，此次着凉后再次出现咳嗽，咳白色黏痰，难咯出，气促，胸中有憋闷，伴心悸，心慌，畏寒，纳可寐差，口干欲饮，夜甚，小便调，大便稀，每日3次。

【体格检查】舌苔白，脉弦数。

【中医诊断】咳嗽，痰湿蕴肺证。

【西医诊断】慢性支气管炎急性发作。

【辨证】风寒袭肺，痰湿阻肺。

【治法】宣肺散寒，化痰止咳。

【方药】蒌贝二陈汤合三子养亲汤加减：麻黄5 g，茯苓15 g，杏仁、黄芩、浙贝母、紫苏子、葶苈子、莱菔子、甘草、瓜蒌、陈皮、法半夏、枇杷叶、地龙各10 g。每日1剂，加水1000 mL，煎至400 mL，分早、晚2次温服，7付。

【二诊】2015年3月22日。患者咳嗽咳痰明显好转，气促减轻，仍胸中憋闷感，伴心悸，心慌，口干，口苦明显，纳可，寐欠安，二便调。舌红苔薄黄，脉弦涩。上方去麻黄、杏仁、枇杷叶、浙贝母，加丹参15 g，黄连、砂仁、檀香各5 g，酸枣仁30 g，每日1剂，加水1000 mL，煎至400 mL，分早、晚2次温服，10付。

【三诊】2015年4月5日。患者服药后胸闷心悸缓解，咳嗽咳痰已平，稍气促，舌红苔白，脉弦。再予苓桂术甘汤加减：茯苓100 g，炒白术120 g，桂枝60 g，炙甘草100 g，生黄芪160 g，防风60 g，共研为细末，水泛为丸，如绿豆大，每次30丸，每日3次。服后咳嗽咳痰症状好转，2015年冬季未再发作咳嗽咳痰。

【按语】在治疗痰饮病方面，旷师以张仲景"病痰饮者，当以温药和之"基本原则作为基础拟方加减。饮邪得温始开，得阳始运，而温药恰有振奋脾肾之阳气、开发腠理、通行水道之作用。脾阳充，则脾气散精；肾阳振，则水精四布，使新得之水液化生津液与五经并行而布散全身，且能使既停之饮邪从汗与小便排出体外，故温药治饮，如矢中的。温药属四性中的温性，但不一定局限是温性的药物，辛温、苦温、甘温等温性方剂也当包括在内。按照饮停部位的不同，可选用不同的温性方药。如饮停上焦胸胁，可用桂枝、细辛等；饮停中焦肠胃，可用生姜、干姜、半夏、白术；饮停下焦，可用附子、肉桂、细辛。久患咳痰喘之人，肺、脾、肾皆虚，但从标治者治肺，从本治者治脾或脾肾同治。若使湿化有路，不聚生痰，必须健脾温化，甚则温肾化饮。苓桂术甘汤独具健脾温化之力，清代王旭高称该方有"崇脾以利膀胱气"之功，所谓"利膀胱气"就是使湿邪从小便排出。

验案二

周某某，女，47 岁。2015 年 10 月 19 日初诊。

【主诉】咳嗽反复发作，加重 2 日。

【现病史】患者体型瘦弱，平素易感冒，每遇着凉后或吹风后出现咳嗽，常持续半个月至 1 个月。2 日前着凉后出现咳嗽、咳痰，咳白稀痰，头晕，胸闷，伴有口干，咽痒，乏力，无发热，稍恶寒，纳欠佳，睡眠可，二便调。

【体格检查】舌淡红，苔白，脉细。

【辅助检查】胸部 X 线摄片未见明显异常。

【中医诊断】咳嗽，风寒表证。

【西医诊断】急性支气管炎。

【辨证】风寒袭表，肺气不宣。

【治法】宣肺散寒，清热化痰止咳。

【方药】荆防败毒散合小陷胸汤：荆芥、防风、桔梗、枳壳、杏仁、柴胡、前胡、茯苓、陈皮、法半夏、川芎、甘草、薄荷各 10 g，瓜蒌 15 g，黄连 5 g。每日 1 剂，加水 1000 mL，煎至 400 mL，分早、晚 2 次温服，7 付。

【二诊】2015 年 10 月 27 日。患者诸症好转，现仍咳嗽，咳白稀痰，稍感胸闷气促，腰酸胀痛，纳可，寐可，二便调，全身疲乏无力。舌苔薄黄，脉沉细。予以自拟方止咳汤加减：荆芥、防风、桔梗、百部、前胡、杏仁、枳壳、紫苏梗、浙贝母、黄连、法半夏、甘草、白参、陈皮各 10 g，皂角刺 6 g，瓜蒌15 g。每日 1 剂，加水 1000 mL，煎至 400 mL，分早、晚 2 次温服，7 付。

【三诊】2015 年 11 月 5 日。患者咳嗽咳痰缓解，仍觉神疲乏力，头晕，出汗较多，予以玉屏风散加人参，制成散剂，连服 2 个月，随访易咳嗽好转。

【按语】体弱之人感寒后出现咳嗽咳痰，胸闷，伴有乏力、恶寒，此为风寒邪气阻滞上焦气机，上焦气机不利，故见胸闷，舌淡苔白，旷师认为此为风寒表证，予以荆防败毒散加减，患者无全身肌肉疼痛，故去羌活、独活，加薄荷清利头目，疏风清热，合用小陷胸汤，佐清热化痰，宽胸散结之功效，用黄连除心下之痞实，半夏消心下之痰结，寒温并用，瓜蒌除烦涤痰。复诊见咳嗽咳痰，无恶寒，风寒邪气入里，予以止咳汤加减，止咳汤为止嗽散去陈皮，加防风、黄芩、杏仁、浙贝母而来，为旷师临床经验方，治疗感冒、久咳、肺胀均效果良好，此方中加枳壳、紫苏梗调畅气机，患者痰多，加皂角刺顺气涤痰，加强小陷胸汤化痰之功，诸药合用，温润和平，不寒不热，既无攻击过当之虞，又有启门驱贼之势。是以客邪易散，肺气安宁，临床收获良效，药到病除。

二、上呼吸道感染

李某某，男，30 岁。2015 年 8 月 5 日初诊。

【主诉】咳嗽、头痛 5 日。

【现病史】患者 5 日前因起居不慎诱发咳嗽伴有头痛，现症见：咳嗽呈阵发性呛咳，咳吐黄色黏痰，量少，难以咯出，头痛以前额及太阳穴附近为甚，无恶寒发热，汗出鼻塞，流浓涕，纳寐尚可，二便调。

【体格检查】咽部充血无脓点，体温 37.3 ℃，双肺呼吸音低。舌红，苔薄黄，脉稍数。

【辅助检查】胸部正侧位片示：两肺纹理增粗，未见主质病变。

【中医诊断】感冒。

【西医诊断】上呼吸道感染。

【辨证】外感风热，阻滞脑络。

【治法】辛凉解表，通络止痛。

【方药】银翘散加味：金银花、连翘、桑叶、菊花、杏仁、牛蒡子、川芎、枇杷叶、香薷、甘草各 10 g，薄荷 6 g，芦根 15 g，浙贝母 12 g。每日 1 剂，加水 1000 mL，煎至 400 mL，分早、晚 2 次温服，3 剂。

【回访】患者述服完第 2 剂后即病愈。

【按语】现代医学论述的上呼吸道感染是包括鼻腔、咽或喉部急性炎症的总称，有广义与狭义之分。广义的上呼吸道感染不是一个疾病诊断，而是一组疾病，包括普通感冒、病毒性咽炎、喉炎、疱疹性咽峡炎、咽结膜热、细菌性咽-扁桃体炎。狭义的上呼吸道感染又称普通感冒，是最常见的急性呼吸道感染性疾病，多呈自限性，但发生率较高。常常影响生活起居，多发于冬春季节。中医调治此类疾病具有特长。旷师认为本患者因外感风热而致风热束表，上犯清窍，故有咳吐少量黄黏痰，并见有头痛鼻塞流脓涕。旷师故此选用功可辛凉透表，清热解毒之银翘散加味，药证合拍，两剂取效。

三、支气管炎

验案一

陈某某，女，52 岁。2014 年 3 月 12 日初诊。

【主诉】咳嗽，胸痛半个月。

【现病史】患者述半个月前因受凉后出现鼻寒、流涕、喷嚏等症，经服用感冒药后，前症渐消，但出现咳嗽不止，胸痛之症，咳吐白色黏痰，易咯出，咽痒，咽痛，口不干，饮水一般，咳甚则汗出，纳可，二便调。

【既往史】支气管炎。

【体格检查】舌质暗红，苔少薄腻，脉弦。

【中医诊断】咳嗽。

【西医诊断】支气管炎。

【辨证】外感风寒，宣降失司。

【治法】止咳化痰，疏表宣肺。

【方药】止咳汤加减：荆芥、防风、杏仁、桔梗、紫菀、百部、前胡、黄芩、浙贝母、枇杷叶、瓜蒌、甘草各10 g，紫花地丁6 g。每日1剂，加水1000 mL，煎至400 mL，分早、晚2次温服，7剂。

【二诊】2014年3月19日。患者服药后咳嗽大为减轻，胸痛已愈，余症已除。效不更方，上方续进5剂以善后并巩固疗效。

【按语】本方为止嗽散加减。历史上同名"止嗽散"有很多，如《青囊秘传》《儒门事亲》等均载有止嗽散。而最负盛名者为程钟龄《医学心悟》所记载之止嗽散，在该书卷二、卷三中各载有止嗽散，用药大同小异。而旷师遇此外感风寒，束缚卫表，致使肺卫宣降失司者亦遵前贤之方法而选用《医学心悟》所载之止嗽散加减，患者夙患支气管炎，又新加外邪引动，故不仅咳嗽不止，更有胸痛咳痰，甚则汗出，故在原方基础之上酌加宽胸理气之瓜蒌，并加用枇杷叶、浙贝母与紫花地丁化痰。对证用药，疗效颇佳。

验案二

周某某，女，47 岁。2011 年 10 月 19 日初诊。

【主诉】咳嗽反复发作 3 年余，加重半年。

【现病史】患者近 3 年来，咳嗽反复发作，经外院治疗有所好转。现症见：咳嗽，干咳少痰，咽痒，每遇风寒则咳，畏风，无口干口苦，纳可，二便调。

【体格检查】舌苔白，脉细数。

【辅助检查】胸部正侧位片示：支气管纹理稍有增粗。

【中医诊断】咳嗽。

【西医诊断】支气管炎。

【辨证】肺失宣降，外感风寒。

【治法】止咳宣肺，疏散风寒。

【方药】止咳汤加味：桔梗、荆芥、紫菀、百部、白前、陈皮、蝉蜕、牛蒡子、矮地茶各 10 g，甘草 5 g。每日 1 剂，加水 1000 mL，煎至 400 mL，分早、晚 2 次温服，3 剂。

【二诊】2011 年 12 月 1 日。患者诉前症服用上方后症状缓解，未再服药。现咳嗽止，但晨 5 时多发热，过时即退。素亦畏风寒。

小柴胡汤加浮小麦、黄芪各 30 g，白术、防风各 10 g，地骨皮 15 g。每日 1 剂，加水 1000 mL，煎至 400 mL，分早、晚 2 次温服，7 剂。

【回访】患者诉服完第 2 剂后热退，诸症好转，续进 5 剂后即病愈。

【按语】本患者为支气管炎迁延久治不愈，前后延续 3 年有余，久咳必致肺金伤损，肺失宣降，咳嗽愈加缠绵，而旷师仍用止嗽散加味，此乃遵唐宗海先生《血证论》曰："普明子制此方，并论注其妙，而未明指药之治法，余因即其注而增损之曰：肺体属金，畏火者也，遇热则咳，用紫菀、百部以清热；金性刚燥，恶冷者也，遇寒则咳，用白前、陈皮以治寒；且肺为娇脏，外主皮毛，最易受邪，不行表散则邪气流连而不解，故用荆芥以散表；肺有二窍，一在鼻，一在喉，鼻窍贵开而不贵闭，喉窍贵闭不贵开，今鼻窍不通，则喉窍启而为咳，故用桔梗以开鼻窍。此方温润和平，不寒不热，肺气安宁。"益加祛痰止咳、解痉平喘有良效的矮地茶而取效。二诊时患者因准时发热，遵前贤之法以小柴胡汤治之，而虑其素畏风寒，故合用玉屏风散。

验案三

宋某某，男，71岁。2011年10月12日初诊。

【主诉】咳嗽反复发作20余年，复发加重5个月余。

【现病史】患者2011年9月23日因用冷水擦背后又诱发咳嗽，咳吐白色泡沫痰，受凉或天热时症状加重，平素口干口苦，饮多，无乏力与气喘。舌红苔黄腻，脉弦，于他处服用蒌贝二陈汤加味，效欠佳。现仍症见：咳嗽、胸闷不适，咽中有痰难咯，咯出亦呈泡沫状，脘腹得食则不舒，双下肢麻木，纳可，大便不调，每日1～4次。双眼瞤动，口渴口苦。家属述：每日吸烟20支以上。

【既往史】原发性高血压，冠心病。

【体格检查】舌淡红，苔白，脉细弦。

【辅助检查】胸部正侧位片示：支气管炎；右上肺钙化。胸部CT：右胸胸膜增厚，钙化；右肺陈旧性病灶。心电图示：T波形态改变。

【中医诊断】咳嗽。

【西医诊断】支气管炎，胸膜增厚。

【辨证】肝旺脾虚，风痰内盛。

【治法】健脾化痰，柔肝化风。

【方药】柴芍六君子汤化裁：人参、白术、茯苓、陈皮、法半夏、柴胡、杏仁各10 g，白芍20 g，川贝母、炙甘草各5 g，瓜蒌皮 15 g。每日 1 剂，加水 1000 mL，煎至 400 mL，分早、晚 2 次温服，7 剂。

医嘱：戒烟，禁食油腻油炸及酸冷辛辣刺激食品。

【二诊】2012 年 8 月 20 日。患者述遵守了医嘱。并告知服上方后咳嗽已止，近因起居不当，导致咳嗽再发 1 周。咳嗽反复发作，咳吐白色泡沫痰，咽痒，平躺后咳嗽甚，纳寐可，二便调。舌红苔白，脉浮紧。风寒外感为主而致咳嗽，疏散风寒、止咳化痰，方以止嗽散加蝉蜕、牛蒡子、辛夷各 10 g，麻黄 5 g。每日 1 剂，加水 1000 mL，煎至 400 mL，分早、晚 2 次温服，7 剂。

【三诊】2015 年 3 月 18 日。患者述服上方后咳嗽止。近日觉咽中有痰，晨起痰多，且胸闷，偶有痰多，视物昏花，头目眩晕，但无恶心、呕吐等不适。纳可，二便调，舌苔白腻，脉滑。半夏白术天麻汤加丹参 15 g，砂仁、桔梗、枳壳、灵芝、头晕草、浙贝母各 10 g。每日 1 剂，加水 1000 mL，煎至 400 mL，分早、晚 2 次温服，7 剂。

【四诊】2015 年 9 月 29 日。患者因双前臂湿疹前来就诊。诉：服上药后咳嗽未发。

【按语】患者年逾古稀，凤患咳嗽 20 余年，本非朝夕而成，又兼有其他多种老年性疾病，身体情况一般，热天迎寒发病后咳嗽、胸闷不适，咽中有痰难咯，咯出者亦呈泡沫状，此乃风痰内盛之征象；并伴见有脘腹得食则不舒，此为脾胃运化水谷不足之象；并见双眼眴动、口干口苦，此有肝旺风动之嫌，综此可谓此为肝旺脾虚，风痰内盛之证。旷师遣柴芍六君子汤化裁治之，原方善于柔肝健脾、化痰和胃，然其止咳之力尚嫌不足，故去原方之钩藤，而加用杏仁、川贝母以宣肺止咳，加瓜蒌皮既能宽胸理气，又可化痰止咳，一药双用，药证相符，7 剂药后竟然使反复发作 20 余年，复发加重 5 个月的痼疾得以控制，疗效出乎意料。

二诊时以风寒外感而致咳嗽为主，故宜止嗽散加减化裁。三诊时已是 2 年多后的事情，然此时患者病情稍有变化，以头目眩晕伴有咳嗽为主，旷师责之于风痰上扰，治以化痰止咳、健脾祛湿，处半夏白术天麻汤加味而取效。

本案患者近 4 年多来每有不适均在旷师处就诊，首得益于 7 剂药控制住 20 余年未曾得到有效缓解的痼疾，尔后每次处方之后亦有佳效，既得益于旷师的精准施治，也得益于患者的严格遵守医嘱，故在临床工作中"医患合作"尤为重要。

四、慢性支气管炎合并上呼吸道感染

程某某，女，51 岁。2011 年 10 月 17 日初诊。

【主诉】咳嗽 14 日，加重 5 日。

【现病史】患者述其于 10 月 3 日晚，夜卧贪凉，因感风寒而出现鼻塞，流涕，微咳，一直未服用药物，近 5 日来咳嗽加重，咳声重浊，夜间尤甚，咳大量黏白色痰，伴有气喘，唇部红疹，纳寐可，二便调。口渴欲饮不多。

【既往史】慢性支气管炎病史 30 余年，多于秋冬发病。

【体格检查】舌淡红，苔白、稍腻，脉浮稍数。

【中医诊断】咳嗽。

【西医诊断】上呼吸道感染，支气管炎。

【辨证】风寒外感，痰浊壅肺。

【治法】疏散风寒，止咳化痰。

【方药】止嗽散合泻白散加减：桔梗、荆芥、紫菀、百部、白前、陈皮、蝉蜕、牛蒡子、枇杷叶、桑白皮、地骨皮各 10 g，甘草 4 g。每日 1 剂，加水 1000 mL，煎至 400 mL，分早、晚 2 次温服，7 剂。

【二诊】2012 年 1 月 13 日。患者服药后咳嗽已平，至今未复发。近日因右膝及腰痛，前来求诊。

【按语】患者因外感风寒而诱发凤疾，调治失时，迁延多日，导致咳声重浊，夜间尤甚，咳大量黏白色痰，伴有气喘，然其患者最后又补述有口渴欲饮不多，此为"重寒化热"之先兆，旷师见此端倪，处以止嗽散加味，行至末尾，特又补加上桑白皮与地骨皮，取其可治气喘咳嗽之用，又可截断"热化"之机，7剂之后即得控制，且患者以往每年秋冬季节即有复发的慢性支气管炎亦未见复发，可知其药证合拍，辨证准确。

五、慢性支气管炎急性发作

李某某，女，58岁。2011年10月12日初诊。

【主诉】咳嗽、咳痰反复发作30余年，加重1个月余。

【现病史】患者述1个月前因受凉咳嗽、咳痰加重，伴气促。曾用头孢曲松钠、氨茶碱等治疗，效果不佳而来诊。现症见：神疲乏力，咳嗽，痰多，咽中痰阻，痰稠而黄，咽痒，口渴，伴肠鸣便溏频数，每日3～4次。

【体格检查】舌苔白，脉滑。

【中医诊断】咳嗽。

【西医诊断】慢性气管炎急性发作。

【辨证】肺失宣肃，痰热内郁。

【治法】宣肃肺气，清热化痰。

【方药】蒌贝二陈汤加味：川贝母5 g，茯苓、瓜蒌皮各15 g，陈皮、桑白皮、黄芩、地龙、法半夏、蝉蜕、牛蒡子、甘草、荆芥、防风各10 g。每日1剂，加水1000 mL，煎至400 mL，分早、晚2次温服，7剂。

【二诊】服药后咳嗽已平，至今未复发。

【按语】现代医学认为慢性支气管炎是由于感染或非感染因素引起气管、支气管黏膜及其周围组织的慢性非特异性炎症。其病理特点是支气管腺体增生、黏液分泌增多。临床出现有连续2

年以上，每持续 3 个月以上的咳嗽、咳痰或气喘等症状即可作出初步诊断。而此类患者在急性呼吸道感染时，症状迅速加剧。痰量增多，黏稠度增加或为黄色脓性，偶有痰中带血，这就是慢性支气管炎急性发作。

对于慢性支气管炎急性发作，中医古典文献没有明确记载，根据症状描述，可以归类到"咳嗽""喘证"与"痰饮"等范畴，对本案患者旷师根据临床症状从"咳嗽"论治。旷师认为：本案患者乃痰浊中阻，气机不畅，郁而化热，发为痰热，故治宜宣肃肺气、清热化痰，方中法半夏、茯苓、陈皮、瓜蒌皮、川贝母，取意于蒌贝二陈汤而燥湿化痰，理气和中；杏仁宣肃肺气、止咳化痰；黄芩、桑白皮清热化痰；蝉蜕、地龙利咽止咳，止痉平喘；荆芥、防风、牛蒡子疏风解表宣肺；诸药合用，而达治疗之目的。

六、慢性支气管炎合并变应性鼻炎

王某某，男，34 岁。2015 年 7 月 8 日初诊。

【主诉】反复咳嗽 10 余年，加重 3 个月。

【现病史】患者咳嗽反复发作，多方治疗效欠佳。现症见：咳嗽，咽痒，有白痰，量多，遇有冷气干呕，鼻塞，流清涕，头闷痛。

【既往史】变应性鼻炎病史 10 余年；慢性支气管炎病史 10 余年。

【体格检查】苔薄白，脉细滑。

【中医诊断】咳嗽，鼻鼽。

【西医诊断】慢性支气管炎，变应性鼻炎。

【辨证】肺卫不固，风寒外侵。

【治法】疏散风寒，宣通鼻窍。

【方药】止嗽散加味：蝉蜕、瓜蒌各 20 g，甘草 5 g，茯苓

15 g，桔梗、荆芥、紫菀、法半夏、化橘红、百部、白前、川贝母、陈皮、僵蚕、地龙、麻黄、白芥子、辛夷各 10 g。每日 1 剂，加水 1000 mL，煎至 400 mL，分早、晚 2 次温服，12 剂。

【二诊】2015 年 7 月 20 日。患者咳嗽减轻，咽部稍痛，吞咽稍有疼痛。舌苔白，脉细数。蒌贝二陈汤加味：射干、连翘、白芥子、紫苏子、莱菔子各 10 g，地龙 12 g。每日 1 剂，加水 1000 mL，煎至 400 mL，分早、晚 2 次温服，14 剂。

【三诊】2015 年 8 月 3 日。患者仍有鼻塞、胸中堵闷，受刺激后不适加重，一般每日有一两次，偶有咳嗽时右腕部疼痛。舌苔白，脉细滑。半夏厚朴汤加味：半夏、茯苓各 12 g，厚朴、紫苏叶、辛夷、桔梗、射干、白芥子、地龙各 10 g，川贝母 6 g。每日 1 剂，加水 1000 mL，煎至 400 mL，分早、晚 2 次温服，7 剂。

【四诊】2015 年 8 月 12 日。患者咳嗽明显好转，但自觉胸部稍有痰阻不畅，痰色白量少，无咽痒，纳可，二便调。舌苔白，脉细涩。上方加僵蚕 10 g，辛夷 15 g。每日 1 剂，加水 1000 mL，煎至 400 mL，分早、晚 2 次温服，14 剂。

【五诊】2015 年 9 月 21 日。患者停药 10 日。气候变化时有轻微咳嗽，咳痰，色灰暗，纳可，口和，二便调。舌苔白，脉细滑。止嗽散加地龙、牛蒡子、鹅管石、蝉蜕、白芥子、皂角刺各 10 g。每日 1 剂，加水 1000 mL，煎至 400 mL，分早、晚 2 次温服，7 剂。

【按语】患者夙疾咳嗽，又加鼻衄。《素问·脉解篇》论曰："……头痛、鼻衄、腹肿者，阳明并于上，上者则其孙络太阴也，故头痛、鼻衄、腹肿也。"而金元大家刘完素在《刘河间医学六书》曰："衄者，鼻出清涕也。"对"衄"提出明确定义，明·戴元礼所著的《证治要诀》曰："清涕者，脑冷肺寒所致。"综合历代医家论述，验之临床，本案患者非常吻合，至此方知"古人不欺吾"也。故旷师选用止嗽散加味，风寒咳嗽之证而用止嗽散并不难理解，然又得照顾患者鼻衄之情况，旷师在此基础上加用辛夷以通窍。二诊时咳嗽好转，咽痛不适，故转用更为平和之蒌贝二陈汤加味；患者服后鼻塞未出，胸中有堵闷感，受刺激后加重，旷师故考虑其乃有气机郁结之征象，故处以半夏厚朴汤加味，并辅以宣通鼻窍之品；四诊时病情明显好转，效不更方；五诊时，鼻衄症状已愈，唯气候变化时有咳嗽咳痰，此气候变化而病情变化者，多责之于风寒湿，而综合本患者之具体情况，责之风寒为患，故以止嗽散加味治之善后。

七、慢性支气管炎合并心神经症

膝某某，女，32 岁。2015 年 4 月 13 日初诊。

【主诉】咳嗽、胸痛胸闷反复发作 10 余年，复发加重 10 日。

【现病史】患者平素亦见有咳嗽、胸痛胸闷，经治疗效欠佳，10 日前劳累后再次诱发，现症见：自觉胸痛，胸中不适，若空虚感，心忡气短，咳嗽痰少黏稠，色呈黄呈黑，夜寐不佳，纳食时而不馨，头晕，腰痛，神疲肢软，乏力，口苦微干，小便频数，余沥不尽，大便或干或溏，量少，逐日一更，或每日 2～3 次。

【既往史】慢性支气管炎。

【体格检查】血压：110/80 mmHg，舌淡暗，苔薄黄，脉弦细。心脉听诊无杂音。

【辅助检查】小便常规正常，心电图示：V_1～V_4 ST 段水平压低，低平改变。

【中医诊断】咳嗽，心忡，郁证。

【西医诊断】慢性支气管炎，心神经症。

【辨证】肝胆失疏，心肺气虚，瘀郁互结。

【治法】疏肝利胆，养心益肺，活血解郁。

【方药】柴胡龙骨牡蛎汤加味：炒酸枣仁、百合、瓜蒌皮各15 g，柴胡、黄芩、法半夏、杏仁、白芍、龙骨、白参、麦冬、浙贝母、茯神、天竺黄各10 g，煅牡蛎20 g，炙甘草3 g。每日1剂，加水1000 mL，煎至400 mL，分早、晚2次温服，7剂。

【按语】患者久咳，又见心忡，郁证类病。久治不愈，必当影响情绪，故旷师倡导久病多郁。观其脉证，乃肝胆疏泄失司，痰瘀互结，心律失常，心神不宁，肺失清肃，拟肝胆并治，心肺同调，痰气兼理，郁瘀共畅之则；治以疏肝利胆，养心益肺，活血解郁之法；方以柴胡龙骨牡蛎汤加味治之。

八、支气管哮喘

张某某，男，38岁。2015年3月16日初诊。

【主诉】反复咳喘30余年，复发加重15日。

【现病史】患者于30年前无明显诱因出现咳嗽，咯白黏痰，伴见喉咙中有哮鸣声，受凉后可诱发，30年来反复发作，自服药物可缓解，但未作系统治疗，15日前因受寒引起复发，现症见：咳嗽，咯白黏痰，轻度胸间痛，气促，喉中伴有哮鸣声，伴咽痒，不咽痛，伴口苦口干，纳可，寐安，二便调，动则汗出。

【体格检查】舌尖红，苔黄，中有裂纹，脉沉细稍弦。

【辅助检查】胸部正侧位片示：肺纹理增粗。

【中医诊断】哮证。

【西医诊断】支气管哮喘。

【辨证】肺失宣降，痰热阻肺。

【治法】宣降肺气，豁痰清热。

【方药】定喘汤合葶苈大枣泻肺汤合三子养亲汤加减：紫苏子15 g，白果、生麻黄、款冬花、法半夏、桑白皮、酸枣仁、黄芩、枇杷叶、葶苈子、大枣、莱菔子、白芥子、甘草、浮小麦各10 g。每日1剂，加水1000 mL，煎至400 mL，分早、晚2次温服，7剂。

【随访】患者邻居经患者介绍亦前往求诊，述该患者因家境一般，但服药后症状明显缓解，并能从事一般体力劳动，故未再就诊。有症状初起，即自主照上方服用，疗效颇佳。

【按语】久患咳喘，本属于现代医学之支气管哮喘病，现代医学尚停留于对症治疗之基础上，无法根治，故患者往往治疗依从性不高，疗效欠佳。然中医治疗本病具有较好疗效。临证时，旷师对此顽疾，喜大开大阖以治之；旷师并虑其年轻，体魄尚壮，可受攻伐，故以定喘汤合葶苈大枣泻肺汤合三子养亲汤加减重剂治之，也是其"艺高人胆大"之体现。据患者邻居反馈，疗效颇佳，诚可谓"重剂起沉疴"，值得学习与深思。

九、肺气肿合并慢性支气管炎

周某某，女，74岁。2015年11月13日初诊。

【主诉】咳嗽反复发作30余年，复发加重1个月。

【现病史】患者30年来，咳嗽反复发作，多方治疗效不佳。现症见：咳嗽，咯吐白黏痰，偶见血丝，呈呛咳状，全身疲乏无力，自觉一身酸痛，胸闷，气促，腰膝酸软，咽部充血，大便时干时稀。

【既往史】慢性支气管炎。

【体格检查】扁桃体无肿大，双肺呼吸音浊；舌淡苔厚腻微黄，脉弦滑重按无力。

【辅助检查】胸部正侧位片示：慢性支气管炎，肺气肿。

【中医诊断】咳嗽，喘证。

【西医诊断】肺气肿，慢性支气管炎。

【辨证】痰浊中阻，肺气虚弱。

【治法】豁痰宣肺，补益肺气。

【方药】温胆汤加味：葶苈子、茯苓各15 g，陈皮、杏仁、白茅根、川贝母、大枣各 12 g，竹茹、甘草、人参、枳壳、天冬、栀子、麦冬、法半夏各 10 g，五味子 5 g。每日 1 剂，加水 1000 mL，煎至 400 mL，分早、晚 2 次温服，7 剂。

【二诊】2015 年 11 月 20 日。患者服上方后咳嗽止，近 3 个月未见复发。1 周前因调养不当，吹风受寒，诱发咳嗽，咳嗽 1 周，伴心潮澎湃之感，咽痒，痰白黏，舌淡红，苔薄白腻，脉弦。处方：沙参、麦冬、玉竹、天花粉、杏仁、浙贝母各 10 g，车前子 15 g，桑叶、枇杷叶、甘草各 6 g，太子参 12 g。每日 1 剂，加水 1000 mL，煎至 400 mL，分早、晚 2 次温服，5 剂。

【三诊】2015 年 11 月 25 日。患者服药后咳嗽减轻，但仍有夜间咳嗽，咽痒则咳，伴恶寒流涕，气促，腹胀，纳少，大便不调，稍口苦；舌淡暗有瘀点，舌薄白，脉细弦。处方：荆芥、防风、桔梗、紫菀、百部、前胡、陈皮、黄芩、矮地茶、杏仁、枇杷叶各 10 g，川贝母 12 g，甘草 5。每日 1 剂，加水 1000 mL，煎至 400 mL，分早、晚 2 次温服，7 剂。

【四诊】2015 年 12 月 2 日。病史同前，患者咳嗽明显好转，仍偶有阵发性咳嗽，咯少许白黏痰，咽微痒，痒即咳，纳可，二便调；舌苔薄黄，脉细弦。治上焦如羽，非轻不举。止嗽散加减：荆芥、防风、桂枝、杏仁、川贝母各 12 g，紫菀、百部、前胡、陈皮、黄芩、天冬、白芷、枇杷叶、山药各 10 g，甘草 5 g。7 剂。

【按语】慢性支气管炎合并肺气肿患者，临证以咳喘为主。患者首诊时一派肺气虚损，痰浊中阻之象，旷师见此，又虑其年老体衰，行攻补兼施之法，取意温胆汤合参麦饮化裁治之。似有"闭门留寇"之嫌，然其临床疗效颇佳，7 剂之后，3 个月未发；尔后又因调护不当而诱发，多遵具体情况而论之，然每次治之都遵前贤"治上焦如羽，非轻不举"之言，多以轻清花叶之品加减治之。

十、肺气肿合并冠心病

尚某某，男，73 岁。2015 年 10 月 12 日初诊。

【主诉】咳嗽反复发作 30 余年，伴有胸闷气促。

【现病史】患者咳嗽反复发作，伴有胸闷气促。现症见：咳嗽，吐痰，量少，黏稠，胸膺闷胀而痛，气短，登楼尤甚，纳食尚可，口干，大便偏结。

【体格检查】血压：120/90 mmHg；舌暗红，苔薄黄，脉小弦滑。

【辅助检查】胸部正侧位片示：慢性支气管炎，肺气肿，陈旧性肺结核。心电图示：考虑陈旧性下壁心肌梗死。

【中医诊断】肺胀，胸痹。

【西医诊断】肺气肿，慢性支气管炎，陈旧性肺结核，陈旧性下壁心肌梗死。

【辨证】瘀痰互阻，肺失清肃。

【治法】化痰祛瘀，宁心清肺。

【方药】西洋参、炒栀子各 8 g，麦冬、瓜蒌各 15 g，黄连 4 g，法半夏、丹参、柴胡、郁金、杏仁、茯苓、炒葶苈子各 10 g，甘草 5 g。每日 1 剂，加水 1000 mL，煎至 400 mL，分早、晚 2 次温服，10 剂。

【按语】老年患者夙疾颇多，尤以咳嗽气促为主，此乃肺胀之主症，常继发于肺咳、哮病等之后，因肺气长期壅滞，肺叶恒久膨胀、不能敛降，而胀廓充胸。以胸中胀闷、咳嗽咳痰、气短而喘为主要表现的肺系疾病。本案患者即为久咳痰热瘀阻互结，肺失清肃之功，心络遂失通畅之用，拟益气阴，清痰热，通心络，佐以疏肝木，使肝气通，则心气和。

十一、慢性咽喉炎

陈某某，女，58 岁。2015 年 10 月 16 日初诊。

【主诉】咽喉干痒 1 年余。

【现病史】现症见：仍有咽中痰阻，吞之不下，吐之不出。伴有失眠，入睡困难，梦多，纳可，大便干，耳鸣。

【体格检查】舌苔白，脉细弦。

【中医诊断】梅核气。

【西医诊断】慢性咽喉炎。

【辨证】气机失畅，痰凝气滞。

【治法】行气开郁，降逆化痰。

【方药】半夏厚朴汤加桔梗、浙贝母、射干、大枣、王不留行、石菖蒲、地龙、僵蚕、柏子仁各 10 g，酸枣仁 20 g。每日 1 剂，加水 1000 mL，煎至 400 mL，分早、晚 2 次温服，10 剂。

【二诊】2015 年 11 月 13 日。上症明显好转，患者咽中仍然稍有痰阻，咽痒，咽干，欲饮水，纳可，大便干结如羊粪。舌红苔薄白，脉细涩。半夏厚朴汤加桔梗、浙贝母、蝉蜕、牛蒡子、虎杖、地龙各 10 g，木蝴蝶、薄荷各 5 g。每日 1 剂，加水 1000 mL，煎至 400 mL，分早、晚 2 次温服，7 剂。

【按语】梅核气，古代医家认为本病与痰有关，如《冯氏锦囊》中认为"痰结块在喉中如梗状"。现代临床上所见之患者多因情志不畅，肝气郁结，循经上逆，结于咽喉或乘脾犯胃，运化失司，津液不得输布，凝结成痰，痰气结于咽喉引起。张仲景在《金匮要略·妇人杂病脉证并治第二十二》曰："妇人咽中如有炙脔，半夏厚朴汤主之。"自此以降，半夏厚朴汤成为治疗本病之千古名方，《医宗金鉴·删改名医方论篇》曰："此病得于七情郁气，凝涎而生，故用半夏、厚朴、生姜辛以散结，苦以降逆，茯苓佐半夏，以利饮行涎，紫苏芳香，以宣通郁气，俾气舒涎去，病自愈矣。"旷师在原方之基础上酌加利咽之品，故得佳效。

十二、慢性鼻炎

沈某某，女，67 岁。2011 年 4 月 7 日初诊。

【主诉】鼻塞、鼻痒反复发作多年，近加重 10 日。

【现病史】患者夙有变应性鼻炎，反复求治，使用许多中西药均以无效告终，近日鼻塞、鼻痒又见复发，现症见：晨起稍鼻塞、流涕、咽痒，咽干痛，略有咳嗽；纳食欠佳，大便干，小便正常，怕冷。

【体格检查】舌淡红，苔薄白，脉细。

【中医诊断】鼻窒。

【西医诊断】慢性鼻炎。

【辨证】肺虚脾弱，邪阻鼻窍。

【治法】健脾益肺，散邪通窍。

【方药】鼻炎方合止嗽散加味：辛夷、苍耳子、白芷、川芎、荆芥、防风、桔梗、百部、前胡、党参、茯苓、牛蒡子、蝉蜕、薄荷、黄芩、枳壳、甘草各 10 g，瓜蒌子 20 g，紫苏叶 6 g。每日 1 剂，加水 1000 mL，煎至 400 mL，分早、晚 2 次温服，5 剂。

【二诊】2015 年 9 月 12 日。患者因膝关节疼痛就诊，见到病案遂询问其鼻炎情况，患者述：服旷师上方明显好转，偶有发作，症状亦轻微，未曾再服他药。

【按语】中医学称本病为"鼻窒"，是指以长期鼻塞、流涕为特征的慢性鼻病。具有一定的临床特征：鼻塞可呈交替性、间歇性、持续性，可伴有流涕，头痛，嗅觉下降等症状。多为脏腑虚弱，邪滞鼻窍所致，尤以肺脾虚弱多见。本案患者即属于肺虚脾弱，邪阻鼻窍，故旷师治以健脾益肺，散邪通窍之法，采用鼻炎方（旷师经验方本方前 4 味）合止嗽散加减化裁，并伍用党参、茯苓以益气健脾而取得佳效。

12　神经系统疾病

一、血管神经性头痛

黄某某，女，45岁。2014年8月19日初诊。

【主诉】头痛反复发作10余年。

【现病史】患者述近10余年来稍感受风寒时即可诱发头痛，头痛发作后迎风寒则疼痛尤为明显。现症见：头部疼痛，前额疼痛明显，以胀痛为主，伴有恶心，纳可，二便调。已闭经半年余。

【体格检查】舌苔白，脉细弦。

【辅助检查】经颅多普勒示：双侧血流加速；EEG轻度异常。

【中医诊断】头痛。

【西医诊断】血管神经性头痛。

【辨证】风寒伤脑，瘀阻脉络。

【治法】祛风散寒，活血通络。

【方药】自拟头痛方加味：川芎、白芷、柴胡、香附、白芥子、吴茱萸、附子、细辛、郁李仁、钩藤、牛膝各10 g，白芍、酸枣仁、何首乌、葛根各15 g，甘草、天麻、麻黄各5 g。每日1剂，加水1000 mL，煎至400 mL，分早、晚2次温服，7剂。

【二诊】2014年8月27日。患者仍有头痛，前额及后颈部疼痛，遇寒疼痛加重，畏寒。服药后月经已潮。舌苔白，脉细涩。今日检查：CT示正常；双侧上颌窦及筛窦慢性炎症。头痛专方加附子、细辛、炮穿山甲、辛夷各10 g，葛根15 g，麻黄

6 g。每日 1 剂，加水 1000 mL，煎至 400 mL，分早、晚 2 次温服，7 剂。

【三诊】2015 年 5 月 11 日。患者述服上药后头痛缓解。近因腰背疼痛前来就诊。

【按语】患者迎风寒则有头痛，10 余年来反复发作，并见有经闭畏寒等症状，此一派虚寒并瘀血之征象。故以散偏汤为基础拟定"头痛方"——川芎、白芷、柴胡、香附、白芥子、郁李仁、钩藤、牛膝各 10 g，白芍、酸枣仁、何首乌、葛根各 15 g，甘草、天麻各 5 g。既能祛风散寒，又可活血通络。在此基础上，根据患者虚寒尤甚之具体情况，伍以麻黄细辛附子汤治疗其阳虚之状。故能一诊取效，头痛好转，月经来潮，效不更方，两诊而愈多年未愈之顽疾。

二、三叉神经痛

周某某，女，55 岁。2011 年 8 月 22 日初诊。

【主诉】左侧颜面疼痛 7 年余。

【现病史】患者左侧头面部疼痛 7 年余，反复诊治无效。现症见：气候变化时左侧头痛甚，偶有接触若电击样疼痛，平时一般呈胀痛，左侧牙齿亦痛，伴面肌痉挛，左眼上睑下垂，且四肢关节疼痛，麻木，纳可，二便调。

【体格检查】舌淡红，苔白，脉细弦。

【中医诊断】偏头风，瘕疬，面瘫，痹证。

【西医诊断】三叉神经痛，面肌痉挛，左侧面神经炎，关节炎。

【辨证】气血不足，脉络瘀阻。

【治法】益气活血，通络止痉。

【方药】益气活血汤加味：黄芪 30 g，红花 5 g，当归、赤芍、川芎、桃仁、党参、荆芥、防风、天麻、白附子、僵蚕、制天南星、安痛藤各 10 g，白芷、羌活各 20 g，全蝎 6 g。每日 1 剂，加水 1000 mL，煎至 400 mL，分早、晚 2 次温服，14 剂。

【二诊】2011 年 9 月 26 日。病史同前，症状好转，患者头痛，面肌痉挛减轻，现左侧头面疼痛减轻，四肢肌肉、颈项胀痛，麻木，遇天气变化痛甚，寐差，夜间痛甚，纳可，大小便正常。舌淡苔薄白，脉细弦。效不更方，酌情加减：上方去荆芥，制天南星改成 5 g，加郁李仁 10 g。每日 1 剂，加水 1000 mL，煎至 400 mL，分早、晚 2 次温服，14 剂。

【按语】7 年疾疾，一侧疼痛，多种疾病同时发作，多方诊治无效，严重影响患者生活，患者反复求诊过程中基本对药物丧失信心，本次亦经同事介绍，将信将疑求诊于我处，首诊虑其整体情况，从"久病多瘀、久病多虚"入手，处以自拟经验方"益气活血汤"，即桃红四物汤加黄芪、党参，再和牵正散加味以治疗其"面瘫"之证，可谓"间者并行"，出乎意料的是 14 剂药后，患者症状明显好转，故自主停药半个月后再因肌肉酸痛而继续求诊，虑其前症尚未得痊愈，故仍以痼疾为先，效不更方，前方再进。

三、脑动脉硬化

黄某某，女，65 岁。2012 年 7 月 13 日初诊。

【主诉】头晕头痛反复发作 10 余年，复发加重 1 个月余。

【现病史】患者头晕头痛反复发作 10 余年，常常住院治疗，1 个月前无明显诱因出现头晕头痛复发，于外院住院治疗，稍有好转后出院。现症见：头晕且痛，目眩视减，耳鸣欠聪，欠立腰痛，左胸部痞闷，心悸，夜难入睡，不咳无痰，纳食一般，步履不稳，晃动乏力，二便调。

【既往史】年前曾在外院住院诊断为颈椎病，脑动脉硬化，多发性脑软化等。

【体格检查】舌红，苔薄黄，脉弦细。

【中医诊断】风眩，项痹，脑髓消。

【西医诊断】脑动脉硬化症，颈椎病，多发性脑软化症。

【辨证】肝肾不足，骨络失养。

【治法】补益肝肾，强筋壮骨。

【方药】天麻钩藤饮合六味地黄汤加减：石决明、鸡血藤、生地黄各 15 g，粉葛 20 g，姜黄、山药、牡丹皮、泽泻、白芥子、茯苓、天麻、钩藤各 10 g，羚羊角 3 g，黄连 5 g，山茱萸、法半夏、瓜蒌皮各 12 g。每日 1 剂，加水 1000 mL，煎至 400 mL，分早、晚 2 次温服，7 剂。

【按语】患者在外院诊断为脑动脉硬化症，颈椎病，多发性脑软化症等，此类病变中医分别名曰风眩，项痹，脑髓消之类，病虽多种，其病机却可统一，一曰肝肾亏损，髓海不足，其为标也，一为骨失充养，骨络瘀阻而肿大，阻滞督脉经气运行，一为脑络为痰瘀痹阻，致使神机失灵，一为水不涵木导致肝阳上亢，故其治疗以滋补肝肾，平肝潜阳，豁痰化瘀，通经活络为策，方药处以天麻钩藤饮合六味地黄汤加减化裁取效。

四、梅尼埃病

黄某某，女，41 岁。2015 年 5 月 13 日初诊。

【主诉】头晕疼痛反复发作 10 余年。

【现病史】患者述 10 余年来无明显诱因出现头晕疼痛反复发作。气候变化时头晕头痛明显，伴有双肩部胀痛，身冷，易变冷，双下肢筋脉肌肉酸胀，纳少，大便溏。

【体格检查】舌苔白，脉细涩。

【辅助检查】血常规、肝肾功能、风湿全套、肌酸激酶、抗环瓜氨酸抗体与抗核抗体均为阴性，ESR 12 mm/h，自身免疫全套正常。

【中医诊断】眩晕，五十肩，痹证，项痹。

【西医诊断】梅尼埃病，肩周炎，风湿性关节痛，颈椎病。

【辨证】气血不足，寒湿阻络。

【治法】补益气血，温阳散寒，祛湿通络。

【方药】养血通痹汤加味：黄芪、葛根、白芍各15 g，桂枝、小通草、甘草各5 g，当归、姜黄、桑枝、牛膝、灯盏细辛、威灵仙、杜仲、附子、防风各10 g，苍术20 g。每日1剂，加水1000 mL，煎至400 mL，分早、晚2次温服，14剂。

【二诊】2015年5月27日。上症明显减轻。患者受寒后关节经脉疼痛，头部稍冷，左下肢肌肉仍然稍有疼痛，纳可，二便调。舌苔白，脉细弦。效不更方，上方续进10剂。

【三诊】2015年6月8日。患者疼痛基本消除。近日外感风寒，稍有头痛、流涕、咽干，纳可，二便调，身冷。舌苔白，脉细涩。益气活血汤加细辛3 g，麻黄6 g，威灵仙、姜黄、桑枝、络石藤、白芥子、王不留行、僵蚕、辛夷、白芷各10 g。每日1剂，加水1000 mL，煎至400 mL，分早、晚2次温服，7剂。

【按语】患者久患眩晕之症，治之而欠效，再观其周身之症状，不仅气血不足，更有寒湿凝滞，旷师责之于"痹证"为患，故以其具有养血通痹、益气温阳之自拟经验方"养血通痹汤"加味治之，同时，旷师嘱言"苍术对于一身沉重，重痛为主当重用之"。服药半个月后，患者症状明显好转，效不更方，前方再进。再服用10剂后，前症接近痊愈，故转而治病求本，补益气血以祛邪于外，以经验方"益气活血汤"加味治之。

五、糖尿病并发眩晕

胡某某，女，67岁。2014年5月19日初诊。

【主诉】糖尿病病史10余年，头晕痛1个月余。

【现病史】患者近1个月来头晕微痛，甚则目不能睁，视物色黑晃动，伴胸闷心悸，夜寐噩梦迭呈，口苦，纳一般，肢软乏力，大便间歇干结，小溲不多。

【既往史】糖尿病，高血压，脑萎缩，颈椎病，椎基底动脉供血不足。

【体格检查】血压：140/94 mmHg，舌微红，苔薄黄腻，脉弦细。

【中医诊断】眩晕。

【西医诊断】糖尿病视网膜病变。

【辨证】肝肾不足，经髓亏虚，阳亢于上。

【治法】益肾填精，柔肝潜阳，壮骨强筋。

【方药】羚羊角 3 g，生牡蛎 30 g，葛根 20 g，钩藤、干地黄、白芍、山药各 15 g，山茱萸、白蒺藜、天麻 、僵蚕、女贞子、姜黄、丹参各 10 g，泽泻 6 g。每日 1 剂，加水 1000 mL，煎至 400 mL，分早、晚 2 次温服，10 剂。

【二诊】2014 年 5 月 28 日。患者服药后头晕减轻，仍有头微痛，胸闷心悸，口苦改善，左胁下间作，舌淡红，苔薄，脉弦细，血压：140/94 mmHg，效不更方，原方加味，白芷 15 g，羚羊角改为 2 g。每日 1 剂，加水 1000 mL，煎至 400 mL，分早、晚 2 次温服，10 剂。

【按语】旷师认为本病为消渴并诸多合并症，总以肝肾亏损，肝阳偏亢，髓海空虚，脑络瘀阻，骨失充养，骨络瘀阻肿胀，督脉经气不利，故补益肝肾，壮骨强筋，柔肝潜阳为其治疗大法。方以六味地黄汤加味治之。

六、睡眠障碍

验案一

蒋某某，女，35 岁。2012 年 4 月 9 日初诊。

【主诉】入睡困难 1 年余。

【现病史】近1年来入睡困难，夜梦多，易醒，伴心慌，心悸，胸闷，背心痛，头昏头痛，纳少，消瘦严重，操劳后睡眠质量尤差。

【既往史】体健。

【体格检查】舌苔白，脉细弦。

【辅助检查】心电图正常，血、尿常规均示正常。

【中医诊断】不寐。

【西医诊断】睡眠障碍。

【辨证】心脾两虚。

【治法】养血安神，补心益脾。

【方药】归脾养心汤加天麻10 g，丹参15 g。每日1剂，加水1000 mL，煎至400 mL，分早、晚2次温服，7剂。

【二诊】2012年4月16日。患者头昏，失眠好转。但仍夜梦多，仍双手手指麻木，舌苔白，脉细弦。上方加龙齿、威灵仙各10 g。每日1剂，加水1000 mL，煎至400 mL，分早、晚2次温服，7剂。

【按语】本证系劳伤心脾，气血生化之源不足，脾虚纳运失健，治当养血安神，补心益脾，故以归脾汤加味治之。劳伤心脾，气血亏虚所致。心藏神而主血，脾主思而统血，思虑过度，心脾气血暗耗，脾气亏虚则体倦、食少；心血不足则见惊悸、心慌、不寐、盗汗；面色萎黄，舌质淡，苔薄白，脉细缓均属气血不足之象。上述诸症虽属心脾两虚，却是以脾虚为核心，气血亏虚为基础。脾为营卫气血生化之源，《灵枢·决气》曰："中焦受气取汁，变化而赤是为血。"故方中以参、芪、术、草大队甘温之品补脾益气以生血，使气旺而血生；当归、龙眼肉甘温补血养心；茯苓（多用茯神）、酸枣仁、远志宁心安神；木香辛香而散，理气醒脾，与大量益气健脾药配伍，复中焦运化之功，又能防大量益气补血药滋腻碍胃，使补而不滞，滋而不腻；姜、枣调和脾胃，以资化源。全方共奏益气补血，健脾养心之功，为治疗思虑过度，劳伤心脾，气血两虚之良方。

验案二

李某某，女，51岁。2015年5月29日初诊。

【主诉】反复失眠6年，加重半年。

【现病史】患者近6年反复出现入睡困难，加重半年余，现症见：入睡困难，睡1～2小时即醒，伴潮热汗出，其余尚可。月经已断半年。

【体格检查】舌边尖红，苔薄白，脉浮。

【中医诊断】不寐，脏躁。

【西医诊断】围绝经期综合征。

【辨证】肝郁血虚，心神不宁。

【治法】疏肝解郁，养血安神。

【方药】柴胡、栀子、当归、白术各12 g，白芍、茯神、柏子仁各15 g，薄荷6 g，牡丹皮、炙甘草、大枣各10 g，浮小麦、酸枣仁、珍珠母各30 g。每日1剂，加水1000 mL，煎至400 mL，分早、晚2次温服，7剂。

【二诊】2015年6月5日。病史同前，患者病情稳定，服药后症状好转，汗出减少，原方去珍珠母，加龙齿30 g。7剂。

【按语】本案患者正属于围绝经期，激素水平改变较大，故其有不适，患者属于"七七"之年，根据其临床症状诊断为"不寐"与"脏躁"，临床表现出一派"肝郁血虚，心神不宁"之证，故以"疏肝解郁，养血安神"之法治之，方用逍遥散加味。逍遥散本为肝郁血虚，脾失健运之证而设。药证合拍，固有捷效。

验案三

易某某，男，32岁。2015年8月18日初诊。

【主诉】夜寐不安1个月余。

【现病史】患者述近1个月来无明显诱因出现夜寐不安，难以入睡，夜梦不多，头晕乏力，心烦，易激动，无口干口苦，饮水一般。

【既往史】高血压。

【体格检查】舌稍红，苔薄白，脉弦。

【中医诊断】不寐。

【西医诊断】睡眠障碍。

【辨证】肝阳上亢，神机受扰。

【治法】平肝潜阳，宁心安神。

【方药】天麻钩藤饮：钩藤、茯神各 15 g，牡丹皮 12 g，珍珠母 30 g，牛膝、石决明、栀子、首乌藤、天麻、益母草、酸枣仁、炙甘草各 10 g，龙齿 20 g。每日 1 剂，加水 1000 mL，煎至 400 mL，分早、晚 2 次温服，7 剂。

【二诊】2015 年 9 月 25 日。患者睡眠较前改善，睡眠时间每日可维持在 7 小时左右，仍觉头晕乏力，头胀已改善，口干口苦减轻。血压：110/60 mmHg；舌红苔薄白，脉弦。处方：知母、黄柏、枣皮、山药、茯苓、泽泻、牡丹皮、当归、牛膝各 10 g，黄芪、酸枣仁各 30 g，黄连 3 g，生地黄、麦冬各 15 g。每日 1 剂，加水 1000 mL，煎至 400 mL，分早、晚 2 次温服，7 剂。

【按语】不寐之因，多为情志所伤、饮食不节、劳逸失调、久病体虚等因素引起脏腑功能紊乱，气血失和，阴阳失调，阳不入阴而发病。然此案例，旷师审慎辨之，责之于肝阳上亢，上扰元神，元神不宁，故见夜卧不安。故治之以平肝潜阳之天麻钩藤饮加用宁心安神之珍珠母、酸枣仁及龙齿以治之，一诊取效后即转以"治病求本"法，辅以滋肾水以涵养肝木，方用知柏地黄汤加益气安神之品收功。

七、神经症

验案一

王某某，男，38 岁。2015 年 6 月 22 日初诊。

【主诉】头晕痛，脑鸣耳鸣 1 年余。

【现病史】患者及家属述 1 年以来无明显诱因出现神情低落，头晕痛以后脑部为著，伴颈胀痛，脑耳鸣闷，夜难入寐，眠亦梦幻纷纭，健忘，心烦易躁，纳可，双眼皮偶有不对称性瞤动，口不渴，二便调。

【既往史】体健。

【体格检查】血压：125/70 mmHg；舌淡红，苔薄白，脉细。

【中医诊断】郁证，头痛，不寐。

【西医诊断】神经症。

【辨证】痰浊阻滞，肾精亏损。

【治法】化痰祛湿，益肾补脑。

【方药】熟地黄、炒酸枣仁、山药各 15 g，牡丹皮 12 g，石菖蒲、炙远志各 6 g，郁金、天麻、山茱萸、橘皮、茯苓、泽泻、白术、法半夏、白蒺藜、合欢皮各 10 g，珍珠母 20 g。每日 1 剂，加水 1000 mL，煎至 400 mL，分早、晚 2 次温服，14 剂。

【按语】旷师评本案时云：神经症，中医学可按神郁或不寐论治，脑为元神之府，心为藏神之脏，心肾失效，其主脏在肾，脑为肾髓所聚，故宜心脑肾并治。方药处以六味地黄汤合半夏白术天麻汤加味治之。

验案二

王某某，女，56 岁。2015 年 7 月 13 日初诊。

【主诉】自觉气短 3 年。

【现病史】患者述近 3 年来无明显诱因出现气短，动则尤甚，间发心忡，头晕脑胀，目眩，腰痛，夜寐梦扰，纳食不多，不咳，无痰，口干，二便调。月经已断 4 年。

【既往史】体健；近年多次体检均未发现特殊疾病。

【体格检查】血压：124/78 mmHg；舌微红，苔薄黄腻，脉弦细。

【辅助检查】心电图示正常；胸片示正常。

【中医诊断】脏躁。

【西医诊断】神经症，围绝经期综合征。

【辨证】气阴亏虚，肝肾不足。

【治法】益气养阴，补肝益肾。

【方药】参麦散合六味地黄汤加味：白参、麦冬、天麻、山茱萸、牡丹皮、杏仁、茯苓各 10 g，泽泻 6 g，熟地黄、山药、炒酸枣仁各 15 g，百合、首乌藤各 20 g，浮小麦 30 g，炙甘草、五味子各 5 g。每日 1 剂，加水 1000 mL，煎至 400 mL，分早、晚 2 次温服，14 剂。

【按语】现代医学认为神经症又称神经官能症或精神神经症。是一组精神障碍的总称，包括神经衰弱、强迫症、焦虑症、恐怖症、躯体形式障碍等，患者深感痛苦且妨碍心理功能或社会功能，但没有任何可证实的器质性病理基础。而根据临床症状，本病属脏躁，患者经净有 4 年，肝心失调，心肾不交，拟肝肾兼治，气阴兼调，方以参麦散合六味地黄汤加味治之。

八、抑郁症

王某某，男，32 岁。2015 年 8 月 17 日初诊。

【主诉】头晕，背胀，神疲，心悸，肢麻 6 个月。

【现病史】头晕，背胀，神疲，心悸，肢麻，夜寐梦扰，心烦，咽中痰堵不适，纳食尚可，肠鸣，大便溏稀，2～3 日一更，或每日 1～2 次不等，咬牙，头部不自觉摆动。

【体格检查】舌淡胖，苔薄黄，脉濡。

【中医诊断】郁证。

【西医诊断】抑郁症。

【辨证】痰湿中阻，肝郁气结，肾髓亏虚。

【治法】祛痰化湿，疏肝理气，益肾填髓。

【方药】半夏白术天麻汤加味：天麻、郁金、法半夏、白术、枸杞子、川芎、香附、益智、茯苓各10 g，炙甘草5 g，石菖蒲、炙远志各6 g，杜仲、菟丝子各15 g。每日1剂，加水1000 mL，煎至400 mL，分早、晚2次温服，10剂。

【按语】现代医学认为抑郁症以显著而持久的心境低落为主要临床特征，是心境障碍的主要类型。临床可见心境低落与其处境不相称，情绪的消沉可以从闷闷不乐到悲痛欲绝，自卑抑郁，甚至悲观厌世，可有自杀企图或行为；甚至发生木僵；部分病例有明显的焦虑和运动性激越；严重者可出现幻觉、妄想等精神病性症状。中医学古典文献无"抑郁症"之名，但根据临床表现，此证可诊断为"郁证"或"癫狂"。然本案之症状，当为"郁证"，郁证发生之由，朱丹溪先生论述其详："气血冲和，百病不生""一有乖戾，郁证乃生"，从肝、脾、气血、痰湿论治，兼以治肾，肾为先天之本，主精，主髓，脑之功能实也统辖于肾也。故治以祛痰化湿，疏肝解郁，补益肾髓，填精醒脑为主。

九、震颤

章某某，男，75岁。2014年3月21日初诊。

【主诉】双手不自主性颤抖2年余。

【现病史】患者述近2年来出现两手不由自主颤抖，以右手为著，静止时明显，无头晕痛，耳鸣及腰痛，夜寐梦扰，劳则气短，无胸闷痛，纳食正常，夜尿3次，大便调。

【体格检查】血压：160/100 mmHg；舌淡红，苔薄，脉弦细。

【辅助检查】心电图正常。

【中医诊断】颤证。

【西医诊断】震颤查因：帕金森综合征？

【辨证】气营亏虚，肝风内动。

【治法】益气养营，柔肝熄风。

【方药】六味地黄汤合天麻钩藤饮加减：黄芪、泽泻、钩藤、生地黄、山药各 15 g，牡丹皮、茯苓、天麻、白蒺藜、山茱萸、络石藤各 10 g，羚羊角 3 g，生牡蛎 20 g，白芍 60 g。每日 1 剂，加水 1000 mL，煎至 400 mL，分早、晚 2 次温服，10 剂。

【按语】手抖为肝风所致，病则年老肝肾不足亏损，肝阳化风，心气营不足，心络不畅所致，以滋水平肝，益气养营，处以六味地黄汤合天麻钩藤饮加减治之。

13　消化系统疾病

一、胃肠型感冒

验案一

官某某，女，45 岁。2015 年 7 月 22 日初诊。

【主诉】恶寒发热 2 日，伴有纳呆腹泻。

【现病史】患者述 2 日前受凉复又进食冰冻西瓜解渴后出现恶寒发热，无汗，纳呆，腹泻，每日 4 次，无咳嗽、鼻涕等症，平素怕冷，不能吹空调。

【体格检查】苔薄白，脉浮紧。

【中医诊断】感冒。

【西医诊断】胃肠型感冒。

【辨证】风寒外束，湿邪伤中。

【治法】祛暑解表，化湿和中。

【方药】三物香薷汤加藿香、紫苏叶、苍术、陈皮、神曲、大腹皮、砂仁各 10 g，茯苓 15 g。每日 1 剂，加水 1000 mL，煎至 400 mL，分早、晚 2 次温服，3 剂。

【二诊】2015 年 7 月 24 日。患者服上药后感冒症状已愈。现症见：四肢末端部位畏寒半年余；遇寒冷、吹空调时四肢关节末端冷甚，伴五心烦热，汗出黏腻，畏风偶突然身冷。纳可，二便调。苔薄白，脉沉细。曾在外院住院诊断为"贫血"。

【中医诊断】虚劳，血虚寒痹。

【方药】黄芪桂枝五物汤加仙茅、淫羊藿、青蒿、鳖甲、白术、防风、活血藤各 10 g。每日 1 剂，加水 1000 mL，煎至 400 mL，分早、晚 2 次温服，14 剂。

【按语】患者夏月受凉饮冷，外感寒湿之邪而致恶寒发热，无汗，伴有纳呆腹泻为主症，故选用"主治暑令感寒挟湿之证，必恶寒无汗才合"之三物香薷汤合藿香正气散化裁，而三物香薷汤与藿香正气散合方，名叫"藿薷汤"，治疗伏暑吐泻效佳。患者服 3 剂即得痊愈。后又因虚劳求诊，故转用他方。

验案二

李某某，女，47 岁。2014 年 8 月 17 初诊。

【主诉】头痛，项胀伴恶心欲呕 5 日。

【现病史】患者 5 日前因受凉后出现巅顶头痛，恶寒发热，颈项胀痛，伴恶心欲呕，上腹痞闷，厌油腻，纳少，神疲，眠安，二便调。

【体格检查】血压：100/70 mmHg；舌淡红，苔薄白腻，脉浮。

【辅助检查】血常规（—）。

【中医诊断】感冒。

【西医诊断】胃肠型感冒。

【辨证】风寒外感，湿滞中脘，经脉受阻。

【治法】表里双解，理气和中，通经止痛。

【方药】藿香正气散加减：藿香、紫苏叶、大腹皮、桔梗、白术、法半夏、厚朴各 12 g，白芷、茯苓、粉葛根、川芎各 15 g，甘草 6 g，陈皮、神曲各 10 g。每日 1 剂，加水 1000 mL，煎至 400 mL，分早、晚 2 次温服，4 剂。

【按语】患者因起居不慎而受凉，致使风寒外侵，内伤湿滞所生。风寒外侵肺卫，导致肺卫失宣，卫阳被郁，故见有恶寒发热；肺卫阻滞颈背经络，致使脉络不利，见有颈背疼痛；而湿邪内阻，导致脾胃不和，升降失常，则见恶心欲呕，脘腹痞闷。治宜外散风寒，内化湿浊，兼以理气和中通经之法。方以藿香正气散加减，酌用粉葛根以解肌通经而治腰背疼痛，选用川芎以通经止头痛。综观方中用药，既有表里双解、化湿辟秽之功，又具升清降浊、理气和中之效，兼具解肌通经止痛之用，能使风寒外散，湿浊内化，气机通畅，脾胃调和，脉络流行，则寒热脘痞、项背疼痛自愈。

二、慢性胃炎

柒某某，女，57 岁。2014 年 6 月 16 日初诊。

【主诉】胃脘胀痛 7 年。

【现病史】胃脘胀痛 7 年余，以痛为主，自觉胃内发痒，纳后尤甚，嗳气，口中有泛酸味，腹微痛，大便成形，或偏干，每日 2～3 次，形体瘦削。

【体格检查】舌淡红，苔薄，脉弦缓。

【辅助检查】曾多次胃镜检查示慢性胃炎。

【中医诊断】胃脘痛。

【西医诊断】慢性胃炎。

【辨证】肝郁气滞，瘀阻胃络。

【治法】疏肝理气，清胃活血。

【方药】肝胃百合汤合失笑散化裁：郁金、百合各15 g，柴胡、黄芩、乌药、川楝子、丹参、炒蒲炭、五灵脂各10 g，金钱草30 g，甘草3 g。每日1剂，加水1000 mL，煎至400 mL，分早、晚2次温服，7剂。

【二诊】2014年6月23日。患者胃脘胀痛减缓，泛酸未见，唯腹微胀痛，大便易溏，动则出虚汗，舌淡暗，苔薄黄脉弦细。原法宜加益气扶正之品：白参、丹参、柴胡、黄芩、炒蒲黄、乌药、麦芽、毕澄茄、川楝子各10 g，百合、黄芪、郁金各15 g，金钱草30 g，砂仁、紫苏梗叶各6 g，黄连3 g，鸡内金8 g。每日1剂，加水1000 mL，煎至400 mL，分早、晚2次温服，7剂。

【按语】本病中医统称为胃脘痛或胃络痛，肝失疏泄，胆失通降，肺失治节，浊及胃府，损伤胃络，故宜疏肝和胃，左金抑木为法，方用肝胃百合汤加减，因病程久延，当缓缓图治。此肝胃百合汤为"湖南中医五老"之一的夏度衡老先生创制，肝胃百合汤（柴胡、郁金、百合、丹参各15 g，黄芩、乌药、川楝子各10 g，金钱草30 g）具有疏肝理气，清胃活血之功效。前贤有语曰："胃病治肝，本是成法……但治肝应知肝为刚脏，内寄风火，若一味刚燥理气，则肝木愈横，胃更受伤矣。"故夏老取"百合汤""丹参饮""小柴胡汤""金铃子散""颠倒木金散"方意，并酌加清热之品筛选化裁而成"肝胃百合汤"。临床用之胃脘疼痛之证，依据病情，酌情加减化裁，多有良效。

三、胃底出血性胃炎

刘某某，女，50岁。2014年11月17日初诊。

【主诉】胃痛5月余，加重3个月。

【现病史】患者述近5个月来无明显诱因出现胃脘疼痛，3个月前因腰椎间盘突出服药后胃痛明显，尚未经特殊治疗，现症见：胃脘疼痛，疼痛性质呈烧灼样感，餐后加重，伴呃逆腹胀，且两胁肋及腰背痛，口苦口干，纳少，二便调。

【既往史】体健。

【体格检查】舌红，苔白，脉细弦。

【辅助检查】胃镜示：胃底出血性胃炎，胃窦浅表性胃炎。

【中医诊断】胃脘痛。

【西医诊断】胃底出血性胃炎。

【辨证】肝胃不和。

【治法】疏肝和胃，健脾理气。

【方药】柴芍六君子汤加味：山药、白芍各 15 g，延胡索、当归各 12 g，白术、黄芩、竹茹、栀子仁、柴胡、郁金香、枳壳、佛手各 10 g，牡丹皮、甘草各 6 g。每日 1 剂，加水 1000 mL，煎至 400 mL，分早、晚 2 次温服，7 剂。

【二诊】2014 年 12 月 24 日。患者服药后症状好转，自主停药月余，现又症见：剑突下心窝处疼痛，伴胁肋下胀痛，清晨 3～4 时尤甚，进食稍硬、辛辣加重，口味尚可，性情烦躁，舌淡苔厚腻，脉弦细。处方：白芍、茯苓、山药各 15 g，神曲、栀子、柴胡、山茱萸、当归、延胡索、郁金、藿香各 10 g，白术、牡丹皮、甘草各 6 g。每日 1 剂，加水 1000 mL，煎至 400 mL，分早、晚 2 次温服，7 剂。

【按语】患者病属肝气瘀滞，横逆犯胃，胃气阻滞、胃失和降，而发胃痛。如《杂病源流犀烛·胃病源流》所说："胃痛，邪干胃脘病也……惟肝气相乘尤甚，以木性暴，且正克也。"胃痛日久，胃热炽盛、迫血妄行，故本案患者症见胃脘疼痛，呈烧灼样感，伴胁肋胀痛。故方以柴芍六君子汤加味，疏肝和胃，健脾理气，首诊效佳，然患者未遵医嘱，自主停药月余，以致病情反复，旷师遵其现症，循原法酌作加减，加用藿香、神曲等和中之品以加强和胃止痛之功效。

四、慢性胃炎合并急性肾盂肾炎

李某某，女，30 岁。2014 年 10 月 20 日初诊。

【主诉】胃痛 2 个月。

【现病史】患者近 2 个月来无明显诱因出现胃脘部疼痛，无泛酸，上腹部无灼热，但见有打嗝，恶心，易饥饿，伴急性肾盂肾炎，腰胀痛，劳累后加重，晨起腰痛明显，畏冷，肢冷，尿频，淋漓不尽，无尿痛尿急尿色黄，余可。

【体格检查】舌淡红，苔薄黄，脉沉细。

【辅助检查】尿常规：隐血（＋）；血常规（－）。外院胃镜示：非萎缩性胃炎。

【中医诊断】胃脘痛，淋证。

【西医诊断】慢性胃炎，急性肾盂肾炎。

【辨证】肝胃不和，脾肾亏虚。

【治法】疏肝理气，健脾和肾，益肾通淋。

【方药】柴芍六君子汤加减：柴胡 12 g，陈皮 6 g，党参 15 g，白芍、法半夏、白术、茯苓、延胡索、郁金、川楝子、竹茹、枳实、生栀子、枇杷叶、甘草各 10 g。每日 1 剂，加水 1000 mL，煎至 400 mL，分早、晚 2 次温服，7 剂。

【二诊】2014 年 10 月 27 日。患者病情好转。胃脘部疼痛明显减轻，呵欠次数减少，伴腰部酸胀痛，以右侧为甚，易疲劳嗜睡，呃逆，不反酸，无呕吐，乳房胀痛不适，余可。舌红，苔薄白，脉沉细。柴芍六君子汤加减：柴胡、黄芩、白术、茯苓、法半夏、陈皮、党参、延胡索、郁金、炒栀子、香附、紫苏叶、白及、甘草各 10 g，黄芪 30 g。每日 1 剂，加水 1000 mL，煎至 400 mL，分早、晚 2 次温服，7 剂。

【按语】患者胃脘疼痛与虚淋同时发病，胃脘痛者虽病变主要在胃，然其发病多与肝脾密切相关；虚淋者，总由脾肾亏虚，湿热耗伤正气，或劳累过度，房事不节，或年老，久病，体弱，皆可致脾肾亏虚而致淋证形成。旷师虑其两者之成因，一为肝旺乘脾，一为脾肾亏虚，均有脾虚而致者，故治当以"脾"为中心，健脾培土，既可抑亢旺之肝木，又可充养先天之肾元，故方以柴芍六君子汤加味。首诊即效，二诊时症状明显好转，但增见有乳房胀痛不适之症状，故旷师在原方基础之上增用"平而不寒，香而能窜，其味多辛能散，微苦能降，微甘能和"的香附，并伍以紫苏叶与白及，增加和胃之功。

五、慢性胃炎伴牙龈出血

彭某某，女，60 岁。2015 年 3 月 23 日初诊。

【主诉】反复发作胃脘疼痛多年伴牙龈出血 1 周。

【现病史】夙患慢性浅表性胃炎多年，反复诊治未愈，并经常感冒，现症见：胃脘作胀，嗳气，齿龈出血，晨起漱口时流血较多，色红，伴有纳差，口干不苦，大便干结。

【体格检查】血压：120/78 mmHg；舌微红，苔薄黄，脉细弦。

【辅助检查】胃镜示：非萎缩性胃炎。

【中医诊断】胃脘痛，齿衄。

【西医诊断】慢性胃炎，牙龈出血。

【辨证】肝木横胃，胃火上炎。

【治法】疏肝理气，清胃降火，凉血止衄。

【方药】百合、麦芽、白芍、瓜蒌各 15 g，黄连 4 g，木香 5 g，鸡内金 8 g，炒莱菔子、柴胡、枳实、佛手、石斛、茜草炭、牡丹皮各 10 g。每日 1 剂，加水 1000 mL，煎至 400 mL，分早、晚 2 次温服，10 剂。

【二诊】2015 年 4 月 3 日。患者服药后齿衄未见，胃胀稍减，嗳气减少，仍有口干，大便干结，舌淡红，苔薄黄，脉弦细。六腑以通为用，患者宿痰消渴，恒以阴虚燥热为本，故今在上方中去茜草炭、牡丹皮，加熟大黄 6 g，知母、麦冬各 10 g。每日 1 剂，加水 1000 mL，煎至 400 mL，分早、晚 2 次温服，7 剂。

【按语】胃痛之疾，肝气郁结，遏阻胃肠气机，叶氏曰："齿为肾之余，龈为胃之络。"故知牙龈出血实乃胃火上炎而致，故见齿衄，故治以疏肝理气，清胃降火，凉血止衄。旷师以柴胡、百合、枳实、白芍以疏肝柔肝理气；以黄连、木香、佛手合麦芽、莱菔子、鸡内金既可清胃降火，又能导滞消食以避免食郁化火，且能增强食欲；以茜草炭、牡丹皮相伍以凉血止衄，并以石斛滋养胃阴，治病求本。

六、慢性胃炎合并唇周湿疹

吴某某，女，31 岁。2015 年 8 月 3 日初诊。

【主诉】反复胃脘不适多年，加重 3 个月。

【现病史】患者自记事起就有反复胃脘不适，近 3 个月来症状明显加重。现症见：胃脘不适，嗳气，易饱易饥，纳食一般。唇周红疹较多。晨起稍有口苦，大便结，每日 1 次。

【体格检查】舌淡红，苔白，脉细数。

【辅助检查】外院胃镜示：慢性浅表性胃炎。

【中医诊断】胃脘痛，唇周丘疹。

【西医诊断】慢性胃炎，唇周湿疹。

【辨证】肝胃不和，气滞血瘀，湿热郁表。

【治法】疏肝和胃，理气活血，通络止痛，祛湿清热。

【方药】四合汤加味：丹参、百合各 15 g，甘草、檀香、砂仁各 5 g，川楝子、延胡索、柴胡、白芍、枳壳、乌药、栀子、藿香、防风、竹茹各 10 g，石膏 20 g。每日 1 剂，加水 1000 mL，煎至 400 mL，分早、晚 2 次温服，7 剂。

【二诊】2015 年 9 月 18 日。患者胃痛好转，大便已调。唇周丘疹明显好转（服完 2 剂药即有明显好转，气色转佳，被同事赞为"神奇得不得了"），仍口唇周围有红疹，瘙痒，口和，二便调，月经量少，色暗有块。舌苔白，脉细数。上方去竹茹，加白芷、桃仁、红花各 10 g。每日 1 剂，加水 1000 mL，煎至 400 mL，分早、晚 2 次温服，7 剂。

【按语】患者慢性胃炎合并唇周湿疹，观其症状，当属于中医学"胃脘痛"与"湿疹"范畴，均对生活有些影响，旷师遵"间者并行"之治则，自拟"四合汤"（柴胡、白芍、枳壳、川楝子、延胡索、乌药各 10 g，丹参、百合各 15 g，檀香、砂仁、甘草各 5 g）以疏肝和胃，理气活血，通络止痛，并加用藿香、石膏、防风、竹茹以祛除在表之湿，清解在里之热，故能得佳效。"四合汤"者，哪"四合"也？一者谓疏肝解郁之四逆散，二者为活血行气之丹参饮，三者是泄热清肝之金铃子散，四者乃疏肝润胃之百合乌药汤；四者合用，共奏疏肝和胃，理气活血，通络止痛之功。

七、胃溃疡合并高血压与冠心病

朱某某，女，82 岁。2013 年 9 月 9 日初诊。

【主诉】胃脘部疼痛不适 50 余年。

【现病史】患者述近来反复发作胃脘部疼痛，绞痛如刀刮，灼痛，呃逆，口干欲饮，纳少，大便干结。伴见有胸闷气促，活动后症状明显。

【既往史】胃溃疡术后，高血压，冠心病。

【体格检查】心下按痛，舌苔黄，脉细涩。

【辅助检查】胃镜示：非萎缩性胃炎。

【中医诊断】胃脘痛，胸痹。

【西医诊断】慢性胃炎，冠心病。

【辨证】肝胃不和，气滞血瘀，心络痹阻。

【治法】疏肝和胃，理气活血，通络止痛。

【方药】四合汤加蒲黄、五灵脂、竹茹、枳实、黄栀子、火麻仁各 10 g，郁李仁 20 g。每日 1 剂，加水 1000 mL，煎至 400 mL，分早、晚 2 次温服，7 剂。

【二诊】2013 年 9 月 16 日。症状缓解。患者稍有胀痛，反酸，呃逆，胃脘部有灼热感，口干口苦，纳寐可，二便调。舌苔薄黄，脉细弦。效不更方，治遵前法。处方：四合汤加蒲黄、五灵脂、竹茹、枳实、黄栀子、火麻仁、瓦楞子、砂仁各 10 g。每日 1 剂，加水 1000 mL，煎至 400 mL，分早、晚 2 次温服，7 剂。

【三诊】2013 年 12 月 6 日。患者心悸心慌，胸痛反复发作 4 日。4 日前因心中难受昏倒 1 次。心悸心慌，胸痛欲呕，呃逆难平，口吐酸水，纳少，大便干稀交替。舌淡红，舌苔白腻，脉细涩。近日在外院住院 14 日。出院诊断：原发性高血压，2 级极高危，冠心病心绞痛，胃炎。冠心通络汤加味：生地黄、丹参各 15 g，砂仁、甘草各 5 g，檀香、当归、川芎、柴胡、赤芍、枳实、红花、牛膝、西洋参、麦冬、五味子、竹茹、灵芝、延胡索各 10 g，酸枣仁 30 g。每日 1 剂，加水 1000 mL，煎至 400 mL，分早、晚 2 次温服，7 剂。

【四诊】2013 年 12 月 13 日。患者心痛已平，仍有心悸、心慌伴有呃逆，阵发性潮热，汗出，心慌时有便意，下坠感，纳少，咽痛，咽痒，关节痛。舌淡红，苔薄白，脉细。天王补心丹加竹茹、灵芝、地骨皮、旋覆花各 10 g，赭石 20 g，火麻仁、浮小麦各 30 g。每日 1 剂，加水 1000 mL，煎至 400 mL，分早、晚 2 次温服，7 剂。

【五诊】2014 年 3 月 31 日。患者服上药后心悸、心慌好转，心慌便意感消失。胃痛、胃胀、呃逆、胃灼热感大为减轻。现症见：阵发性潮热，汗出，口干，咽痛，纳可，大便干，小便可。舌苔黄，脉弦。四合汤加竹茹、枳实、生大黄、牡丹皮、黄栀子、赭石各 10 g。每日 1 剂，加水 1000 mL，煎至 400 mL，分早、晚 2 次温服，7 剂。

【按语】患者耄耋之岁，体弱多病，且医嘱遵从性欠佳，常常自主停药。旷师首诊时虑其胃脘痛合并胸痹，故在其经验方"四合汤"中加入"失笑散"以增强活血通络止痛之功，又因其年老体衰，实乃津液亏损，肠失濡润，传导失职，以致大便燥结、排便困难，旷师故避用攻下之剂，而用火麻仁、郁李仁等润下之品而收效；二诊时症状缓解，效不更方，前方稍作调整续进；其间自主停药 2 个多月，导致胸痹发作 1 次，经住院治疗后症状缓解，故又继续求诊于我处，旷师虑其此时病以"胸痹"为急，故处以活血养血，益气通络之自拟经验方"冠心通络汤"加味治之取效；至四诊时患者心痛已平，旷师治病求本，采取滋阴清热，养血安神之法以养护心神，故以天王补心丹加味治之；五诊在 3 个月后，微微之症状稍有反复，续进治胃脘痛之经验方"四合汤"加味调治，以防旧疾复发加重。

14　心血管系统疾病

一、原发性高血压

验案一

余某某，女，65 岁。2015 年 9 月 14 日初诊。

【主诉】头目晕痛 1 个月余。

【现病史】患者近 1 个月来出现头晕痛，社区医院诊断为"原发性高血压"，尚未严格服药。现症见：头晕痛，间发心中不适，时寒时热，欲呕，夜寐梦扰不宁，口干不苦，纳可，大便干，2～3日一行，小溲可。

【既往史】体健。

【体格检查】血压：162/96 mmHg；舌红，苔薄黄，脉弦细。

【辅助检查】心电图示：窦性心律，ST-T改变。

【中医诊断】风眩。

【西医诊断】原发性高血压，冠心病。

【辨证】肝阳上亢，心气营虚。

【治法】滋水清肝，益气养心。

【方药】六味地黄汤合天麻钩藤饮加减：白芍、山药、干地黄各15 g，石决明、茯苓各12 g，牡丹皮、泽泻、柴胡、天麻、山茱萸、牛膝、丹参、郁金各10 g，西洋参6 g，炒栀子8 g。每日1剂，加水1000 mL，煎至400 mL，分早、晚2次温服，10剂。

【二诊】2015年9月25日。患者服药后自觉症状若失，偶有夜寐梦扰。血压：145/86 mmHg；舌红苔薄，脉稍弦。效不更方，上方续进14剂。

【按语】本病中医诊为风眩，旷师从肝肾亏损，肝阳上亢，心气营虚弱，心络瘀阻着手，拟滋水清肝，益气化痰通络治之。方以滋补肾水的六味地黄汤合天麻钩藤饮加减治疗，六味加入天麻、石决明平上亢之肝阳，加入柴胡、炒栀子清肝，合郁金、西洋参、丹参以通络养心，益气养营。体现了旷师心病从肝肾论治的学术见解。

验案二

左某某，男，36岁。2015年4月20日初诊。

【主诉】高血压病史2年，头晕痛1周。

【现病史】患者发现原发性高血压2年，服用降血压药控制，近 1 周来无明显诱因出现头晕痛，胀痛为主，口干，夜寐安，纳食如常，大便可。

【体格检查】血压：138/82 mmHg；舌淡红，苔薄黄，脉弦细。

【中医诊断】风眩。

【西医诊断】原发性高血压。

【辨证】肝肾亏虚，阳亢于上。

【治法】滋水平肝，柔肝潜阳。

【方药】天麻钩藤饮加减：钩藤、生地黄各 15 g，白芍 30 g，僵蚕、山药、牡丹皮、泽泻各 12 g，茯苓、天麻、杜仲、白蒺藜、山茱萸、牛膝、菊花各 10 g。每日 1 剂，加水 1000 mL，煎至 400 mL，分早、晚 2 次温服，7 剂。

【二诊】2015 年 4 月 27 日。患者自觉轻微头晕头痛，余无特殊不适。血压：128/90 mmHg；舌红，苔薄黄，脉弦细。处方：钩藤、杜仲、白芍、生地黄各 15 g，生牡蛎 30 g，山茱萸 12 g，山药、牡丹皮、天麻、石决明、茯苓、泽泻、茺蔚子、牛膝、栀子各 10 g。每日 1 剂，加水 1000 mL，煎至 400 mL，分早、晚 2 次温服，7 剂。

【按语】中医诊为风眩，风眩之成，病机尚不甚明了，一般认为：一是先天禀赋遗传，一为后天饮食，起居，情志失调，酿致肝肾亏虚，肝阳上亢之候，故其治疗方法亦慎以滋水（肾）清肝，为大法，前方药用天麻钩藤饮加减治疗后头痛见减，血压也成潜降之势，舌红苔黄，脉弦细，亦阴津未复，阳亢未潜，原法酌作加减，加用清肝潜降之品。

二、高血压头痛

胡某某，女，56 岁。2015 年 5 月 13 日初诊。

【主诉】头痛，全身游走性疼痛半年余。

【现病史】头部、背部、大腿后侧游走性疼痛，反复发作，伴性情急躁，腹胀，时时呃逆，矢气多，口干口苦，夜间饮水较多，睡眠可，二便调。

【既往史】原发性高血压。

【体格检查】血压：155/95 mmHg；舌暗红，苔薄黄，脉弦长。

【辅助检查】肝肾功能及风湿全套均示正常。

【中医诊断】头痛。

【西医诊断】原发性高血压。

【辨证】肝郁化火。

【治法】疏肝解郁，潜阳降火。

【方药】牡丹皮、栀子、柴胡、枳实、川芎、茯苓、白术、延胡索、酸枣仁、安痛藤各 10 g，当归、白芍各 15 g，薄荷、甘草各 6 g。每日 1 剂，加水 1000 mL，煎至 400 mL，分早、晚 2 次温服，7 剂。

【二诊】2015 年 9 月 2 日。患者今述上症服药后已愈。近日又见有头晕，心悸，劳累后加重，受惊吓时心悸明显，夜寐不安，多汗出，纳多，易饥，指间关节、肘关节疼痛，无肿胀，面红耳赤，手足心热，夜尿多，日行 2～3 次，血压：150/90 mmHg，舌红苔黄腻，脉弦。处方：天麻、杜仲、钩藤、茯神、牛膝、枸杞子、栀子各 10 g，首乌藤、桑寄生、菊花各 12 g，石决明、酸枣仁各 30 g，甘草 6 g，益母草 15 g。每日 1 剂，加水 1000 mL，煎至 400 mL，分早、晚 2 次温服，7 剂。

【三诊】2015 年 9 月 9 日。患者头晕乏力，关节痛较前好转，心悸减轻，时有汗出，手足心发热较前好转，夜尿 1 次。舌暗红，血压：125/70 mmHg，苔白腻，脉弦。治以平肝潜阳以巩固疗效：石决明 30 g，首乌藤、茯神各 15 g，栀子 12 g，酸枣仁、天麻、钩藤、珍珠母、杜仲、牛膝、益母草、牡丹皮各 10

g。每日 1 剂，加水 1000 mL，煎至 400 mL，分早、晚 2 次温服，7 剂。

【按语】本证患者原患有原发性高血压，据其症状吻合中医之"风眩"，头一次多为肝阳上亢，肝火偏旺之症，但患者年过半百，肝肾之阴亦亏，阴虚内热，并炼津成痰，故治病求本，治拟平肝潜阳化痰浊。首以逍遥散加味，取效后维持较好，患者自主停药；后又因受惊诱发，虑其仍有阳亢未潜，故以天麻钩藤饮加味治之。

三、原发性高血压合并肾衰竭与冠心病

许某某，男，76 岁。2015 年 11 月 9 日初诊。

【主诉】原发性高血压 10 余年，胸闷气促 1 个月。

【现病史】患者罹患原发性高血压合并肾衰竭，在外院住院治疗，建议行透析治疗，患者不同意，遂出院，求诊于我处。现症见：胸闷，动则气促，神疲乏力，无头晕痛，目眩及腰痛，纳食不多，微有恶心欲呕，夜寐梦扰，小溲量少，大便可。

【既往史】外院出院诊断：原发性高血压，高血压心脏病，高血压肾病，肾衰竭。

【体格检查】血压：180/78 mmHg，双下肢无水肿，舌淡胖，苔薄白，脉弦细。

【中医诊断】风眩，溺毒症，胸痹。

【西医诊断】原发性高血压，高血压心脏病，高血压肾病，肾衰竭。

【辨证】心脾两虚，肝肾亏损。

【治法】益气营，强心力，平肝阳，滋肾水，清溺毒。

【方药】石决明、麦冬各 15 g，五味子、黄连各 5 g，干姜 8 g，柴胡、黄芩、法半夏、竹茹、白参、橘皮、大黄、白术、茯苓、丹参、天麻、泽泻各 10 g。每日 1 剂，加水 1000 mL，煎

至 400 mL，分早、晚 2 次温服，7 剂。

【二诊】2015 年 11 月 16 日。患者服药后病情稳定，仍见有动则气促，微微胸闷，无恶心呕吐等症状。余大致同前，效不更方，上方续进 14 剂。

【按语】本病中医诊断为"风眩，肾衰，胸痹"，目前病机以心脾两虚为著，肝肾亏损，风阳偏亢，溺毒瘀阻内蕴兼夹，治先从益气营，强心力，平肝阳，滋肾水，清溺毒，和血化瘀着手。药以参麦散加味治之，药以参麦散合丹参益气营、强心力，合黄连温胆汤而理气机、化痰浊，酌用黄连、黄芩、大黄给邪以出路而清溺毒，诸药合拍，故能取效。

四、冠心病

验案一

黄某某，男，53 岁。2015 年 4 月 27 日初诊。

【主诉】间发胸闷 2 年余，伴有心悸怔忡。

【现病史】患者 2 年前因劳累后诱发胸闷心悸，休息后好转，尔后又有复发，直至 1 个月前在外院住院确诊为"冠心病"，行对症支持治疗后病情稳定出院。现症见：间发胸闷，心忡，气短，两手发颤，无头晕痛、耳鸣及腰痛，夜寐尚盛，口干且苦，多食胃胀，微咳，痰少，二便调。

【既往史】高脂血症，冠心病。

【体格检查】血压：130/84 mmHg；舌淡暗胖，苔薄黄腻，脉弦细有结象。

【中医诊断】胸痹，心悸。

【西医诊断】冠心病，心律失常。

【辨证】气营两虚，痰瘀互结，心络痹阻。

【治法】益气营，疏郁结，豁痰瘀，通心络，宁心神。

【方药】参麦瓜蒌薤白汤加减：黄连 4 g，西洋参、麦冬、柴胡、枳实、竹茹、丹参、茯神、郁金、法半夏、瓜蒌皮各 10 g，炒酸枣仁、薤白各 15 g，炙远志、石菖蒲各 6 g。每日 1 剂，加水 1000 mL，煎至 400 mL，分早、晚 2 次温服，3 剂。

【按语】胸痹与心悸虽然有着严格的症状鉴别，但临床上两者常常相兼同时发生，其病因虽不尽相同，然其病位均在于心，故两者不可截然分开。本案当以胸痹为主，心气营亏虚为本，痰瘀互结，心络经遂不畅，更加肝气郁滞，治用参麦饮合瓜蒌薤白半夏汤加味，益气阴，疏郁结，豁痰瘀，通心络，宁心神，有标本兼治之效。

验案二

刘某，女，56 岁。2015 年 8 月 17 日初诊。

【主诉】反复发作胸痛多年，因家庭纠纷诱发心悸 1 日。

【现病史】胸痹心痛患者，最近以来症状缓解且稳定，但昨日因情绪刺激，诱发胸闷心悸，现症见：心悸，脉律不匀，伴胸闷，左肩背胀痛，夜寐不安，纳可，二便调。

【既往史】冠心病。

【体格检查】舌淡红，苔薄黄，脉弦细偶有结象。

【辅助检查】心电图示：心律不齐，ST 段改变。

【中医诊断】胸痹，心悸。

【西医诊断】冠心病。

【辨证】肝肾阴亏，心血不畅，瘀痰互结。

【治法】益气养阴，活血化痰，通经活络。

【方药】参麦散加味：炙甘草、五味子各 5 g，白芍、炒酸枣仁各 15 g，葛根 20 g，白参、麦冬、丹参、姜黄、合欢皮、柴胡、瓜蒌皮、法半夏、豨莶草各 10 g，黄连 4 g。每日 1 剂，加水 1000 mL，煎至 400 mL，分早、晚 2 次温服，10 剂。

【按语】患者因肝气郁结而发病，次乃因肝主疏泄，司条达，肝主养睡眠，主魂神，且又"血道由肝"所主，"肝气通则心气和""肝气滞则心气乏"，致使心情激动，扰乱心神而发病，此乃肝肾阴虚，心气血不畅，瘀痰互结之表现，治当以益气养阴，活血化痰、通经活络为法。方以参麦散加柔肝、宽胸、理气与活血化痰之品而治之。

验案三

周某某，男，60岁。2015年5月13日初诊。

【主诉】胸前区疼痛伴背胀反复发作4个月。

【现病史】患者述4个月前无明显诱因出现胸前区疼痛，休息后缓解，未经特殊治疗。现症见：胸前区疼痛，拒按，伴胸痛彻背，自觉心悸，口干不喜饮，纳可，时时口舌生疮，大便干。

【既往史】高脂血症，原发性高血压。

【体格检查】舌红，苔黄腻，脉细弦。

【辅助检查】心电图示：陈旧性心肌梗死样改变。

【中医诊断】胸痹。

【西医诊断】冠心病。

【辨证】痰浊痹阻，胸阳不展。

【治法】化痰宽胸，通阳散结。

【方药】瓜蒌薤白半夏汤合黄连温胆汤化裁：瓜蒌、法半夏、陈皮、茯苓、羌活、独活、枳实、竹茹各12 g，黄连3 g，丹参、葛根各20 g，薤白10 g，甘草6 g。每日1剂，加水1000 mL，煎至400 mL，分早、晚2次温服，10剂。

【按语】旷师认为此为痰浊痹阻，胸阳不展，气机不畅，不通则痛之胸痹，属痰浊夹热阻滞，宜化痰浊行气血，方用瓜蒌薤白半夏汤合黄连温胆汤化裁治之。

五、冠心病心绞痛

邹某某，男，63岁。2014年11月19日初诊。

【主诉】患者近年来每于劳累后发作心绞痛，再次复发1日。

【现病史】患劳累性心绞痛已数年，昨晚因受凉后诱发前胸疼痛较甚，伴有胸闷，心悸，诸症劳累后加重，口干欲饮不欲吞。

【既往史】原发性高血压，冠心病。

【体格检查】舌淡红，苔薄腻，脉弦。

【中医诊断】胸痹、心痛。

【西医诊断】冠心病心绞痛。

【辨证】痰浊痹阻，胸阳不振。

【治法】温化痰浊，宽胸理气。

【方药】黄连温胆汤合瓜蒌薤白半夏汤加减：法半夏、陈皮、茯苓、枳实、木通、栀子、瓜蒌、酸枣仁各 10 g，柏子仁30 g，竹茹 12 g，黄连、甘草各 6 g，薤白、丹参各 20 g。每日 1 剂，加水 1000 mL，煎至 400 mL，分早、晚 2 次温服，7 剂。

【二诊】2014 年 11 月 26 日。患者服药后症状好转。现症见：胸前区闷痛，偶觉背胀，劳累加重，无劳累性呼吸困难，无夜间阵发性呼吸困难，口干口苦，较前减轻。舌暗红，苔黄腻，脉弦。效不更方，上方稍作加减。处方：丹参、檀香、砂仁、西洋参、延胡索各 12 g，瓜蒌、薤白、法半夏、郁金、麦冬、酸枣仁、桃仁各 10 g，五味子、甘草各 5 g。每日 1 剂，加水 1000 mL，煎至 400 mL，分早、晚 2 次温服，7 剂。

【按语】胸痹心痛，又称心痛。是由于正气亏虚，饮食、情志、寒邪等所引起的以痰浊、瘀血、气滞、寒凝痹阻心脉，以膻中或左胸部发作性憋闷、疼痛为主要临床表现的一种病证。与现代医学描述的冠心病心绞痛尤为相似。劳倦过度、年老体虚容易诱使其临床发作。基本病机是心脉痹阻，包括寒邪、痰湿、气滞、血瘀等标实证。但气虚、阴虚、阳虚、气阴两虚等虚证，也可导致心脉不荣，心脉血行不畅。但观本案，患者年过花甲，多于劳累后或受寒后诱发心痛，且又舌苔薄腻，脉弦，口渴欲饮不欲吞之症状，当属痰浊痹阻，胸阳不振之证，治以黄连温胆汤合瓜蒌薤白半夏汤加减，有温化痰浊，宽胸理气之效。

六、冠心病 PCI 术后

袁某某，男，55 岁。2015 年 6 月 22 日初诊。

【主诉】冠心病 PCI 术后 1 个月，胸闷 2 周。

【现病史】冠心病，不稳定型心绞痛已于上月初安放支架后，并经住院治疗，病情好转后出院。近半个月来又觉有所胸闷不适，微感心悸，纳尚一般，夜寐梦扰，二便调。

【既往史】冠心病，原发性高血压。

【体格检查】舌淡红，苔薄，脉细。

【中医诊断】胸痹。

【西医诊断】冠心病 PCI 术后。

【辨证】心脾两虚，气血不足，痰瘀互阻。

【治法】健脾益气，养血宁心，化痰祛瘀。

【方药】归脾汤加味：白参 12 g，黄芪、丹参各 20 g，炙甘草、广木香各 5 g，当归、龙眼肉、白术、茯苓、柴胡、郁金各 10 g，大枣、炙远志、白芍各 15 g。每日 1 剂，加水 1000 mL，煎至 400 mL，分早、晚 2 次温服，7 剂。

【按语】患者 PCI 术后，胸痹之症状又起，是不太好用现代医学原理解释。然观其症状，仍属于中医学"胸痹"范畴，故治亦当以"胸痹"论治，旷师辨此患者乃属于心脾两虚、气血不足、痰瘀互阻者，气血不足，心脉失于濡养，不荣则痛，而发为胸痹心痛；脾失健运，气血生化乏源，痰浊内生，心气不畅，气血津液运行失常，易致痰瘀阻络，亦可发为胸痹心痛。故此，治当以健脾益气，养血宁心，化痰祛瘀之法，方以归脾汤酌加郁金、丹参以祛瘀通络。

七、心神经症

彭某某，女，42 岁。2014 年 7 月 21 日初诊。

【主诉】阵发胸闷心悸 3 年。

【现病史】患者常常自觉有胸闷气短，心悸阵作，夜寐艰难，寐亦梦扰，口干口苦，纳一般，大便易溏，小溲自调。

【既往史】体健。

【体格检查】舌暗红，苔薄黄，脉弦细。

【辅助检查】24 小时心电图示：窦性心律。

【中医诊断】心悸。

【西医诊断】心神经症。

【辨证】心胆气虚，痰浊扰心。

【治法】涤痰安神，镇静养心。

【方药】柴芩温胆汤加减：柴胡、黄芩、竹茹、法半夏、枳实、炙远志、茯苓各 10 g，炒酸枣仁、龙齿各 15 g，橘皮 12 g，煅牡蛎 7 g，炙甘草 5 g，珍珠母、百合各 20 g。每日 1 剂，加水1000 mL，煎至 400 mL，分早、晚 2 次温服，7 剂。

【按语】师曰：此多系神经症，中医则按心悸，怔忡论治，"胆气内通于心，心病怔忡，治胆为主"，又"怪病多由痰作祟"，故以柴芩温胆汤化裁以涤痰安神，更加炒酸枣仁、珍珠母、龙齿、煅牡蛎以增强镇静养心安神之疗效。

八、先天性主动脉畸形

王某，女，45 岁。2015 年 10 月 9 日初诊。

【主诉】心悸、心慌，气短反复发作 1 年余，加重 1 个月余。

【现病史】患者近 1 年来反复出现心悸、心慌，气短，近 1个月来症状尤为明显，劳累后或紧张时上症加重，纳寐可，二便调。口渴欲饮，畏风寒甚。

【既往史】先天性主动脉畸形。

【体格检查】舌苔白，脉稍有结代之象。

【中医诊断】心悸。

【西医诊断】先天性主动脉畸形。

【辨证】阴阳血气虚弱，心主脉络失养。

【治法】益气滋阴，温阳补血，复脉宁心。

【方药】炙甘草汤加味：桂枝、人参、阿胶、麦冬、亚麻子、白芍各10 g，甘草15 g，酸枣仁、生地黄各30 g，柏子仁、生龙骨、生牡蛎各20 g。每日1剂，加生姜5片，大枣7颗（掰开），水1000 mL，煎至400 mL，分早、晚2次温服，7剂。

【二诊】2015年10月16日。患者心慌心悸，断气感减轻。现症见：仍有胸闷、口渴欲饮，纳可，不耐惊恐刺激，二便尚调，夜寐不安。舌苔白，脉细。处方：归脾养血汤加丹参15 g，砂仁、柴胡各10 g，生龙骨、生牡蛎各30 g。每日1剂，加水1000 mL，煎至400 mL，分早、晚2次温服，16剂。

【按语】张仲景曰："脉结代，心动悸，炙甘草汤主之。"本案患者虽为"先天性主动脉畸形"导致，然其症状与之尤似，故旷师亦遵先圣之法，取炙甘草汤加宁心安神之品如酸枣仁、柏子仁、生龙骨、生牡蛎以治之而取效；二诊时症状好转，但又见有心脾两虚之证，故转以归脾汤加味治之。

九、病毒性心肌炎后遗症

曹某某，女，35岁。2015年7月13日初诊。

【主诉】胸痛伴心悸反复发作2年余，加重1周。

【现病史】自觉胸痛，左右侧走窜，并有气胀不适之感，心悸，无明显气促，夜寐安谧，有时易于惊醒，纳食正常，大便1～3日1次，质正常。

【既往史】病毒性心肌炎。

【体格检查】舌淡红，苔薄白，脉细，偶有结象。

【中医诊断】心瘅。

【西医诊断】病毒性心肌炎后遗症。

【辨证】气阴不足，心神失养。

【治法】补益气营，宁心安神，疏泄肝木。

【方药】参麦散加味：白参、麦冬、枳实、丹参、郁金各12 g，柴胡、重楼、竹茹、橘皮、法半夏各10 g，炙远志6 g，白芍、紫石英各15 g，五味子、炙甘草各5 g。每日1剂，加水1000 mL，煎至400 mL，分早、晚2次温服，10剂。

【按语】心瘅之疾，外感温热病邪，或因手术等创伤，温毒之邪乘虚侵入，内舍于心，损伤心之肌肉、内膜。是以发热、心悸、胸闷等为主要表现的内脏瘅（热）病类疾病。本案即由邪毒经肺系而侵入于心，耗伤心主之气营，致使心神失养，抨击无序而成，治宜益营气，宁心安神，佐以疏泄肝木，以达"肝气通则心气和"之功。方以参麦散加味治之。

十、甲亢性心脏病

钟某某，女，60岁。2015年3月27日初诊。

【主诉】胸闷痛伴头晕头痛1年余，加重1周。

【现病史】患者上症已出现1年余，一直服用丙硫氧嘧啶片，定期在外院复诊并调整用药。近1周来自觉胸闷痛，心忡气短，头晕痛，目眩，耳鸣欠聪，腰腿痛，步履不便，夜寐艰难易醒，口干欲饮，纳食不馨，腹痛不著，大便软溏，每日2~3次。

【既往史】甲亢，甲亢性心脏病，冠心病，糖尿病。

【体格检查】血压：130/80 mmHg，舌淡暗，苔薄黄腻，脉细。

【中医诊断】胸痹，眩晕，头痛。

【西医诊断】甲亢性心脏病。

【辨证】气营两亏，肝肾不足，痰热结胸。

【治法】益气养血，补肾柔肝，清热豁痰，宽胸散结。

【方药】参麦散合六味地黄汤与小陷胸汤化裁：麦冬、山药各 15 g，茯苓、五味子、法半夏、瓜蒌皮各 10 g，干地黄 5 g，泽泻 6 g，黄连 4 g，山茱萸、丹参、牡丹皮、柴胡、郁金、白参各 12 g。每日 1 剂，加水 1000 mL，煎至 400 mL，分早、晚 2 次温服，7 剂。

【按语】本症从中医胸痹论治，遂《明医杂著》所曰："凡以及得病，必先调共肝肾二脏"之训，该患者症状呈一派肝肾亏虚，肝心不调，心肾失交之候，故拟益气养血，补肾柔肝，清热豁痰，宽胸散结之法治之，方以参麦散合六味地黄汤与小陷胸汤并酌加疏肝理气之柴胡、郁金与护心行血之丹参。

十一、升主动脉夹层瘤支架植入术后

胡某某，男，56 岁。2015 年 9 月 21 日初诊。

【主诉】升主动脉夹层瘤支架植入术后 3 年余，胸背闷痛 1 周。

【现病史】升主动脉夹层瘤支架植入术后患者久未诊治，现以胸背痛为甚，心悸，气短不著，纳食一般，不咳无痰，大便每日 1 次，尿多。偶有头晕不甚，无头痛及恶心呕吐与视物旋转等症状。

【既往史】升主动脉夹层瘤支架植入术后。

【体格检查】血压：134/94 mmHg，舌淡暗，苔薄白，脉沉细。

【中医诊断】心瘤。

【西医诊断】升主动脉夹层瘤支架植入术后，冠心病？

【辨证】气营两虚，痰瘀互结。

【治法】益气养营，化痰祛瘀，疏肝行气。

【方药】保元汤合苓桂术甘汤化裁：黄芪 20 g，五味子、炙

甘草各 5 g，柴胡、当归、郁金、白参、杏仁、麦冬、丹参各 10 g，白芷 15 g，白术、茯苓各 12 g，桂枝 6 g。每日 1 剂，加水 1000 mL，煎至 400 mL，分早、晚 2 次温服，10 剂。

【按语】本病按心瘤论治，心气营血亏损，痰瘀血结为病，治拟益气营，化痰瘀为法，佐疏肝行气，药宜平稳，切忌攻伐。

十二、心脏起搏器植入术后眩晕

胡某某，男，74 岁。2015 年 11 月 27 日初诊。

【主诉】冠心病患者，安装起搏器后 1 年，时有头晕半年余。

【现病史】患者因冠心病及心律失常安装起搏器后 1 年余，近半年来反复发作头晕。现症见：头晕时作，无恶心呕吐及头痛、意识障碍等症状，但伴有右耳失聪，左耳鸣响，心忡不适为苦，夜寐尚盛，纳食一般，口不干渴，大便偏干，夜尿稍频。

【既往史】冠心病，心脏起搏器植入术后，脑动脉硬化症，颈椎病。

【体格检查】血压：120/78 mmHg；舌淡暗，苔薄，脉细弦。

【中医诊断】眩晕。

【西医诊断】心脏起搏器植入术后。

【辨证】肝肾亏虚，髓海不足，脑络瘀阻。

【治法】补益肝肾，填髓强精，活血通络。

【方药】六味地黄汤加味：熟地黄、白芍、山药、肉苁蓉、枸杞子各 15 g，丹参、茯苓、天麻、当归、山茱萸、白参、僵蚕各 10 g，葛根 20 g，石菖蒲、泽泻、炙远志各 6 g。每日 1 剂，加水 1000 mL，煎至 400 mL，分早、晚 2 次温服，7 剂。

【按语】本案患者为心脏起搏器植入术后，再发之眩晕，不能排除疾病的发生是心脏起搏器植入术后继发病症，然考其症状体征，乃一派虚损之征象，尤以肝肾亏虚、髓海不足、脑络瘀阻为主，故此旷师拟补肝肾、益精血、通脑络，醒脑神为治。方以六味地黄汤加当归、白芍、枸杞子、肉苁蓉以益肾养血，填精补髓，加炙远志、石菖蒲以醒神开窍，天麻祛风止眩，僵蚕通络之功尤善。

结语　人到六十又一春

时光如矢，一转眼就过了花甲之年。记得 60 岁时，觉得自己一生勤奋学习，发奋工作，虽历经坎坷，却颇多收获。受"人到老年万事休"思想的影响，认为现在可以静心休息，含饴弄孙，享受天伦之乐了。看到身边同辈、同龄的同事们还辛勤奋战在临床一线，比我年长的老师、前辈们如王行宽、谭新华、谌宁生、杨秉秀、陈大舜、周衡、熊继柏、刘绍贵等教授还都在为医院勤奋工作，为病友排忧解难，并悉心带徒培养学生，不断撰写论文著书立说时，觉得自己这种贪图安逸的思想不免颓废，太过懈怠，深感自愧不如。

人人可以活到 100 岁

作为医者，我自然知道，人类生理寿命比现在的实际寿命长得多。按照生物学原理，哺乳动物的寿命应该是生长期的 5～6 倍。人的生长期是到最后 1 颗牙齿长出来的时间（20～25 岁），照此计算，人的最长寿命应该是 6 乘以 25，即 150 岁。人再短命也不应短于 100 岁。这就是大自然赋予我们的寿命。

按照世界卫生组织的定义：65 岁以前是中年人，65～74 岁算青年老年人，75 岁以后才算正式老年人。我们说人的正常寿命应该是 120 岁。按最低标准计算 5 乘以 20，人怎么也应该活到 100 岁。从实际情况看，由于现代人的生活条件好了，寿命也长了，一般人都能活到 80 多岁。如果保健意识较强，平时能做到合理饮食、坚持运动、心态平衡、情绪稳定、生活规律、劳逸结合、禁烟限酒等，活到 100 岁没什么问题。

从 60 岁退休到生命的终结，起码有 20～30 年的好光阴，这段时间怎么过，是人生的一大课题。

真正的幸福人生——第二春

有人把 60 岁之前叫做"第一个春天"，60～120 岁是人生的"第二个春天"。第一个春天是播种耕耘，辛勤劳作的春天，很辛苦；第二个春天是收获硕果，享受人生的春天，很幸福！到了 60 岁，卸下职务，离开职场，洗尽铅华，回归自我。时间富余了，空间广阔了，阅历丰富了，经验成熟了，不再为衣食、子女、名利操劳奔波，正可以享受人生，品味人生，欣赏人生。英国有句谚语曰："人生 60 岁才开始。"伟大的文豪肖伯纳也说："60 岁以后才是真正的人生。"

此时生命得到了全面、自由的舒展，从一定意义说，是从"必然王国"进入了"自由王国"。所以说真正幸福的人生，是"第二个春天"，许多科学家、艺术家、哲学家，都是在"第二个春天"做出更大成就的。西班牙画家毕加索 85 岁时，一年画了 165 张画；前苏联科学家巴甫洛夫 80 岁时提出大脑皮质反射学说；中国大诗人陆游 85 岁时写的诗《示儿》流传千古；政治家邓小平提出改革开放理论时，已经 70 多岁了；数学家华罗庚教授也是在"第二个春天"创造人生的辉煌。中医界的国医大师们如邓铁涛、朱良春等大多年逾九旬，仍在医疗一线精诚不倦地工作并硕果累累。

进入第二春——生命之树喜获丰收硕果

我被先贤的成就所鼓舞，被老师、前辈以及同辈们的榜样所激励。"人生 60 岁才开始"，我还可以做很多事情。临床工作中，很多病友看病结束时总是要问饮食起居等注意事项的很多问题，诊务繁忙，难以一一回答，何不写几本书告诉大家？多次跑定王台书店，买回一大堆参考书，又从医院图书室借来许多资料，开始了辛苦而又快乐的写作。寒来暑往，日复一日，每天诊余，就静心坐在电脑旁，键盘滴滴答答，文字日益增多，加上得到很多同仁和研究生的大力协助，历时2年，140多万字的《中国民间饮食疗法》得以付梓。因读者和病友反响较好，第一版很快售空，出版社又约我牵头并主编《实用药疗食疗丛书》。我精心运作，编好目录，写好样稿及写作要求等，在各科主任、同仁和学生们共同努力下，不到2年，包括内科、外科、妇产科、儿科、眼耳鼻咽喉口腔科、肿瘤科全套6部共计256万字得以如期出版。之后写作兴趣日浓，根据出版社要求，集名方、秘方、偏方之大全近140万字的《中医本草疗法》出版后多次再版，《验方新编》《名医阶梯·中医名著导读》《名医推荐家庭必备偏方》《名医推荐家庭必备药膳》等著作也相继出版。

同时，由大学高产作家何清湖副校长牵头编著的多部中医系列丛书中，本人又主编了《中西医临床用药手册·内科分册》《风湿病名医妙方解析》《风湿病良方》《风湿免疫科——中西医诊疗套餐》《金匮要略心典·点校》《职场女性魅力宝典》等多部著作。看到这些临床非常实用，病友非常喜爱，共计达1000余万字的著作相继出版，自己也觉得几年的辛苦没有白费，年过花甲，著述颇丰，心中不免泛起快乐的涟漪。

近几年来，我还根据自己几十年临床心得体会，撰写了《中医治痹重温养》《中医药治疗风湿病优势》《中西医结合治疗风湿病思路》《论痛风防治原则》《"顽痹"之中医治则掇要》等专业学术论文20余篇在《中国中医药报》《湖南中医药大学学报》等多家中医权威报刊发表。应多家报刊之约，撰写中医养生等方面科普论文，如中医的精神养生、饮食养生、运动养生、四时养生等30余篇，并多次在全国、全省等学术会议上作学术讲座和中医养生讲座，深受听众欢迎。60岁后，还连续5年指导9名研究生毕业。

写作是一个很好的学习提高过程，经过找资料、编写、修改的过程，既要"勤求古训"，又要"博采众方"，之后的审稿校对，一次次加深印象，一次次增强记忆，知识在不断积累，经验在日益丰富，医术在不断提高，临证日益得心应手，疗效不断提高，应诊病友日益增多。虽然辛苦，却很欣慰！

特别令我感激的是，由于大学、医院党政领导的关心，医院风湿内科及各部门同仁的支持，2012年6月，我被批准为第五批全国名老中医药专家学术继承工作导师；同年被评为医院首届名医；2014年8月，"旷惠桃全国名老中医药专家传承工作室"获批；9月又获"湖南省名中医"称号。60岁后获得这些弥足珍贵的荣誉和称号，是责任、是压力，更是动力和鼓励！

人生进入第二春，没有了春天的艳丽，欣慰的是，生命之树却喜获丰收硕果。

谢辞 一路有你 感恩前行

在我将近 70 年的人生征程中，尽管经受风风雨雨，也历经坎坎坷坷，但一路走来，得到许多人的关心和爱护，帮助与鼓励。成长路上，我始终心怀感激，不断进取，感恩前行。

首当感谢我父母的养育之恩。慈祥的父母不仅给了我生命，哺育我长大成人，还让我读书，掌握知识。父母亲是地道的农民，勤劳俭朴，敦厚善良。他们一生一共生育了 12 个儿女（其中 2 个因病早夭，我排行第六），并将 10 个儿女养育成人，而且个个有出息。记忆中，儿时因家中兄弟姊妹多，为了一家人的生计，父母每天都是起早贪黑，辛苦劳作：父亲耕田种地，开荒种树，砍柴种菜，从不歇息；母亲做饭喂猪，洗衣浆纱，养儿育孙，一生辛劳。由于我从小比较伶俐，读书刻苦，成绩很好，他们尤为喜爱，而且不顾农村重男轻女习俗，与兄长们一样，送我上学直至高中毕业（后来保送上了大学）。这是令我特别感激父母的地方。知识改变了我一生的命运。

求学和工作途中，感恩老师和领导，老师给了我顽强的翅膀，让我飞向那知识的海洋；领导指明我前进的方向，使我树立远大的志向，走向美好的未来。感恩所有的朋友、同事，在以往的岁月里曾给予我诸多的支持和帮助，我将终生铭记在心！

感恩我的家人：除感谢父母养育之恩外，还要感激兄弟姐妹的支持。特别是大哥、二哥用在部队服役期间微薄的生活费为我缴纳学费，至今感恩在心；感谢我的爱人潘远根教授，我们相识、相知、相恋、相爱于大学毕业前后，结婚 40 多年来，虽有争执和争辩，却始终不离不弃。是他给了我最大的包容和支持，呵护和关爱，从而有了我幸福的人生。感谢儿子儿媳孙儿的孝敬。亲情让我坚韧，关爱给我力量。

总之，感谢父母给我生命，感谢师长给我教诲，感谢爱人给我温暖，感谢亲人、朋友给我支持，感谢上苍对我眷顾，感谢大地给我恩赐，感谢生活给我历练，感谢理想给我激情！感恩于您，报答于您，虽然我的报答只不过是滴水之于长河——微不足道。

本书编撰整理完稿后，世界中医药学会妇科分会会长、湖南中医药大学原校长、博士生导师、全国著名妇产科专家尤昭玲教授对本书给予高度评价并为本书作序，在此特致由衷谢忱！同时得到医院院长陈新宇教授，内科范伏元、范金茹、周德生主任的关心和指正，得到我工作室王莘智等全体成员和我的研究生、学生们的大力支持和协助，一并致以深深谢意！

旷惠桃

2017 年 1 月

参考文献

[1] 谭元生，陈新宇. 精诚大医——湖南中医药大学第一附属医院名医传略 [M]. 长沙：湖南人民出版社，2016：104 - 109.

[2] 旷惠桃，王莘智，周珂. 中医治痹重温养 [J]. 湖南中医药大学学报，2014，34（1）：3 - 6.

[3] 旷惠桃. 论中医药治疗风湿病的优势 [J]. 湖南中医药大学学报，2007，27（6）：7 - 10.

[4] 旷惠桃. 风湿病的分类及病因病机研究 [J]. 湖南中医杂志，2002，18（2）：1 - 2.

[5] 旷惠桃. 风湿类疾病的中西结合用药思路 [J]. 湖南中医药大学学报，2009，29（2）：3 - 4，13.

[6] 旷惠桃. 王莘智，周珂. "顽痹"之中医治则掇要 [J]. 湖南中医药大学学报，2015，35（9）：12 - 15.

[7] 旷惠桃. 王莘智，周珂，等. 中医药治疗风湿病（痹证）之机制探究 [J]. 中医药通报，2016，12.

[8] 旷惠桃. 中医药治疗痛风研究评述 [J]. 湖南中医杂志，2005，21（2）：79 - 81.

[9] 旷惠桃. 论痛风的防治原则 [J]. 湖南中医学院学报，2005，25（5）：37 - 38.

[10] 高晓峰，旷惠桃. 中医药治疗类风湿关节炎研究进展 [J]. 湖南中医学导报，2003，9（2）：45 - 47.

[11] 旷惠桃. 略论心理因素致病的特性 [J]. 湖南中医杂志，1986，6：29 - 30.

[12] 旷惠桃. 中医急症学之形成与发展 [J]. 湖南中医学院学报，2000，20（2）：28 - 29.

[13] 旷惠桃，潘远根. 虫类药治疗类风湿关节炎的探讨 [J]. 中国医药学

报，1998，13（1）：74.

[14] 易钊旭，蔡铁如，颜学桔，等. 旷惠桃教授治疗强直性脊柱炎经验 [J]. 世界中医药，2013，8（5）：537 - 538.

[15] 潘远根，旷惠桃. 试析《内经》论治原则 [J]. 贵阳中医学院学报，1983（4）：12 - 15.

[16] 旷惠桃，潘远根. 《伤寒论》太阳病病机分析 [N]. 中国中医药报，2007 - 01 - 17（5 版）.

[17] 旷惠桃. 运用《金匮要略》理论指导风湿类疾病临证心得 [J]. 湖南中医杂志，2011，27（5）：26 - 27.

[18] 旷惠桃，潘远根. 《金匮要略》调理脾胃法之研讨 [J]. 浙江中医学院学报，1982（5）：6 - 10.

[19] 旷惠桃. 张仲景通窍祛邪法之探讨 [J]. 湖南中医学院学报，1991（1）.

[20] 旷惠桃. 论《金匮要略》消法之运用 [J]. 中医函授通讯，1993（4）：10 - 11.

[21] 旷惠桃，兰红勤. 《金匮要略》治肺胀四法 [N]. 中国中医药报，2006 - 11 - 24（5 版）.

[22] 旷惠桃. 略论《金匮要略》虚劳病治疗特色 [J]. 贵阳中医学院学报，1985（3）.

[23] 旷惠桃，张海清. 《金匮要略》用桂枝汤类方治虚劳之机制探讨 [J]. 湖南中医学院学报，1982（3）.

[24] 旷惠桃，彭清华. 《金匮要略》出血急症辨治特色 [J]. 国医论坛，1986（4）.

[25] 旷惠桃. 退黄，不唯利其小便 [J]. 中国农村医学，1992（4）：50 - 51.

[26] 旷惠桃. 《金匮要略》一则失误病例讨论的启示 [J]. 江西中医药，1983（2）：13 - 14.

[27] 旷惠桃. 《金匮要略》呕吐正治变治法浅谈 [J]. 中医药研究，1988（1）：20 - 21.

[28] 旷惠桃. 试论张仲景在优生学方面的成就 [J]. 陕西中医，1987（11）：504 - 505.

[29] 旷惠桃. 《金匮要略》祛病安胎九法 [N]. 中国中医药报, 2006 - 09 - 15 (5 版).

[30] 旷惠桃. 略谈《金匮要略》产后病治法特点 [J]. 河南中医, 1984 (4).

[31] 旷惠桃. 产后郁冒病机初析 [J]. 贵阳中医学院学报, 1987 (3)：57 - 59.

[32] 旷惠桃, 潘远根. 张仲景药物炮制中火制法考疑 [J]. 湖南中医学院学报, 1995, 15 (3)：4 - 5.

[33] 黄贵华, 旷惠桃. 张仲景方剂药物用量的探索与思考 [J]. 湖南中医药大学学报, 2006, 26 (6)：4 - 5.

[34] 旷惠桃, 潘远根. 略谈张仲景观察服药反应的意义 [J]. 陕西中医, 1984, 5 (2)：5 - 7.

[35] 旷惠桃, 潘远根. 当归芍药散在临床各科应用概况 [J]. 湖南中医学院学报, 1993, 13 (4)：55 - 58.

[36] 旷惠桃. 《五十二病方》"痉病"探讨 [J]. 湖南中医学院学报, 1984 (3)：96 - 98.

[37] 旷惠桃, 潘远根. 马王堆帛书《胎产书》对优生学的贡献 [J]. 湖南中医学院学报, 1987 (3).

[38] 潘远根, 旷惠桃. 从《五十二病方》看先秦时期痔瘘科成就 [J]. 中华医史杂志, 1983 (3).

[39] 旷惠桃. 名医与良方 [M]. 北京：人民卫生出版社, 2008.

[40] 周珂, 王莘智, 廖亮英, 等. 旷惠桃教授对顽痹的施治策略 [J]. 时珍国医国药, 2014, 25 (9)：2269 - 2270.

[41] 吴伊莹, 颜学桔, 王莘智, 等. 旷惠桃教授应用养血通痹汤治疗痹证经验 [J]. 湖南中医杂志, 2013, 29 (4)：29 - 31.

[42] 颜学桔, 易钊旭, 吴伊莹, 等. 旷惠桃教授分型论治难治性类风湿关节炎经验 [J]. 新中医, 2013, 45 (5)：209 - 212.

[43] 肖燕, 颜学桔. 旷惠桃教授论治风湿病整体观赏析 [J]. 世界中医药, 2012, 7 (4)：322 - 324.

[44] 旷惠桃, 赵武能, 潘远根, 等. 三虎丸治疗类风湿关节炎的临床研究 [J]. 中国中医药科技, 1999, 6 (5)：288.

［45］旷惠桃，兰红勤，周珂，等. 养血通痹汤加蜂针治疗类风湿关节炎（顽痹）32 例临床观察［J］. 湖南中医药导报，2004，10（10）：6－8.

［46］兰红勤，韩彬，旷惠桃. 旷惠桃教授论治痛风病经验掇要［J］. 中医药导报，2006，12（11）：19－21.

［47］韩彬，兰红勤，旷惠桃. 旷惠桃教授论治糖尿病肾病经验［J］. 中医药导报，2007，13（7）：16－17.

［48］王莘智，农康康，许亮. 旷惠桃教授治疗过敏性紫癜肾炎经验总结［J］. 中医药导报，2005，11（4）：8－9，12.

［49］旷惠桃，刘小春，范伏元，等. 益肾颗粒剂治疗狼疮肾炎 20 例［J］. 湖南中医杂志，2003，19（9）：35.

［50］兰红勤，旷惠桃，周珂，等. 中西医结合治疗肾病综合征 45 例临床观察［J］. 中医药导报，2007，13（6）：21－22.

［51］易钊旭，周卫强，曾陈芳，等. 旷惠桃治疗疑难杂症验案举隅［J］. 湖南中医杂志，2013，29（8）：79－81.

［52］旷惠桃. 中医保健法　世界将风行［N］. 湖南中医学院学报，1993－10－25（4 版）.

［53］旷惠桃. 春暖花开话养生［J］. 健康新语，2015（4）.

［54］旷惠桃.“倒春寒”来袭重点防“三病”［N］. 湖南科技报，2015－03－11（A5）.

［55］旷惠桃. 心静自然凉　酷暑贵静养［N］. 生命时报，2015－06－09（8 版）.

［56］旷惠桃. 盛夏谨防“人造贼风”［N］. 健康报，2016－07－11.

［57］旷惠桃. 炎炎夏日首当预防“热伤风”［N］. 长沙晚报，2015－06－11（A3 版）.

［58］旷惠桃. 多事之秋须防“多类”疾病［N］. 长沙晚报，2015－09－29（T4 版）.

［59］旷惠桃.“贴秋膘”“冬进补”当心诱发痛风［N］. 长沙晚报，2014－10－30（A8 版）.

［60］旷惠桃. 寒冬多风湿　预防重细节［N］. 中国中医药报，2015－12－04（6 版）.

［61］旷惠桃. 体虚感冒简便防治法［N］. 生命时报, 2015 - 10 - 30 (20 版).

［62］旷惠桃. 调神摄生　安度百年［N］. 中老年自我保健, 2008 - 05 - 10.

［63］旷惠桃. 饮食养生保安康　"四宜四少"最重要［N］. 中老年自我保健, 2009 - 02 - 12.

［64］旷惠桃. 运动健身遵"三贵"　强身健体又增寿［N］. 中老年自我保健, 2010 - 05 - 28.

［65］旷惠桃. 人到六十又一春［N］. 中老年自我保健, 2015 - 06 - 30.

图书在版编目（ＣＩＰ）数据

旷惠桃临床经验集 / 旷惠桃主编. -- 长沙 ： 湖南科学技术
出版社，2017.9
ISBN 978-7-5357-9358-4

Ⅰ. ①旷… Ⅱ. ①旷… Ⅲ. ①中医临床－经验－中国－现代
Ⅳ. ①R249.7

中国版本图书馆 CIP 数据核字(2017)第 164465 号

KUANGHUITAO LINCHUANG JINGYANJI

旷惠桃临床经验集

主　　编：旷惠桃
责任编辑：李　忠
出版发行：湖南科学技术出版社
社　　址：长沙市湘雅路 276 号
网　　址：http://www.hnstp.com
湖南科学技术出版社天猫旗舰店网址：
　　　　　http://hnkjcbs.tmall.com
印　　刷：湖南立信彩印有限公司
　　　　　（印装质量问题请直接与本厂联系）
厂　　址：长沙市湘雅路文昌阁 66 号
邮　　编：410008
版　　次：2017 年 9 月第 1 版第 1 次
开　　本：850mm×1168mm　1/32
印　　张：17.125
字　　数：420000
书　　号：ISBN 978-7-5357-9358-4
定　　价：58.00 元
（版权所有　·　翻印必究）